国家卫生健康委员会"十四五"规划教材

全国高等中医药教育教材

供护理学类专业用

护理学基础

第3版

護理

U0285240

主　编　马小琴

副主编　刘月仙　肖洪玲　郑丽维　刘静茹　庞晓丽

编　委（按姓氏笔画排序）

马小琴（浙江中医药大学）　　　苏春香（北京中医药大学）

王　洋（长春中医药大学）　　　李　爽（内蒙古医科大学）

王　莹（浙江中医药大学）　　　李　瑜（广州中医药大学）

王东梅（黑龙江中医药大学）　　杨翔宇（成都中医药大学）

刘月仙（南京中医药大学）　　　肖洪玲（安徽中医药大学）

刘红华（湖南中医药大学）　　　吴彩琴（上海中医药大学）

刘静茹（辽宁中医药大学）　　　张璐璐（陕西中医药大学）

江　虹（江西中医药大学）　　　庞晓丽（天津中医药大学）

孙瑞丽（山西中医药大学）　　　郑丽维（福建中医药大学）

严　璐（贵州中医药大学）

秘　书（兼）　王　莹

人民卫生出版社

·北京·

版权所有，侵权必究！

图书在版编目（CIP）数据

护理学基础 / 马小琴主编 . —3 版 . —北京：人
民卫生出版社，2021.10
　ISBN 978-7-117-31647-7

　Ⅰ.①护⋯　Ⅱ.①马⋯　Ⅲ.①护理学 – 高等学校 – 教
材　Ⅳ.①R47

　中国版本图书馆 CIP 数据核字（2021）第 191481 号

人卫智网	www.ipmph.com	医学教育、学术、考试、健康，购书智慧智能综合服务平台
人卫官网	www.pmph.com	人卫官方资讯发布平台

护理学基础
Hulixue Jichu
第 3 版

主　　编：马小琴
出版发行：人民卫生出版社（中继线 010-59780011）
地　　址：北京市朝阳区潘家园南里 19 号
邮　　编：100021
E - mail：pmph @ pmph.com
购书热线：010-59787592　010-59787584　010-65264830
印　　刷：廊坊一二〇六印刷厂
经　　销：新华书店
开　　本：850×1168　1/16　　印张：31
字　　数：812 千字
版　　次：2012 年 6 月第 1 版　　2021 年 10 月第 3 版
印　　次：2021 年 10 月第 1 次印刷
标准书号：ISBN 978-7-117-31647-7
定　　价：98.00 元

打击盗版举报电话：010-59787491　E-mail：WQ @ pmph.com
质量问题联系电话：010-59787234　E-mail：zhiliang @ pmph.com

◇◇◇ 数字增值服务编委会 ◇◇◇

主　编　马小琴

副主编　刘月仙　肖洪玲　郑丽维　刘静茹　庞晓丽

编　委　(按姓氏笔画排序)

马小琴 (浙江中医药大学)　　　苏春香 (北京中医药大学)

王　洋 (长春中医药大学)　　　李　爽 (内蒙古医科大学)

王　莹 (浙江中医药大学)　　　李　瑜 (广州中医药大学)

王东梅 (黑龙江中医药大学)　　杨翔宇 (成都中医药大学)

刘月仙 (南京中医药大学)　　　肖洪玲 (安徽中医药大学)

刘红华 (湖南中医药大学)　　　吴彩琴 (上海中医药大学)

刘静茹 (辽宁中医药大学)　　　张璐璐 (陕西中医药大学)

江　虹 (江西中医药大学)　　　庞晓丽 (天津中医药大学)

孙瑞丽 (山西中医药大学)　　　郑丽维 (福建中医药大学)

严　璐 (贵州中医药大学)

秘　书(兼)　王　莹

3

◇◇◇ 修 订 说 明 ◇◇◇

为了更好地贯彻落实《中医药发展战略规划纲要(2016—2030年)》《中共中央国务院关于促进中医药传承创新发展的意见》《教育部 国家卫生健康委 国家中医药管理局关于深化医教协同进一步推动中医药教育改革与高质量发展的实施意见》《关于加快中医药特色发展的若干政策措施》和新时代全国高等学校本科教育工作会议精神,做好第四轮全国高等中医药教育教材建设工作,人民卫生出版社在教育部、国家卫生健康委员会、国家中医药管理局的领导下,在上一轮教材建设的基础上,组织和规划了全国高等中医药教育本科国家卫生健康委员会"十四五"规划教材的编写和修订工作。

为做好新一轮教材的出版工作,人民卫生出版社在教育部高等学校中医学类专业教学指导委员会、中药学类专业教学指导委员会和第三届全国高等中医药教育教材建设指导委员会的大力支持下,先后成立了第四届全国高等中医药教育教材建设指导委员会和相应的教材评审委员会,以指导和组织教材的遴选、评审和修订工作,确保教材编写质量。

根据"十四五"期间高等中医药教育教学改革和高等中医药人才培养目标,在上述工作的基础上,人民卫生出版社规划、确定了第一批中医学、针灸推拿学、中医骨伤科学、中药学、护理学5个专业100种国家卫生健康委员会"十四五"规划教材。教材主编、副主编和编委的遴选按照公开、公平、公正的原则进行。在全国50余所高等院校2 400余位专家和学者申报的基础上,2 000余位申报者经教材建设指导委员会、教材评审委员会审定批准,聘任为主编、副主编、编委。

本套教材的主要特色如下:

1. 立德树人,思政教育 坚持以文化人,以文载道,以德育人,以德为先。将立德树人深化到各学科、各领域,加强学生理想信念教育,厚植爱国主义情怀,把社会主义核心价值观融入教育教学全过程。根据不同专业人才培养特点和专业能力素质要求,科学合理地设计思政教育内容。教材中有机融入中医药文化元素和思想政治教育元素,形成专业课教学与思政理论教育、课程思政与专业思政紧密结合的教材建设格局。

2. 准确定位,联系实际 教材的深度和广度符合各专业教学大纲的要求和特定学制、特定对象、特定层次的培养目标,紧扣教学活动和知识结构。以解决目前各院校教材使用中的突出问题为出发点和落脚点,对人才培养体系、课程体系、教材体系进行充分调研和论证,使之更加符合教改实际、适应中医药人才培养要求和社会需求。

3. 夯实基础,整体优化 以科学严谨的治学态度,对教材体系进行科学设计、整体优化,体现中医药基本理论、基本知识、基本思维、基本技能;教材编写综合考虑学科的分化、交叉,既充分体现不同学科自身特点,又注意各学科之间有机衔接;确保理论体系完善,知识点结合完备,内容精练、完整,概念准确,切合教学实际。

4. 注重衔接,合理区分 严格界定本科教材与职业教育教材、研究生教材、毕业后教育教材的知识范畴,认真总结、详细讨论现阶段中医药本科各课程的知识和理论框架,使其在教材中得以凸显,既要相互联系,又要在编写思路、框架设计、内容取舍等方面有一定的区分度。

5. **体现传承,突出特色** 本套教材是培养复合型、创新型中医药人才的重要工具,是中医药文明传承的重要载体。传统的中医药文化是国家软实力的重要体现。因此,教材必须遵循中医药传承发展规律,既要反映原汁原味的中医药知识,培养学生的中医思维,又要使学生中西医学融会贯通,既要传承经典,又要创新发挥,体现新版教材"传承精华、守正创新"的特点。

6. **与时俱进,纸数融合** 本套教材新增中医抗疫知识,培养学生的探索精神、创新精神,强化中医药防疫人才培养。同时,教材编写充分体现与时代融合、与现代科技融合、与现代医学融合的特色和理念,将移动互联、网络增值、慕课、翻转课堂等新的教学理念和教学技术、学习方式融入教材建设之中。书中设有随文二维码,通过扫码,学生可对教材的数字增值服务内容进行自主学习。

7. **创新形式,提高效用** 教材在形式上仍将传承上版模块化编写的设计思路,图文并茂、版式精美;内容方面注重提高效用,同时应用问题导入、案例教学、探究教学等教材编写理念,以提高学生的学习兴趣和学习效果。

8. **突出实用,注重技能** 增设技能教材、实验实训内容及相关栏目,适当增加实践教学学时数,增强学生综合运用所学知识的能力和动手能力,体现医学生早临床、多临床、反复临床的特点,使学生好学、临床好用、教师好教。

9. **立足精品,树立标准** 始终坚持具有中国特色的教材建设机制和模式,编委会精心编写,出版社精心审校,全程全员坚持质量控制体系,把打造精品教材作为崇高的历史使命,严把各个环节质量关,力保教材的精品属性,使精品和金课互相促进,通过教材建设推动和深化高等中医药教育教学改革,力争打造国内外高等中医药教育标准化教材。

10. **三点兼顾,有机结合** 以基本知识点作为主体内容,适度增加新进展、新技术、新方法,并与相关部门制订的职业技能鉴定规范和国家执业医师(药师)资格考试有效衔接,使知识点、创新点、执业点三点结合;紧密联系临床和科研实际情况,避免理论与实践脱节、教学与临床脱节。

本轮教材的修订编写,教育部、国家卫生健康委员会、国家中医药管理局有关领导和教育部高等学校中医学类专业教学指导委员会、中药学类专业教学指导委员会等相关专家给予了大力支持和指导,得到了全国各医药卫生院校和部分医院、科研机构领导、专家和教师的积极支持和参与,在此,对有关单位和个人表示衷心的感谢!希望各院校在教学使用中,以及在探索课程体系、课程标准和教材建设与改革的进程中,及时提出宝贵意见或建议,以便不断修订和完善,为下一轮教材的修订工作奠定坚实的基础。

人民卫生出版社

2021 年 3 月

◇◇◇ 前　言 ◇◇◇

　　《护理学基础》是国家卫生健康委员会"十四五"规划教材之一,自第2版出版至今已经历了近5年时间,得到了国内高等院校护理学专业师生及临床护理人员的高度评价和充分肯定。

　　随着生活水平的提高,人们对健康需求的观念发生了深刻变化;随着护理学科的迅猛发展,临床护理实践也发生了很大的变化。许多护理的新知识、新技术和新方法不断呈现,护理学专业新的行业标准随之出台。因此,护理学专业学生必须了解这些变化,作为护理学专业人员,更需适应这些变化并与时俱进。本教材正是在此背景下进行修订。

　　本教材的修订严格遵循"继承性与创新性相结合"原则,在继承第2版教材较为成熟内容的基础上,参考国内外同类教材的先进内容,结合我国现行的临床护理实践,特别注意听取教材使用者的建议,内容充分体现先进性、科学性和实用性。

　　本教材在修订中强化三个基本思想:一是注重打实基础,将护理学专业必须掌握的"三基"内容列为本教材的重点。二是注重拓宽知识面,适当补充相关的知识、人物、事件,以及新技术、新方法、新成果等,让学生了解与护理临床、科研有关的本学科理论和发展前沿。在一些章节中增添了思政元素案例并附相应的思考题。三是注重适当增加深度,结合循证护理证据内容等,重视学生综合性思维能力的培养。

　　本教材的主要变化:一是某些章节内容变化较大,如护理职业防护部分,根据行业标准的变化进行了更新,特殊饮食护理等部分增添了新近循证护理证据。二是增设数字增值服务,包括PPT课件、复习思考题解析、章末扫一扫测一测试题、模拟试卷及参考答案等,以帮助读者更好地了解教学内容并检验学习效果,也有助于教师教学。本教材适用于护理学等专业本科学生使用,也可供广大临床护理人员参考。三是增加了思政元素,编写了思政案例,并针对案例提出思考题,注重将人文教育和思政教育融入护理学基础课程教育中。

　　本教材由全国18所院校的19位护理学专业教师合作编写与修订。本编写团队是一个严谨、敬业、团结的集体,各位编委分别负责相应章节的编写工作,在此对所有编委的辛勤付出表示深深的谢意。在教材编写过程中,得到了各编委所在单位领导和同事的支持,同时也得到人民卫生出版社相关领导、编辑的鼎力相助,在此一并表示由衷的感谢。

　　尽管在编写中付出了许多努力,但因能力和水平所限,书中难免存有错误和疏漏之处,恳请各位同仁惠予指正。

编者

2021年2月

◇◇◇ 目　录 ◇◇◇

第一章

绪　论

识记：

1. 明确护理学的基本任务。
2. 能陈述护理学基础的学习内容、教学目的。

理解：

正确理解学习护理学基础在临床护理中的意义。

运用：

采用适当的方法开展护理学基础的学习。

案例导入

　　各护理院校在教授护生护理学基础课程时积极探索教学研究，但教学方法多以课堂讲授为主，兼以演示法、自学辅导法、角色扮演法等。对于一些需要患者参与的基础护理技术，也有采用体验式教学法的，即让护生分别扮演护士和患者，如皮下注射、肌内注射等。然而对于静脉输液等技术是否采用护生体验式教学法则有不同的意见。众多的基础护理技术如何施教以指导护生学习一直是护理学基础课程教学探究的问题。

　　请思考：在当今大数据时代下，如何学好护理学基础这门专业课程？

　　护理学是一门在自然科学与社会科学理论指导下的综合性应用学科，是研究有关预防保健与疾病防治过程中的护理理论与技术的科学。百余年来，护理学经历了从简单的清洁卫生护理到以疾病为中心的护理，再到以护理对象为中心的整体护理，直至以人的健康为中心的护理的发展历程，通过实践、教育、研究，不断得到充实和完善，逐渐形成了自己特有的理论和实践体系，成为一门独立的学科。护理学包括理论与实践两个范畴，护理学基础是研究临床护理的基本理论、基本知识、基本技术和方法的一门学科，是临床各科护理的共性基础，是护理学的一个重要组成部分，对培养具有扎实的护理基本知识和熟练的护理基本技能的合格护理人才起着举足轻重的作用。

笔记栏

第一节 护理学基础课程的地位和基本任务

一、课程的地位

护理学基础是护理学专业课程体系中最基本、最重要的课程,在护理学专业教学中占有非常重要的地位,它既是医学基础知识和护理知识之间的桥梁,又是护理学基础课与专业课之间的桥梁,是护生学习临床护理专业课(如内科护理学、外科护理学、妇产科护理学、儿科护理学、急救护理学等)的必备前期课程,它所包括的护理基础知识和基本技能,是所有护理学专业学生学习临床护理课程和日后从事临床护理工作的基础。

二、课程的基本任务

我国医药卫生护理事业的基本任务是保护人民健康、防治重大疾病、控制人口增长、提高人口健康素质,解决经济、社会发展和人民生活中迫切需要解决的卫生保健问题,以保证经济和社会的顺利发展。为完成这一任务,护士不仅要在医院为患者提供护理服务,还需要将护理服务扩展到社区和社会,为健康人群提供保健。目前临床护理实践正在推进整体护理工作模式,要求护士以整体观念评估、分析和满足服务对象生理、心理、社会、精神、文化、发展等方面的需求,帮助服务对象获得最大程度的健康。而以服务对象为中心,针对人群的生理、心理、社会、精神及文化等各层面的健康问题,采取科学、有效的护理对策,解决护理对象的健康问题,满足护理对象的需要是护理学基础的基本任务,它是通过促进健康、预防疾病、恢复健康、减轻痛苦这四项护士的基本职责来实现的。

护理学基础的基本任务是以培养护生良好的职业道德和职业情感为核心,使护生树立整体护理的观念,掌握护理学基础中的基本理论、基础知识和基本操作技能,并将所学的基本理论、基础知识和基本技能灵活地运用于临床护理实践,履行护士"促进健康、预防疾病、恢复健康和减轻痛苦"的重要职责。

(一)促进健康

促进健康是帮助人群获取在维持或增进健康时所需要的知识资源。促进健康的目标是帮助人们维持最佳的健康水平或健康状态。护士可以通过卫生宣教活动,使人们理解和懂得参加适当的运动有益于增进健康。

(二)预防疾病

预防疾病是帮助健康人群或易感人群保证健康的重要手段。预防疾病的目标是帮助护理对象减少或消除不利于健康的各种因素,包括生物学因素、环境因素、社会心理因素及生活方式等,以维持护理对象的健康状态,预防疾病的发生。如帮助护理对象戒除吸烟、酗酒等不良嗜好。

(三)恢复健康

恢复健康是帮助人们在患病或有影响健康的问题后,改善其健康状况。如协助残障者参与其力所能及的活动,使其从活动中得到锻炼并获得自信,以利于恢复健康。

(四)减轻痛苦

减轻个体和人群的痛苦是护士所从事护理工作的基本职责和任务。通过学习和实践护理学基础,掌握及运用必要的知识和技能于临床护理实践中,帮助个体和人群减轻身心痛苦。

第二节 护理学基础的学习内容及教学目的

一、学习内容

护理学基础是研究临床护理的基本理论、基本知识、基本技术和方法的一门学科。它包括对各专科和各系统疾病的护理对象及健康人群进行的具有共性的生活护理和技术护理服务,其内容涉及护理对象及健康人群最需要的护理活动。它是临床各科护理的共性基础,贯穿于满足护理对象对健康需求的始终。因此,其内容包括患者的入出院护理、患者的生活护理、患者治疗需要的满足、患者病情变化的观察及基本的护理操作技术、护士职业防护等。具体内容包括:医院及医疗环境,患者的入院、转运和出院护理,医院感染预防与控制,患者的清洁卫生,患者的舒适与安全、休息与睡眠、生命体征的测定,患者的营养与饮食护理,冷热疗法,药物疗法,静脉输液与输血的护理,患者排泄的护理,临床观察及危重患者的抢救与护理,标本采集,临终患者的护理及护理文件的书写。

二、教学目的

护理学基础的教学目的是让学生通过学习和应用护理学基础的理论知识和操作技术来满足护理对象的需求,让护理对象处于最佳身心状态。在教学过程中,要求学生不仅掌握基础护理操作技术,而且理解每一操作步骤的理论基础和原理,着重分析和研究护理对象的基本需要,学习评估和满足护理对象各种基本需要所需的基本知识和基本技能。以评估、诊断、计划、实施和评价为步骤的护理程序是提供整体护理的基本工具和工作方法,是护士从事护理工作的基本依据。《护理学基础》将护理程序贯穿在各章节中,培养学生发现问题、分析问题和解决问题的能力,以及独立思考和评判性思维的能力,为学习以护理程序为框架的各临床护理课程,以及日后走上临床护理工作岗位,应用护理程序开展整体护理,促进护理对象健康打下坚实的知识、技术和能力基础。

因此,护理学基础的教学目的是使学生通过学习本课程,能够:

(一) 获得满足患者生理、心理、社会需求所必备的基本知识和基本技能

包括为患者提供安全舒适的住院环境、保持患者的清洁卫生、帮助患者进行适当的活动和休息、饮食护理、排泄护理、生命体征的测定、预防医院感染、临床观察及护理文件的书写等,这些护理基本知识和基本技能是护生必须全面掌握的,是护生将来从事护理工作的基础。现代社会的竞争意识、工作紧张、知识和技术压力、活动范围缩小、生活节奏加快、居住及交通拥挤等种种客观压力导致身心经常处于应激状态、疲劳状态和精神空虚的状态;各种影响健康的危险因素如酗酒、家庭瓦解等发生频率增加,使精神疾病、神经疾病、高血压等与心理因素有关的疾病呈上升趋势。因此,社会、心理因素与人类健康的关系越来越受到重视。护理是为满足人类需要而促使个体达到身、心的和谐一致。护士不只是为护理对象提供单纯的技术性照顾,应该把每一个人都当作完整个体来看待,因此,护士执行护理工作时,在满足护理对象生理需求的同时,也应该满足护理对象的心理社会需求。

通过学习护理学基础,可以帮助护生牢固地树立终生为人类健康事业服务的思想和决心,用娴熟的基础护理操作技术,结合护理理论知识,为护理对象提供优质服务,满足护理对象的生理需求,提高其生活质量,帮助护理对象向最佳健康状态发展,体现以整体人的健康为中心的现代护理观念和目标。

(二) 认识自身价值、树立正确的价值观

认识自身价值是实行护理工作的原动力,学习护理学基础,可以帮助护生认识到护理既是一门科学也是一门艺术。护理是科学和艺术的结晶。科学是对知识有系统的探讨,科学性体现在护理专业有其相对独立的知识体系,并有一定的理论做指导;而艺术则是有意识地将学到的技能加以创造和升华,再以特殊的方式表达出来。护理的对象是千差万别的个体,护士在对护理对象实施护理工作时需要技巧、想象力、奉献和对工作及护理对象的热爱,所以护理除了是一门科学外,也是一门满足人类需要的艺术。在学习护理学基础的过程中,对科学知识系统和深入地探讨,对护理基本知识、基本原理、基本技术的详尽解释,将充分展示护理的科学性和艺术性。护士需要热爱人类、热爱生命,对护理对象充满爱心。在评估和分析护理对象的需要时,护士应展示与护理对象良好的人际交往技巧,对每项护理技术操作动作应轻、稳、准、快和连贯,并能通过动作传递情感,表现出优美、关切和高度的责任感。护士个人的价值观影响其护理服务,也反映在实际的行动上。通过学习和实践护理学基础,学生会逐渐认识作为一名合格护士的自身价值,发展正确的价值观,才能为护理对象提供优质的护理服务。

(三) 具备良好的职业道德和职业情感

护理的服务对象是人,人是由生理、心理、社会、精神、文化等多个层面所组成的统一整体。护理对象的特殊性决定了从事护理工作的护理人员必须具备良好的人道主义精神,做到爱岗敬业,关心护理对象;忠于职守,主动热情;周到服务,亲切温馨;勤学苦练,提高技能;谨言慎行,保守秘密。只有这样,才能为护理对象提供人道主义的护理照护,使护理对象获得心理上的舒适并促进其身心的康复。

护生通过学习护理学基础,可以培养其具备高尚的职业道德和职业情感,激发其热爱护理专业、为护理事业无私奉献的热情,使其树立严谨求实的工作作风和高度负责的工作态度,以使其在将来的护理工作中,严格遵守护理职业道德和行为规范,尊重、理解和关心护理对象,维护护理对象的权益,做好护理对象的代言人。

第三节　护理学基础的学习方法及要求

一、网络探究式学习

护理学基础是连接护理学基础理论课与临床护理课的桥梁,其学习效果可以影响护生临床护理课程的学习及其今后的临床护理工作。网络探究式学习是一种基于网络、以探究为导向的学习活动,它是借助辅助教学系统建立的网络学习课程,包括引言、任务、资源、过程、评价、总结等模块。在当今大数据时代背景下,学生应在一定的课堂教学基础上自主地通过网络学习,并依据有关学习目标完成特定的学习任务,同时也增强自己的学习能力,加强与其他学科知识的融合,这种学习有利于提高学生的认知能力及解决问题的能力。

二、实践学习法

护理学基础是一门实践性很强的课程,其内容的重点是基础护理操作技术及相关的护理基本知识。因此,实践学习法是护生学习护理学基础的主要方法,包括实验室或实训室学习及临床见习或实习两类。

(一) 实验室或实训室学习

实验室或实训室学习是护生学习护理学基础的重要方法之一,护生只有在实验室或实

训室模拟的环境或情境下能够独立、熟练地完成各项基础护理技能操作,达到教学大纲所要求的标准,才能够在临床真实的患者身上实施各项护理技能操作。因此要求护生:①认真对待实验课或实训课:进入实验室或实训室前要按照临床护理工作要求穿好护士工作服、戴好护士帽。②严格遵守实验室或实训室的规章制度:在实验室或实训室内,保持安静,严禁大声喧哗,严禁坐于床上,保持实验室或实训室的清洁卫生,爱护实验、实训设备和物品,离开实验室或实训室前要整理好物品并关好门窗。③认真观看教师示教:实验室或实训室学习,教师示范操作是重要的环节,护生应集中注意力仔细观看教师示范的每一个步骤,如有疑问或者没有看清,应在教师示范结束时及时请教。④认真进行模拟训练:观看教师的示范后,护生要根据教师的示范按照正确的操作程序进行模拟练习,力求符合操作标准要求。⑤加强课后训练:课堂上技能练习的时间较有限,技能学习是一个循序渐进、不断熟练的过程,需要护生利用业余时间不断练习逐步熟练。目前国内多数院校为了提高护生的操作水平,将护理实验室或实训室向护生开放,护生应根据自身情况,有效利用实验室或实训室开放时间,按照开放要求有效地进行操作技能的训练,达到操作技术的精熟程度。

(二)临床见习或实习

临床见习或实习是提高护生基础护理操作技能的一种有效的学习方法。护生在实验室内对各项基础护理技能操作已经达到了教学所规定的标准和要求的前提后,可进入临床学习。在临床情形下,不仅能使其各项基础护理操作达到熟练的程度,而且还能促使护生职业道德和职业情感的形成与发展。但护生在临床真实护理情境下为护理对象进行任何技能操作之初,都需借助临床护理带教老师的指导,再逐渐过渡到自己独立完成各项操作。对一些复杂的具有一定风险性的基础护理操作,护生切记需在临床护理带教老师放手不放眼的情况下进行。

为了提高护生临床学习的效果,护生要做到:①按照护士的标准严格要求自己:护生应严格遵守医疗卫生机构的各项规章制度,遵守护士的伦理道德。②树立良好的职业道德和职业情感:要有高度的责任心和责任感,尊重、同情、关心、爱护患者,全心全意地为患者服务,努力满足患者的合理要求。③虚心接受临床护理带教老师的指导和帮助:临床护理带教老师是护生临床学习的主要支持者和帮助者,护生应充分利用珍贵的临床学习机会,利用好临床带教老师这一重要的学习资源,尊重老师、主动请教、虚心接受指导。④认真对待每一项基础护理操作:护生应珍惜每一次基础护理操作机会,按照有关的操作原则和程序实施各项操作,严格遵守查对制度,确保患者的舒适和安全,确保操作的有效性。

三、反思学习法

反思学习法是通过对学习活动过程的反思来进行学习。反思是对自己的思维过程、思维结果进行再认识的检验过程,是学习中不可缺少的重要环节。学习要在活动中进行建构,要求学生对自己的活动过程不断地进行反省、概括和抽象。显然,学习中的反思是别人无法代替的。反思学习法也是提高实践学习效果的重要方法,既可以用于实验、实训学习,也可以用于临床学习。护生应按照以下阶段进行反思:

(一)第一阶段

回到所经历的情境(回到经验中去)。护生回忆自己所做的基础护理技能操作的全过程,描述自己所出现的失误或错误,问自己"发生了什么事情?"而不做任何评判。

(二)第二阶段

专心感受(注重感觉)。护生在进行基础护理操作之后,通常会产生不同的心理感受,有积极的,也有消极的。有必要或需要去体验有关技能操作的自我感受,问问自己"我的感觉如何？"应努力去体验那些积极的感受(即在临床学习时护生受到带教老师或护理对象赞扬时的愉快感受),而采取适当的方法去排除那些消极感受(如临床实习时护生多次操作失败导致患者发怒)。

(三) 第三阶段

重新评价阶段(分析意义)。这是反思学习的最后阶段,护生需将本次经验与原有经验的想法和感受联系起来,并比较新经验与旧经验之间的相互联系。

反思过程需要不断实践和应用。学习后的实践是关键,没有实践,技能不会提高;实践后的反思是保障,实践后不反思,这样的实践是徒劳的。反思学习法不仅适用于护生个体,也适用于护生小组或全体同学。护生临床学习期间或实习结束时,临床带教老师或指导老师组织护生进行反思性讨论,让护生反思自己的经历,分享各自的经历和感受,以促进其技能和能力的提高。

(马小琴 王 莹)

复习思考题

1. 讨论学习护理学基础对护理工作的意义。
2. 护士需要帮助人群解决哪四个与健康相关的问题?
3. 谈谈如何学习护理学基础课程。

第二章
医院及医疗环境

笔记栏

PPT 课件

学习目标

识记：

明确医院的组织结构和任务。

理解：

1. 正确描述医院主要医疗部门的工作特点与护理内容。

2. 能说明医院物理环境与社会环境的调控要素及方法。

运用：

能为患者创设安全、舒适的治疗环境。

案例导入

许某，男性，56岁。因琐事与家人争吵后引发心绞痛，于 2020 年 8 月 28 日 20：30 收入心内科。患者既往有高血压、糖尿病病史 5 年，平素脾气暴躁，现情绪仍然激动，主诉胸闷。

请思考：

1. 根据患者情况如何调控医院的物理环境？

2. 如何给患者营造一个安全、舒适的心理社会环境？

医院(hospital)是对个体或特定群体进行防病、治病的场所，具备一定数量的病床设施、必要的医疗设备和相应的医务人员，通过医务人员的集体协作，运用医学科学理论和技术，对住院、急诊或门诊患者实施科学、正确的诊疗与护理的医疗事业机构。

第一节　医院的组织结构和任务

一、医院的组织结构

(一) 医院的组织构成

根据我国医院的组织结构模式，医院大致由三大系统构成：医疗部门、医疗辅助部门和行政后勤部门(图 2-1)。医疗部门是医院的主体，是主要业务部门，包括病房和门诊各临床科室；医疗辅助部门是以专门的技术和设备为临床提供技术支持，辅助临床诊疗工作进行的

笔记栏

图 2-1 医院的组织结构

专业科室,是现代医院的重要组成部门;行政后勤部门是对医院的人、财、物进行管理并提供保障,为临床科室和医疗辅助科室服务的部门。各部门之间既分工明确、各尽其责,又相互协调、相互合作。

(二)医院的人员构成

根据我国医院组织机构、体制和职能的特点,医院人员可分为四类:卫生技术人员、行政管理人员、后勤保障人员、工程技术人员。卫生技术人员包括医生、护理人员、药剂人员、医技人员,承担医院的诊疗护理工作,是医院的主要工作者。行政管理人员包括院长、医务部主任、护理部主任、人事管理人员等,负责医院各部门的正常运转,处理各部门的相关问题,促进医院正常、顺利地发展。后勤保障人员包括物资供应人员、环境维护人员、财务管理人员、图书病案管理人员等。工程技术人员主要负责管理和维修医疗仪器及其他相关设备,保障医疗护理工作顺利进行。

二、医院的任务

卫生部颁布的《全国医院工作条例》指出,医院的任务是以医疗为中心,在提高医疗质量的基础上,保证教学和科研任务的完成,并不断提高教学质量和科研水平,同时做好预防宣传工作,指导基层医院和计划生育的技术工作。

(一)医疗工作

医疗工作是医院的主要任务,包括诊疗和护理两大业务,可分为门诊医疗、住院医疗、急救医疗和康复医疗,并与医疗技术部门密切配合,协调成为一个医疗整体。

(二) 教学工作

医学教育必须经过学校教育和临床实践两个阶段,医院是医学生临床实践的重要场所,涉及医疗、护理、营养和医技等各专业的学生。另一方面,在职人员也需要不断地接受继续教育、更新知识和技术,才能适应现代医学技术发展的需要。因此,教学是医院的一项重要任务,任务的比重可根据医院性质决定。

(三) 科学研究

医院是医疗科研人员进行科学研究和临床实践的主要场所,是发展医学科学的重要基地。通过一系列临床课题的探索、发现和研究推动医疗和医学教学的发展,提高医疗质量。

(四) 预防和社区公共卫生服务

21世纪医学研究的主要方向是人类健康,医学发展的趋势已经转向预防疾病、维持和提高群体健康水平。除了诊疗服务外,医院还是群众卫生保健的中心,各级医院都有预防保健和社区公共卫生服务的任务,特别是基层医疗卫生机构。《全国医疗卫生服务体系规划纲要(2015—2020年)》提出要加强以全科医生为重点的基层医疗卫生队伍建设,提倡社会办医院来满足人民群众多层次、多元化的医疗服务需求,以逐步实现人人享有基本医疗卫生服务的目标,提高全民健康水平。

第二节 门 诊 部

门诊部(outpatient department)是医院面向社会的窗口,是医疗工作的第一线,是直接为公众提供诊断、治疗和预防保健服务的场所。门诊部的工作质量直接影响公众对医院的认知和评价。

一、门诊部工作的特点

(一) 患者集中且流量大

门诊部每天要接待大量来自社会各方面的患者,尤其是那些技术设备条件较好、交通比较便利的城市,医院的门诊患者更为集中,一般省级综合医院的日门诊量可超过2 000人次,有的甚至超过4 000人次。医院领导要高度重视对门诊工作的管理和支持,改善门诊工作条件,合理安排门诊工作人员,尤其要做好门诊高峰的分流工作,保证良好的诊疗秩序,力求使患者得到及时、有效、优质的诊疗服务。

(二) 诊疗环节多

门诊的诊疗功能比较齐全,从患者预检分诊、挂号、候诊、就诊,到诊断、化验、物理检查、注射、治疗、取药等,是一个连续的由多个环节组成的流程。任何一个环节的不畅通都可能造成门诊的严重拥挤,给患者带来不便。医院领导应运用系统管理的方法,剖析门诊诊疗环节的过程、时间和特点,重视门诊的导医服务,简化就诊手续,防止和克服"三长一短"现象(即挂号时间长、候诊时间长、检查处置取药时间长、诊察时间短)。

(三) 人群杂、病种多

门诊患者混杂,年龄、病情、抵抗力各不相同,所患疾病有一般急慢性疾病、感染性疾病,也可能是传染病甚至烈性传染病,很容易造成患者与患者、患者与健康人群之间的交叉感染。所以,预防交叉感染,做好环境卫生管理,确保门诊医疗安全是门诊管理工作的重要任务。

(四) 医生轮换频繁

门诊医生的流动变换是不可避免的,患者复诊时要求初诊医生诊疗往往比较困难,加上医生在交接过程中存在出现医疗差错或事故的隐患,这些因素会在不同程度上影响门诊医疗的质量。医院在保证门诊医生相对稳定的同时,特别要求医务人员具有良好的职业道德素质和精湛的医术,严格执行门诊工作制度,把好门诊质量关。

（五）诊疗时间短

门诊部每天要接待大量的患者,尤其在门诊高峰时刻及高峰季节,"数量"与"质量"的矛盾比较突出,难以保证医生对每一位患者做出正确、全面、及时的诊疗,特别是那些病情比较复杂或前驱症状并非典型的患者。要解决这一矛盾,关键要加强科学管理,建立合理的分级诊疗制度。

二、门诊部的设置和布局

门诊部设有和医院各科室相对应的诊室,并设有挂号室、收费室、化验室、药房、治疗室、候诊室等。诊室内配备诊查床(床前备有屏风或围帘)、诊断桌和洗手池。治疗室内备有急救设备和物品,如除颤器、氧气及吸引装置、急救药品、气管切开包等。

门诊部的候诊、就诊环境以方便患者为目的,注重公共卫生为原则,并体现医院对患者的人文关怀,做到美化、绿化、安静、整洁,布局合理,备有醒目的标志和指示路牌。还可设立总服务台、导医处,配备多媒体查询触摸屏和电子显示屏,使各项医疗服务清晰、透明,提供简便的就诊程序,使患者感到亲切、放松,从而对医院产生信任感,主动配合医院工作。

三、门诊部护理工作

（一）预检分诊

预检护士由实践经验丰富的护士担任。护士应主动、热情地接待患者,简明扼要地询问和观察病情,做出初步判断后,给予合理的分诊指导。做到先预检分诊,后挂号诊治。

（二）安排候诊与就诊

患者挂号后到相应候诊室等候就诊,护士应做好下列工作:

1. 开诊前准备好诊断过程中使用的各种器械和物品,并保证其处于良好的备用状态。

2. 维持良好的候诊和就诊环境。

3. 按照门诊号先后顺序安排就诊,必要时协助医生进行诊断和检查等工作。

4. 观察候诊患者病情变化,遇高热、剧痛、呼吸困难、出血、休克等情况,应立即安排就诊或送急诊处理。对病情较重或年老体弱者,可适当调整就诊顺序,提早就诊。

5. 耐心、细致地回答患者的询问并释疑。

（三）健康教育

候诊期间,可通过画廊、图片、宣传手册、电视录像等形式开展有关卫生科普、防病、保健等内容的宣教工作。

（四）治疗

门诊部护理人员要根据医嘱执行各项治疗任务,如注射、换药、灌肠、输液等,积极配合医生进行各项穿刺及检查。护理人员必须严格执行操作流程,确保治疗安全、有效。

（五）消毒隔离

门诊部人群流量大,患者集中,容易发生交叉感染。护士要严格执行无菌操作原则,认真做好消毒隔离工作,安排传染病患者或疑似传染病患者到隔离门诊就诊,并做好疫情报告。

（六）健康体检与预防接种

经过培训的护士可直接参与各类保健门诊的咨询或诊疗工作,如健康体检、疾病普查、预防接种等,满足群众日益增长的健康和卫生保健需要。

第三节 急 诊 科

急诊科(emergency department)是医院诊治急症患者的场所,是抢救患者生命的第一线,对急危重症患者及意外灾害事件,能提供快速、高效的服务,也是急危患者最集中、病种最多、抢救和管理任务最重的科室。因此,急诊科的工作可以说是医院总体工作的缩影,直接反映了医院医疗护理工作的质量和人员的素质水平。

一、急诊科工作的特点

(一) 急

急诊科接治的多数是突发的急症患者,发病急、变化快,有些患者病情危重,工作人员必须争分夺秒、迅速处理,争取抢救时机。

(二) 忙

急诊患者来诊时间、人数、危重程度难以预料,随机性大,可控性小,尤其是发生意外灾害、事故、集体中毒、传染病流行时,工作更显繁忙。因此,急诊科要有高效能的组织指挥系统和协调体制,工作人员既有分工,又有合作,使急救工作忙而不乱。

(三) 杂

急诊患者病种复杂,几乎涉及临床各学科疾病;患者及陪同人员复杂,涉及法律和暴力事件较多,工作中也常遇到无监护人的患者,与其他部门相比,工作复杂得多。因此,急诊工作者必须具备管理协调能力,才能使复杂的工作有序进行。

二、急诊科的设置和布局

急诊科一般设有预检处、诊疗室、抢救室、治疗室、手术室、监护室、观察室、药房、化验室、心电图室、挂号室、收费室等。预检处设在大厅明显位置,抢救室、治疗室设备齐全,各诊室内应配备非手触式开关的流动水洗手设施和/或速干手消毒剂,观察室应按病房要求进行管理。

急诊科应独立或相对独立成区,位于医院的一侧或前部。环境应宽敞明亮、空气流通、安静整洁,有专用通道、宽敞的出入口、醒目的标志和路标,设有专用电话,备有急救车、平车、轮椅等运送工具,夜间有明显的灯光,以方便急诊患者就诊和最大限度缩短就诊前的时间,争取抢救时机。

三、急诊科护理工作

(一) 预检分诊

预检护士通过简要评估确定患者就诊的科室,通知值班医生和护士,必要时护送患者到相应科室或抢救室。护士必须掌握急诊就诊的标准,对急诊患者做到一问、二看、三检查、四分诊。遇到意外灾害事故应立即通知相关部门组织抢救;遇到急危重症患者应立即通知医生、护士进行抢救;遇到法律纠纷、刑事伤害、交通事故等事件,应迅速通知医院保卫科或直接与公安部门联系,并请家属或陪送者留下。

(二) 抢救工作

在抢救工作中,急诊护士主要承担物品准备和配合抢救的任务。在物品准备方面严格遵守物品管理规定,做到"五定"(定数量品种、定点安置、定专人管理、定期消毒灭菌、定期检查维修);必须熟练掌握各种急救物品的性能和使用方法,并能排除一般性故障,使所有物品处于良好备用状态。在配合抢救方面,护理人员必须严格遵守操作规程,争分夺秒实施抢救;在医生到来之前进行初步的评估和判断并实施紧急处理,如心肺复苏、开放静脉通道、吸氧、吸痰、止血、心电监测等;医生到达后,立即汇报处理情况和效果,并积极配合医生抢救,包括正确执行医嘱,密切观察病情变化;在抢救过程中执行口头医嘱时必须向医生复述一遍,双方确认无误后再执行,抢救完毕后请医生及时补写医嘱和处方;及时、准确、清晰地做好抢救记录;各种抢救药品的空瓶、空安瓿、输血袋等经两人核对无误后方能处理,避免医疗差错的发生。

(三) 临床观察与护理

急诊科观察室通常设有一定数量的床位,以收治暂时未确诊或已确诊但因各种原因暂时不能住院的患者,或只需短时间观察即可离开的患者。观察时间一般为 3~7 天。观察室护士应做好以下工作:①对留观患者进行入室登记,建立病案,填写各项记录,书写病情报告;②主动巡视并观察患者病情变化,及时执行各项医嘱,做好基础生活护理工作,加强心理护理;③做好出入室患者及家属的管理工作。

第四节 病 区

病区(wards)是住院患者接受诊断、治疗、护理照顾的场所,也是医务人员全面开展医疗、教学、科研活动的重要基地。

一、病区工作的特点

(一) 任务重、压力大

病区的医务人员要从患者入院开始提供全面的 24 小时医疗照顾,涉及医疗、护理、心理、饮食、健康教育等多方面内容,工作任务繁重。为保证工作的连续性,一线工作人员实行倒班制,严格交接班,尤其是夜间值班时,可能需要一人负责全病区的医疗或护理工作,一旦遇到患者病情变化,身心压力非常大。这也对医务人员的知识、业务、技术水平及身体、心理素质提出了更高的要求。

(二) 病区管理

严格加强病区管理的目的在于维持一个有利于医疗、护理、科研、教学工作的正常秩序和良好的环境。病区管理不仅包括医疗、护理等技术工作的组织实施,还包括行政、生活等方面的管理,如住院患者的管理、探视与陪护管理、医院感染的管理、物资药品管理、医疗护理技术管理、医务人员的工作组织管理、病区环境管理等。工作中要求医务人员严格遵守各项规章制度和操作规程,此外还要定期接受医院管理者的检查和督导。

二、病区的设置和布局

病区布局应科学合理,以方便治疗和护理工作。每个病区设有病房、护士站、治疗室、抢救室、危重病室、医办公室、配膳室、储物室、污物间、更衣室、值班室、示教室等,有条件的病区应设置学习室、娱乐室、健身室等。

每个病区设置 30~40 张床位为宜,每间病房设 2~4 张床,床与床之间的距离不小于 1m,有围帘相隔以保护患者隐私。有条件的医院可配备中心供氧及吸引装置、呼叫系统、电视、电话、壁柜、卫生间等,或设立单人病房。病区地面应防滑,走廊、浴室、卫生间墙壁应安装扶手;病房布置温馨舒适,充分体现医院人性化服务理念。

三、病区护理工作

(一) 护理患者

临床护理工作的核心是以"患者"为中心,运用护理程序为患者实施整体护理,满足患者生理、心理、社会、精神、文化等方面的需要。病区护理工作主要包括:

1. 运用护理程序对患者健康状况进行准确评估,正确进行护理诊断,及时制定和实施护理计划,并适时评价护理效果,及时补充和完善护理计划。

2. 做好患者的生活护理,满足患者舒适、清洁、安全的需要。

3. 了解患者和家属的心理变化,提供有针对性的心理护理。

4. 对患者和家属开展相关的健康教育,指导患者进行功能锻炼等。

5. 执行医嘱,协助医生完成各项诊疗技术操作和抢救工作,杜绝差错事故的发生。

6. 经常巡视病房,密切观察病情,了解患者的病情变化和治疗效果,及时与医生及其他医务人员沟通。

7. 做好患者入院、出院、转院和死亡的护理。

(二) 护理文件的记录与保管

医疗文件是医院和患者的重要档案资料,医疗和护理文件的记录是护理人员每日工作的一项重要内容。护理人员要按要求书写和保管各种护理文件,包括体温单的记录、医嘱的处理和记录、一般护理记录、重症护理记录、交接班报告等。

(三) 消毒、隔离工作

护理人员每日要进行室内外环境的清洁和消毒、诊疗用具(器械)的消毒和灭菌、手卫生等工作,消毒、隔离工作是病区预防医院感染的重要手段。

(四) 科研工作

病区护理人员除完成上述日常工作外,还要进行临床护理科学研究,包括探讨护理问题的解决方案、护理新技术的开发与应用、护理现象与本质的探讨等,不断提高临床护理质量和水平,推动护理学科的发展。

第五节　医疗环境

一、环境的概念

环境(environment)指围绕人群的空间及其中可以直接、间接影响人类生活和发展的各种自然因素、社会因素的总体,是人类进行生产和生活活动的场所,是人类生存和发展的基础。环境是护理学四个基本概念之一,护理学家对它赋予了更深刻的含义,环境不仅是影响机体生命和生长的全部外界条件的总和,而且包括影响生命和生长的机体内部因素。所有生命系统都存在一个内环境和围绕在其周围的外环境,两者相互依存,相互作用。

(一) 内环境

1. 生理环境　由呼吸、循环、消化、泌尿、神经、血液、内分泌、生殖和免疫等多个系统组成。为了维持生理的平衡状态,各系统之间不断地相互作用,并与外环境进行物质、能量和信息的交换,以适应外环境的改变。

笔记栏

2. 心理环境 指一个人的心理状态,它对人的健康有很大的影响。如良好的医疗卫生条件可以使患者心情舒畅,而不良的服务态度会使患者沮丧、愤怒,不利于治疗和康复;一个人患病后可能产生消极的情绪和认知反应,如恐惧、焦虑、悲观、绝望等,对疾病的进程、配合治疗的程度、疗效、预后等均会产生不利的影响。

（二）外环境

1. 自然环境 是人类赖以生存的物质基础,包括空气、土壤、水、太阳辐射、岩石、矿藏等各种自然条件。良好的自然环境为人类的生存和发展提供了必需的物质条件。随着社会的进步和科技的发展,人类在创造良好生活环境的同时使自然的生态环境遭到了极大的破坏,如空气污染、水污染、土壤污染、食品污染、噪声污染、辐射污染等,这对人类的健康造成了直接或间接的影响,对人类的生存构成了潜在的威胁。

2. 社会环境 是人类在自然环境的基础上,经过长期有意识的社会劳动所创造的物质、文化、精神体系,包括政治、经济、法制、社会交往、宗教信仰、风俗习惯、医疗卫生、科技文化等。社会环境对人的成长和发展起着重要作用,同时人类活动也给予社会环境以深刻影响。因此,社会环境与人类的健康息息相关。

内环境可以帮助生命系统适应外环境的改变,通过不断地与外环境交换物质、能量和信息,从而维持内环境的平衡,维持健康状态,延续生命;外环境则为内环境提供生存所必需的物质及非物质条件,对个体的生命质量具有重要意义。两者构成了相互制约、相互作用的统一体,并保持着动态平衡,如果外环境的变化超过了个体的调节范围和适应能力,则会引发疾病。

🔍 知识链接

世界环境日的由来

20 世纪 60 年代以来,世界范围内的环境污染与生态破坏日益严重,环境问题和环境保护逐渐为国际社会所关注。

1972 年 6 月 5 日,联合国在瑞典首都斯德哥尔摩举行第一次人类环境会议,通过《人类环境宣言》及保护全球环境的"行动计划",提出"为了这一代和将来世世代代保护和改善环境"的口号。这是人类历史上第一次在全世界范围内研究保护人类环境的会议。将大会开幕日定为"世界环境日"。

联合国环境规划署在每年 6 月 5 日选择一个成员国举行"世界环境日"纪念活动,发表《环境现状的年度报告书》及表彰"全球 500 佳",并根据当年的世界主要环境问题及环境热点,有针对性地制定"世界环境日"主题。

我们党和国家历来高度重视生态环境保护,党的十八大将生态文明建设纳入"五位一体"中国特色社会主义总体布局。2014 年 4 月 24 日中国第十二届全国人民代表大会常务委员会第八次会议修订通过的、自 2015 年 1 月 1 日起施行的《中华人民共和国环境保护法》规定,每年 6 月 5 日为环境日。

2019 年,习近平总书记在《求是》杂志《推动我国生态文明建设迈上新台阶》上指出,人类是命运共同体,保护生态环境是全球面临的共同挑战和共同责任。同年,世界环境日在中国杭州举办,主题是"蓝天保卫战,我是行动者"。

二、医院的物理环境

(一)医院物理环境的要求

医院的物理环境包括空间、设备、温度、湿度、空气、光线、音响、装饰、清洁卫生等,是影响患者身心舒适程度的重要因素,关系着治疗效果与疾病的转归。医院的整体布局、设计风格、设施设备、环境绿化、色调装饰等均要最大程度地满足医疗、护理工作的需要,体现"以患者为中心""以人为本"的护理理念。护士的重要职责之一就是为患者提供一个安全、舒适、整洁、安静的治疗环境,促进患者的康复。

(二)医院物理环境的调控

1. 空间(space)　每个人都需要适合其成长、发展和活动的空间,如儿童需要游戏、学习的空间,成人需要会客、休息和独处的空间等。患者在医院也需要一定的活动空间。空间狭小,患者的隐私得不到保护,个人的活动受到限制,会产生紧张、压抑的感觉。所以在医院条件允许的情况下,应尽可能满足患者的空间需要并让其对周围环境拥有某些控制力,同时也方便治疗和护理操作的进行。一般情况下,病床安排不能过密,床间距离不得小于1m;床与床之间应有围帘。

2. 温度(temperature)　适宜的室温可使患者感到舒适、安宁,能减少消耗,利于散热,并降低肾脏负担,有利于患者的休息、治疗和护理工作的进行。室温过高可使神经系统受到抑制,干扰呼吸和消化功能,不利于机体散热,影响体力恢复;室温过低则会使人畏缩、肌肉紧张、缺乏活动力,也易使患者受凉。一般室温保持在18~22℃为宜,新生儿室、老年病室、产房、手术室等室温以22~24℃为宜。

病室内应备有温度计,以便随时评估室内温度并加以调节。室温要根据天气、季节变化调节,还应考虑患者的个体差异性。夏季炎热,可采用通风、电扇或空调降低室温;冬季寒冷,室内多用暖气设备保温;应根据气温变化随时增减患者的衣被;在护理活动中应尽量避免患者不必要的身体暴露,以防着凉。

3. 湿度(humidity)　病室湿度一般指相对湿度,即在一定温度条件下,单位体积的空气中所含水蒸气的量与其达到饱和时含量的百分比。湿度的高低会影响皮肤蒸发散热的速度,从而影响人对环境的舒适感。病室适宜湿度为50%~60%。湿度过高,人体蒸发作用减弱,抑制出汗,人感到潮湿闷热,尿量增加,加重肾脏负担;湿度过低,空气干燥,人体水分蒸发增加,可引起口渴、咽痛、鼻出血等症状,对呼吸道疾病及气管切开患者尤为不利。

病室应配备湿度计,便于评估湿度情况并进行调节。湿度过低时,可以使用加湿器或采用地面洒水等方法提高空气湿度;湿度过高时,可通风换气(室内湿度大于室外时)或使用除湿装置,从而增加患者的舒适度。

4. 通风(ventilation)　通风不良时患者可因室内空气污浊、氧气不足而出现烦躁、疲惫、头晕等症状;良好的通风可以调节室内温湿度,使空气新鲜,增加患者的舒适感。此外,通风也是降低室内空气微生物的密度、减少呼吸道疾病传播的有效措施。因此,病室应每日定时通风换气,通风效果与通风面积(门窗大小)、室内外温差、通风时间及室外气流速度有关。一般情况,开窗通风30分钟即可达到置换室内空气的目的。开窗通风时应注意遮挡患者,避免直吹风,冬季注意保暖,以免受凉。

5. 音响(sound)　音响是声音存在的情况。噪声指那些与环境不协调的、不悦耳的声响,或足以引起人心理或生理不适的声音。噪声对健康的危害视其音量大小、频率高低、持续时间和个人的耐受性而定。一般噪声强度在50~60dB即可产生相当的干扰,人会感觉疲倦不安,休息和睡眠受到影响;达120dB以上时可造成高频率的听力丧失,甚至永久性失聪。长时间处于90dB以上的环境中,可导致耳鸣、血压升高、肌肉紧张,以及焦躁、易怒、头痛、失眠等症状。但完全没有声音的环境也会使人产生意识模糊或寂寞的感觉。悦耳动听的音乐是良好的刺激,有条件的病室,床头可增设耳机装置,可根据患者的喜好选择收听适当的音乐、曲艺节目等,丰富患者的疗养生活。

WHO规定,白天医院较理想的噪声强度为35~40dB,夜间应更低。医院工作人员要做到"四轻":①说话轻:说话音量适当,不可过大,但也不可耳语,以免使患者产生怀疑和误会;②走路轻:走路时穿软底鞋,脚步轻快,不可重步行走;③操作轻:操作时动作应轻、稳,避免物品与器械相互碰撞,推车应定期加润滑油;④关门轻:开关门窗时应轻开轻关,病室的门及椅脚应钉橡胶垫,杜绝噪声产生。同时要向患者及家属宣传保持病室安静的意义,不要高声谈笑、大声喧闹,共同为患者创造一个良好的休养环境。

6. 光线(light) 医院采光有自然光源和人工光源两种。自然光源是维持人类健康的要素之一,日光中的各种射线都有很强的生物学作用,如紫外线可促进体内维生素D的合成,并有强大的杀菌作用。适当的日光照射可以使照射部位温度升高、血管扩张、血流增快,改善皮肤和组织器官的营养状况,增加食欲,增进身心舒适感。因此,病室应经常开窗,使日光直接射入,或协助患者到户外接受日光照射,但要防止阳光直射眼睛,以免引起目眩。医院的人工光源主要是满足夜间照明及特殊诊疗和护理操作的需要,如楼梯、治疗室、抢救室、监护室等处的灯光必须明亮;普通病室除安装吊灯外还应有床头灯、地灯装置,既能保证患者自用和夜间巡视工作,又不影响患者的睡眠。

7. 装饰(decoration) 优美的环境可使人赏心悦目。医院进行适当的装饰可增进患者的身心舒适感,缓解紧张、焦虑的情绪。病室布置应简单、整洁、美观,应根据不同病室的特点来设计和使用颜色,不同颜色的选用体现了对不同患者的心理关怀,有利于疾病的恢复(表2-1)。如儿科可用暖色系和卡通图案装饰墙面、被服等,来减少儿童的恐惧感;手术室宜选用绿色或蓝色被服,可使患者产生安静、信任的感觉;走廊可适当摆放绿色植物、花卉盆景来美化病房环境;有条件的医院院内可栽种树林、设置草坪,修建喷泉、花坛、亭台等供患者休息、散步和观赏。

表2-1 色彩与情绪

色彩	联想	情绪
红色	血液、火焰	热情、活跃、使人清醒
黄色	光明、灿烂	快乐、喜悦、提醒注意
橙色	太阳、新鲜果蔬	希望、积极、有活力
绿色	大自然、和平	安宁、沉稳、放松
蓝色	海洋、晴空	冷静、镇定、信赖
紫色	紫罗兰、薰衣草	高贵、神秘、庄重

三、医院的社会环境

(一)医院社会环境的要求

医院是社会的一部分,担负着预防、诊断和治疗疾病,以及康复和促进健康的任务。为保证患者获得适当的健康照顾,医院不仅要提供舒适的物理环境,还必须为患者创造和维持一个良好的社会环境。医务人员应具有良好的医德医风;与患者建立和谐的医患关系,重视心理护理,尊重患者;帮助患者熟悉环境并建立和维持良好的人际关系,使其尽快适应医院的社会环境。

（二）医院社会环境的调控

1. 人际关系　患病后尤其是住院后,因为疾病的困扰,陌生的环境,工作、学业及日常交往的中断,患者常常会感到恐惧、焦虑、孤独、烦躁不安、挫折感、无价值感、缺乏自信等,这些不良的情绪会影响疾病的治疗与进程,因此在照顾患者时既要考虑其生理需要,也要考虑其心理、社会方面的需要。帮助患者在新的环境中建立良好的人际关系,在一定程度上可以使患者获得安全感、归属感及被尊重感,减少负面情绪的产生。

（1）医患关系:医患关系是医院最基本、最重要的人际关系,是在工作中医务人员与患者之间产生和发展的一种专业性和帮助性的人际关系。建立和谐的医患关系首先要树立"以人为本"的理念,做到一切从患者的利益出发,满足患者的身心需要,尊重患者的权利与人格,不论年龄、性别、民族、信仰、职业、职位、文化背景、经济状况,均一视同仁。护理人员在工作中要做到:①善于运用语言,通过交谈消除患者的陌生、孤独感,获得患者的信任并帮助患者正确认识疾病,减少消极情绪,肯定自身价值;②仪表整洁,举止大方,表情自然、关切、沉着、机敏,护理操作要做到稳、准、轻、快,从行为举止上减轻患者的心理负担并取得其信任;③善于控制自己的情绪,以乐观、积极的情绪感染患者;④工作中认真负责、一丝不苟,耐心、细致地回答患者提出的疑问,使患者产生安全感和信赖感。

（2）病友关系:在共同的治疗环境中,病友们相互帮助、照顾,经常交流有关疾病的治疗、护理、保健知识和感受,有利于消除患者的陌生感和不安全感,增进彼此间的友谊,同时也起到了义务宣传的作用。良好的群体气氛下病友间彼此关心照顾,患者心情愉快,与医护人员关系融洽,配合积极。不良的群体气氛表现为病友间互不关心,交流较少,患者感到孤独、寂寞,度日如年,缺乏主动参与治疗的热情。护理人员是病房群体气氛的主要调节者,应引导病房气氛向积极、乐观的方向发展,协助病友间建立良好的情感交流,并善于发现出现的消极情绪,给予正确引导。

（3）患者和其他人员的关系:护理人员应主动向患者介绍其他医务人员,鼓励其与之主动沟通和交往,消除彼此的陌生感。此外,护理人员还要关注患者与亲友之间的关系,亲友的帮助和支持是患者的重要支持系统。

2. 医院规则　健全的医院规章制度既可以保证医疗护理工作的正常进行,又有利于医院感染的预防和控制,为患者创造一个良好的休养环境。每个医院根据各自的具体情况制定医院规则,如探视制度、陪护制度、入院须知等。医院规则对患者既是行为上的指导,也是行为上的约束,会对患者产生一定的影响。因此,护理人员应做到:①通过热情的接待、耐心的介绍和解释,协助患者熟悉医院环境和医院规则,了解医院规则的积极意义和必要性,使之做到主动配合、自觉遵守;②让患者拥有一定的对其周围环境的自主权,对其空间表示尊重;③满足患者的需求,尊重探视人员;④提供有关信息与健康教育,允许并鼓励其参与决策;⑤尊重患者的隐私;⑥鼓励患者自我照顾。

（李　瑜）

复习思考题

1. 门、急诊护理工作的内容有哪些?

2. 如果某医院心血管科需要建立一个重症监护病房,该病房的物理环境应该有哪些要求?

扫一扫
测一测

PPT 课件

第三章

患者入院、转运及出院的护理

学习目标

识记：

1. 能正确说出患者入院、转运和出院前的准备内容。

2. 能正确陈述分级护理的级别、适用对象和相应的护理内容。

3. 能正确说出患者入院、出院的护理工作程序与内容。

理解：

1. 能正确理解患者在入院、转运和出院时的心理变化。

2. 能正确叙述入院、转运和出院患者护理中的注意事项。

运用：

1. 能将整体护理理念贯穿入院、转运和出院护理过程中。

2. 能独立评估入院、转运和出院患者的心理状况，满足其心理需求。

3. 能帮助入院、转运患者适应医院环境，建立良好的护患关系。

4. 能为患者提供正确的入院、转运和出院的护理措施。

案例导入

案例1

邱某，女性，73岁。患2型糖尿病15年，近期出现视物模糊，右侧肢体活动不利，经 CT 检查有轻度脑梗死，入住内分泌科治疗。

请思考：

1. 该患者入院时应给予哪些护理措施？

2. 该患者应采取哪一护理级别？

3. 该护理级别的主要护理内容有哪些？

案例2

叶某，男性，68岁。车祸外伤，意识不清，怀疑颈椎损伤。

请思考：

1. 应采用什么方式将患者从车祸现场搬到救护车上？

2. 患者到达急诊科后，查体心率 124 次 /min，血压 64/48mmHg，脉搏细弱，表情淡漠，出冷汗，躁动不安，在医生到达前，值班护士应首先做什么？

案例 3

陈某,女性,70 岁。患冠心病 13 年,近期因心绞痛频发入住心内科,经治疗病情好转,医生开具出院医嘱。

请思考:

1. 出院当日,护士应为患者做什么?

2. 对该患者的出院指导包括哪些内容?

3. 该患者出院后床单位应如何处理?

患者入院、转运与出院的护理是护理人员日常工作中必不可少的工作内容。门诊或急诊患者经医生诊查,确定需住院治疗并办理入院手续后,护理人员应根据入院护理程序,按照整体护理的要求,对患者进行全面的评估,提供个性化的护理,满足患者的身心需求,使其尽快适应医院环境,建立良好的护患关系,积极配合医疗护理工作,从而促进康复。

通过医护人员的治疗和护理,当患者病情好转可以出院时,护理人员应根据出院程序,协助其办理出院手续,并进行出院指导,从而巩固疗效,促进健康、增强自理能力,提高生活质量,使其尽快重新适应社会角色。

第一节 患者入院的护理

入院护理(admission nursing)指患者因病情需要住院做进一步观察、检查和治疗时,经门诊或急诊科医生建议并签发住院证后,由护理人员为患者提供的一系列护理工作。入院护理的目的:①协助患者了解和熟悉医院环境,使其尽快适应医院生活,缓解焦虑和不安心理;②使患者及家属感到受欢迎和被关心,从而促进建立良好的护患关系;③观察和评估患者的情况,制定个性化护理方案,满足患者合理的身心需求,促进康复;④做好健康教育,满足患者对疾病知识的需求,调动其配合治疗和护理的积极性。

一、入院程序

入院程序指门诊或急诊患者根据医生签发的住院证,自办理入院手续至进入病区的过程。

(一) 办理入院手续

患者经门诊或急诊科医生初步诊查确定需入院治疗时,由医生签发住院证,患者或家属持住院证到住院处办理入院手续。住院处接收患者后,立即通知病区值班护士根据病情做好接纳新患者的准备。对于危重或急需手术的患者,可先收入病房或进行手术,后办理入院手续。

(二) 实施卫生处置

护理人员根据患者的病情及身体状况,在住院处设有的卫生处置室对患者进行卫生处置,包括沐浴、更衣、修剪指(趾)甲等。对于急、危、重症患者和即将分娩的患者可酌情免浴;传染患者或疑似传染病患者,应送隔离室处理;有头虱或体虱者,应先行灭虱,再进行卫生处置;患者换下的衣服或不需要的物品,可交家属带回或暂时存放在住院处,传染病患者的衣物应消毒处理后再存放。

(三) 护送患者进入病区

住院处护理人员携门诊病历护送患者入病区。根据患者的病情,选择不同的护送方法,包括步行、轮椅、平车护送等。护送过程要注意安全和保暖,不应停止必要的治疗(如输液、吸氧等)。根据患者的病情,安置合适的卧位。患者送至病区后,应向病区护士就患者的病情、所采取的或需继续实施的治疗及护理措施、卫生状况及物品进行交接。

二、患者入院的心理状况及护理

患者入院后由于社会角色及生活环境的改变,会产生各种心理状态。因此护理人员在与患者接触过程中应科学细致地观察患者,了解并剖析患者的心理反应,通过多种方法满足患者住院期间的心理需要,为患者提供最佳护理。从而促进患者的身心健康。

(一) 焦虑与恐惧

新入院患者最常见的心理状态是焦虑与恐惧,主要由于对周围环境的陌生感及缺乏对自己所患疾病的正确认知。因此,护理人员在患者入院时应帮助其尽快熟悉和适应医院环境。对患者及家属提出的问题,护理人员要审慎且耐心地采用其能够接受的方式给予恰如其分的回答,并在检查和护理过程中做好与患者的沟通,指导患者了解有关疾病的健康教育,消除疑虑,增强信心,从而保持良好的心境,达到医、护、患协作的目的。

(二) 抑郁

对于各种疾病尤其是重症或癌症患者,患者常表现出情绪低落、悲观、绝望,甚至有自杀念头等抑郁心境。因此,护士要密切观察此类患者的情绪变化,用共情的方法安慰和鼓励患者,向患者介绍疗效理想的实例,鼓励其乐观地对待疾病,树立战胜疾病的信心。鼓励患者家属配合,让患者感受到生活的温暖,消除悲观或绝望等不良的抑郁心理。

(三) 孤独感

在住院期间,患者由于身处新的环境、活动受限、与家庭分离或隔离,不能常与亲友会面而产生孤独感。所以,在护理工作中,护士应注意观察患者的心理状态,充分理解患者,鼓励探视者多与患者见面及交谈,使患者保持愉快的心情。对于没有探视者的患者,护士要有意识地陪伴患者,让患者感受到关心。此外,还应促进新入院患者与其他患者之间的沟通。帮助患者建立良好的医护关系、护患关系及患者之间的关系,才能使之更快适应医院环境,减少孤独感。

(四) 被动依赖心理

疾病会使患者由健康人角色转变为患者角色,患者进入角色后,大多产生一种被动依赖的心理状态。这是因为,人一旦生病,自然而然就会得到家属和周围朋友的关心和照顾。此外,患者通过自我暗示,也变得事事希望他人代劳、言行被动顺从、情感脆弱、对生活缺乏信心等。其所产生的被动依赖心理对疾病的康复是不利的,此时,护士可运用"健康自控"学说,充分发挥患者在疾病转归过程中的积极性,从而使之能良好地适应患者角色。

(五) 受威胁感

患者住院后会担心病区患者集中、病种繁杂,容易感染其他疾病。面对有这种心理的患者,护理人员应耐心向其解释病室的消毒隔离制度,增加其安全感。在各种治疗和护理过程中,要注意保护患者的隐私,以消除其不必要的顾虑。

此外,有些患者住院后,感到自己不仅不能照顾家庭,反而增加了家庭的负担,产生愧疚感;有些患者因疾病、伤残、治疗的副作用等因素的影响,自身形象受到损害而产生自卑感;还有些患者会产生择优心理,希望住院期间能由资历深、水平高、经验丰富的医护人员为自己服务。这些心理状态的存在,要求护理人员不仅要了解患者的生理、病理情况,还应该仔细观察和研究患者的各种心理状况,真正掌握患者的心理反应,有的放矢地采取相应的护理措施,为患者创造有利于治疗和康复的最佳心境。

笔记栏

三、患者入病房后的初步护理

病区值班护士接到住院处通知后,立即根据患者病情需要准备床单位。将备用床改为暂空床,备齐所需用物。

（一）门诊患者的入院护理

1. 迎接新患者,以热情的态度、亲切的语言将患者引至指定床单位,向患者做自我介绍,说明自己的工作职责。为患者介绍同病室的病友,协助患者休息,减少其不安情绪,增强患者的安全感和对护士的信任。

2. 通知负责医生诊查患者,必要时协助医生为患者进行体检、治疗和抢救。

3. 协助患者佩戴腕带标识,进行入院护理评估。评估患者的身心状况,以制定初步护理计划。测量患者的体温、脉搏、呼吸、血压和体重,必要时测量身高。

4. 通知营养室为患者准备符合其需要的膳食。

5. 填写住院病历和相关护理表格。

（1）用蓝黑色水笔逐项填写住院病历及各种表格眉栏项目。

（2）用红色钢笔将患者的入院时间或转入时间纵向填写在当日体温单相应时间的40~42℃横线间。

（3）记录首次测量的体温、脉搏、呼吸、血压、体重及身高数值。

（4）填写入院登记本、诊断卡（一览表卡）、床头（尾）卡。

（5）排列病历顺序:体温单（按时间先后倒排）、医嘱单（按时间先后倒排）、入院记录、病史及体格检查、病程记录、会诊记录、各种检查和检查报告、护理记录单、长期医嘱执行单、住院病历首页、门诊和/或急诊病历。

6. 向患者及家属介绍病区及病室环境、床单位及其设备的使用方法及医院规章制度,指导患者常规标本的留取方法、时间及注意事项。

7. 执行入院医嘱及给予紧急护理措施。

（二）急诊患者的入院护理

急诊患者多由急诊室直接送入病区或由急诊室经手术室手术后转入病区,护士接到住院处通知后,应立即做好以下工作:

1. 通知有关医生做好抢救准备。

2. 备好急救药物和急救设备,如急救车、供氧装置、吸引器、输液器具等。

3. 安置患者。危重患者应安置在危重病房,并在床单上加铺橡胶单和中单;急诊手术患者需改铺麻醉床,并为患者佩戴好腕带标识。对于老年人、婴幼儿、躁动不安的患者,需安置床挡加以保护,防止发生意外。

4. 配合抢救。患者进入病房后,应密切观察其病情变化,积极配合医生进行抢救,并做好护理记录。

5. 入院护理评估,密切观察患者的病情变化,对于不能正确叙述病情和需求的患者（如听力障碍、语言障碍者）、意识不清者或婴幼儿等,需暂留陪送人员,以便询问病史。

（三）传染病患者的入院护理

1. 安置患者。将患者安置在隔离病室并按隔离技术要求进行消毒隔离等处理。从接诊、护送、查体、收集资料到治疗和护理等工作中都应严格执行隔离技术,防止交叉感染。

2. 向患者及家属解释隔离的意义,消除其疑虑。

3. 对患者及家属进行有关隔离知识的指导。

四、患者床单位的准备

患者在办理入院手续进入病区之前,护理人员应努力为患者提供一个安全、舒适的住院环境,其中病床单位的准备尤为重要。

(一)患者床单位及设备

患者床单位(bed unit)指医疗机构提供给住院患者使用的器具和设备。它是患者在住院期间进行休息、睡眠、饮食、排泄、活动和治疗最基本的生活单位,其设施及管理应以患者的舒适与安全,以及治疗、护理和康复的需要为前提。患者床单位的固定设备有:床、床垫、床褥、枕芯、棉胎或毛毯、大单、被套、枕套、橡胶单和中单(需要时)、床旁桌、床旁椅、床上桌,墙上还有照明灯、呼叫装置、供氧和负压吸引管道等设施(图 3-1)。

图 3-1 床单位设施

1. **床** 是病室中的主要设备,是患者睡眠和休息的用具。卧床患者的饮食、排泄、活动、娱乐及医疗护理措施的开展都离不开床,所以病床一定要符合实用、耐用、舒适、安全的原则。病床一般为手摇式不锈钢床(图 3-2),床头和床尾可抬高,以方便患者更换卧位;床脚下有脚轮,便于移动。还有电动控制的多功能床(图 3-3),可根据患者的需要,自由升降、变换卧位、移动床挡等,其控制按钮设在患者可触及的范围内,便于患者随时自主调节。床的规

图 3-2 不锈钢床

图 3-3 电动控制多功能床

格一般长 2m、宽 0.9m、高 0.5m。

2. 床垫　长、宽与床的规格相同,厚10cm。垫芯大多选用棕丝、棉花、木棉、马鬃或海绵,包布多选用牢固、耐用的布料制作。由于患者大多数时间卧于床上,所以床垫宜坚硬,以免承受重力后出现局部凹陷。

3. 床褥　放于床垫上面,长、宽与床垫规格相同,一般选用棉花做褥芯,吸水性强,并可防止床单滑动。

4. 棉胎　长 2.3m,宽 1.6m,多用棉花做胎芯,也可用人造棉或羽绒被。

5. 枕芯　长 0.6m,宽 0.4m,内装木棉、蒲绒、荞麦皮、羽绒或人造棉。

6. 大单　长 2.5m,宽 1.8m,用棉布制作。

7. 被套　长 2.5m,宽 1.7m,用棉布制作,开口在尾端,有系带。

8. 枕套　长 0.65m,宽 0.45m,用棉布制作。

9. 中单　长 1.7m,宽 0.85m,用棉布制作。

10. 橡胶单　长 0.85m,宽 0.65m,两端与棉布缝在一起,棉布长 0.4m。

11. 床旁桌　一般放置在患者床头右侧,用于摆放日常用品或护理用具等。

12. 床旁椅　每个床单位至少有一把床旁椅,供患者、探视者或医护人员使用。

13. 床上桌　是可以移动的专用过床小桌,供患者进食、阅读、写字或从事其他活动使用。

知识链接

病床的种类

随着科技的发展,病床的种类日益繁多,功能也更加齐全。按照功能分为手动病床和电动病床,其中手动病床又分为单摇病床、双摇病床、三摇病床。此外,针对特殊的护理服务,又有特殊功能的病床,如多功能医用病床、精神患者约束床、烫伤翻身床、母子床等。

1. 单摇病床　单摇病床比较普通,功能也较单一,适合于症状较轻的患者。

2. 双摇病床　双摇病床除了可以升降背板之外,还可以升降腿板,尤其适合一些有腿部疾病的患者使用。

3. 三摇病床　三摇病床除了具有双摇病床的功能外,还可以升降床板,主要适用于重症患者。

4. 电动病床　电动病床使用简单,操作灵活方便,适用于翻身困难的重症患者。

5. 多功能医用病床　多功能医用病床方便患者床上活动和诊疗护理活动,减轻护理人员的压力。

6. 精神患者约束床　在床的四周设有约束环,更方便将患者约束在床上,达到保护患者的目的。

(二) 各单的折叠方法

在铺床前将床单、被套等物品按照正确的方法折叠好,不仅方便取用,而且节省时间和体力。具体的折叠方法如下:

1. 大单的折叠　正面朝上,纵向对折 2 次后,边与中线对齐,再横向对折 2 次(图3-4)。

2. 被套的折叠　反面在内,折叠法同大单。

图 3-4 大单折叠法

3. 棉胎的折叠 纵向 3 折,横向 "S" 形 3 折(图 3-5)。

图 3-5 棉胎折叠法

4. 床褥的折叠 从床头横向 "S" 形 3 折(图 3-6)。
5. 枕套的折叠 纵向对折,再横折。
6. 橡胶单与中单的折叠 正面在内,纵向对折 2 次后,边与中线对齐,中线在外,再横折 1 次。

图 3-6　床褥折叠法

知识链接

床 褥 罩

目前,床褥罩以操作方便、易清扫等优势被许多医院选用,从而代替大单。而且随着人们的不断探索,还出现了防水的床褥罩,具有易清洗和保护床褥不被患者的排泄物等污染的功能。

（三）铺床法

由于疾病的限制和治疗的需要,患者许多活动只能在床上进行,所以病床的铺法要求实用、舒适、平整、紧扎、安全。同时,护理人员应协助患者定期清理和更换床上用物,保持床单位的整洁、促进患者舒适。常用的铺床法有备用床（closed bed）、暂空床（unoccupied bed）、麻醉床（postoperative bed）及卧床患者更换床单法（changing an occupied bed）。

备用床（图 3-7）

【目的】

1. 保持病室整洁。

2. 准备接收新患者。

【评估】

1. 病室内患者是否在进行治疗或进餐。

2. 病床及床垫是否完好、安全,床单、被套、枕套是否符合床、棉胎、枕芯的尺寸及季节

图 3-7　备用床

需求。

3. 床旁设施是否完好。

【计划】

1. 护士准备 衣帽整洁,修剪指甲,洗手,戴口罩。

2. 用物准备 床、床垫、床褥、治疗车、枕芯、棉胎或毛毯、大单、被套、枕套。

3. 环境准备 病室内无患者进行治疗或进餐等,清洁、通风。

【实施】

步骤	要点与说明
1. 核对解释	• 向病房其他患者解释并取得配合
2. 备齐用物:携用物至床旁,清点用物	• 由下而上放置枕芯、枕套、棉胎、被套、单、床褥
3. 移床旁桌椅:移床旁椅至床尾正中,离床尾15cm左右,将铺床用物置于床尾椅子上;移开床旁桌,距床20cm	• 便于铺床头角,提高工作效率,节省时间
4. 检查床垫:必要时翻转床垫,床垫与床头对齐	• 避免床垫局部因经常受压而凹陷
5. 铺床褥:将床褥铺在床垫上,先展开床头再展开床尾,并对齐	• 运用人体力学原理,两脚左右分开,站在床右侧中间,减少走动,节时省力 • 双脚前后分开,两腿稍弯曲,保持身体平稳,使用肘部力量
6. 铺大单 (1) 将大单放于床褥上,大单的横、纵中线对齐床的横、纵中线,分别向床头、床尾依次展开 (2) 将靠近护士一侧的(近侧)大单向近侧下拉散开,将远离护士一侧(对侧)大单向远侧散开 (3) 先铺近侧床头大单:一手将床头床垫托起,一手伸过床头中线,将大单折入床垫下,在距床头30cm处,向上提起大单边缘使大单头端呈等腰三角形,然后再将两底角分别塞于床垫下(图3-8) (4) 同法铺床尾大单 (5) 两手将大单中部下垂边缘拉紧后平塞入床垫下 (6) 护士转至床对侧,同法铺好对侧大单	• 铺大单顺序:先床头,后床尾;先近侧,后对侧 • 使大单平整、无皱褶、美观
7. 套被套(图3-9) (1) 将被套横、纵中线对齐床面横、纵中线放于大单上,先向床头侧打开,再向床尾侧打开并拉平。将近侧被套向近侧床缘下拉散开,将远侧大单向远侧床缘散开 (2) 将被套尾部开口端的上层打开至1/3处,再将"S"形折叠的棉胎放入被套尾端的开口处,底边与被套开口边缘对齐 (3) 拉棉胎上缘至被套内,直至被套封口端中部,先对侧后近侧展开棉胎,对好两上角,平铺于被套内,至床尾拉平盖被,系好盖被尾端开口处系带 (4) 盖被上端距床头15cm,两侧边缘向内折与床缘对齐,尾端塞于床垫下或内折与床尾对齐	• 被套中线与床中线和大单中线对齐 • 有利于将棉胎放入被套 • 棉胎上缘要充实被套两角 • 避免棉胎下滑出被套 • 床面整齐、美观
8. 套枕套 (1) 将枕套套于枕芯外,并拍松,整理枕头 (2) 将枕头横放于床头盖被上,开口端背向门	• 枕芯与枕套角、线吻合,平整,充实 • 开口背向门,使病室整齐、美观

续表

步骤	要点与说明
9. 移回床旁桌椅至原处	• 保持病室整齐、美观
10. 整理用物	
11. 洗手	

图 3-8　铺床角法

图 3-9　套被套

A. 打开尾部开口端的上层 1/3；B. 放棉胎；C. 拉棉胎

备用床操作流程：

核对解释→备齐用物→移床旁桌椅→检查床垫→铺床褥→铺大单→套被套→套枕套→移回床旁桌椅→整理用物→洗手

【注意事项】

1. 病床符合实用、耐用、舒适、安全的原则。

2. 大单中缝与床中线对齐，四角平整、紧扎。

3. 被头充实，盖被平整、两边内折对称。

4. 枕头充实平整，开口背向门。

5. 操作中正确使用人体力学原理，操作熟练、省时、省力。

【评价】

1. 用物按操作顺序放置合理。

2. 大单平整、无皱褶、美观。

3. 病室及患者单位环境整洁、美观。

暂空床（图 3-10）

图 3-10　暂空床

【目的】

1. 保持病室整洁。

2. 供新入院患者或暂时离床患者使用。

【评估】

1. 新入院患者的病情及诊断。

2. 住院患者是否暂时离床活动或外出检查。

3. 评估患者的配合程度。

【计划】

1. 护士准备　衣帽整洁，修剪指甲，洗手，戴口罩。

2. 环境准备　病室内无患者进行治疗或进餐，清洁、通风等。

3. 用物准备　同备用床，必要时备橡胶单、中单（或一次性中单）。

【实施】

步骤	要点与说明
1. 核对解释：核对患者，向患者解释操作的目的、方法及配合注意事项	

续表

步骤	要点与说明
2. 铺床:同备用床	
3. 扇形折盖被:将备用床的盖被上端向内折 1/4,再扇形三折于床尾,并使之平齐	• 方便患者下床活动
4. 套枕套:方法同备用床	
5. 移回床旁桌椅	• 保持病室整洁、美观
6. 整理用物	
7. 洗手	

暂空床操作流程:

核对解释→移床旁桌椅→检查床垫→铺床褥→铺大单→套被套→扇形折盖被→套枕套→移回床旁桌椅→整理用物→洗手

【注意事项】

1. 同备用床 1~5。

2. 患者进餐或做治疗时暂停铺床。

【评价】

1. 同备用床。

2. 方便患者上、下床。

麻醉床（图 3-11）

图 3-11 麻醉床

【目的】

1. 便于接收和护理麻醉手术后患者。

2. 使患者安全、舒适,预防并发症。

3. 避免床上用物被污染,便于更换。

【评估】

1. 患者的诊断、病情、手术和麻醉方式、术后需要的抢救或治疗物品等。

2. 呼叫系统、供氧设施、负压吸引管道是否完好通畅。

【计划】

1. 护士准备 衣帽整洁,修剪指甲,洗手,戴口罩。

2. 用物准备

笔记栏

（1）床上用物：床垫、床褥、枕芯、棉胎或毛毯、大单、被套、枕套、一次性中单 2 条或橡胶单和中单各 2 条。

（2）麻醉护理盘：①无菌巾内放置：开口器、舌钳、牙垫、治疗碗、平镊、纱布或纸巾；②无菌巾外放置：一次性通气导管、一次性氧气导管或鼻塞、一次性吸痰管、一次性压舌板、棉签、胶布、治疗巾、弯盘、手电筒、心电监护仪（血压计、听诊器）、护理记录单、笔、吊篮。

（3）另备输液架，必要时备好给氧与吸痰装置等。

3. 环境准备　病室内无患者进行治疗或进餐，清洁、通风等。

【实施】

步骤	要点与说明
1. 核对解释：核对患者，向患者解释操作的目的、方法及配合注意事项	
2. 铺大单：按备用床方法铺好近侧大单	
3. 铺橡胶单和中单或一次性中单：根据患者的麻醉方式和手术部位铺橡胶单和中单或一次性中单 （1）将橡胶单和中单或一次性中单对好床的中线，铺在床中部，边缘平整地塞于床垫下 （2）齐床头铺另一橡胶单和中单或一次性中单，边缘平整地塞于床垫下 （3）转至对侧用同样方法铺好大单、橡胶单和中单或一次性中单	• 下肢手术铺在床尾；腹部手术铺在床中部，且橡胶单和中单或一次性中单的上缘应距床头 45~50cm • 单子下缘要压在中部的橡胶单和中单之上。非全麻手术者只需在床中部铺橡胶单和中单或一次性中单
4. 铺被套 （1）同备用床方法套好被套 （2）盖被上端距床头 15cm，两侧内折与床边缘对齐，被尾内折与床尾平齐 （3）将盖被三折叠于一侧床边，开口向着门	• 盖被三折要上下对齐，外侧齐床缘，开口向门，便于患者术后移至床上
5. 套枕套 （1）同备用床 （2）枕头横立于床头，开口背门	
6. 移床旁桌椅：移回床旁桌，床旁椅放在接收患者对侧床尾	• 保持病室整齐、美观
7. 放麻醉护理盘：将麻醉护理盘放置于床旁桌上，其他物品按需放置	• 便于将患者移至病床上
8. 整理用物	
9. 洗手	

麻醉床操作流程：
核对解释→移床旁桌椅→检查床垫→铺床褥→铺大单→铺一次性中单→套被套→扇形折盖被→套枕套→移回桌椅→放麻醉护理盘→整理用物→洗手

【注意事项】
1. 同备用床 1~5。

2. 橡胶单和中单或一次性中单铺设位置正确。

3. 患者所需的盖被厚薄应根据室温及季节加以调节。

4. 麻醉护理盘用物齐全，性能良好，处于使用状态。

【评价】

1. 用物按操作顺序放置。

2. 铺橡胶单和中单或一次性中单能根据病情，放置合理。

3. 用物齐全，使患者能及时得到抢救与护理。

4. 方便将患者移至病床上。

卧床患者更换床单法（图 3-12）

图 3-12　卧床患者更换床单

【目的】

1. 保持患者的清洁，使患者感觉舒适。

2. 预防压疮等并发症的发生。

3. 保持病室整洁、美观。

【评估】

1. 患者病情、皮肤状况、肢体活动情况、自理能力、意识状态及合作程度等。

2. 床单位的清洁程度，以及室内的温度。

【计划】

1. 护士准备　衣帽整洁，修剪指甲，洗手，戴口罩。

2. 用物准备　大单、一次性中单、被套、枕套、床刷及床刷套，需要时备清洁衣裤、便盆、便盆巾。

3. 环境准备　病室内无患者进行治疗或进餐，按季节调节室内温度，酌情关闭门窗，必要时用屏风或围帘遮挡患者。

4. 患者准备　了解更换床单的目的、方法、注意事项及配合要点。

【实施】

步骤	要点与说明
1. 核对解释：核对患者，评估病室环境及患者病情，向患者及家属解释操作的目的、方法及配合注意事项，并询问患者是否需要使用便器，需要时协助其床上排便	● 方便操作
2. 放平床头和膝下支架	

步骤	要点与说明
3. 移床旁桌椅:移开床旁椅,放于床尾处;移开床旁桌,距床约20cm	
4. 安置管道:根据患者情况,妥善放置各种引流管及输液管道等	• 保持管道通畅,防止折叠、脱落等
5. 翻身侧卧:松开床尾盖被,协助患者翻身侧卧,背向护士,枕头移向对侧,注意观察患者受压部分的皮肤有无发红及破损等	• 患者卧位安全,必要时加床挡,防止坠床 • 盖好盖被,防止受凉
6. 卷近侧床单:松开近侧床单,将一次性中单及大单塞于患者身下,扫净床褥	• 污染的大单和一次性中单的污染面要向上内卷塞于患者身下 • 清扫原则:从床头到床尾,从床中线到床边缘 • 对侧清洁大单和一次性中单沿清洁面向上内卷塞于患者身下
7. 铺近侧大单及中单:铺清洁大单,对齐中线,将对侧清洁大单卷至患者身下,近侧按铺床法将床头、床尾、中间展平、拉紧塞于床垫下。铺一次性中单,将对侧半边塞于患者身下,近侧半边拉平后塞于床垫下	• 大单和一次性中单中线要与床中线对齐
8. 撤污染床单:枕头移向近侧,协助患者侧卧于铺好的一侧,面向护士。护士转至对侧,取出污染的大单及中单放于护理车污衣袋内	• 患者卧位安全,必要时加床挡,防止坠床
9. 铺对侧床单及中单:扫净床上渣屑,依次将大单及一次性中单铺好,将枕头移回床中间,协助患者平卧	
10. 换被套 (1)松开被套尾端系带,将棉胎在污被套内竖叠三折,按"S"形折叠于尾端 (2)将清洁被套正面向上铺于床上,被套尾端打开1/3 (3)将棉胎套入清洁被套内,展平 (4)撤出污被套,放于护理车污衣袋内 (5)折成被筒,床尾余下部分塞于床垫下	• 避免棉胎接触患者皮肤 • 防止患者受凉 • 盖被头端充实且距床头15cm左右 • 清醒患者可请其配合抓住被角
11. 换枕套:取下枕套,置于污衣袋内,套好清洁枕套,将其放于患者对侧头部,一手托住头部,一手将枕头拉至患者头下	
12. 安置患者:协助患者取舒适卧位	
13. 移回床旁桌椅:将床旁桌及床旁椅移回,必要时开窗通风	• 保持病室整齐、美观
14. 整理用物	
15. 洗手	

卧床患者更换床单操作流程:

核对解释→移床旁桌、椅→翻身侧卧→放置管道→检查皮肤→卷近侧床单→铺近侧大单及中单→撤污床单→铺对侧大单及中单→换被套→换枕套→安置患者→移回床旁桌、椅→整理用物→洗手

【注意事项】

1. 动作敏捷轻稳,不过多翻动和暴露患者,避免疲劳及受凉。
2. 注意观察患者病情变化,有异常情况立即停止操作,及时处理。
3. 有引流管的患者要防止引流管受压、扭曲或脱落。
4. 操作过程中应运用人体力学原理,提高工作效率。

【评价】

1. 患者舒适、安全,无意外发生。
2. 与患者有效沟通,满足患者身心需要。
3. 保持病室空气流通,空气新鲜。

五、分级护理

分级护理指根据患者病情的轻重缓急及自理能力的评估结果,将护理级别通常分为四个等级,即特级护理、一级护理、二级护理和三级护理。各级护理的适用对象及相应的护理内容见表 3-1。

表 3-1　各级护理级别的适用对象及护理内容

护理级别	适用对象	护理内容
特级护理 (special nursing)	具备以下情况之一的患者,可以确定为特级护理: 1. 病情危重,随时可能发生病情变化需要进行抢救的患者 2. 重症监护患者 3. 各种复杂手术或大手术后的患者,如肝、肾移植的患者 4. 严重创伤或大面积烧伤的患者 5. 使用呼吸机辅助呼吸,并需要严密监护病情的患者 6. 实施连续性肾脏替代治疗(CRRT),并需要严密监护生命体征的患者 7. 其他有生命危险,需要严密监护生命体征的患者	1. 严密观察患者病情变化,监测生命体征 2. 根据医嘱,正确实施治疗、给药措施 3. 根据医嘱,准确测量出入液量 4. 根据患者病情,正确实施基础护理和专科护理,如口腔护理、压疮护理、气道护理及管路护理等,实施安全措施 5. 保持患者的舒适和功能体位 6. 实施床旁交接班
一级护理 (primary nursing)	具备以下情况之一的患者,可以确定为一级护理: 1. 病情趋向稳定的重症患者 2. 手术后或治疗期间需要严格卧床的患者 3. 生活完全不能自理且病情不稳定的患者 4. 生活部分自理,病情随时可能发生变化的患者	1. 每小时巡视患者,观察病情变化 2. 根据患者病情,测量生命体征 3. 根据医嘱,正确实施治疗、给药措施 4. 根据患者病情,正确实施基础护理和专科护理,如口腔护理、压疮护理、气道护理及管路护理等,实施安全措施 5. 提供护理相关的健康指导
二级护理 (secondary nursing)	具备以下情况之一的患者,可以确定为二级护理: 1. 病情稳定,仍需卧床的患者 2. 生活部分自理的患者	1. 每 2 小时巡视患者,观察病情变化 2. 根据患者病情,测量生命体征 3. 根据医嘱,正确实施治疗、给药措施 4. 根据患者病情,正确实施护理措施和安全措施 5. 提供护理相关的健康指导

续表

护理级别	适用对象	护理内容
三级护理 (tertiary nursing)	具备以下情况之一的患者,可以确定为三级护理: 1. 生活完全自理且病情稳定的患者 2. 生活完全自理且处于康复期的患者	1. 每3小时巡视患者,观察病情变化 2. 根据患者病情,测量生命体征 3. 根据医嘱,正确实施治疗、给药措施 4. 提供护理相关的健康指导

为了更直观地了解患者的护理级别,及时观察患者的生命体征和病情变化,在临床护理工作中,常在住院患者一览表的诊断卡及床头(尾)卡上,采用不同颜色的标志来代表患者的护理级别。特级护理和一级护理采用红色标志,二级护理采用黄色标志,三级护理采用绿色标志。

知识链接

分级护理制度

中华人民共和国成立初期,百废待兴。由于多年战争纷繁,除享有盛誉的"协和"和一些设备优良、人才集中、水平较高的医院外,大部分医院的护理手段落后,护理程序相对混乱,规范化、制度化、程序化无从谈起。

解放军西北军区第一陆军医院护理部主任张开秀、西北军区后勤部卫生部高级护校校长黎秀芳均于20世纪40年代毕业于南京国立中央高级护士学校,20世纪50年代又在西北军区从事护理工作。她们共同合作,分析研究,精心探索,于1954年创造性地提出了根据患者病情分轻、重、危"三级护理"的分级护理制度。这即是目前我国医院普遍实行的护理级别分类(特级护理、一级护理、二级护理、三级护理)的初始。这一制度试行后,差错事故明显减少,护理质量得到提高,并有利于人力的合理安排及工作有条不紊的进行。

目前,在我国大多数医院,患者的护理级别是由医生根据患者的病情和自理能力下达医嘱,护士根据医嘱,给予患者相应级别的护理措施,促进患者治愈和康复,但在英国、美国、澳大利亚等大多数医院,护士具有决策患者护理级别的权利。

第二节 患者的转运

对于不能行走或行动不便的患者,护士应根据病情选用不同的转运工具,辅助其完成入院、出院、检查或治疗等活动。

一、运送工具及方法

运送方法包括轮椅运送(wheelchair transportation)、平车运送(flatcar transportation)、担架运送(stretcher transportation)等。进行远距离或院外转运时,则需要借助运输工具,如急救车等。在转运患者的过程中,护士应将人体力学的原理贯穿于整个护理操作过程,在保证患者安全、舒适的同时,减轻自身疲劳和损伤,提高工作效率。

（一）轮椅运送法

【目的】

1. 运送能坐起但不能行走的患者进行入院、检查、治疗、出院及室外活动等。

2. 帮助患者下床活动，增加其活动范围，促进血液循环和体力恢复。

【评估】

1. 患者体重、病情、病变部位与躯体活动能力等。

2. 患者的心理状态与理解合作程度等。

3. 轮椅各部件的性能是否完好。

【计划】

1. 护士准备　衣帽整洁，修剪指甲，洗手，戴口罩。

2. 用物准备　轮椅、别针，酌情准备毛毯与软枕。

3. 环境准备　清洁、宽敞、明亮，地面平坦无障碍物。

4. 患者准备　了解轮椅运送的目的、方法及注意事项，能积极主动配合。

【实施】

步骤	要点与说明
1. 核对解释：检查轮椅的性能，将轮椅推至患者床旁，核对患者床号、姓名，并向患者或家属解释操作的目的及方法，以取得配合	• 确认患者，保证安全，取得合作
2. 放置轮椅：将轮椅背与床尾平齐，面向床头，扳下制动闸将轮椅制动，翻起脚踏板	• 妥善安置导管及输液装置（患者身上有导管时，将各种导管及输液装置安置妥当） • 缩短距离，便于患者入座 • 制动轮椅，防止滑动
3. 铺毛毯：天气寒冷时要备毛毯，将毛毯单层的两边平均地直铺在轮椅上，使毛毯上端能高过患者颈部 15cm 左右	• 保证患者安全、舒适 • 保暖
4. 协助患者坐轮椅 （1）下床：扶患者坐起，协助其坐于床缘，嘱患者以手掌撑在床面维持坐姿，并协助其穿上衣物及鞋袜。将患者双手分别置于护士左右肩上，护士双手环抱患者腰部，协助其下床	• 注意询问患者有无头晕或不适。患者坐起后可休息片刻，以免发生直立性低血压
（2）坐轮椅：协助患者转身背向轮椅，嘱其用手扶住轮椅外侧把手，坐于轮椅中；翻下脚踏板，将患者脚置于脚踏板上（图 3-13A）	• 虚弱患者由护士环抱，协助其坐入椅中
（3）裹毛毯：将毛毯上端边缘向外翻折 10cm，围在患者颈部并用别针固定；用毛毯两侧围裹患者双臂并用别针固定，再将毛毯余下部分围裹在患者上身、下肢和双足（图 3-13B） （4）整理床单位，铺暂空床 （5）运送：观察和询问患者，确定无不适后，放松制动闸，推送患者至目的地	• 保证患者舒适 • 避免患者受凉 • 运送要缓慢、平稳，嘱患者抓紧扶手，保证患者安全 • 上坡或过门槛时，翘起前轮减轻震动，下坡时要减速慢推
5. 协助患者下轮椅 （1）下轮椅：将轮椅推至床尾，椅背与床尾平行，拉闸制动，翻起脚踏板，解除患者身上毛毯上用的别针，松开毛毯	• 防止患者摔倒

笔记栏

步骤	要点与说明
(2) 协助上床:护士站于患者面前,两腿分开屈膝屈髋,两手置于患者腰部,患者双手放于护士肩上。协助其站立,转身坐回床缘,脱去鞋子和外衣 (3) 安置患者:协助患者取舒适卧位,盖好盖被,并观察病情	
6. 整理用物:将轮椅推至原处,必要时做好记录并签字	
7. 洗手	

A   B

图 3-13 轮椅运送法

轮椅运送法操作流程:

检查用物→核对解释→放置轮椅→铺毛毯→协助下床→上轮椅→裹毛毯→整理床单位→运送→下轮椅→协助上床→安置患者→整理用物→洗手

【注意事项】

1. 向患者解释运送的目的、过程、配合方法及注意事项,如感不适立刻向护士说明,防止意外发生。

2. 根据室外温度适当增加衣服、盖被(或毛毯),避免受凉。

3. 注意观察患者的病情变化,保证患者安全、舒适。

【评价】

1. 搬运安全、顺利,患者无病情变化。

2. 患者无疲劳、不适,能配合护理人员。

3. 护士操作熟练,动作轻、稳、协调。

4. 护患沟通有效,注重人文关怀。

(二) 平车运送法

【目的】

运送不能起床的患者入院、出院、检查、治疗、手术或转运等。

【评估】

1. 患者年龄、体重、病情、躯体活动能力、损伤部位及合作程度等。

2. 平车性能状况。

【计划】

1. 护士准备　衣帽整洁,修剪指甲,洗手,戴口罩。

2. 用物准备　平车(车上置被单和橡胶单,包好的垫子和枕头)、带套的毛毯或棉被。对于骨折患者,应用木板垫于平车上,并将骨折部位固定稳妥;对于颈椎、腰椎骨折或病情较重者,应备有帆布中单或布中单。

3. 环境准备　环境宽敞,无障碍物,便于运送。

4. 患者准备　了解平车的作用,搬运方法及配合事项。

【实施】

步骤	要点与说明
1. 核对解释:核对患者姓名、床号,向患者或家属说明操作目的、方法和配合事项	• 确认患者,取得合作
2. 安置管道:安置好患者身上的导管	• 避免导管脱落、受压或液体逆流
3. 搬运患者	• 根据患者的体重及病情,确定搬运方法
(1) 挪动法(图 3-14)	• 适用于病情较轻且能在床上配合的患者
1) 移开床旁桌、床旁椅,松开盖被,将平车推至床旁与床平行,大轮靠床头,将闸制动	• 防止平车滑动,保证患者安全
2) 将毛毯或盖被平铺于平车上,协助患者移向床边,护士用身体抵住平车。协助患者向平车挪动,使患者躺卧舒适,盖好盖被,头部露出且卧于大轮端	• 上平车顺序:上半身→臀部→下肢 • 下平车顺序:下肢→臀部→上半身 • 平车小轮转动灵活,大轮转动次数较少,患者头卧于大轮端可减轻在运送过程中的不适
(2) 一人搬运法(图 3-15)	• 适用于上肢活动自如,体重较轻的患者或儿童
1) 移开床旁桌、床旁椅,将平车推至床旁,大轮端靠近床尾,使平车与床成钝角,将闸制动	• 缩短搬运距离,省力
2) 松开盖被,协助患者穿好衣服	
3) 护士一只手自患者近侧腋下伸到对侧肩部外侧,另一只手伸到患者大腿下。患者双手交叉于护士颈后,护士抱起患者移步转向平车,将患者轻轻放下,使患者舒适地卧于平车中央,盖好盖被(图 3-16)	• 护士两脚前后分开站立于床边,屈膝,扩大支撑面,降低重心,便于转身
(3) 二人搬运法(图 3-17)	• 适用于病情较轻,但自己不能活动而体重又较重者
1) 同一人搬运法[1)~2)]	
2) 搬运者甲、乙二人同侧站在患者床旁,将患者上肢交叉放于胸前,移患者至床边。	• 搬运者甲应保持患者头部处于较高的位置,减轻不适
3) 甲一只手伸至患者头、颈、肩部,另一只手伸至腰部;乙一只手伸至患者臀部,另一只手伸至患者膝部下方。二人同时用力抬起,使患者身体稍向护士倾斜,并移步将患者放于平车中央,盖好盖被	• 抬起者后,尽量使患者靠近搬运者身体,达到节力的目的
(4) 三人搬运法(图 3-18)	• 适用于不能活动,体重超重的患者
1) 同一人搬运法[1)~2)]	
2) 搬运者甲、乙、丙三人同侧站在患者床旁,将患者上肢交叉放于胸前,移患者至床边	• 搬运者甲应保持患者头部处于较高的位置,减轻不适

续表

步骤	要点与说明
3）甲双手托住患者的头、颈、肩及胸部；乙双手托住患者的背、腰、臀部；丙双手托住患者的膝及脚部。三人同时抬起，使患者身体稍向护士倾斜，同时移步将患者放在平车中央，盖好被盖	● 患者尽量靠近搬运者，且三人动作应协调一致，平稳移动，减少意外伤害
（5）四人搬运法（帆布兜法）（图3-19）	● 适用于颈椎、腰椎骨折患者或病情较重的患者
1）同挪动法[1）~2)]	
2）在患者腰、臀下铺帆布兜或中单	● 帆布兜和中单要能承受患者的体重。骨折患者需固定好骨折部位，平车上放置木板
3）搬运者甲、乙分别站于床头和床尾，分别抬起患者的头、颈肩及双腿；搬运者丙、丁分别站于病床和平车一侧，抓住帆布兜或中单四角，四人同时用力抬起，将患者轻轻地移放于平车中央，盖好盖被	● 四人动作应保持协调一致，平稳移动，减少意外伤害 ● 避免患者受凉
（6）"过床器"法（图3-20）	
1）移开床旁桌椅，将平车推至床旁，大轮端靠近床头，将平车调整和病床同一高度，使平车与床平行地紧靠在一起，将闸制动	● 平车和病床高度相差小于15cm，距离相差小于10cm
2）松开盖被，协助患者穿好衣服	● 便于操作
3）病床及平车的一侧各站一人，站在病床侧的操作者协助患者向近侧翻身30°左右，平车侧的操作者将"过床器"迅速插入患者身体下方1/3或1/4处，然后放平患者	● 注意保护患者，防止坠床发生 ● 如果病床和平车之间有落差、患者肥胖或其他特殊患者，过床时可利用患者身体下方的床单。前面步骤都相同，当放平患者后，两名护理人员抓住床单的四角，病床侧的护士向上向前用力，平车侧的护士则向平车侧拉移患者，使患者舒适地卧于平车中央，盖好盖被
4）站在病床侧的操作者扶住患者的肩部和臀部向上45°左右缓慢用力向内推送患者，平车侧的操作者拉住"过床器"的拉带向外拉移患者，使患者移至平车上	
5）协助患者舒适地卧于平车中央，盖好盖被	● 保暖，避免患者受凉
4. 整理床单位，铺暂空床	● 保持病室整齐、美观
5. 运送：松开平车制动闸，护送患者至目的地（图3-21）	
6. 洗手	

图3-14 患者仰卧挪上平车

图3-15 一人搬运法

图 3-16　平车上患者包盖法

图 3-17　二人搬运法

图 3-18　三人搬运法

图 3-19　四人搬运法

图 3-20　过床器搬运法

图 3-21 推平车时护士站在患者头端

【注意事项】

1. 搬运时注意动作轻稳、准确,确保患者安全、舒适。

2. 搬运过程中,注意观察患者的病情变化,避免引起并发症。

3. 保证患者的持续性治疗不受影响。

4. 做好沟通,向患者及家属解释搬运的过程、配合方法及注意事项。

【评价】

1. 搬运轻、稳、准确,患者安全、舒适,卧位得当。

2. 搬运过程中患者病情无变化,未造成损伤等并发症。

3. 患者持续性治疗未受到影响。

4. 正确运用人体力学原理。

知识链接

过 床 器

也叫过床易,是通过器具的滑力作用,实现患者在手术台、平车、病床、CT 台之间换床、移位、护理的工具,能够使患者平稳安全地过床,并减轻其被搬运时的痛苦,且能避免在搬运过程中造成不必要的损伤。在临床护理工作中,发现使用过床器为不能自主翻身的卧床患者翻身,节力又方便。现已广泛应用于许多医院。

二、患者的转运

根据转运范围可分为院内转运和院外转运。转运患者的目的是让患者得到更好的救治,包括先进医疗设备的使用、明确疾病诊断和采取进一步治疗等。护理人员应认真评估患者转运的必要性和可行性,制定系统的转运方案,并做好相关的准备,如陪护人员、监护设备、物品、药品等,以缩短转运时间,确保患者舒适、安全,以及确保转运过程顺利。

(一)院内转运

1. 转科患者的转运

(1)由于患者病情需要需转科治疗时,转出科室护理人员应仔细核对患者的信息,做好转科解释工作,由患者或家属在知情同意书上签字认可。

(2)护士与接收科室做好沟通,提供患者的具体情况,以供转入科室做好充分的迎接准备,如安排病房及相关物品的准备等。

(3) 处理转科医嘱,整理病历,并注销转出科室的各种治疗、护理等活动。

(4) 根据患者的病情,安排护送人员及转运方式,确保转运过程中患者的安全。

(5) 再次检查患者情况,包括意识、生命体征、各种导管、输液情况等,填写患者转运交接记录单,在护理记录单上注明转科原因及转往科室。在体温单 40~42℃ 之间相应的日期和时间栏内,用红钢笔竖写或红印章注明转出时间。

(6) 将患者所有的文件资料及物品,如病历、X 线片、药品等与患者一同护送至转入科室。

(7) 转出与转入科室的护士要严格进行床头交接班,尤其是患者的病情、治疗、护理要点。药品、输液治疗等由两人进行核对,最终经双方科室护士共同确认无误后,转出科室的护士方可离开。

(8) 在患者转出前、后和转运过程中,护士应如实、及时书写护理记录,使护理记录保持连续性。

2. 外出检查患者的转运

(1) 住院患者在院内做各种检查或治疗时,护理人员应根据患者的病情及活动自理能力,选择合适的护送人员和安全的运送方式。

(2) 对于病情不稳定或重危患者,必须由熟悉病情的医生或护士陪送,并根据病情准备相关的急救物品、药品。

(3) 转运患者前与接收部门联系并提供患者的信息,做好检查时间和路程的估计,保证患者到达科室后可直接检查或仅需等待片刻,保证绿色通路畅通。

(4) 患者在接受检查或治疗的过程中,护理人员应始终陪伴患者,观察并记录患者的情况,如生命体征等。

(5) 检查或治疗完成后,护送患者回病房,在护理记录单上做好检查记录并签字。

3. 手术患者的转运

(1) 认真核对患者信息,如姓名、性别、年龄、科室、住院号等,根据患者情况选择合适的护送人员和转运方式,不能行走及给予麻醉前用药的手术患者,应选用平车接送,重危患者须有主管医师陪送。

(2) 接送患者时应注意保护患者,防止受伤。对躁动、意识不清的患者,使用平车接送时应加护栏,必要时加用约束带,护理人员不得离开患者,以防坠床摔伤。

(3) 移动患者到手术台或平车时,需锁住刹车或有人抵住车身防止滑动,搬动患者时动作应轻巧稳妥。

(4) 术后,患者须由(主管)麻醉医师及巡回护士护送回病房,并注意保暖及保持各种管道的通畅,发现异常及时处理。

(5) 根据患者病情轻重和手术部位,选择合理的方法,确保患者安全。

1) 骨科手术患者应在医师指导下保持手术肢体功能位。

2) 搬动椎体手术患者时,应保持患者身体呈直线,避免脊柱旋转、扭曲,动作要轻,防止错位。

3) 转运神经外科的患者时要避免震动,以免诱发再出血及脑组织移位,引起脑疝。

4) 术中失血过多者,应采用头低脚高位,防止血压骤降。

5) 伴有左心功能不全的患者,应取半卧位,以减轻胸闷、气短的症状。

6) 术后仍处于麻醉状态无自主呼吸的患者,应将气管插管与口、咽、喉三点保持在一条直线,防止气管插管扭曲、移位或脱落。

（6）转运途中严密监测患者的生命体征变化,病情危重及大手术的患者要在便携式心电监护仪监测的情况下转运,并备齐急救设备和药品,如简易呼吸囊、氧气枕等。

（7）回到病房后,巡回护士与病房护士进行床头交班,包括患者的姓名、诊断、手术名称、麻醉方法、术中出入液量及特殊情况等,待病房护士监测患者的生命体征并确认无误后,巡回护士方可离开。

（二）院外转运

1. 转院患者的转运

（1）个别患者转运

1）患者因病情等需要转院治疗时,护理人员应仔细核对患者的信息,做好转院解释工作,由患者或家属在知情同意书上签字认可。

2）与接收医院做好沟通,提供患者的具体信息,以供转入医院做好迎接准备,尤其是危重患者,以免延误病情,影响抢救和治疗时机。

3）处理转院医嘱,整理病历,并注销转出科室的各种治疗、护理等活动记录。

4）根据患者的病情及转运距离,选择护送人员及转运方式,确保转运过程中患者的安全。

5）再次检查患者情况,并填写患者转运交接记录单,在护理记录单上注明转院原因及转往医院。在体温单40~42℃之间的相应日期和时间栏内,用红钢笔竖写或红印章注明转院时间。

6）将患者的物品、病历、检查结果等同患者一起护送至转入医院。

7）两院护士进行交接班,重点介绍患者的病情、转运过程中监测和治疗、护理情况。

（2）集体患者转运:由于各种原因,如医疗条件有限、医院集体搬迁等原因,医院决定对患者进行集体转运时,护理人员需按以下程序进行转运:

1）核对患者姓名、床号,并做好解释工作,告知患者或家属转运的原因、目的、时间、转运过程中可能出现的安全隐患,以取得患者及家属的配合。

2）评估患者病情,包括评估心理、意识状态及合作程度等,并依据病情严重程度进行分组。

3）联系转入医院,并将需要转入患者的情况进行说明,以便转入医院做好接收患者的各项准备,尤其是危重患者,避免耽误病情。

4）根据转出患者的情况,做好各项转运准备,包括转运陪护人员的配备、转运工具、物品、药品及器械的准备等。

5）检查患者情况,如患者意识、生命体征、各种导管、输液情况等,填写患者转院记录,在护理记录单上注明转院原因及转往医院及科室。

6）按照病情轻、中、重,分批次转运患者。病情较轻且可行走的患者可步行或乘坐公共交通转运;病情中等的患者可乘坐转运车转运;病情较重的患者必须有医护人员陪同且准备好抢救设备和药品。

7）在转运过程中,要加强患者病情监护,防止在转运途中病情加重或出现各种并发症。

8）患者转运后,两院护理人员应严格进行床头交接,重点交接患者的病情、治疗、护理要点,对于药品、输液治疗等由两人进行核对,最终经双方医院护士共同确认无误后,转出医院的护士方可离开。

2. 医院至家庭的转运　某些患者由于病情或经济等因素,在疾病尚未完全康复之前离开医院时,护理人员应协助其转运。

（1）认真核对患者,向患者或家属做好解释工作,并告知其离开医院后有可能出现的一些风险及注意事项等。

（2）患者办理出院手续后，视病情等选择恰当的转运方式，并联系转运工具。

（3）出院后需进行康复训练或继续治疗和护理的患者，护理人员可与相应的社区护士进行交接，告知患者的治疗情况、后期的护理要点等。

（4）需要随访或复诊的患者，护理人员应告知其重要性，使患者能积极主动地参与后期治疗。

（三）重症患者转运的注意事项

1. 转运前准备工作

（1）根据患者情况，综合评估转运风险，并制定个体化的转运方案。

（2）负责转运人员至少2名（医护人员各1名），且要熟悉患者的病情，具有丰富的临床经验，并经过严格的培训，具备胜任此项工作的能力。

（3）根据病情准备必要的急救设备及药品，以满足转运过程的需求。

1）急救设备：简易呼吸气囊、供氧装置、心电监护仪、负压吸引器、除颤仪、输液泵等。

2）急救药品：肾上腺素、胺碘酮、阿托品、碳酸氢钠等。

3）静脉输注液体和药物。

4）其他药物：可根据患者病情备用，如镇痛镇静剂、麻醉剂等。

2. 转运过程中加强临床观察，遵医嘱给予药物，并协助医生进行必需的治疗，尤其是危重患者要注意以下几点：

（1）运输途中要加强生命支持性措施，如输液、吸氧、气管插管、气管切开、吸痰、心肺复苏等，注意保持各种治疗、护理措施的连续性。

（2）用先进的监测、治疗手段加强生命维护，随时监测生命体征、意识、出血等情况，保持患者生命体征的相对稳定。

（3）确保仪器使用的有效性，患者一旦发生病情变化，首先应检查患者情况，再检查仪器设备情况，采取必要的措施进行紧急救护，如心电除颤术等。

（4）做好抢救、观察、监护等有关医疗护理文件的记录，并做好患者的交接工作。

📖 **知识链接**

其他院外转运工具

院外转运患者常用的转运工具包括担架、救护车、卫生列车、轮船或快艇、飞机等。

第三节 患者出院的护理

经过住院期间的治疗与护理，患者病情好转、稳定、痊愈需出院或需要转院时，或患者因经济等原因不愿继续接受住院治疗而自动离院时，护理人员应协助其办理出院的一系列护理工作，称为出院护理。出院护理的目的有：①对患者进行出院指导，协助其尽快适应原来的工作和生活，遵照医嘱继续按时接受治疗或定期复诊；②指导患者办理出院手续；③清洁、整理床单位。

一、患者出院方式

(一) 同意出院

指经过住院部医护人员的治疗和护理后,患者疾病已痊愈或好转,可回家调养或经门诊治疗时,由医生通知患者或由患者建议,经过医生同意并开具出院医嘱。

(二) 自动出院

指仍需住院治疗的患者,因经济、家庭等因素的影响,由患者或家属向医生提出出院要求且填写"自动出院"字据,再由医生开出"自动出院"医嘱。

(三) 转院

指根据患者的病情需转往其他医院继续诊治,由医生告知患者及家属,并开出转院医嘱。

(四) 死亡

指因病情或伤情过重经抢救无效而死亡的患者,由医生开出"死亡"医嘱,患者家属办理出院手续。

二、出院护理

自医生根据患者病情开具出院医嘱后,护理人员应做好下列工作:

(一) 患者出院前一日护理

1. 通知患者及家属 护理人员根据医生开写的出院医嘱,通知患者及家属出院日期,并协助其做好出院准备。

2. 出院前的心理护理 对于病情无明显好转、转院、自动出院的患者,护理人员应进行有针对性的安慰与鼓励,增进患者康复的信心,以减轻恐惧与焦虑。

3. 进行健康教育 根据患者病情对患者出院后的休息、睡眠、饮食、用药、功能锻炼和定期复查等方面进行健康指导,制订康复计划。必要时可为患者或家属提供疾病相关的书面资料,便于患者或家属掌握有关的护理知识、技能和护理要求。

4. 征求患者意见 征求患者及家属对医院各项工作及管理的意见和建议,以便不断提高医疗、护理工作的质量。

(二) 患者出院时护理

护理人员在患者出院当日应完成以下护理工作:

1. 执行出院医嘱

(1) 停止一切医嘱,用红笔在各种执行单(服药单、治疗单等)、卡片(饮食卡、护理卡等)及有关表格单上填写"出院"字样,注明日期并签名。

(2) 将"患者一览表"上的诊断卡及床头(尾)卡撤除。

(3) 填写出院患者登记本。

(4) 出院后需继续服药治疗的患者,按医嘱处方到药房领取药物,标明用法,交与患者或家属妥善保管,并告知用药常识及注意事项。

(5) 在体温单 40~42℃之间的相应日期和时间栏内,用红钢笔竖写或红印章注明出院时间。

2. 填写患者出院护理记录(护理评估单),按要求完善并整理病历,并将病历按出院顺序排好,交病案室保存。

3. 协助患者整理用物,归还入院时患者寄存的物品,收回患者在住院期间所借的物品,必要时消毒处理。

4. 患者办完手续离院时,护士可根据病情需要,选用轮椅、平车或步行等方式送患者至病区外或医院门口。必要时协助联系车辆。

(三)患者出院后的处理

1. 处理床单位。

(1)撤去病床上污染的被服,放入污衣袋,送洗衣房处理。根据出院患者疾病种类决定清洗、消毒方法。

(2)床垫、床褥、棉胎放在日光下暴晒6小时以上或用紫外线照射消毒处理后按要求折叠。

(3)用消毒液擦拭床、床旁桌和床旁椅。

(4)非一次性用品需用消毒液浸泡消毒。

(5)打开病室门窗通风。

(6)传染病床单位及病室要严格按传染病终末消毒法处理。

2. 准备好备用床,准备迎接新患者。

(肖洪玲 郑丽维)

复习思考题

1. 患者,男性,54岁,建筑工人。头痛、头晕、失眠1个月余,因从建筑工地施工楼跌落导致左侧胫骨骨折急诊入院。

查体:体温36.4℃,脉搏92次/min,呼吸19次/min,血压150/87mmHg,入院后得知患者有高血压家族史。

请回答:

(1)护理人员该如何为患者做好入院护理?

(2)护理人员应采用何种搬运工具?如何将患者搬运至搬运工具上?运送过程中的注意事项有哪些?

(3)手术后,病房护理人员应为患者准备何种床单位?

2. 患者,男性,23岁。因乙型病毒性肝炎急性期入院,经过1个月的治疗,医生根据其病情开出出院医嘱。

请回答:

(1)该患者属于何种出院方式?

(2)护理人员应如何做好该患者的出院护理?

扫一扫
测一测

◆◆◆ 第四章 ◆◆◆

医院感染预防与控制

◢ **学习目标**

识记:

1. 能正确陈述医院感染、清洁、消毒、灭菌、无菌技术、手卫生、隔离的概念。
2. 能正确陈述常用消毒、灭菌方法及其注意事项。
3. 能正确陈述无菌技术、隔离技术的操作原则。

理解:

1. 能正确理解有效控制医院感染的重要性。
2. 能正确解释医院消毒、灭菌方法选择的原则。

运用:

1. 能独立完成无菌技术操作,做到态度认真、动作连贯、操作规范、过程完整、不违反无菌操作原则。
2. 能独立完成穿脱隔离衣等操作,步骤完整、效果确实。

◢ **案例导入**

2009 年 3 月,某县妇幼保健院发生新生儿感染事件,6 例重症感染患儿中有 5 例死亡,其中 3 例患儿诊断为新生儿败血症,血培养结果均为阴沟肠杆菌阳性。经过调查,确定该事件是由于新生儿室管理混乱并存在严重医疗缺陷造成的。引起该事件的主要原因首先是医院管理松懈,将新生儿科的部分病室收治儿童、成人脑瘫康复患者及允许家属留宿,造成人员混杂,空气污染。其次是未设置新生儿专用洗澡、配奶区域;暖箱严重污染,清洁消毒不彻底;新生儿吸氧所用湿化瓶不更换等;最终导致该事件发生,造成不良社会影响。

针对该案例,请思考:

1. 若从医院感染的环节上分析,是什么原因导致了此次事件的发生?
2. 你认为今后应采取哪些措施预防医院感染的发生?

预防和控制医院感染是世界各国医院管理共同面临的一项重要课题。医院感染的发生可导致患者平均住院天数延长,医疗费用增加,甚至威胁患者的生命,在给患者和家庭带来痛苦的同时,还会造成严重的经济损失,给社会带来不良影响。因此,医院感染的发生率成为评价医院管理水平和医护服务质量的一项重要指标。

世界卫生组织(WHO)通过调查提出有效控制医院感染的关键措施为:清洁、消毒、灭菌、无菌技术、隔离技术、合理使用抗生素和通过监测进行效果评价。以上措施均贯穿于护理活动的全过程,国内外多项调查结果显示,护理人员通过严格执行消毒灭菌原则、无菌操作技术,正确运用隔离技术,以及监督合理使用抗生素等手段,可以使医院感染的发生率降到最低程度。因此,护理人员是预防和控制医院感染的主力军,在医院感染管理中占有重要地位。为了确保医院环境安全,维护患者权益及保护护士自身健康,护理人员必须掌握有效控制医院感染的相关知识和技术,严格执行医院感染管理规范和措施。

第一节 医 院 感 染

一、医院感染的概念

医院环境中人员密集复杂,病原体种类繁多且耐药性强,同时又是易感人群聚集的地方。现代医疗技术的发展,各种侵入性检查和操作增多,抗生素的大量应用及免疫抑制剂的使用,导致细菌变异增多、加快,医院感染问题也日益突出,受到各级卫生行政部门和各医院的高度重视。

医院感染(nosocomial infection)又称医院获得性感染(hospital-acquired infection),广义的医院感染指任何人在医院活动期间获得的感染。一般具有三个特征:第一,感染发生的地点是在医院内,包括在住院期间感染出现症状和在医院内感染出院后才发病,但应排除在医院外已受感染,在住院期间发病;第二,具备医院感染的特征,感染和发病在不同阶段发生,如感染、潜伏期、发病;第三,感染的对象包括一切在医院活动的人群,如住院患者、门诊患者、急诊患者、陪住者、探视者及医院工作人员等。其中以住院患者和医院工作人员发生医院感染居多,医院工作人员在医院内获得的感染也属于医院感染。狭义的医院感染指住院患者在医院内获得的感染,包括在住院期间发生的感染和在医院内获得而出院后发生的感染;但不包括入院前已开始或入院时已处于潜伏期的感染。

二、医院感染的形成

医院感染必须具备三个环节:感染源、传播途径、易感宿主。当三者同时存在,并有互相联系的机会时,就会引起医院感染。

(一)感染源

感染源(source of infection)指病原微生物自然生存、繁殖并排出的宿主(人或动物)或场所,又称为病原微生物贮源。在医院感染中,主要感染源包括:

1. 已感染的患者与病原携带者 所谓感染,是指体内有病原微生物生长、繁殖及发生病变。遭受感染后可表现为两种形式:一是有临床症状的患者,二是无症状的病原携带者。

(1)已感染的患者(the infected client):是医院感染中最主要的感染源,已感染的患者不断排出大量致病力强的病原微生物,这些病原微生物常具有耐药性,而且容易在新的易感宿主体内定植。

(2)病原携带者(carriers):包括携带病原体的患者、医务人员、探视者、陪护者等,也是医院感染中另一主要的感染源。他们携带的病原微生物不断生长繁殖并排出体外,产生新的感染,而携带者本身却没有自觉症状,因而往往被忽视,成为隐性传播者,临床意义重大。

2. 动物感染源(source of animals) 各种动物都有可能感染或携带病原微生物而成为动物感染源,如老鼠、果子狸、蟑螂、苍蝇、蚊子等,其中鼠类临床意义最大,老鼠不仅数量多,而且是沙门菌的重要宿主,是鼠疫、流行性出血热等传染病的感染源。

3. 环境贮源(source of environment) 医院物理环境、医疗设备、手术器械和敷料、血液制品、药物、食品,甚至医疗和生活垃圾等容易受各种病原微生物的污染而成为感染源,引发医院感染。

（二）传播途径

传播途径(route of transmission)指病原微生物从感染源传播到新宿主的途径和方式。外源性感染通常有以下几种传播途径:

1. 接触传播(contact transmission) 是医院感染中最常见、最重要的传播方式之一,是病原微生物通过感染源与易感宿主之间进行直接或间接接触的传播方式。包括直接接触传播和间接接触传播两种方式。

(1) 直接接触传播(direct contact spread):指感染源直接将病原微生物传播给易感宿主的方式。如母婴间的疱疹病毒、沙眼衣原体、柯萨奇病毒等感染的传播。

(2) 间接接触传播(indirect contact transmission):指感染源所排出的具有致病能力的病原微生物通过一定媒介传播给易感宿主的方式。医院最常见的传播媒介是医护人员的手,若被医疗或护理活动污染的手未及时清洁或消毒,可将病原微生物传播给其他易感宿主,引起医院感染。第二是各种医疗设备,如侵入性诊疗器械、病室内公用物品等,均可传播各种病原微生物。第三是各种侵入性治疗,如注射、输液、输血、导尿术等,若使用污染器械或输入污染药液、血液,均可导致局部感染或疾病传播。如输入污染的血液和血液制品可导致乙型病毒性肝炎或艾滋病的传播等。第四是各种原因导致的医院水源或食物被病原微生物污染,除可导致医院内细菌性食物中毒外,还可导致医院感染的暴发流行,特别是一些条件致病菌,如大肠埃希菌等,可在宿主肠道内定植,使感染机会增加。第五是动物或昆虫所携带的病原微生物作为人群间传播的中间宿主,如蚊子传播疟疾、乙型脑炎等。

2. 飞沫传播(droplet dissemination) 指带有病原微生物的飞沫核(>5μm),在空气中短距离(1m内)移动到易感人群的口、鼻黏膜或眼结膜等导致的传播。如患者打喷嚏、咳嗽、大笑及谈话时可从鼻腔、口腔快速喷出众多大小不一的飞沫,其中携带各种致病微生物,若被易感宿主吸入,则可导致感染的发生。另外,某些诊疗性操作,如吸痰、洗牙等,在执行时容易产生许多飞沫,飞沫中含有呼吸道黏膜的分泌物及病原微生物,因液滴较大,有一定的重量,因此在空气中悬浮时间较短,只能传播给周围距离较近的接触者。常见的通过飞沫传播的疾病有猩红热、百日咳、白喉、严重急性呼吸综合征(SARS)、新型冠状病毒肺炎(COVID-19)、流行性脑脊髓膜炎、肺鼠疫等。

3. 空气传播(airborne transmission) 指带有病原微生物的微粒(≤5μm)通过空气流动导致的疾病传播,一般传播距离较远。如物体表面的感染性物质干燥后形成的菌尘,通过吸入或直接降落于伤口,引起局部直接感染;或菌尘降落于室内物体表面,引起间接感染。若从感染源体内排出的飞沫,在降落前,由于表层水分蒸发,形成含有病原体的飞沫核,这些飞沫核能在空气中长时间随气流游动,造成远距离传播。常见的主要通过空气传播的疾病包括专性经空气传播疾病(如开放性肺结核)和优先经空气传播疾病(如麻疹和水痘)。

（三）易感宿主

易感宿主(susceptible host)指对感染性疾病缺乏免疫力而容易感染的人,若把易感宿主作为一个总体来看,则称为易感人群。医院是易感人群较为集中的地方,容易发生感染和导致感染流行。

一般情况下,病原体侵入宿主后是否引起感染主要取决于病原体的致病力和宿主的易感性。病原体的致病力取决于其数量和致病菌的种类;而宿主的易感性则取决于宿主的防御能力和病原体的定植部位。当病原体致病力强,同时宿主防御功能低下时,很容易引起感染。临床影响宿主防御能力的主要因素包括宿主的年龄、性别、种族及遗传因素等,以及正常的防御功能、疾病与治疗情况、宿主营养状态、生活型态、心理状态、持续压力等因素。医院感染常见的易感人群主要有:①婴幼儿及老年人;②机体免疫功能严重受损者;③接受各种免疫抑制剂治疗者;④不合理使用抗生素者;⑤接受各种侵入性诊疗操作者;⑥营养不良者;⑦手术时间长或住院时间长者;⑧精神状态差,缺乏主观能动性者。

三、医院感染的类型

医院感染的分类一般根据感染发生部位、病原体种类和来源等进行划分。如按病原体的来源可分为内源性感染和外源性感染;按病原微生物的种类可分为细菌感染和病毒感染等。

（一）根据病原体的来源分类

包括内源性感染和外源性感染两大类。

1. 内源性感染（endogenous infection） 又称自身感染（autogenous infection）,指寄居在患者体内的正常菌群或条件致病菌,在患者机体免疫力低下时引起的感染。病原体来自患者体内或体表的正常菌群或条件致病菌,这些菌群通常情况下是不致病的,但是当个体健康状态不良、免疫功能受损或抵抗力低下时则成为致病菌而引发感染。由于这种感染难以控制和预防,因此又称为难预防性感染。

2. 外源性感染（exogenous infection） 又称交叉感染（cross infection）,其病原体来自患者体外,是患者与患者、患者与医务人员之间的直接感染或通过水、空气、医疗器械等的间接感染,这种感染通过采取消毒、灭菌和隔离等有效措施是可以控制和预防的,因此又称为可预防性感染。

（二）根据病原体的种类分类

临床最常用的分类方法,可将医院感染分为细菌感染、病毒感染、真菌感染、衣原体感染、支原体感染等,其中细菌感染为临床最常见。另外,每一类感染亦可根据病原体的具体名称进一步分类,如金黄色葡萄球菌感染、柯萨奇病毒感染、铜绿假单胞菌感染等。

（三）根据感染发生的部位分类

人体全身各个部位、各个系统均可发生感染,如临床常见咽炎、支气管炎、肺炎、胸膜炎等呼吸系统感染;胃炎、肠炎、肝炎及胆囊炎等消化系统感染;肾炎、输尿管炎、尿道炎等尿路感染;心肌炎、心包炎、心内膜炎、败血症等循环系统感染;盆腔炎、子宫颈炎等生殖系统感染;以及结膜炎、中耳炎、鼻炎、乳腺炎等局部组织感染等。

四、医院感染的管理

为了保障医疗安全,提高医疗质量,维护患者权益和健康,各医院都应根据 2006 年国家卫生部颁布的《医院感染管理办法》,将医院感染管理作为医院一项重要的管理工作。建立健全医院感染管理组织和制度,不断完善医院感染监控体系,加强医院感染教育,提高全员参与意识,认真落实各项医院感染管理措施,有效预防和控制医院感染。

（一）建立健全医院感染管理机构,加强三级监控体系

医院感染管理机构应是一个完整独立的体系,一般设置为三级管理机构,包括医院感染管理委员会、医院感染管理科及各科室医院感染管理小组。

一级机构是医院感染管理委员会,是医院感染监控系统的领导机构,由医院感染管理部门、医务部门、护理部门、临床科室、消毒供应室、手术室、临床检验部门、药事管理部门、设备管理部门、后勤管理部门及其他有关部门的主要负责人和医院抗感染药物临床应用专家组

笔记栏

成,在医院院长或业务副院长的直接领导下开展工作。二级机构是医院感染管理部门(感染管理科),具体负责医院感染预防和控制方面的管理和业务工作。三级机构即各科室的医院感染管理小组,由科室主任、护士长及本科室兼职监控医师、监控护士组成。

(二) 建立健全各项规章制度,做到依法管理监督

为了减少医院感染的发生,各医院感染管理委员会应按照国家卫生行政部门的法律法规建立健全医院感染各项规章制度,严格依照法律法规做好医院感染日常管理和预防工作。关于医院感染的管理与控制,国家卫生部陆续制定多项法律法规,如《医院感染管理规范》《消毒技术规范》《医院消毒卫生标准》《医疗废物管理条例》《突发公共卫生事件应急条例》和《中华人民共和国传染病防治法》等。相关制度如下:

1. 管理制度 建立消毒隔离制度、供应室物品消毒制度和患者入院、住院及出院的随时、终末消毒制度等,做到不断完善和认真落实。

2. 消毒制度 消毒质控标准应符合国家卫生行政部门所规定的"医院消毒卫生标准",如医护人员手的消毒、空气消毒等均应符合有关标准。

3. 监测制度 包括对灭菌效果、消毒剂使用效果及手术室、换药室、分娩室、注射室、监护室等感染高发科室的监测。

(三) 加强医院感染教育,自觉参与感染管理

医院感染教育指对各级医院工作人员不断进行有关感染知识的培训,使其树立并增强医院感染监控管理意识,积极、主动地参与医院感染的控制与管理工作,从而在日常工作的各个环节严格把关,自觉履行医务人员在医院感染管理中的各种职责。

医院感染教育的内容包括职业道德规范及医院感染管理相关法律、法规、规章制度和标准等;预防和控制医院感染的目的、意义;医院废物管理、锐器伤及其所致血液、体液传播疾病的预防等。

(四) 落实医院感染管理措施,有效阻断传播途径

控制医院感染的重要原则是控制感染源、切断传播途径、保护易感人群。要认真落实医院感染管理措施,切实加强对重点部门、重点环节、易感人群及主要部位感染的管理。具体措施有:

1. 建立布局合理、规范合格的传染病病房,严格控制感染源的播散。

2. 加强手术室、重症监护室、产房、消毒供应室、导管室、门急诊等重点部门的消毒管理;切实做好清洁、消毒、灭菌及其效果检测工作;做好洗手技术、无菌技术及隔离技术的监督检测工作;加强对各种内镜、牙钻、接触血液及血液制品的医疗器械、医院污水、医疗污物的处理等,以切断传播途径。

3. 合理使用抗生素,加强主要感染部位(如手术切口、气管切开等)的感染管理;严格执行探视和陪护制度,对易感人群实施保护性隔离,以控制感染的扩大。

第二节 清洁、消毒、灭菌

有效的清洁、消毒、灭菌是预防与控制医院感染的重要措施之一。

一、概念

(一) 清洁

清洁(cleaning)指用清水、清洁剂及机械刷洗等物理方法清除物体表面的有机物、无机

物和可见污染物的过程。其目的是去除和减少微生物的数量,但不能杀灭微生物。临床适用于地面、墙壁、家具、医疗护理用品等物体表面和一些物品消毒灭菌前的处理。

(二)消毒

消毒(disinfection)指用物理、化学或生物的方法清除或杀灭传播媒介上除芽胞以外的所有病原微生物,使其达到无害化的处理。消毒只能将有害微生物的数量减少,而不能完全杀灭病原微生物。即消毒只对细菌的繁殖体有效,而不能杀死细菌的芽胞。能杀灭传播媒介上的微生物并达到消毒要求的制剂被称为消毒剂(disinfectant)。

(三)灭菌

灭菌(sterilization)指用物理或化学的方法杀灭或清除医疗器械、器具和物品上一切微生物的处理,并达到灭菌保证水平的方法。灭菌保证水平(sterility assurance level,SAL)是灭菌处理单位产品上存在活微生物的概率,通常表示为 10^{-6},即经灭菌处理后在一百万件物品中最多只允许一件物品存在活微生物。

二、消毒、灭菌方法

临床常用的消毒、灭菌方法主要包括两大类:物理消毒灭菌法和化学消毒灭菌法。其中物理消毒灭菌法主要采用热力、辐射、电离辐射、微波、机械及低温等离子体等方法;化学消毒灭菌法则使用液体或气体化学消毒剂达到消毒、杀菌的目的。每种方法都有其优点及使用局限性,临床应根据待消毒物品种类、数量和所用设备的类型选择合适的消毒方法。

(一)物理消毒灭菌法

1. 热力消毒灭菌法 是应用最早、最广泛的方法。热力消毒灭菌的基本原理是利用热力作用破坏微生物的蛋白质、核酸、细胞壁和细胞膜,从而导致其死亡。常用的方法有干热法和湿热法两种,干热法是通过空气传导热力,导热较慢;湿热法则是通过水、水蒸气及空气传导热力,导热快,穿透力强。因此,干热灭菌所需要的温度比湿热法高,灭菌所需要的时间较湿热法长。

(1)干热消毒灭菌法:干热指相对湿度小于 20% 的高热,方法包括烧灼、焚烧和干烤。杀菌机制包括:①干热的高温使细菌蛋白质变性、死亡;②微生物受高温氧化作用而损伤;③干热过程使微生物原浆中电解质浓缩而致死。具体方法如下:

1)燃烧法(burning sterilization):指将物品直接在火焰上燃烧消毒的方法。临床主要采用烧灼法和焚烧法。

烧灼法:该法简单、迅速,多用于耐热物品的消毒,一般急需或临时使用某些金属器械或搪瓷类物品,没有条件采用其他消毒方法时,可直接将器械在火焰上烧灼 20 秒,不锈钢和搪瓷类容器可倒入少许95%以上的乙醇,慢慢转动容器,使乙醇均匀分布,然后点燃直至熄灭。另外,亦适用于微生物实验室接种环的消毒灭菌。

焚烧法:是一种简单、迅速、彻底的灭菌方法,常用于特殊感染患者污染敷料、病理标本和其他污染物及无保留价值物品的处理,如污染的纸张、动物尸体,以及破伤风梭菌感染、铜绿假单胞菌感染、气性坏疽等患者用过的敷料等,可直接点燃或放进焚烧炉内焚烧。

注意事项:①注意安全,远离易燃、易爆物品,如氧气筒、汽油、乙醇等。②贵重仪器及锐利的刀、剪禁用燃烧灭菌,以防变钝,应采用化学消毒剂浸泡消毒。③乙醇燃烧过程中未熄灭时,中途不得添加乙醇,以免烧伤或发生火灾。

2)干烤法(dry-heat sterilization):是一种利用烤箱灭菌的方法。其热力传播与穿透主要靠空气对流与介质的传导,灭菌效果可靠。临床多用于耐高温、不耐湿、蒸汽或气体不能穿透物品的灭菌,如玻璃、金属等医疗用品和油类、粉剂等制品的灭菌。具体消毒时间、温度应根据待灭菌物品的性质决定,若用于消毒,箱温可控制在 120~140℃,时间保持 10~20 分钟。若用于灭菌,灭菌参数一般为:150℃,150 分钟;160℃,120 分钟;170℃,60 分钟;180℃,30 分钟。

注意事项:①器械在干烤前应洗净、晾干。②灭菌时灭菌物品不应与灭菌器内腔底部及四壁接触,灭菌后温度降到 40℃以下再开启灭菌器柜门。③灭菌时间应从烤箱内温度达到要求算起。④灭菌中途不宜打开烤箱或添加新的待消毒物品。⑤合成纤维、棉织品、塑料制品、橡胶制品等高温下容易损坏的物品,禁止使用干烤法进行灭菌。⑥灭菌物品包体积不应超过 10cm×10cm×20cm,油剂、粉剂的厚度不应超过 0.6cm,凡士林纱布条厚度不应超过 1.3cm,装载高度不应超过灭菌器内腔高度的 2/3,物品间应留有空隙,以保证灭菌效果。

(2) 湿热消毒灭菌法:由于湿热导热快,穿透力强,透入菌体后,使菌体细胞膜膨胀破裂,原浆流出,受热凝固变性。同时,蒸汽具有潜能,能迅速提高灭菌物品的温度,加强灭菌效果。因此,湿热比干热的杀菌能力强,所需要的温度低、时间短。

1) 煮沸消毒法(boiling disinfection):是应用最早的消毒方法之一,其操作简单,不需要特殊设备且效果可靠,既经济又方便,是家庭和一些基层社区医疗单位常用的一种消毒方法。主要适用于金属、玻璃制品、餐饮具、织物或其他耐热、耐湿物品的消毒。消毒金属物品时,在水中加入碳酸氢钠,配成 1%~2% 碳酸氢钠溶液,可将沸点提高到 105℃,既增强杀菌作用,又可达到去污防锈的目的。

注意事项:①消毒前,应将物品刷洗干净。②物品应完全浸没水中,充分打开器械的轴节和容器的盖,大小相同的盆、碗不能重叠,空腔导管要注满水。③物品不宜放置过多,不超过容器的 3/4,水面至少高于物品 2~3cm。④玻璃类物品应用纱布包好,在冷水或温水时放入,消毒时间 10~15 分钟。橡胶类物品亦用纱布包好,在水沸后放入,消毒时间 5~10 分钟,消毒后及时取出,以防老化。⑤水沸后开始计时,中途添加物品后应重新计时。⑥高山地区气压低,沸点也低,需要延长消毒时间,一般海拔每增高 300m,应延长消毒时间 2 分钟。⑦消毒后的物品要及时用无菌持物钳取出,并置于无菌容器内,如被污染,应重新消毒。

2) 压力蒸汽灭菌法(pressure steam sterilization):利用饱和蒸汽的湿热和一定的压力杀灭一切细菌繁殖体、芽胞和病毒。是效果最可靠、临床最常用、医院首选的一种灭菌方法。其使用范围广泛,可用于各类器械、敷料、搪瓷、橡胶、耐高温玻璃制品及溶液等的灭菌。具有快速杀灭微生物、整个灭菌循环过程短且容易控制和监测、不破坏环境、无毒性残留物、无毒副作用等优点。根据排放冷空气的方式和程度不同,压力蒸汽灭菌可分为两种类型:下排气式压力蒸汽灭菌器和预真空压力蒸汽灭菌器。根据灭菌时间的长短,压力蒸汽灭菌程序包括常规压力蒸汽灭菌程序和快速压力蒸汽灭菌程序。

下排气式压力蒸汽灭菌器:下排气式压力蒸汽灭菌器结构简单、造价低、适用范围广,其消毒原理是通过向灭菌器内送蒸汽,逐渐将冷空气自上而下挤压至下层排气口排出。但这种方式排气不彻底,会残留少量冷空气而影响灭菌效果。常用的下排气式压力蒸汽灭菌器包括手提式压力蒸汽灭菌器和卧式压力蒸汽灭菌器等,灭菌程序一般包括前排气、灭菌、后排气和干燥等过程。灭菌器的灭菌参数一般为温度 121℃,压力 102.9kPa,器械灭菌时间 20 分钟,敷料灭菌时间 30 分钟。下排气式压力蒸汽灭菌还适用于液体的灭菌。

预真空压力蒸汽灭菌器:设有特制的真空泵(抽气装置),在灭菌前先将灭菌器柜室内部抽成真空,使其形成 2.0~2.7kPa 的负压,再输入热蒸汽,蒸汽即可迅速穿透至物品深处,而且不易引起物品氧化损害。此种灭菌方法灭菌周期短,工作效率高;冷空气排出彻底,灭菌效果可靠;节约能源,降低劳动强度;受物品包装、摆放因素影响小,故现临床多采用该法。灭菌器的灭菌参数一般为温度 132~134℃,压力 205.8kPa,灭菌时间 4 分钟(表 4-1)。

表 4-1　常规压力蒸汽灭菌法工作指数

类型	温度（℃）	压力（kPa）	时间（min）
下排气式	121	102.9	20~30
预真空式	132~134	205.8	5~10

快速压力蒸汽灭菌：快速灭菌程序不应作为物品的常规灭菌程序，应急情况下使用时，只适用于灭菌裸露物品，使用卡式盒或专用灭菌容器盛放。灭菌后的物品应尽快使用，不应储存，无有效期。其灭菌参数（如时间和温度）由灭菌器性质、灭菌物品材料性质（带孔和不带孔）、是否裸露而定（表 4-2）。

表 4-2　快速压力蒸汽灭菌（132~134℃）所需最短时间

物品种类	下排气		正压排气		预排气	
	温度（℃）	时间（min）	温度（℃）	时间（min）	温度（℃）	时间（min）
不带孔物品	132	3	134	3.5	132	3
带孔物品	132	10	134	3.5	132	3
不带孔 + 带孔物品	132	10	134	3.5	132	3

注意事项：①灭菌物品要清洁、干燥。包裹大小合适，不宜过大过紧，使用下排气式灭菌器时，包裹不宜大于 30cm×30cm×25cm；使用预真空压力蒸汽灭菌器时，包裹不宜大于 30cm×30cm×50cm。②灭菌物品要放置合理，排列不宜过密集，物品之间要留有间隙，柜内四周也要留有间隙，以利于蒸汽流通。布类物品在上，金属、搪瓷类物品在下，以免蒸汽遇冷变成冷凝水滴，致包裹潮湿，影响灭菌效果。有孔的容器灭菌前应将孔打开，以利于蒸汽进入，灭菌完毕，迅速将孔关闭。③随时观察灭菌器压力和温度情况，严格遵守操作规程。④被灭菌物品待干燥后取出。⑤定期监测灭菌效果。

监测方法包括物理监测法、化学监测法和生物监测法。

物理监测法（physical monitoring）：借助测量范围在 50~200℃ 的留点温度计进行监测，将留点温度计的水银柱甩至 50℃ 以下，放入需灭菌物品的包内或灭菌器内的中心位置，待灭菌后检查读数是否达到灭菌所要求的温度。

化学监测法（chemical monitoring）：通过化学指示剂的化学反应，灭菌后呈现的颜色变化来辨别是否达到灭菌要求。主要利用化学指示卡或化学指示胶带颜色的改变来进行，是目前临床广泛使用的常规监测手段。一般在 121℃、20 分钟或 130℃、4 分钟后，色块变至标准色（图 4-1）。使用时将化学指示胶带粘贴在需要灭菌物品的包装外面，或将化学指示卡（管）置于待灭菌包裹的中心位置，按照灭菌器工作指数严格操作，灭菌后比对标准色，色块颜色达到黑色或灰黑色，即表示达到灭菌效果。

图 4-1　化学指示胶带消毒前、后

生物监测法（microorganism monitoring）：是最可靠的监测方法，利用对热耐受较强的非致病性嗜热脂肪杆菌芽胞作为指示剂，并将其制成菌纸片。使用时将菌纸片分别放于灭菌器的四角及中心，待灭菌完毕，用无菌镊子将其取出并放入溴甲酚紫葡萄糖蛋白胨水培养基内，在 56℃ 温箱中培养 48 小时至 1 周，若全部菌片均无细菌生长则表示灭菌合格。

目前临床常用化学监测法和生物监测法，其中化学监测法更方便，生物监测法则更为

笔记栏

可靠。

3）低温蒸汽消毒法（low temperature steam disinfection）：将蒸汽输入预先抽空的压力蒸汽灭菌锅内，温度控制在 73~80℃范围内，持续 10~15 分钟，即可杀灭大多数致病微生物，达到消毒目的。临床主要用于不耐高热物品的消毒，如内镜、麻醉用具、塑料及橡胶制品等。

4）流通蒸汽消毒法：即在常压（101.325kPa）下用 100℃的水蒸气消毒，优点同煮沸消毒法，适用于医疗器械、器具和物品手工清洗后的初步消毒，餐饮具和部分卫生用品等耐热、耐湿物品的消毒。消毒时间应从水沸后产生水蒸气开始计时，一般持续 15~30 分钟，可达到消毒目的。

2. 辐射消毒法　主要利用紫外线的杀菌作用，使细菌菌体蛋白质发生光解、变性，最终导致细菌死亡，达到消毒目的。

（1）日光暴晒消毒法（sunshine disinfection）：利用日光的紫外线、干燥和热力作用，起到消毒目的。主要用于床垫、被褥、毛毯、衣服和书籍等物品的消毒。通常将物品放在阳光直射处暴晒 6 小时，并定时翻动，使物品的各表面都能受到日光直射。

（2）紫外线灯消毒法（ultraviolet light radiation）：紫外线是一种低能量的电磁辐射，根据波长可分为 A 波、B 波、C 波和真空紫外线，消毒使用的紫外线是 C 波紫外线，其波长范围是 200~275nm，而杀菌作用最强的波段是 250~270nm。其消毒作用机理为：①破坏菌体蛋白质中环状芳香族氨基酸和连接氨基酸的肽链，使细菌菌体蛋白发生光解变性，导致死亡。②主要作用于微生物的 DNA，促使 DNA 链上的相邻胸腺嘧啶结合成二聚体，使微生物的 DNA 失去转化能力而死亡。③降低菌体内氧化酶的活性，使细菌丧失氧化能力。④使空气中的氧电离产生具有极强杀菌作用的臭氧。

1）杀菌效力：可杀灭多种微生物，包括分枝杆菌、病毒、真菌、细菌繁殖体、芽胞等。由于各种微生物对紫外线的抵抗力不同，所以，杀菌效果也不尽相同，可相差 100~200 倍。杀菌效果由强到弱依次为细菌繁殖体、病毒、抗酸杆菌、细胞芽胞、真菌孢子，其中革兰氏阴性菌最为敏感，革兰氏阳性菌次之。

2）适用范围：由于紫外线穿透能力弱，且受尘埃颗粒和湿度的影响，不能穿透固体、玻璃、纸张，故只适用于室内空气和物体表面的消毒。

3）使用方法：临床主要使用紫外线灯消毒法。紫外线灯的光源装置主要是人工制造的低压汞石英灯管，通电后，汞气化放射出波长为 253.7nm 的紫外线光波，5~7 分钟后，使氧气电离产生臭氧。常用的紫外线灯管有 15W、20W、30W 和 40W 四种功率。常采用固定式（悬吊式）照射法、移动式照射法和紫外线消毒柜等方法。

空气消毒：多用于治疗室、换药室、注射室（门、急诊）等室内空气消毒。安装紫外线灯的数量为平均≥1.5W/m³，固定吊装在天花板上，距离地面不超过 1.8~2.2m，消毒时间为 30~60 分钟。

物品消毒：可选用 30W 的紫外线灯管一支，紫外线照射强度 >70μW/cm²，有效距离为 25~60cm，物体各个表面照射时间为 20~30 分钟。因为紫外线的穿透能力差，所以在照射物体表面时，应将物品摊开或挂起，以扩大照射面积，保证消毒效果。见表 4-3。

表 4-3　紫外线灯消毒效力

类别	灯管大小	有效距离	照射时间
空气消毒	≥1.5W/m³	1.8~2.2m	30~60 分钟
物体表面	30W 1 支	25~60cm	20~30 分钟

4）注意事项：①环境要清洁干燥无尘，室内适宜温度在 20~40℃，适宜湿度为 40%~60%。②应保持紫外线灯表面清洁，每周用酒精纱布擦拭一次，发现灯管表面有灰尘、油污等时，应

随时擦拭。③消毒时间从灯亮 5~7 分钟后开始计时,照射后病室应及时通风换气。关灯后需间隔 3~4 分钟再开,以免影响紫外线灯管的杀菌效果。④使用紫外线灯消毒时,人员应离开房间,若患者不能离开病房,要注意保护眼睛、皮肤,一般肢体用被单遮盖,眼睛戴墨镜或用纱布覆盖,嘱患者不要直视光源,以防发生角膜炎及皮肤红斑。⑤准确记录消毒时间,一般紫外线灯管的使用寿命是 1 000 小时,超过此时限应及时更换。⑥定期检测灯管的照射强度,以保证紫外线灯的消毒效果。

紫外线灯管发出的蓝光并不代表紫外线的强度,一般监测紫外线灯管的紫外线强度有两种方法:一是建立使用记录卡,超过 1 000 小时应及时更换灯管。另一种方法是使用紫外线强度测定仪,将仪器置于灯管正中垂直 1m 处,开灯照射 5 分钟,仪表就指出该点所受紫外线照射的强度,若 $<70\mu W/cm^2$,则应更换灯管。一般 3~6 个月测定一次,并定期进行空气培养,以检查灭菌效果。

(3) 臭氧灭菌灯消毒法:臭氧灭菌灯内装有臭氧发生管,通电后能将空气中的氧气转换成高纯臭氧。臭氧在常温下为强氧化气体,稳定性极差,容易爆炸,主要依靠其强大的氧化作用广谱杀菌,可杀灭细菌繁殖体、真菌、病毒、芽胞,并能破坏肉毒杆菌毒素。适用于无人状态下病房、口腔科等场所的空气消毒和物体表面的消毒。

1) 使用方法

空气消毒:在封闭空间内、无人状态下,采用 $20mg/m^3$ 浓度的臭氧,作用 30 分钟,对自然菌的杀灭率达到 90% 以上。消毒后应开窗通风 ≥30 分钟,人员方可进入室内。

物体表面消毒:在密闭空间内,相对湿度 ≥70%,采用 $60mg/m^3$ 浓度的臭氧,作用 60~120 分钟。

2) 注意事项:①有人情况下室内空气中允许臭氧浓度为 $0.16mg/m^3$。②臭氧为强氧化剂,使用时对多种物品有损坏,包括使铜片出现绿色锈斑,橡胶老化、变色、弹性降低,织物漂白褪色等。③臭氧的杀菌作用受多种因素(包括温度、相对湿度和有机物等)的影响。

3. 电离辐射灭菌法 又称冷消毒、冷灭菌,是利用放射性核素 ^{60}Co 发射高能 γ 射线或电子加速器产生的高能电子束进行辐射灭菌,能穿透物品,杀死一切微生物的灭菌方法。其优点是:①穿透力强,消毒均匀彻底,效果可靠,不受包装形式限制;②不使物品升温,适用于不耐热物品的灭菌;③节省能源,价格便宜,具有广谱灭菌作用。主要应用于精密医疗器械、一次性医疗用品(注射器、输液器、输血器、聚乙烯心瓣膜等)、药物、食品、工业产品、生物医学制品及节育用品等的灭菌。但该方法初期一次性投资大,还需配备经过特殊训练的专门技术人员进行管理。

4. 微波消毒灭菌法(microwave disinfection and sterilization) 微波是一种频率高、波长短、穿透性强的电磁波,一般使用的频率为 2 450MHz,可杀灭包括芽胞在内的所有微生物。可穿透布、纸、玻璃、塑料等物,杀灭各种微生物,包括细菌繁殖体、病毒、真菌及细菌芽胞。多用于食物和餐具的消毒、医疗药品及非金属材料器械的消毒灭菌等。其优点是:①对物体热损坏较轻;②工作环境占地面积小,周围不形成高温区;③灭菌物品可包装后进行灭菌处理。

微波消毒灭菌法使用过程中应注意:①微波对人体有一定的伤害,应尽量避免大剂量照射或小剂量长期接触。②微波无法穿透金属面,因此不能用金属容器盛放消毒物品。③待消毒物品应为体积小或较薄的物体。④水是微波消毒介质,用湿布包裹物品或在炉内放一杯水可提高消毒效果。

5. 机械除菌法 利用机械阻留、静电吸引的原理,除去空气、物体表面、医疗用品上污染的微生物。机械除菌虽不能杀灭病原微生物,但可以大量减少污染微生物的数量和感染机会,常用的方法有冲洗、刷洗、擦拭、通风和过滤等。如医院内常用的空气净化法(空气层流法)、过滤除菌法等均属于机械除菌法。空气净化法采用生物洁净技术,使空气通过孔隙<0.2μm 的高效过滤器,利用合理的气流方法,把微生物隔离在外,使空气净化,经过高度净化的空气形成细薄的气流,以均匀的速度向同一方向输送,不产生涡流,不聚集尘埃,通过回风口把空气带出房间,空气持续向外流通,使室内始终维持 1~2cmH_2O 的正压,可防止相邻房间的细菌侵入。此法多用于手术室、产房、婴儿室、保护性隔离室及制剂室等。过滤除菌是将待消毒的介质,通过规定孔径的过滤材料,以物理阻留等原理,去除气体或液体中的微生物,但不能将微生物杀灭,可用于医疗机构低度危险性物品和中度危险性物品的消毒,主要用于空气净化,以及不适用于压力蒸汽灭菌的液体过滤除菌。

6. 低温等离子体灭菌法 该法是一种新型物理灭菌方法,等离子体是低密度的电离子气体云,气体云含有的自由基、单态氧、紫外线都具有很强的杀菌作用,是一种安全、简便、低温、快速且无残留毒性的灭菌方法。其采用过氧化氢为灭菌介质,气态分子在真空条件下被特定电磁波激发形成低温等离子体,其中众多带电粒子具有较高的热动能,可以瞬间快速击穿、蚀刻、氧化器械表面附着的微生物中的蛋白质和核酸物质,使其灭活而达到对物体灭菌的目的。

其特点是:①低温:灭菌温度为 35~45℃,对器械和物品无损害,可相对延长贵重医疗器械的使用寿命。②省时:灭菌周期短,可在 23 分钟内完成简单器械的灭菌,35~43 分钟内完成复杂器械的灭菌。灭菌完成后物品可直接使用,无需自然降温和通风。另外,灭菌完成后,过氧化氢等离子体最终合成少量的水蒸气和氧气,无有害物质残留,对环境无污染,对人员无伤害。是一种操作简便、效果可靠、监测方便、经济安全、实用性强的新型灭菌方法。

临床上 95% 的医疗器械可用低温等离子体灭菌法,包括内镜设备、电源设备、电子仪器、光学纤维及起搏器导线、内置或外置除颤器、激光机头、立体定位设备、其他金属器械等。目前,等离子体灭菌主要用于不耐热医疗器材的消毒灭菌。

注意事项:①待灭菌物品必须清洁干燥。②对于长度 >40mm、内径 <1mm 的管状器械消毒效果不够理想。③某些能吸收水分的材料,如纱布、棉织物、木质器械等不能采用低温等离子体灭菌法进行灭菌。

(二) 化学消毒灭菌法

使用化学药物杀灭微生物的方法,称为化学消毒灭菌法。其作用机理是利用液体或气体的化学药物,采用涂、擦、拭、浸泡或熏蒸等方法,使药物渗透到细菌体内,导致菌体蛋白质凝固变性;或干扰细菌酶的活性,抑制细菌代谢、生长和繁殖;或损害细胞膜的结构,改变其通透性,破坏其生理功能等,从而达到消毒灭菌的目的。临床多用于耐湿不耐高温物品的消毒,如地面、家具、空气、周围环境、光学仪器、金属锐器,以及患者皮肤、黏膜、排泄物和某些塑料制品等。

1. 理想化学消毒剂应具备的条件

(1) 杀菌谱广,对所有病原微生物都具有杀灭效力。

(2) 性质稳定,不易挥发,使用时间持久。

(3) 有效浓度低,作用速度快,易溶于水。

(4) 毒性低,无刺激性,无腐蚀性或不引起过敏反应。

(5) 无色、无味、无臭,用后易于除去残留药物。

(6) 不易受酸、碱及其他物理、化学因素影响;与血液、排泄物等有机物接触不降低或失去作用。

(7) 用法简便,价格低廉,可以大量供应。

2. 化学消毒剂的使用原则

(1) 根据物品性能及不同微生物的特性,选择合适的消毒剂。

(2) 消毒剂应现用现配,严格掌握所用消毒剂的有效浓度、消毒时间及使用方法。

(3) 待消毒物品必须先洗净擦干,去除油脂及血、脓等有机物。浸泡时物品的轴节要打开,管腔内要充满药液,物品应完全浸没在消毒液内,充分与消毒液接触。

(4) 消毒剂应定期更换,易挥发的应加盖保存,并定期监测,保持有效浓度。

(5) 消毒剂中不能放置纱布、棉花等物,以防降低消毒效力。

(6) 浸泡消毒后的物品,使用前须用无菌生理盐水或蒸馏水充分冲洗,以免药液刺激人体组织。

(7) 熟悉常用消毒剂的毒副作用,做好防护。

(8) 合理使用化学消毒剂,能不用时则不用,必须用时尽量少用。

3. 化学消毒剂的分类　化学消毒剂的种类较多,且各具特性,临床使用时应根据消毒物品、要达到的消毒水平及可能影响消毒效果的因素,选择最有效、最合适的消毒剂。按照消毒效力水平,可将各种消毒剂分为四类:

(1) 灭菌剂(sterilant):可杀灭一切微生物,包括细菌繁殖体、芽胞和真菌孢子,使消毒物品达到灭菌要求的制剂。如甲醛、戊二醛、过氧乙酸、环氧乙烷等。

(2) 高效消毒剂(high effect disinfectant):可杀灭一切细菌的繁殖体(包括分枝杆菌)、病毒、真菌及其孢子,并对细菌芽胞有一定杀灭作用的消毒制剂。如过氧化氢、部分含氯消毒剂等。

(3) 中效消毒剂(moderate effect disinfectant):可杀灭分枝杆菌、真菌、病毒及细菌繁殖体等除细菌芽胞以外的其他微生物的消毒制剂。如乙醇、碘伏、部分含氯消毒剂。

(4) 低效消毒剂(low effect disinfectant):只能杀灭细菌繁殖体和亲脂病毒的消毒制剂。如苯扎溴铵、氯己定等。

4. 化学消毒剂的使用方法

(1) 浸泡法(immersion):将待消毒物品洗净擦干,完全浸没于消毒液中,使其在标准浓度和有效时间内达到消毒灭菌效果的方法。常用于耐湿、不耐高温物品的消毒与灭菌。如刀、剪、缝合针等锐利器械及某些塑料制品等。

(2) 擦拭法(rubbing):用标准浓度的消毒剂擦拭物品表面或局部皮肤、黏膜,使其在有效时间内达到消毒目的的方法。常用于墙壁、家具及皮肤等表面的消毒。如用含氯的消毒剂擦拭地面、床及床旁桌等;用 0.05%~0.1% 碘伏消毒皮肤等。是目前临床最常用的方法。

(3) 喷雾法(nebulization):指借助喷雾器将标准浓度的消毒液均匀地进行喷洒,使其在有效时间内达到消毒目的的方法。常用于室内空气、墙壁、地面等的消毒。

(4) 熏蒸法(fumigation):将一定量的消毒液加热或加入氧化剂,使其产生气体,在有效时间内达到消毒目的的方法。常用于换药室、手术室及病室空气的消毒;亦用于血压计、听诊器等不耐湿、热的诊疗器械、器具和物品的灭菌。

1) 空气消毒:将消毒液加热或加入氧化剂进行熏蒸,在规定时间内关闭门窗,消毒完毕开窗通风。常用的消毒剂有 15% 过氧乙酸、纯乳酸和食醋。使用方法见表 4-4。

表 4-4　空气熏蒸消毒法

消毒剂种类	消毒液量	使用方法	时间
15% 过氧乙酸	7ml/m³	关闭门窗,加热	120 分钟
纯乳酸	0.12ml/m³,加等量水	关闭门窗,加热	30~120 分钟
食醋	5~10ml/m³,加热水 1~2 倍	关闭门窗,加热	30~120 分钟

2）物品消毒：常用甲醛消毒柜进行熏蒸消毒。

5. 临床常用的化学消毒剂　见表4-5。

表4-5　临床常用化学消毒剂

消毒剂名称	消毒水平	作用原理	使用范围	注意事项
戊二醛	灭菌剂	与菌体蛋白质反应，使之灭活；能杀灭细菌、真菌、病毒和芽胞	① 适用于不耐热诊疗器械、器具与物品的浸泡消毒与灭菌 ② 常用浓度为2% ③ 常用浸泡法，消毒时间20~45分钟，灭菌时间10小时	① 对手术刀片等碳钢制品有腐蚀性，浸泡金属器械及内镜时应加入0.5%亚硝酸钠防锈 ② 容易氧化分解，宜现用现配 ③ 定期测定浓度，加入活化剂的戊二醛有效期为2周 ④ 消毒后的物品使用前用无菌蒸馏水冲洗 ⑤ 有一定刺激性，配制时应加强防护
环氧乙烷	灭菌剂	与菌体蛋白结合，使酶代谢受阻而导致其死亡；能杀灭细菌、真菌、病毒、立克次体和芽胞	① 适用于不耐热、不耐湿的诊疗器械、器具和物品的灭菌，如电子仪器、光学仪器、纸质制品、化纤制品、塑料制品、陶瓷及金属制品等诊疗用品 ② 不损害物品且穿透力很强，是目前最主要的低温灭菌方法之一 ③ 灭菌时间一般为6小时	① 低温下为无色液体，沸点为10.8℃，常温下为气体 ② 易燃易爆，且对人体有毒，必须在密闭的环境下使用，少量物品可用丁基橡胶袋，大量物品需在专用的环氧乙烷灭菌器中进行灭菌 ③ 一般要求灭菌条件为室温55~60℃，相对湿度60%~80% ④ 不适用于食品、液体、油脂类、粉剂类等灭菌 ⑤ 灭菌后的物品，应彻底消除残留环氧乙烷后方可使用
过氧乙酸	灭菌剂	强氧化剂，遇有机物能产生新生态氧，使菌体蛋白氧化、死亡；能杀灭细菌、真菌、病毒、芽胞	① 适用于耐腐蚀物品、环境、室内空气等的消毒 ② 常用方法有浸泡、擦拭、喷洒、熏蒸 ③ 对一般物体表面，用0.1%~0.2%溶液浸泡30分钟，对耐腐蚀医疗器械的高水平消毒，采用0.5%溶液冲洗10分钟 ④ 大件物品或其他不能用浸泡法消毒的物品用0.1%~0.2%溶液擦拭消毒 ⑤ 用于环境消毒时，用0.2%~0.4%溶液喷洒，作用30~60分钟 ⑥ 采用电动超低容量喷雾器，使用0.5%溶液，按照20~30ml/m³的用量进行喷雾消毒，作用60分钟	① 过氧乙酸不稳定，应贮存于通风阴凉处，用前应测定有效含量，原液浓度<12%时不应使用 ② 对多种金属和织物有很强的腐蚀和漂白作用 ③ 易氧化分解而降低杀菌力，应现用现配，使用时限≤24小时 ④ 有一定刺激性，配制时应加强防护 ⑤ 空气熏蒸消毒时，室内不应有人

续表

消毒剂名称	消毒水平	作用原理	使用范围	注意事项
			⑦ 用于室内空气消毒时,使用15% 过氧乙酸(7ml/m³)加热蒸发,相对湿度 60%~80%,室温熏蒸 2 小时	
福尔马林(37%~40% 甲醛)	灭菌剂	使菌体蛋白变性,酶失去活性,能杀灭细菌、真菌、芽胞和病毒	① 适用于不耐湿、不耐热、易腐蚀的医疗器械或物品的消毒灭菌 ② 多使用甲醛气体熏蒸消毒灭菌法,必须在专用的甲醛消毒灭菌箱内进行密闭熏蒸	① 是一种有强烈刺激性气味的无色液体 ② 穿透力弱,熏蒸衣物时要挂起 ③ 对人有一定的毒性和刺激性,使用时要注意防护 ④ 温、湿度对消毒效果有明显影响,要求环境温度在18℃以上,最好 50~60℃,相对湿度以 80%~90% 为佳 ⑤ 有致癌作用,不宜用于室内空气消毒
含氯消毒剂(漂白粉、漂白粉精、次氯酸钠、氯化磷酸三钠、二氧化氯等)	高、中效	在水溶液中可释放出有效氯,破坏细菌酶的活性而致其死亡;能杀灭各种致病菌、病毒及芽胞	① 适用于物品、物体表面、分泌物、排泄物等的消毒 ② 对细菌繁殖体污染物品的消毒,用含有效氯 0.05% 的消毒液浸泡 >10 分钟,对经血液传播的病原体、分枝杆菌、细菌芽胞污染物品的消毒,用含有效氯 0.2%~0.5% 消毒液,浸泡 >30 分钟 ③ 大件物品或其他不能浸泡消毒的物品用含有效氯 0.05% 的消毒液擦拭消毒 ④ 对一般污染的物品表面,用含有效氯 0.04%~0.07% 的消毒液均匀喷洒,作用 10~30 分钟;对经血液传播的病原体、结核杆菌等污染表面的消毒,用含有效氯 0.2% 的消毒液均匀喷洒,作用 >60 分钟 ⑤ 对分泌物、排泄物的消毒,用含氯消毒剂干粉加入分泌物、排泄物中,使有效氯含量达到 1%,搅拌后作用 2 小时以上;对医院污水的消毒,用干粉按有效氯 0.005% 用量加入污水中,并搅拌均匀,作用 2 小时后排放	① 粉剂应于阴凉处避光、防潮、密封保存;水剂应于阴凉处避光、密闭保存。使用液应现配现用,使用时限≤24 小时 ② 未加防锈剂的含氯消毒剂对金属有腐蚀性,不应用于金属器械的消毒;加防锈剂的含氯消毒剂对金属器械消毒后,应用无菌蒸馏水冲洗干净,干燥后使用 ③ 对织物有腐蚀和漂白作用,不应用于有色织物的消毒 ④ 配制漂白粉等粉剂溶液时,应戴口罩、手套

笔记栏

续表

消毒剂名称	消毒水平	作用原理	使用范围	注意事项
过氧化氢	高效	遇有机物迅速分解，释放出新生氧，具有杀菌、防腐、清洁等作用	① 适用于外科伤口、皮肤黏膜冲洗消毒，室内空气的消毒 ② 伤口、皮肤、黏膜消毒，采用 3% 溶液冲洗、擦拭，作用 3~5 分钟 ③ 室内空气消毒，使用气溶胶喷雾器，采用 3% 溶液按照 20~30ml/m³ 的用量喷雾消毒，作用 60 分钟	① 应避光、避热、室温下储存 ② 对金属有腐蚀性，对织物有漂白作用 ③ 喷雾时应采取防护措施
碘酊	中效	使细菌蛋白氧化变性，能杀灭大部分细菌、真菌、芽胞	① 适用于注射及手术部位皮肤的消毒 ② 2% 碘酊溶液涂擦后，待稍干后再用 70%~80%(体积比)乙醇脱碘	① 刺激性较强，不应用于破损皮肤、眼及口腔黏膜的消毒 ② 碘酊过敏者禁用，过敏体质者慎用 ③ 应置于阴凉处避光、防潮、密封保存
碘伏	中效	破坏细菌细胞膜的通透性屏障，使菌体蛋白漏出失活，能杀灭细菌、病毒	① 适用于手、皮肤、黏膜及伤口的消毒 ② 1% 碘伏溶液用于外科手术及注射部位皮肤消毒，擦拭 2 遍 ③ 口腔黏膜及创面消毒，用含有效碘 0.1%~0.2% 的碘伏擦拭 ④ 对阴道黏膜及创面的消毒，用含有效碘 0.05% 的碘伏冲洗	① 应置于阴凉处避光、防潮、密封保存 ② 消毒后不用乙醇脱碘 ③ 碘伏对二价金属制品有腐蚀性，不应用于相应金属制品的消毒 ④ 碘过敏者慎用
乙醇	中效	使菌体蛋白凝固变性，干扰细菌的代谢而致其死亡。但乙醇对肝炎病毒及芽胞无效	① 适用于皮肤、物体表面及诊疗器具的消毒 ② 皮肤及物体表面消毒使用 70%~80%(体积比)溶液擦拭 2 遍 ③ 诊疗器具消毒使用 70%~80%(体积比)溶液加盖浸泡 30 分钟;或进行表面擦拭消毒	① 易挥发，需加盖保存，保持浓度≥70% ② 不应用于被血、脓、粪便等有机物严重污染表面的消毒 ③ 有刺激性，不宜用于黏膜与创面的消毒 ④ 易燃，禁明火 ⑤ 醇类过敏者慎用
季铵盐类 新洁尔灭 新洁灵	低效	阳离子表面活性剂，能吸附带负电的细菌，破坏其细胞膜，导致菌体自溶死亡;使菌体蛋白变性、沉淀死亡。可杀灭细菌繁殖体，但对结核杆菌、芽胞和亲水性病毒无效	① 适用于环境、物体表面、皮肤与黏膜的消毒 ② 环境、物体表面消毒一般用 0.1%~0.2% 消毒液浸泡或擦拭消毒，作用时间 15~30 分钟 ③ 0.1%~0.2% 新洁尔灭溶液用于皮肤、黏膜消毒，作用时间 3~5 分钟	① 不宜与阴离子表面活性剂(如肥皂、洗衣粉等)合用 ② 对阴离子有吸附作用，会降低药效，故容器底部不能垫纱布、棉花等 ③ 对铝制品有破坏作用，禁用铝制品盛装

续表

消毒剂名称	消毒水平	作用原理	使用范围	注意事项
胍类消毒剂 氯己定	低效	破坏菌体细胞膜的酶活性,使胞浆膜破裂死亡。能杀死细菌繁殖体,但对芽胞、分枝杆菌和病毒无效	① 适用于手、皮肤、黏膜的消毒 ② 手术部位及注射部位皮肤和伤口创面消毒,可用 0.2% 氯己定乙醇(70%,体积比)溶液局部擦拭 2~3 遍,作用时间 2~3 分钟 ③ 口腔、阴道或伤口创面可用 0.2% 氯己定水溶液冲洗消毒	① 阴离子表面活性剂(如肥皂、洗衣粉等)可降低其消毒效果 ② 待消毒物品应洗净,有污垢的物品不宜使用此法消毒

三、医院清洁、消毒、灭菌工作

医院的清洁、消毒、灭菌工作是一项重要而持久的工程,是根据一定的原则、规范对医院环境、各类用品、医疗垃圾、患者分泌物及排泄物等进行消毒处理的过程,目的是最大限度地减少医院感染的发生。

（一）使用后医疗用品危险程度分类

医疗用品在使用过程中会造成不同程度的污染,同时携带各种病原微生物,这些污染物品具有危险性,如果处理不当会给人体造成一定的危害,根据其危害程度及与人体接触部位的不同分为三类。

1. 高度危险性物品（critical items） 指通过皮肤、黏膜进入无菌组织、器官、脉管系统的器械,或有无菌体液从中流过的物品或与破损组织、皮肤黏膜密切接触的物品。临床上此类物品主要包括手术器械和用品、穿刺针、输液和输血器材、心导管和导尿管、器官移植物、透析器、各种硬式内镜(如腹腔镜、膀胱镜、胸腔镜和关节镜等)及活体组织钳等。此类物品一旦被微生物污染,具有极高感染风险,因此必须经过灭菌处理,最终达到灭菌效果。

2. 中度危险性物品（semi-critical items） 指仅与完整皮肤、黏膜相接触,不进入无菌组织、器官和血流的物品,如体温计、压舌板、呼吸机管道、胃镜、肠镜、气管镜、喉镜、麻醉设备、阴道镜、避孕环及治疗碗、盆等。此类物品至少需要高水平消毒,在选用化学消毒剂时必须考虑其与物品的匹配性,力求达到最佳消毒效果。

3. 低度危险性物品（non-critical items） 指仅直接或间接与完整皮肤相接触,不接触黏膜,不进入人体组织的物品,如听诊器、血压计袖带、毛巾、衣被、便盆、拐杖、床挡及床旁桌、墙面、地面、痰盂(杯)和便器等。一般情况下,此类物品如果没有足够数量的病原微生物污染,不会引起患者感染,对使用过的物品就地进行清洁和消毒即可,不必送至消毒供应中心集中消毒。但此类物品所携带的病原微生物可以通过医务人员的手传播,引起病室患者间的交叉感染,所以医务人员应按照规定和正确的方法进行洗手和手消毒,以减少医院感染的发生。

（二）医院消毒、灭菌方法的分类

医院消毒、灭菌方法众多,根据对微生物的杀灭能力、消毒液的浓度、强度和作用时间等,将医院消毒、灭菌方法分为四个作用水平。

1. 灭菌法 指可以杀灭一切微生物(包括细菌芽胞)达到绝对无菌状态的方法。包括热力灭菌、辐射灭菌等物理灭菌方法,以及使用环氧乙烷、戊二醛、过氧乙酸、甲醛等高效化学灭菌剂,在规定条件下,以合适的浓度和有效的作用时间进行灭菌的方法。

2. 高水平消毒法 指能杀灭一切细菌繁殖体(包括分枝杆菌、病毒、真菌及其孢子和绝

笔记栏

大多数细菌芽胞)的消毒方法。包括热力、微波、臭氧和紫外线等物理消毒方法,以及采用含氯制剂、二氧化氯、邻苯二甲醛、过氧乙酸、过氧化氢、臭氧、碘酊等能达到灭菌效果的化学消毒剂,在规定的条件下,以合适的浓度和有效的作用时间进行消毒的方法。

3. 中水平消毒法 指可以杀灭除细菌芽胞以外的各种病原微生物(包括分枝杆菌)的消毒方法。包括超声波、碘类、醇类、复方氯己定和复方季铵盐类等消毒剂,在规定条件下,以合适的浓度和有效的作用时间进行消毒的方法。

4. 低水平消毒法 指只能杀灭细菌繁殖体(分枝杆菌除外)和亲脂病毒的消毒方法。包括刷洗、通风换气等机械除菌法,以及胍类(如氯己定)和汞、银、铜等金属离子消毒剂等,在规定的条件下,以合适的浓度和有效的作用时间进行消毒的方法。

(三) 医院消毒、灭菌方法选择的原则

为了保证医院感染控制工作的有序进行,应严抓医院清洁、消毒和灭菌工作,必须严格遵守消毒程序,凡接触过患者的器械和物品均应先预消毒、再清洗,再按照以下方法选择合理的消毒灭菌方法。

1. 根据消毒物品性质选择消毒灭菌的方法 原则是既要保护消毒物品,又要充分发挥消毒方法的作用。

(1) 耐湿、耐高温物品和器材:首选压力蒸汽灭菌法,耐高温的玻璃制品、干粉类和油剂类可选用干热灭菌法。

(2) 不耐湿、不耐高温物品和贵重仪器:可采用低温灭菌方法,如环氧乙烷灭菌、过氧化氢低温等离子体灭菌或低温甲醛蒸汽灭菌等。

(3) 手术刀片、剪、缝合针等金属器械:此类金属器械因进入人体组织,必须达到绝对无菌状态,但又要保持其锋利,所以需要采取化学消毒液浸泡消毒,可选择腐蚀性小的灭菌剂。

(4) 物体表面:临床在进行物体表面消毒时,要考虑物体表面情况。如物体表面光滑的可以选择化学消毒剂擦拭或紫外线近距离照射消毒,如果表面粗糙或多孔隙的材料应选择喷雾消毒法。

2. 根据污染微生物的种类、数量选择消毒灭菌的方法 微生物的种类、数量和污染程度决定着消毒的效果,临床应采取针对性的消毒灭菌方法。

(1) 对受到致病菌芽胞、真菌孢子、分枝杆菌和经血液传播病原体(乙型肝炎病毒、丙型肝炎病毒、艾滋病病毒等)污染的物品,选用灭菌法或高水平消毒法。

(2) 对受到致病性细菌、真菌、亲水病毒、螺旋体、支原体或衣原体污染的物品,选用中水平以上的消毒法。

(3) 对受到一般细菌和亲脂病毒污染的物品,可选用中水平或低水平消毒法。

(4) 对受到微生物污染严重或携带较多有机物的物品,应加大消毒剂的剂量并相对延长消毒时间。

3. 根据物品污染后的危险程度选择消毒灭菌的方法 医院每天都有大量的医疗用品在使用过程中被污染,这些被污染的物品将对人体造成一定程度的危害,因此应针对其危害性程度采取有效的措施。

(1) 高度危险性物品:原则上必须选用灭菌法,严格按照消毒灭菌程序进行,以保证杀灭一切微生物。如耐湿、耐高温的物品应首选高压蒸汽灭菌法,不耐热的物品可采用环氧乙烷等熏蒸法灭菌,一般不宜使用化学消毒剂浸泡灭菌,除非没有其他方法可以选择。

(2) 中度危险性物品:可选择高水平消毒法或中水平消毒法,一般情况达到消毒即可。

(3) 低度危险性物品:可选用低水平消毒法或只做一般的清洁处理即可;若存在病原微生物污染时,应针对污染微生物的种类和程度选择有效的消毒方法。

（四）医院日常清洁、消毒、灭菌工作

医院是各类患者聚集的地方，是各种病原微生物孳生的地方，也是具有各种传播途径的地方，所以医院日常清洁、消毒、灭菌工作至关重要，主要包括以下几个方面的监管和实施：

1. 医院环境消毒　医院是患者集中和活动的主要场所，其环境常被患者、隐性感染者或带菌者排出的病原微生物所污染，并成为感染传播的媒介。因此，医院环境的清洁与消毒是控制医院感染的基本任务，保持医院环境清洁，及时清除医疗和生活垃圾，做到无灰尘、无蚊蝇、无异味、无卫生死角，环境和物品表面消毒监测符合规范要求。

（1）环境空气消毒：用物理、化学及生物方法，使室内空气尽量达到无尘、无菌状态，临床常采用湿式清扫、定时通风换气和紫外线空气消毒等措施。若遇传染或严重感染性疾病患者出院，应采用过氧乙酸喷雾或熏蒸等方法进行消毒。但不同科室、不同功能单位对空气质量要求不同，从医院空气消毒的角度可将医院环境分为四类（表4-6）。

表4-6　医院室内空气分类及消毒方法

环境类别	范围	消毒方法
Ⅰ类	层流洁净手术室、层流洁净病房	层流通风
Ⅱ类	普通手术室、产房、婴儿室、早产儿室、普通保护性隔离室、供应室、无菌室、烧伤病房、重症监护病房	循环风紫外线灯制备的空气消毒器、静电吸附式空气消毒器
Ⅲ类	儿科病房、妇产科检查室、注射室、换药室、治疗室、供应室、清洁室、急诊室、化验室、各类普通病房和诊室	循环风紫外线灯制备的空气消毒器、静电吸附式空气消毒器、臭氧消毒、紫外线灯消毒、化学消毒剂熏蒸或喷洒
Ⅳ类	传染病科及病房	循环风紫外线灯制备的空气消毒器、静电吸附式空气消毒器、臭氧消毒、紫外线灯消毒、化学消毒剂熏蒸或喷洒

（2）环境表面消毒：①地面：临床多采用消毒液湿拖和擦洗。②墙面：一般不需常规消毒，如遭病原微生物污染，应及时用消毒液擦洗或喷洒。③各类物品表面：如病床、床旁桌、床旁椅、病历夹、门及门把手等，一般采用蘸有消毒液的湿抹布擦拭。

2. 被服类的消毒　患者住院期间统一穿医院发放的患者服，使用医院的床单和被罩等。各科患者使用过的被服集中送到被服室，经环氧乙烷灭菌后，再送洗衣房清洗备用。如医院没有环氧乙烷灭菌间，应根据物品种类采用不同的消毒方法。

（1）棉织品：如患者使用后的床单、被罩、枕套、患者服等洗涤后再高温消毒。

（2）棉被、棉褥、毛毯及枕芯可采用日光暴晒或紫外线灯照射消毒。

（3）感染患者使用后的被服应与普通患者使用后的被服分开洗涤和消毒。

（4）工作人员的工作服和值班室的被服应与患者被服分开洗涤和消毒。

另外，日常工作中应加强对被服室、洗衣房、洗衣机、被服收集袋和被服接送车的消毒和管理，并注意加强对相关工作人员的防护和教育。

3. 皮肤和黏膜的消毒　皮肤和黏膜是人体天然的防御屏障，正常情况下其表面存在一定数量的微生物，包括致病性微生物或条件致病菌。一般情况下定期清洁可祛除大量微生物，但若执行某些医疗活动时，则需要对局部皮肤和黏膜进行消毒处理。

消毒时应注意：①执行操作前，医务人员应加强自身手清洁和消毒，以减少交叉感染。如接触过被致病菌污染的人或物后，不但要用肥皂和流水冲洗，还要用碘伏或其他灭菌液浸泡消毒。②患者皮肤、黏膜的消毒应根据消毒部位、目的和病原微生物的污染程度选择合适

笔记栏

的消毒剂。一般皮肤消毒可选用 1% 碘伏、2% 碘酊及 75% 乙醇溶液涂擦。

4. 器械类物品的消毒 医疗器械及其他医疗用品是造成医院感染的主要途径之一,务必根据不同种类危险性用品的消毒、灭菌原则和方法进行处理,有效地切断医院感染的传播途径。

5. 医院污水、污物的处理 医院每天排放各种污物,主要包括生活垃圾(置于黑色垃圾袋)、医疗垃圾(置于黄色垃圾袋)和放射性垃圾(置于红色垃圾袋)。医疗垃圾可分为感染性废物、病理性废物、损伤性废物、药物性废物、化学性废物五类。这些废弃物携带大量的病原微生物,是重要的感染源。为了防止医院感染的发生,医院感染管理委员会应严格管理各类废弃物的处理,根据废弃物种类实施不同的收集处理方法。分类收集,禁混、禁漏、禁污,如损伤性废物应置于专用黄色锐器盒;废物盛放不能过满,大于 3/4 时就应封口;收集后应及时转运,进行集中处置并进行详细记录,资料保存 3 年。另外,医院污水包括生活污水、医疗污水和地面雨水等,含有各种病原微生物和有害物质,应建立集中污水处理系统,并遵守相关规定按污水种类进行预处理和消毒,分开排放,否则会造成环境污染和社会危害。

(五) 医院清洁、消毒、灭菌效果监测

消毒灭菌效果的监测是衡量一个医院控制院内感染的重要指标,是评价医院消毒设备是否正常运转、所使用的消毒药剂是否有效、消毒方法是否得当、消毒效果是否达标的唯一手段。医院感染管理委员会应选派责任心强的人员负责医院消毒效果监测工作,选派人员需经过专业培训,在执行监测过程中能够选择合适的采样时间,严格遵守操作规程,真正做到监测监管。

1. 凡灭菌后的物品、器械不能检出任何微生物。

2. 各类环境空气、物品表面、医务人员手的消毒卫生标准(表 4-7) 要求 I 类、II 类环境中不得检出金黄色葡萄球菌、大肠埃希菌和铜绿假单胞菌;III 类、IV 类环境中不得检出金黄色葡萄球菌和大肠埃希菌。早产儿室、婴儿室、新生儿室、母婴同室病房及儿科病房的物品表面和医务人员的手上不得检出沙门菌、溶血性链球菌、金黄色葡萄球菌和大肠埃希菌。

表 4-7 各类环境空气、物品表面、医务人员手细菌菌落总数卫生标准

环境类别	标准		
	空气(cfu/m³)	物体表面(cfu/cm²)	医护人员手(cfu/cm²)
I 类	≤10	≤5	≤5
II 类	≤200	≤5	≤5
III 类	≤500	≤10	≤10
IV 类	—	≤15	≤15

3. 器械类物品消毒效果监测 标准规定:高度危险性医疗物品必须无菌,不得检出任何微生物;中度危险性医疗物品细菌菌落总数应 ≤20cfu/g 或 20cfu/100cm²,不得检出致病性微生物;低度危险性医疗用品细菌菌落总数 ≤200cfu/g 或 20cfu/100cm²,不得检出致病性微生物。

4. 压力蒸汽灭菌效果监测和紫外线消毒效果监测 见前述相关内容。

5. 消毒液的监测 标准规定:使用中的消毒剂细菌菌落总数 ≤100cfu/ml,不得检出致病性微生物;无菌器械保存液必须无菌,须定期测定消毒液中的有效成分,以保证消毒效果。

6. 饮用水消毒效果监测 细菌菌落总数 <100cfu/ml,大肠埃希菌数 <3 个 /1 000ml。

7. 餐具消毒效果监测 细菌菌落总数 ≤5cfu/cm²,不得检出大肠埃希菌和其他致病性

微生物,HBsAg 为阴性。

8. 卫生洁具消毒效果监测　不得检出致病性微生物,HBsAg 为阴性。

9. 洗衣房衣物、医用污物消毒效果监测　不得检出致病性微生物。

10. 医院污物、污水处理效果监测　污染物品无论是回收再使用的物品,还是废弃的物品,都必须进行无害化处理,不得检出致病性微生物。若在可疑污染的情况下,应进行相应指标的监测。按照《医疗机构水污染物排放标准》(GB 18466—2005)执行。

第三节　无 菌 技 术

无菌技术是预防医院感染一项非常重要的基本操作技术,每个医护人员必须熟练掌握和严格遵守,并运用于临床护理操作中,以确保患者的安全,防止医源性感染。

一、无菌技术基本概念

(一)无菌技术(aseptic technique)

指在医疗、护理操作过程中,防止一切微生物侵入人体和防止无菌物品、无菌区域被污染的技术。

(二)无菌物品(aseptic supplies)

指经过物理或化学方法灭菌处理后仍保持无菌状态的物品。

(三)无菌区(aseptic area)

指经过灭菌处理后未被污染的区域。

(四)非无菌区(non-aseptic area)

指未经过灭菌处理,或虽经过灭菌处理但又被污染的区域。

二、无菌技术操作原则

(一)对操作者的要求

操作者必须着装整洁,戴好口罩、帽子,修剪指甲、洗手;不可面对无菌区谈笑、咳嗽、打喷嚏;操作要在视线以内,身体与无菌区域保持一定的距离,手臂须保持在肩以下、腰部或治疗台面以上;不可跨越无菌区,手不可接触无菌物品。

(二)对环境的要求

操作环境应清洁、宽敞;操作台清洁、干燥、物品摆放合理;操作前 30 分钟停止清扫工作,并减少人员流动,以防止尘埃飞扬污染无菌物品;治疗室应每日用紫外线照射一次,每次 1 小时。

(三)无菌物品的存放

无菌物品与非无菌物品应分开放置,且有明显的标志;无菌物品应存放于清洁干燥、固定的无菌容器或无菌包内,不可过久地暴露在空气中;无菌容器或无菌包外应注明名称、消毒日期,并按失效日期先后顺序放置。无菌包的有效期一般为 7~14 天,过期或包布受潮应重新灭菌。无纺布的无菌包有效期为 6 个月,一次性无菌包的有效期按厂家包装标注的时间。

(四)无菌物品的使用

使用前检查物品名称、灭菌日期、有效期、灭菌化学指示物,检查包布是否清洁、干燥、无破损。取用无菌物品必须使用无菌持物钳;一份无菌物品只供一人一次使用,以防止交叉感

笔记栏

染;无菌包一经打开不能视为绝对无菌,应尽早使用,有效期为 24 小时;已取出的物品虽未使用,亦不可再放回;已被污染或怀疑有污染应立即更换并重新灭菌;未经灭菌的物品不可触及无菌区域。无菌物品开启后应标记使用日期和时间,并签名。

三、无菌技术基本操作方法

(一) 无菌持物钳(镊)的使用方法

【目的】

用于传递和取放无菌物品。

【计划】

1. 护士准备 着装整洁,剪短指甲,洗手、戴口罩等。

2. 用物准备

(1) 临床常用的无菌持物器械有三叉钳、卵圆钳和镊子三种。

1) 三叉钳:用于夹取治疗碗、盆、罐、骨科器械等较重的无菌物品(图 4-2)。

2) 卵圆钳:用于夹取止血钳、镊子、刀、剪、弯盘及治疗碗等无菌物品,由于两环平行紧贴,不能持重,因此不能夹取较大的无菌物品(图 4-3)。

3) 镊子:用于夹取棉球、棉签、缝合针、针头、纱布等较小的无菌物品(图 4-4)。

(2) 无菌持物钳(镊)的存放方法:湿式保存法和干燥保存法。

1) 湿式保存法:将经过压力蒸汽灭菌后的持物钳(镊)浸泡在盛有消毒液的广口有盖的不锈钢容器内保存。浸泡时消毒液应没过无菌持物钳轴节上 2~3cm 或持物镊的 1/2 处(图 4-5),每周消毒 1~2 次,同时更换消毒液。

图 4-2 三叉钳

图 4-3 卵圆钳

长镊子　短镊子

图 4-4 镊子

图 4-5 无菌持物钳湿式保存法

2) 干燥保存法:将无菌持物钳(镊)放置于无菌、干燥、广口有盖的容器内,目前临床主要使用此法。

3. 环境准备 清洁、宽敞、定期消毒。

【实施】

步骤	要点与说明
1. 检查:检查名称标记、灭菌日期、化学指示胶带颜色等	● 首次使用须标记开启日期和时间并签名
2. 开盖:一手充分打开盛放无菌持物钳容器的盖子	● 避免取放无菌持物钳时触碰容器口边缘,手不可触及盖内侧面

步骤	要点与说明
3. 取钳:另一手掌心向下持持物钳的两个圆环或持物镊的上 1/3 处,将其移至容器中央,垂直取出(图 4-6)	• 需闭合钳端 • 保持无菌持物钳的无菌状态
4. 取物:夹取物品时应始终保持钳端向下,不可倒转向上(图 4-7)	• 只能用于夹取无菌物品
5. 放钳:用后闭合钳端,将钳快速垂直放回容器内,盖好容器盖	• 湿式保存法需打开轴节

图 4-6　取放无菌持物钳

图 4-7　无菌持物钳的使用

无菌持物钳(镊)使用操作流程:
检查→开盖→取钳→取物→放钳

【注意事项】

1. 换药时,不可用持物钳直接夹取油纱条或换药、消毒皮肤,以防油粘于钳端,影响消毒效果或被污染。

2. 远处使用持物钳要连同容器一同搬移,就地使用。

3. 无菌持物钳一经污染或怀疑污染应重新灭菌。

4. 干燥保存时应 4 小时更换 1 次。

5. 一个容器只能放置一把无菌持物钳(镊),以免在取用过程中相互碰撞造成污染。

【评价】

1. 取放无菌持物钳时,未触及容器口边缘及外部。

2. 使用时持物钳端始终向下。

(二) 无菌容器的使用方法

为了保持灭菌后的物品处于无菌状态,且方便随时取用,常用无菌容器盛放无菌物品。

笔记栏

【目的】
用于盛放无菌物品并保持其无菌状态。

【计划】

1. 护士准备　着装整洁,剪短指甲,洗手、戴口罩等。

2. 用物准备　常用的无菌容器有无菌罐、盒及贮槽等。

3. 环境准备　清洁、宽敞、定期消毒。

【实施】

步骤	要点与说明
1. 检查:检查无菌容器名称标记、灭菌日期、化学指示胶带颜色、密封度等	● 确保处于无菌状态,已开启的无菌容器注意有效时间
2. 开盖:打开容器盖,平移离开容器上方,将盖的内面向上置于稳妥处或拿在手里(图4-8)	● 手指不可污染无菌容器的内面及边缘
3. 取物:用无菌持物钳从无菌容器内垂直夹取无菌物品	● 无菌持物钳及物品不可触碰容器口边缘 ● 取出的无菌物品,虽未使用,亦不可再放回无菌容器内
4. 关盖:取出物品后,立即将容器盖翻转,使内面向下,由近向远或由一侧向另一侧盖严	● 避免容器内的无菌物品在空气中暴露过久
5. 手持容器:手持无菌容器(如治疗碗)时,应托住容器底部(图4-9)	

图4-8　打开无菌容器盖

图4-9　手持无菌容器

无菌容器使用操作流程:
检查→开盖→取物→关盖

【注意事项】

1. 不可污染无菌容器的边缘及内面。

2. 无菌容器应定期消毒灭菌;一经打开,使用时间不超过24小时。

【评价】

1. 无菌容器盖内面未触及操作台面或任何非无菌区域。

2. 手指未触及无菌容器的内面及边缘。

笔记栏

3. 无菌物品夹取后,及时且正确盖严无菌容器的盖。

（三）无菌包的使用方法

无菌包布多用质厚、致密、未脱脂的双层纯棉布制成。目前临床亦使用一次性无纺布作为无菌包布。包布内面为无菌面。

【目的】

从无菌包内取出无菌物品,供无菌操作使用。

【计划】

1. 护士准备　着装整洁,剪短指甲,洗手、戴口罩等。

2. 用物准备　无菌包。

无菌包的准备:无菌包内放无菌治疗巾、敷料或器械等。无菌包灭菌前应按要求妥善包扎,即将待灭菌的物品和化学消毒指示卡放于包布中央,用包布一角盖住物品,再将左右两角分别折盖,同时将两角角尖向外翻折,盖上最后一角,用系带十字形扎紧或用化学指示胶带粘牢(图4-10)。在包外注明物品名称、灭菌日期,粘贴化学指示胶带。经过灭菌处理后即成为无菌包。

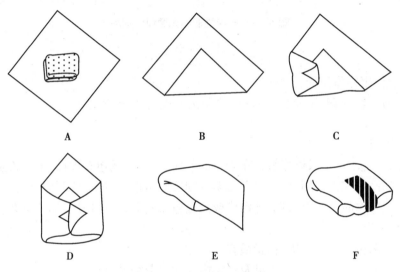

图 4-10　无菌包包扎法

3. 环境准备　清洁、宽敞、定期消毒。

【实施】

步骤	要点与说明
1. 检查:无菌包的名称、灭菌日期,无菌包是否松散、潮湿或破损,以及化学指示胶带颜色改变情况	• 若出现污染、过期、松散、潮湿或破损等情况,则不能使用
2. 放置:将无菌包平放于清洁、干燥、宽敞的操作台上	
3. 打开包布:揭开化学指示胶带或解开系带,打开包布外角,再打开左右两角,最后打开内角;若为双层包裹的无菌包,则内层包布需用无菌持物钳打开	• 手不可触及包布内面
4. 取出物品:用无菌持物钳取出所需物品,放于事先备好的无菌区内。若包内物品需一次全部取出,可将包托在一手上,将系带卷放妥当夹于指缝间,另一手将包布四角依次解开抓住,使包布无菌面朝外,稳妥地将包内物品全部投入无菌区域内(图4-11)	• 操作过程中手不可跨越无菌区

续表

步骤	要点与说明
5. 包好包布:如包内物品未一次用完,需按原折痕折叠	● 包内物品有效期为 24 小时
6. 记录时间:注明开包日期及时间并签名	

图 4-11　一次性取出无菌包内物品

无菌包使用操作流程:

检查→放置→打开→取出物品→包好包布→记录时间

【注意事项】

1. 打开无菌包时,手只能接触包布四角的外面,禁止触及包布内面,不可跨越无菌区。
2. 包内物品一次性未用完,应遵循无菌原则按原折痕包好,注明开包日期与时间。
3. 无菌包内物品超过有效期、被污染或无菌包布浸湿,不可使用,均须重新灭菌。

【评价】

1. 包扎无菌包的方法正确,松紧适宜。
2. 打开或还原无菌包时,手未触及包布内面和无菌物品。
3. 操作时手臂未跨越无菌区。
4. 开包日期及时间记录准确。

(四)取用无菌溶液法

临床常用的无菌溶液多为密封瓶包装。

【目的】

倒取无菌溶液,供治疗和护理操作使用。

【计划】

1. 护士准备　着装整洁,剪短指甲,洗手、戴口罩等。
2. 用物准备　溶液瓶、启瓶器、消毒液、棉签、持物镊及容器、无菌纱布罐、弯盘。
3. 环境准备　清洁、宽敞。

【实施】

步骤	要点与说明
1. 擦瓶身:取盛有无菌溶液的密封瓶,用小毛巾擦净瓶外灰尘	

续表

步骤	要点与说明
2. 查溶液:认真核对溶液上的药名、浓度、剂量、有效期、使用方法,并确认瓶体无裂缝、瓶盖无松动,药液无沉淀、浑浊、变质等	• 确认溶液正确,质量可靠
3. 开瓶塞:用启瓶器启开铝盖,先从瓶口与瓶塞连接处向上螺旋式消毒瓶口及瓶塞,更换消毒棉签后再从瓶口与瓶塞连接处向下消毒至瓶颈;可用无菌持物钳夹住瓶塞打开或用无菌纱布包住瓶塞打开(图 4-12)	• 手不可触及瓶口及瓶塞内面,防止其被污染 • 使用后的无菌持物钳和纱布集中进行灭菌处理
4. 冲瓶口:一手用无菌纱布包裹瓶塞,另一手拿液体瓶,标签朝向掌心,瓶口距离污物盘 10cm 左右,倒出少量溶液于污物盘内,以冲洗瓶口(图 4-13A)	• 高度适中,标签不可浸湿
5. 倒溶液:由刚冲洗后的瓶口处倒出所需溶液量至无菌容器中,瓶口离无菌容器的高度要合适(图 4-13B)	• 确保液体从已冲洗处倒出 • 不可使水珠回溅
6. 盖瓶塞:立即将瓶塞塞回瓶中	• 有效期为 24 小时
7. 记时间:如瓶内溶液未用完,需在瓶签上按要求注明开瓶日期及时间并签名	• 剩余液体仅供清洁操作用

图 4-12 打开按压式瓶塞方法

图 4-13 取用无菌溶液法

取用无菌溶液操作流程：
擦瓶身→查溶液→开瓶塞→冲瓶口→倒溶液→盖瓶塞→记时间

【注意事项】
1. 倒无菌溶液时,溶液瓶与无菌容器应保持一定距离,不可触及无菌容器。
2. 任何物品不可伸入无菌溶液内蘸取或直接接触瓶口倒出液体。
3. 已倒出的液体即使未使用也不可再倒回溶液瓶内。
4. 翻转有盖的瓶塞时,手不可触及瓶塞盖住瓶口的部分。

【评价】
1. 取出和剩余的无菌溶液未被污染。
2. 瓶签未浸湿,瓶口未污染,液体未溅到操作台面。

（五）无菌盘的准备方法
无菌盘是将无菌治疗巾铺在清洁、干燥的治疗盘内,使之形成一个无菌区,放置无菌物品,以备治疗、护理之用。如换药盘、注射盘、气管切开护理盘等。

【目的】
在清洁干燥的治疗盘内形成无菌区域,以放置无菌物品,供治疗和护理使用。

【计划】
1. 护士准备 着装整洁,剪短指甲,洗手、戴口罩等。
2. 用物准备 无菌包(内装治疗巾)、无菌盘。

无菌治疗巾的准备:供应室将治疗巾折叠好后装入无菌包内,灭菌后供临床科室使用。治疗巾的折叠方法一般有两种:①纵折法:将治疗巾纵折2次,再横折2次,开口边向外(图4-14);②横折法:将治疗巾横折后纵折,再重复一遍(图4-15)。

图4-14 治疗巾纵折法

图4-15 治疗巾横折法

3. 环境准备　清洁、宽敞、定期消毒。

【实施】

步骤	要点与说明
1. 查盘:查看治疗盘是否清洁,如有灰尘可用清洁小毛巾擦净治疗盘备用	• 治疗盘必须清洁干燥,以避免无菌巾潮湿
2. 检查:检查无菌包的名称标记、灭菌日期、包装是否完好无损、化学指示胶带颜色是否为标准色	• 确保处于无菌可用状态
3. 开包:按要求打开无菌包,用无菌持物镊取出一块治疗巾,放于干净的治疗盘内。如包内治疗巾未用完,应按要求包好治疗巾,注明开包时间	• 检查一次性无菌包包装是否漏气 • 包内剩余治疗巾限在 24 小时内使用
4. 铺巾:方法有 3 种 (1) 单层底铺盘法(图 4-16):双手捏住无菌治疗巾一边外面的两角,轻轻抖开,双折铺于治疗盘上,将上层向远端呈扇形四折于一侧,开口边向外;放入所需无菌物品,两手捏住扇形折叠层两角的外面将其拉平,盖于物品上,并与下层治疗巾边缘对齐,将开口处向上翻折 2 次,两侧边缘向下翻折 1 次,备用 (2) 双层底铺盘法(图 4-17):双手捏住无菌治疗巾一边外面的两角,轻轻抖开,由远至近三折铺成双层底,将上层向远端呈扇形折叠,开口边向外;放入所需无菌物品,拉平扇形折叠层,盖于物品上,边缘对齐,折好,备用 (3) 双巾铺盘法:双手捏住无菌治疗巾一边外面的两角,轻轻抖开,从对侧向近侧平铺于治疗盘上,放入所需物品,再取另一块无菌巾,无菌面向下,自近侧向对侧盖于物品上,使上下两层对齐,四周超出治疗盘部分向上翻折 1 次,备用	• 手、衣物等非无菌物品不可触及无菌巾的内面,避免污染
5. 记录:准备好的无菌盘若不能立即使用,应注明铺盘时间、内容物及铺盘者的姓名(图 4-18)	• 有效期为 4 小时

图 4-16　单层底铺盘法

图 4-17　双层底铺盘法

图 4-18 铺好的无菌盘

准备无菌盘操作流程：
擦盘→检查→开包→铺巾→记录

【注意事项】

1. 铺无菌盘区域必须清洁、干燥，避免无菌巾受潮污染。

2. 覆盖无菌治疗巾后，上下两层边缘必须对齐，按要求折叠，保持内面的无菌状态。

3. 铺好的无菌盘标记日期时间须准确。

【评价】

1. 无菌物品、无菌区域未被污染。

2. 无菌治疗巾内的物品放置有序，使用方便。

（六）戴、脱无菌手套的方法

在进行手术或某些无菌操作时，应始终保持医护人员手的无菌，因此，正确戴无菌手套至关重要。目前，临床使用的无菌手套有两种类型：①天然橡胶、乳胶手套；②人工合成的非乳胶产品，如乙烯、聚乙烯手套。

【目的】

在执行严格的医疗护理操作时，确保无菌物品和无菌区域不被污染，保护患者和医护人员免受感染。

【计划】

1. 护士准备 着装整洁，剪短指甲，洗手、戴口罩，取下手表等。

2. 用物准备 无菌手套。

3. 环境准备 清洁、宽敞、定期消毒。

【实施】

步骤	要点与说明
1. 核对检查：核对无菌手套包上的型号、灭菌日期及化学指示胶带是否符合要求，并检查外包装袋或包布是否完整、干燥、密封等	● 选择合适的手套型号，确保处于无菌状态
2. 打开包布：打开无菌手套包，在操作台上将手套袋摊开（图 4-19）	

续表

步骤	要点与说明
3. 取戴手套:有2种方法。 (1)分次取戴法:①一手捏起一侧手套袋开口处外层,露出手套,另一手捏住该手套翻折部分(手套内面)将手套取出,对准五指戴上(图4-20A)。②未戴手套的手捏起另一侧手套袋开口处外层,充分暴露手套,已戴好手套的手指(四指并拢,拇指在外)插入另一只手套的翻折部分内面(手套外面),取出手套,同法戴上(图4-20B~D) (2)一次取戴法:①两手同时捏起所对应一侧手套袋开口处外层,露出手套,一手拇指、示指张开分别按住手套袋边缘翻起处外面,一手捏住手套的翻折部位,取出手套。②将两手套五指相对,一手捏住一只手套和另一只手套的翻折部分,另一手对准五指插入,戴上手套的手拇指外翻,其余四指并拢,插入另一只手套的翻折部分内,将另一只手套戴上(图4-21)	● 已戴手套的手不可触及未戴手套的手及另一只手套的内面(非无菌面);未戴手套的手不可触及手套的外面(无菌面)
4. 调整手套:双手调整手套位置,将手套翻扣在工作服衣袖的外面	● 调整手套时不要触碰衣物并检查有无破损等
5. 护理操作:按医嘱进行护理操作	● 操作过程中手应始终保持在肩以下、腰部以上,并在视线范围内,以避免污染。发现手套被污染或破损,应及时更换
6. 脱下手套:用戴手套的手捏住另一只手套腕部的外面翻转脱下,再用已脱下手套手的拇指插入另一手套内面,将其翻转脱下	● 脱下手套的手勿触及手套的外面(污染面) ● 不可用力强拉手套边缘和手指部位,以免损坏
7. 整理洗手:整理用物,将用物放入医用垃圾袋内按医疗废物处理,清洁双手	● 将手套弃置于黄色医疗垃圾袋内

图4-19 无菌手套的放置

图 4-20　分次取戴手套法

图 4-21　一次取戴手套法

戴、脱无菌手套操作流程：

核对检查→打开包布→取戴手套→调整手套→护理操作→脱下手套→整理→洗手

【注意事项】

1. 戴上无菌手套后的双手应始终保持在腰部或操作台面以上、肩部以下视线范围内活动;如发现手套破损或可疑污染应立即更换。

2. 无菌手套外面为无菌区,应保持无菌。未戴手套的手只能触及手套的内面,戴上手套的手只能触及手套的外面。

3. 脱手套时,手套外面为污染面,内面为清洁面,手套外面不可触及工作衣及护士的手。

【评价】

1. 无菌手套没有污染。

2. 戴、脱手套时未强行拉扯手套。

3. 涂抹在手上的滑石粉未撒落在无菌手套上和无菌区域内。

(七) 无菌技术基本操作综合练习(铺换药盘法)

【目的】

1. 准备无菌换药盘,为患者换药。

2. 掌握无菌技术基本操作方法。

【评估】

操作环境整洁、宽敞;操作者着装符合规范;无菌物品存放符合要求。

【计划】

1. 护士准备　衣帽整洁,剪短指甲,取下手表,洗手、戴口罩。

2. 用物准备　治疗盘、无菌持物钳(镊)、无菌包(内有 2 块治疗巾)、贮槽(内盛治疗碗、弯盘、镊子)、无菌罐(内盛纱布、棉球)、无菌溶液、无菌手套、无菌棉签、消毒液、启瓶器、清洁小毛巾、记录纸、笔等。

3. 环境准备　清洁、宽敞,30 分钟前停止一切清扫工作。操作台清洁、干燥、平整,用物放置合理。

【实施】

步骤	要点与说明
1. 检查:检查治疗盘及操作台,必要时用清洁小毛巾擦拭,操作者洗手并擦干	• 严格执行查对制度和无菌操作
2. 查无菌包:检查无菌包的名称、灭菌日期、有无潮湿、松散及化学指示胶带变色情况等	• 物品齐全且清洁、干燥、无破损,在有效期内使用
3. 打开无菌包:揭开化学指示胶带或解开系带,将无菌包平放于操作台上,卷好系带放于包布下,用手指捏住包布外角揭开,再揭左右两角,最后揭开内角	• 手不可触及包布内面
4. 夹取治疗巾:用无菌持物镊夹取一块治疗巾,稳妥地放于治疗盘内	• 操作过程中手不可跨越无菌区
5. 包扎无菌包:将包布按原折痕折叠,系带一字形包扎(图 4-22),注明开包日期和时间	• 包内未使用的物品有效期为 24 小时
6. 铺治疗巾:双手捏住治疗巾一边外面两角,轻轻抖开,双折铺于治疗盘上,将上层折成扇形,内面向上,开口边缘向外	• 手、衣物等非无菌物品不可触及无菌巾的内面,避免污染
7. 夹取无菌物品:打开贮槽盖,用持物钳夹取无菌治疗碗、弯盘放于无菌盘内;用持物镊夹取棉球放于治疗碗内、纱布和镊子放于弯盘内	• 无菌持物钳及物品不可触碰容器边缘

续表

步骤	要点与说明
8. 倒无菌溶液:核对溶液名称,检查药液质量,用启瓶器打开瓶塞,消毒瓶口待干,取1块无菌纱布覆盖于瓶塞上,将其轻轻打开。瓶签向掌心握住瓶子,冲洗瓶口后将无菌溶液倒于治疗碗内。塞回瓶塞,注明开瓶时间	• 手不可触及瓶口及瓶塞内面,防止其被污染 • 标签不可浸湿 • 确保无菌溶液从已冲洗处倒出 • 剩余液体有效期为24小时,仅供清洁操作用
9. 铺无菌盘:两手分别捏住上层治疗巾两角的外面,拉平扇形折叠层,覆盖于无菌物品上,使上下层边缘对齐,将开口处向上翻折2次,两侧边缘向下翻折1次	• 上下层边缘对齐,外观平整
10. 准备换药:将准备好的治疗盘和无菌手套携至患者床旁。暴露伤口,展开治疗巾翻折部分,双手捏住上层治疗巾两角的外面,扇形折叠,内面向上打开无菌盘	• 无菌治疗巾内物品未被污染
11. 戴无菌手套:按要求戴无菌手套	• 手套未污染
12. 伤口处理:按常规进行伤口处理	• 操作中注意与患者沟通,注重人文关怀
13. 脱手套:脱下手套,按常规处理	

图4-22 无菌包系带一字形包扎

无菌技术基本操作流程:

清洁→检查无菌包→打开无菌包→取无菌持物钳→夹取治疗巾→包扎无菌包→铺治疗巾→夹取无菌物品→倒无菌溶液→铺无菌盘→准备换药→戴无菌手套→伤口处理→脱手套→整理

【评价】

1. 使用无菌容器方法正确,无污染。
2. 取用无菌溶液方法正确,液体量倒取适度,治疗巾无潮湿。
3. 无菌治疗巾内面未被污染,位置放置合适,上下层边缘对齐,外观平整。
4. 无菌治疗巾内物品放置合理,取用方便;手臂未跨越无菌区域。
5. 戴、脱无菌手套方法正确,手套无破损。

第四节 隔 离 技 术

隔离(isolation)是采用各种方法、技术防止病原体从患者及携带者传播给他人的措施。通过将传染源和高度易感人群安置在指定的地方或特殊的环境中,暂时避免与周围人群接触。对前者采取传染源隔离,以防止病原体向外传播;对后者则采取保护性隔离,即保护高度易感人群免受感染。

一、概述

隔离是预防医院感染的重要措施之一,隔离的目的是切断感染链中感染源、传播途径和易感人群之间的联系,防止病原微生物在患者、医务人员及其他媒介中扩散。因此,隔离病区的护理人员应严格遵守隔离制度,正确熟练地执行隔离技术,加强日常工作中消毒隔离措施和传染病防控知识的健康教育,促进患者尽快康复。

（一）隔离区域的划分

1. 清洁区（cleaning area） 指进行传染病诊治的病区中不易受到患者血液、体液和病原微生物等物质污染及传染病患者不应进入的区域。包括医务人员的值班室、卫生间、男女更衣室、浴室及储物间、配餐间等。一切污染物品不得进入清洁区。

2. 潜在污染区（potentially-contaminated area） 又称半污染区,指进行传染病诊治的病区中位于清洁区与污染区之间,有可能被患者血液、体液和病原微生物等物质污染的区域。包括医务人员的办公室、治疗室、护士站,以及患者用后的物品、医疗器械等的处理室、内走廊等。

3. 污染区（contaminated area） 指进行传染病诊治的病区中传染病患者和疑似传染病患者接受诊疗的区域,包括被其血液、体液、分泌物、排泄物污染的物品暂存和处理的场所。包括病室、处置室、污物间,以及患者入院、出院处理室等。

4. 两通道（two passages） 指进行传染病诊治的病区中的医务人员通道和患者通道。医务人员通道、出入口设在清洁区一端,患者通道、出入口设在污染区一端。

5. 缓冲间（buffer room） 指进行传染病诊治的病区中清洁区与潜在污染区之间、潜在污染区与污染区之间设立的两侧均有门的小室,为医务人员的准备间。

（二）隔离单位的设置及隔离要求

根据患者获得感染危险性的程度,应将医院建筑区域分为 4 个区域:①低危险区域:包括行政管理区、教学区、图书馆、生活服务区等;②中等危险区域:包括普通门诊、普通病房等;③高危险区域:包括感染性疾病科（门诊、病房）等;④极高危险区域:包括手术室、重症监护病房、器官移植病房等。根据建筑分区的要求,同一等级分区的科室宜相对集中,高危险区域的科室应相对独立,宜与普通病区和生活区分开。

隔离区域应与普通病区分开设置,远离食堂、水源和其他公共场所。专门的传染病医院要远离市区,各级综合性医院要设置隔离门诊、发热门诊及隔离留观室;指定收治新型冠状病毒肺炎、严重急性呼吸综合征（SARS）、甲型 H1N1 流感患者的医疗机构要设立相对独立的专门病区或病房。

1. 经呼吸道传播疾病的隔离单位设置及要求

（1）适用范围:①空气传播疾病:由悬浮于空气中、能在空气中远距离传播（>1m）,并长时间保持感染性的飞沫核传播的一类疾病,包括专性经空气传播疾病（如开放性肺结核）和优先经空气传播疾病（如麻疹和水痘）;②飞沫传播疾病:带有病原微生物的飞沫核（>5μm）在空气中短距离（1m 内）移动到易感人群的口、鼻黏膜或眼结膜等导致传播的一类疾病,如百日咳、流行性感冒、病毒性腮腺炎及严重急性呼吸综合征等;③能产生气溶胶的操作,如气管插管及相关操作、心肺复苏、支气管镜检、吸痰、咽拭子采样、尸检及采用高速设备（如钻、锯、离心等）的操作等。

（2）建筑设置:建筑应设在医院相对独立的区域,分为清洁区、潜在污染区和污染区,设立两通道和三区之间的缓冲间。缓冲间两侧的门不应同时开启,以减少区域之间空气流通。经空气传播疾病的隔离病区,应设置负压病区(房)。负压病区(房)指通过特殊通风装置,使病区(房)的空气按照清洁区向污染区流动,使病区(房)内的压力低于室外压力。负压病区(房)排出的空气需经处理,确保对环境无害。病室的气压宜为 –30Pa,缓冲间的气压宜为 –15Pa。

(3) 隔离要求

1) 患者识别要求:①应制定明确的经空气传播疾病预检分诊制度与流程并落实;②预检分诊应重点询问患者有无发热、呼吸道感染症状、流行病学史等情况,必要时应对疑似患者测量体温;③对疑似经空气传播疾病患者发放医用外科口罩,并指导患者正确佩戴,指导患者适时正确实施手卫生;④工作人员应正确引导疑似经空气传播疾病患者到指定的感染性疾病科门诊就诊。

2) 患者转运要求:①患者转运包括从就诊地到临时安置地,从临时安置地到集中安置地。应制定经空气传播疾病患者院内转运与院外转运的制度与流程。②疑似或确诊呼吸道传染病患者和不明原因肺炎的患者应及时转运至有条件收治的定点医疗机构救治。③转运时,工作人员应做好经空气传播疾病的个人防护,转运中避免进行产生气溶胶的操作。④疑似或确诊经空气传播疾病患者在转运途中,病情允许时应戴医用外科口罩。⑤转运过程中若使用转运车辆,应通风良好,有条件的医疗机构可采用负压转运车。转运完成后,应及时对转运车辆进行终末消毒,终末消毒应遵循 WS/T 367—2012《医疗机构消毒技术规范》的要求。⑥患者确定转运时,应告知接诊医疗机构或医疗机构相关部门的工作人员。

3) 患者安置要求:①临时安置地应确保相对独立,通风良好或安装带有空气净化消毒装置的集中空调通风系统,有手卫生设施,并符合 WS/T 313—2019《医务人员手卫生规范》的要求。②集中安置地应相对独立,布局合理,分为清洁区、潜在污染区和污染区,三区之间应设置缓冲间,缓冲间两侧的门不应同时开启,无逆流,不交叉。病室内应设置卫生间。③疑似或确诊经空气传播疾病患者宜安置在负压病区(房)中。应制定探视制度,并限制探视人数和时间。④疑似患者应单人间安置,确诊的同种病原体感染的患者可安置于同一病室,床间距不小于 1.2m。⑤患者在病情允许时宜戴医用外科口罩,其活动宜限制在隔离病室内。⑥无条件收治呼吸道传染病患者的医疗机构,对暂不能转出的患者,应安置在通风良好的临时留观病室或空气隔离病室。

其他防护要求符合《经空气传播疾病医院感染预防与控制规范》(WS/T 511—2016)。

2. 经接触传播疾病的隔离单位设置及要求

(1) 适用范围:适用于经接触传播疾病患者的隔离。

(2) 建筑设置:建筑布局应设在医院相对独立的区域,远离儿科病房、重症监护病房和生活区。设单独人、出口和入、出院处理室。中小型医院可在建筑物的一端设立感染性疾病病区。

(3) 隔离要求:分区明确,标识清楚。不同种类的感染性疾病患者应分室安置;每间病室不应超过 4 人,病床间距应不少于 1.1m。病房应通风良好,自然通风或安装通风设施,以保证病房内空气清新。应配备适量非手触式开关的流动水洗手设施。

3. 普通病区隔离病室的设置与隔离要求

(1) 建筑设置:建筑布局在病区的末端,应设一间或多间隔离病室。

(2) 隔离要求:感染性疾病患者与非感染性疾病患者宜分室安置。受条件限制的医院,同种感染性疾病、同种病原体感染的患者可安置于一室,病床间距宜大于 0.8m。病情较重的患者宜单人间安置。病室床位数单排不应超过 3 张,双排不应超过 6 张。

门诊和急诊的建筑设置和隔离要求符合《医院隔离技术规范》(WS/T 311—2009)。

二、隔离的原则

（一）隔离标志明确，卫生设备齐全

根据隔离种类，病室门口和病床应悬挂明显的隔离标志。隔离区的入口处或病房门口应备有足够的隔离衣、口罩、帽子、手套、鞋等必需物品，门口放置浸有消毒液的脚垫（供出入时消毒鞋底）、消毒手用的容器和消毒液及洗手设备，门外设立隔离衣悬挂架及隔离衣、手刷、毛巾，以及避污纸、污物桶、污物袋等。

（二）进出隔离区域，行为符合规范

工作人员进出隔离室应按以下规定执行：

1. 凡进入隔离单位必须戴口罩、帽子，穿隔离衣等，只能在规定的范围内活动。

2. 穿隔离衣前，应备齐用物，周密计划，集中操作和护理，以免影响患者休息和减少穿脱隔离衣、洗刷手的次数。

3. 一切操作须严格遵守隔离规程。

4. 接触患者或污染物品后、离开隔离室前必须消毒双手，污染的手禁止接触非污染物品及自己的面部。

（三）隔离室内物品，分类严密处理

患者使用后的物品，应按以下方法处理：

1. 患者接触过或掉落在地上的物品应视为污染物，经过消毒灭菌后，方可给他人使用。不宜消毒的物品（如手表等）可用纸或塑料袋保护，以免被污染。

2. 患者的衣物、书籍、证件、贵重物品等需经熏蒸消毒后方可交与家人带回。

3. 患者的排泄物、分泌物等须经消毒处理后再排放。

4. 需送出处理的物品应置于污物袋内，污物袋外应有明显的标志。

5. 任何污染物品均应遵循先消毒、后清洁、再消毒的原则，以防病原体散播。

（四）定期消毒病室，严格探视制度

病室内空气每天消毒一次，可用紫外线照射消毒或用消毒液喷雾消毒；病床和床旁桌椅每天用消毒液擦拭。严格执行探视和陪伴制度，探视人员进出隔离区域应根据隔离种类采取隔离措施，接触患者或污染物品后必须消毒双手。向家属宣传、解释遵守隔离要求和制度的重要性。

（五）了解患者需求，加强心理护理

注意了解患者的心理状况，治疗护理过程中多关心患者，及时告知其治疗进展情况，并给予鼓励。对严禁探视的患者要及时传递家属的信息，以减轻对疾病的恐惧和孤独自卑心理，增强战胜疾病的信心，使其尽快康复。

（六）解除隔离的标准，实施终末消毒

严格掌握解除隔离的标准，传染性分泌物经过培养，结果连续 3 次均为阴性，经医生开具医嘱后，即可解除隔离。

终末消毒指对转科、出院或死亡的患者及其所住的病室、用物、医疗器械等进行的消毒处理。

1. 患者的终末消毒（terminal disinfection of the client）　患者转科或出院前应沐浴、更衣，个人用物需经消毒后带出。若患者死亡，尸体须用消毒液擦拭，并用消毒液浸湿的棉球填塞口、鼻、耳、肛门或瘘管等孔窍，伤口更换敷料，最后用一次性尸单包裹尸体，送指定的太平间。

2. 患者单位的终末消毒（terminal disinfection of the wards）　封闭病室门窗，打开床头桌、

笔记栏

摊开被褥、竖起床垫,用消毒液熏蒸消毒;消毒后打开门窗,用消毒液擦洗家具;被服类消毒后再清洗。具体方法见表4-8。

表4-8 传染病患者污染物品消毒方法

类别	物品	消毒方法
病室	房间空间	2%过氧乙酸溶液熏蒸
	地面、墙壁、家具	0.2%~0.5%过氧乙酸溶液、1%~3%漂白粉澄清液喷洒或擦拭
医疗用品	玻璃类、搪瓷类、橡胶类	0.5%过氧乙酸溶液浸泡,高压蒸汽灭菌或煮沸消毒
	金属类	环氧乙烷熏蒸,0.2%戊二醛溶液浸泡
	体温计	1%过氧乙酸溶液浸泡,乙醇浸泡
	血压计、听诊器、手电筒	环氧乙烷或甲醛熏蒸,0.2%~0.5%过氧乙酸溶液擦拭
日常用品	餐具、茶杯、药杯	煮沸或微波消毒,环氧乙烷熏蒸,0.5%过氧乙酸溶液浸泡
	信件、书报、票证	环氧乙烷熏蒸
被服类	布类、衣物	环氧乙烷熏蒸,高压蒸汽灭菌,煮沸消毒法
	枕芯、被褥、毛织品	暴晒6小时,紫外线灯照射1小时,环氧乙烷或戊二醛熏蒸
其他	排泄物、分泌物	漂白粉或生石灰消毒,痰盛于蜡纸盒内焚烧
	便器、痰杯等	3%漂白粉澄清液或0.5%过氧乙酸溶液浸泡
	剩余食物	煮沸消毒30分钟后倾倒
	垃圾	焚烧

三、隔离种类及措施

隔离预防主要是在标准预防的基础上,实施两大类隔离:一是基于切断传播途径的隔离,二是基于保护易感人群的隔离。

(一)基于切断传播途径的隔离

1. 接触传播的隔离 经接触传播的疾病,如肠道感染、多重耐药菌感染、皮肤感染,在标准预防的基础上,还应采取接触传播的隔离与预防措施。

(1)隔离室使用蓝色隔离标志。

(2)限制患者的活动范围,根据感染性疾病类型,确定单人单室隔离或同种病种感染者同室隔离。

(3)减少患者的转运,如需要转运时,应采取有效措施,减少对其他患者、医务人员和环境表面的污染。

(4)医务人员接触隔离患者的血液、体液、分泌物、排泄物等物质时,应戴手套;离开隔离病室前,接触污染物品后应摘除手套,洗手或手消毒,手上有伤口时应戴双层手套。

(5)医务人员进入隔离病室,从事可能污染工作服的操作时,应穿隔离衣;离开病室前,脱下隔离衣,按要求悬挂,每天更换清洗与消毒;或使用一次性隔离衣,用后按医疗废物管理要求进行处置。接触甲类传染病应按要求穿防护服,离开病室前,脱去防护服,防护服按医疗废物管理要求进行处置。

2. 空气传播的隔离 经空气传播的疾病,如肺结核、水痘等,在标准预防的基础上,还应采取空气传播的隔离与预防措施。

(1)隔离室使用黄色隔离标志。

(2)同病种患者可同住一室,关闭通向走廊的门窗。无条件收治时,应尽快转送至有条件收治呼吸道传染病的医疗机构,并注意做好转运过程中医务人员的防护工作。

(3) 患者病情容许时,应戴外科口罩,定期更换,并限制其活动范围。

(4) 对环境应进行严格空气消毒。

(5) 医务人员应严格按照区域流程,在不同的区域,穿戴不同的防护用品,离开时按要求摘脱,并正确处理使用后的物品。

(6) 进入确诊或可疑传染病患者房间时,应戴帽子、医用防护口罩;进行可能产生喷溅的诊疗操作时,应戴护目镜或防护面罩,穿防护服;当接触患者及其血液、体液、分泌物、排泄物等物质时应戴手套。

3. 飞沫传播的隔离 经飞沫传播的疾病,如百日咳、白喉、流行性感冒、病毒性腮腺炎、流行性脑脊髓膜炎等,在标准预防的基础上,还应采取飞沫传播的隔离与预防措施。

(1) 隔离室使用粉色隔离标志。

(2) 同病种患者可同住一室,关闭通向走廊的门窗。无条件收治时,应尽快转送至有条件收治呼吸道传染病的医疗机构,并注意做好转运过程中医务人员的防护工作。

(3) 患者病情容许时,应戴外科口罩,定期更换,并限制其活动范围。

(4) 患者之间或患者与探视者之间相隔距离在 1m 以上,探视者应戴外科口罩。

(5) 加强通风和空气的消毒。

(6) 医务人员严格按照区域流程,在不同的区域,穿戴不同的防护用品,离开时按要求摘脱,并正确处理使用后的物品。

(7) 医务人员与患者近距离(1m 以内)接触,应戴帽子、医用防护口罩;进行可能产生喷溅的诊疗操作时,应戴护目镜或防护面罩,穿防护服;当接触患者及其血液、体液、分泌物、排泄物等物质时应戴手套。

其他传播途径的隔离与预防,应根据疾病的特性采取相应的隔离与防护措施。

(二) 基于保护易感人群的隔离

保护性隔离(protective isolation)又称反向隔离,适用于抵抗力低下或极易感染者,如早产儿、严重烧伤、白血病、器官移植及免疫缺陷患者等。

1. 病室外挂明显的隔离标志。患者住单间病室或隔离单元内。

2. 为了保护患者,进入病室治疗和护理时,应穿灭菌的隔离衣,洗手,戴口罩、帽子、手套,更换拖鞋等。

3. 室内空气保持正压通气,定时换气;地面、家具均应每天严格消毒。

4. 患者的引流物、排泄物、血液及体液污染物应及时分装密闭,标记后送指定地点。

5. 患呼吸道疾病或咽部带菌者(包括工作人员)均应避免接触患者,原则上禁止探视。若须进入病室探视时应做好相应的隔离工作。

四、隔离技术基本操作方法

(一) 帽子、口罩的使用方法

【目的】

1. 戴帽子可防止工作人员的头发散落、头屑飘落或被污染物污染。

2. 戴口罩可保护患者和工作人员,避免互相传染;防止飞沫污染无菌物品、伤口或清洁食物等。

【评估】

1. 帽子大小、口罩种类、有效期。

2. 患者病情、目前采取的隔离种类。

笔记栏

【计划】

1. 护士准备 着装整洁,剪短指甲、洗手并擦干。

2. 用物准备 根据需要备好合适的口罩、帽子和污物袋。口罩分为三类:①清洁干燥纱布口罩:保护呼吸道免受有害粉尘、气溶胶、微生物及灰尘的伤害,应不少于12层;②外科口罩:有可弯折鼻夹,外层有防水作用,能阻止血液、体液和飞溅物传播,医护人员在有创操作过程中佩戴;③医用防护口罩:分为长方形和密合拱形,均有不小于8.5cm的鼻夹,能阻止直径<5μm的感染因子或近距离(<1m)接触的飞沫经空气传播而感染。

3. 环境准备 整洁、宽敞。

【实施】

1. 以外科口罩为例

步骤	要点与说明
1. 戴帽子:将头发全部遮住,前帽沿齐眉,后帽沿齐枕,两侧帽沿在耳上,并保持清洁	• 帽子大小合适,能遮护全部头发
2. 戴口罩:将口罩罩住口、鼻及下巴,口罩下方系带系于颈后,上方系带系于头顶中部(图4-23A)	• 口罩应干燥、无破损、无污渍,能完全罩住口鼻,不可用污染的手接触口罩
3. 调整:将双手指尖放于鼻尖上,从中间位置开始,向内按压,并逐步向两侧移动,根据鼻梁形状塑造鼻夹。并调节系带的松紧度,检查密合性(方法:双手完全盖住防护口罩,快速呼气)	• 不应一只手按压鼻夹 • 每次佩戴外科口罩进入工作区域之前,应进行密合性检查。若鼻夹附近有漏气应调整鼻夹,若漏气位于四周,应调整到不漏气为止
4. 摘口罩:操作完毕,洗净双手,先解开口罩下面的系带,再解开上面的系带,用手指捏住系带放入医疗垃圾袋内	• 口罩用后立即取下,不可挂在胸前,取下时不可接触口罩外侧面(污染面)。口罩潮湿或受到患者血液、体液污染后,应及时更换
5. 摘帽子:洗手后取下帽子	• 一次性帽子脱下后放入污物袋,如是布制帽子,每日更换,清洗消毒

2. 医用防护口罩

(1) 适用范围:接触经空气传播或近距离接触经飞沫传播的呼吸道传染病患者时佩戴。

(2) 佩戴方法:①一手托住口罩,有鼻夹的一面背向外;②将口罩罩住鼻、口及下巴,鼻夹部位向上紧贴面部;③另一手将下方系带拉过头顶,放在颈后双耳下;④将上方系带拉过头顶中部;⑤双手指尖放在金属鼻夹上,从中间位置开始,向内按鼻夹,并分别向两侧移动和按压,根据鼻梁的形状塑造鼻夹,不应一只手按压鼻夹;⑥检查密合性,双手完全盖住口罩,快速呼气,如有漏气应调整鼻夹位置,调整到不漏气为止。具体见图4-23B。

外科口罩佩戴方法

图4-23 外科口罩和医用防护口罩佩戴方法

A. 一手托住口罩,有鼻夹的一面向外

B. 口罩罩住鼻、口及下巴,鼻夹部位向上紧贴面部

C. 将下方系带拉过头顶,放在颈后双耳下

D. 双手指尖放在金属鼻夹上,根据鼻梁形状塑造鼻夹

医用防护口罩佩戴方法

图 4-23(续)

戴帽子、口罩操作流程:
戴帽子→戴口罩→调整→摘口罩、帽子

【注意事项】
　1. 使用帽子时须将全部头发遮住;口罩应遮住口鼻,较好地贴合面部,不可用污染的手触及口罩。
　2. 戴上口罩后避免咳嗽和不必要的谈话,以保持口罩干燥。
　3. 每次接触严密隔离患者后都要立即更换口罩。
　4. 一次性口罩使用时间不超过 4 小时。医用防护口罩能持续使用 6~8 小时。使用中口罩若污染或潮湿须立即更换。
【评价】
1. 帽子、口罩保持清洁干燥。
2. 摘下口罩方法正确,处理得当。
(二) 护目镜、防护面罩的使用方法
　护目镜能防止患者的血液、体液等具有感染性的物质溅入眼部;防护面罩能防止患者的血液、体液等具有感染性的物质溅到面部。下列情况应使用护目镜或防护面罩:①在进行诊疗、护理操作,可能发生患者血液、体液、分泌物等喷溅时;②近距离接触经飞沫传播的传染

病患者时;③为呼吸道传染病患者进行气管切开、气管插管等近距离操作,可能发生患者血液、体液、分泌物喷溅时,应使用全面型防护面罩。

戴护目镜、防护面罩前应检查有无破损,佩戴装置有无松脱;佩戴后应调节舒适度。摘护目镜、防护面罩时应捏住靠头或耳的一侧摘掉,放入医疗垃圾袋内,如需重复使用,放入回收容器内,以便清洁、消毒。

（三）洗手与手消毒

手卫生(hand hygiene)为医务人员在从事职业活动过程中的洗手、卫生手消毒和外科手消毒的总称。

洗手(hand washing):

指医务人员用流动水和洗手液(肥皂)揉搓冲洗双手,去除手部皮肤污垢、碎屑和部分微生物的过程。

【使用范围】

1. 直接接触每个患者前后,从同一患者身体的污染部位移动到清洁部位时。

2. 接触患者黏膜、破损皮肤或伤口前后,接触患者的血液、体液、分泌物、排泄物、伤口敷料等之后。

3. 穿脱隔离衣前后,摘手套后。

4. 进行无菌操作及接触清洁、无菌用品之前。

5. 接触患者周围环境及物品后。

6. 处理药物或配餐前。

【目的】

1. 清除手上的污垢和大部分暂居菌。

2. 避免污染无菌物品和清洁物品。

3. 保护患者和医护人员。

4. 切断通过手传播感染的途径。

【评估】

1. 手污染的程度。

2. 患者病情。

3. 目前执行操作的种类和要求。

【计划】

1. 护士准备 衣帽整洁,剪短指甲,取下手表及手上的饰物,卷袖过肘。

2. 用物准备 洗手池、水龙头、流动水、洗手液(肥皂液)、毛巾或干手器或纸巾等。手术部(室)、产房、导管室、洁净层流病区、骨髓移植病区、器官移植病区、新生儿室、母婴同室、血液透析中心(室)、烧伤病区、感染性疾病科、口腔科、消毒供应中心、检验科、内镜中心(室)等感染高风险部门和治疗室、换药室、注射室应配备非手触式水龙头。

3. 环境准备 清洁、宽敞、干燥、安全。

【实施】

步骤	要点与说明
1. 调节水流:打开感应式或脚踏式水龙头,调节适宜的水温和水流	● 水龙头最好是感应式或用肘、脚、膝控制的开关 ● 水流不可过大,以防溅湿工作服
2. 湿润双手:湿润双手,关闭水龙头	
3. 接取皂液:取适量洗手液或肥皂液涂抹双手	● 洗手液(肥皂液)重复使用应定期清洁与消毒

续表

步骤	要点与说明
4. 揉搓双手:均匀涂抹手掌、手指、手背和指缝,按顺序揉搓双手至少15秒,共3分钟。一般按"六步洗手法"顺序揉搓双手(图4-24):①掌心对掌心,两手并拢相互揉搓;②手心对手背,手指交错相互揉搓(两手交换);③掌心相对,手指交叉沿指缝相互揉搓;④弯曲一手各指间关节,在另一手掌心旋转揉搓(两手交换);⑤用一只手握另一手拇指旋转揉搓(两手交换);⑥指尖在掌心转动揉搓(两手交换)	• 有的医院亦使用"七步洗手法",在"六步洗手法"的基础上加洗手腕部,要求回旋揉搓手腕部及腕上10cm,交换进行
5. 冲洗双手:打开水龙头,在流动水下彻底冲净双手	• 冲洗双手时注意指尖向下
6. 擦干双手:用纸巾包住水龙头关闭或用肘、脚关闭水龙头,用毛巾或纸巾擦干或用干手器烘干双手	• 毛巾必须保持清洁干燥,一用一消毒

图4-24 揉搓双手

洗手操作流程:
调节水流→湿润双手→接取皂液→揉搓双手→冲洗双手→擦干双手

【注意事项】
1. 洗手时要反复揉搓使泡沫丰富,注意指尖、指缝、拇指、指间关节及皮肤皱褶等处的揉搓。
2. 身体应与洗手池保持一定距离,以免溅湿工作服。

【评价】
1. 洗手方法正确,冲洗干净。
2. 洗手时水未溅出洗手池,未污染周边环境。
3. 工作服未触碰池边及沾湿。
4. 洗手后未检出致病微生物。符合《医务人员手卫生规范》(WS/T 313—2019)要求。

卫生手消毒(antiseptic handrubbing):
指医务人员用手消毒剂揉搓双手,以减少手部暂居菌的过程。医务人员接触感染患者或污染物品后,手被大量细菌污染,一般洗手不能达到预防交叉感染的目的,须在洗手后进行卫生手消毒。

【使用范围】
1. 实施侵入性医疗护理操作前。

2. 护理免疫力低下患者或新生儿前。

3. 接触黏膜、血液、体液和分泌物后。

4. 接触被致病微生物污染的物品后。

5. 护理传染病患者后或护理可能携带传染性病原微生物的患者后。

【目的】

1. 清除致病性微生物,预防感染与交叉感染。

2. 避免污染无菌物品和清洁物品。

【评估】

1. 手污染的程度。

2. 患者病情。

3. 目前执行操作的种类和要求。

【计划】

1. 护士准备　衣帽整洁,剪短指甲,取下手表及手上的饰物,卷袖过肘,洗手。

2. 用物准备

(1) 洗手池设备:流动水洗手设施多用感应式开关或用肘、膝、脚踏控制的开关。

(2) 治疗盘:内盛消毒液及容器,消毒小毛巾或纱布,清洁干燥小毛巾或避污纸及相应容器或干手机。

(3) 消毒剂的选择:原则是选择作用速度快、不损伤皮肤、不引起过敏反应、杀菌效果好的消毒液;可选择75%乙醇、0.5%碘伏、含氯消毒剂或过氧乙酸等。

3. 环境准备　清洁、宽敞、干燥、安全。物品放置合理,取用方便。

【实施】

步骤	要点与说明
1. 洗手:按洗手步骤洗手并保持手干燥	● 符合洗手的要求,消毒前手必须干燥,以保证消毒效果
2. 涂消毒剂:取速干手消毒剂于掌心,均匀涂擦双手,方法为:手掌对手掌、手掌对手背、指尖对手掌、两手指缝相对互擦	● 保证消毒剂完全覆盖手部皮肤,特别注意指尖、手指、指蹼及指缝等部位的涂擦 ● 必要时增加涂擦手腕上10cm ● 揉搓时间至少15秒
3. 揉搓待干:按照揉搓洗手的步骤揉搓双手,直至手部干燥	● 自然干燥

> 卫生手消毒操作流程:
> 洗手→取消毒液→涂擦双手→自然干手

【注意事项】

1. 卫生手消毒前先洗手并保持手部干燥,洗手要符合要求。

2. 速干手消毒液充分揉搓全覆盖,方法正确。

3. 掌握卫生手消毒时机,即在接触患者的血液、体液和分泌物后;接触被污染性致病微生物污染的物品后;直接为传染病患者进行检查、治疗、护理后;处理传染病患者污物之后。

【评价】

1. 手消毒的方法正确,按操作规程进行操作。

2. 消毒后,卫生学检测达标。

外科手消毒(surgical hand antisepsis):

指外科手术前医务人员用流动水和洗手液揉搓冲洗双手、前臂至上臂下 1/3,再用手消毒剂清除或杀灭手部、前臂至上臂下 1/3 暂居菌和减少常居菌的过程。

【使用范围】

1. 进行外科手术。

2. 执行其他操作前需按外科手术洗手要求者。

【目的】

1. 清除指甲、手部、前臂的污物和暂居菌。

2. 最低程度地减少常居菌。

3. 抑制微生物快速生长。

【评估】

1. 患者病情。

2. 目前执行操作的种类和要求。

【计划】

1. 护士准备　衣帽整洁,操作前剪短指甲,取下手表及手上的饰物,卷袖过肘。

2. 用物准备

(1) 洗手设备:水龙头多用感应式开关或用非手触式,水龙头的数量不少于手术间数量,每 2~4 间手术间宜独立设置 1 个洗手池。治疗盘内盛指甲清洁用物、洗手液(肥皂液)及容器、揉搓用的海绵、干手物品。

(2) 手消毒设备:手消毒剂的出液器应采用非手触式。无菌缸内备已消毒的软毛手刷或海绵、无菌巾。

3. 环境准备　清洁、宽敞、干燥、安全。物品放置合理,取用方便。

【实施】

步骤	要点与说明
1. 洗手:按洗手池设备情况正确打开水龙头,调节水流,湿润双手,取适量洗手液揉搓并刷洗双手、前臂和上臂下 1/3。清洁双手时,可使用清洁指甲用品清洁指甲下的污垢和使用揉搓用品清洁手部皮肤的皱褶处	• 洗手前摘除手部饰物,修剪指甲,指甲长度应不超过指尖
2. 冲洗:用流动水冲净双手、前臂和上臂下 1/3	• 水流不可过大以防溅湿工作服
3. 干手:使用干手物品擦干双手、前臂和上臂下 1/3	• 始终保持双手位于胸前并高于肘部
4. 消毒 (1) 冲洗手消毒法 1) 涂擦消毒剂:取适量的消毒剂涂抹双手的每个部位、前臂和上臂下 1/3 2) 揉搓:双手 2~6 分钟 3) 流水冲净:流水认真揉搓,冲净双手、前臂和上臂下 1/3 4) 擦干双手:用无菌巾按顺序彻底擦干双手、前臂及上臂下 1/3	• 每个部位均需涂擦到消毒剂 • 手消毒剂的取液量、揉搓时间及使用方法应遵循产品使用说明。揉搓用品、清洁指甲用品应一人一用一消毒或者一次性使用 • 水由手部流向肘部 • 手刷、无菌擦手巾等每日清洁与消毒
(2) 免洗手消毒法 1) 涂擦消毒剂:取适量的消毒剂涂抹双手的每个部位、前臂和上臂下 1/3 2) 揉搓待干:认真揉搓直至消毒剂干燥	• 每个部位均需涂擦到消毒剂 • 手消毒剂的取液量、揉搓时间及使用方法应遵循产品使用说明

外科手消毒操作流程：
洗手→冲洗→干手→手消毒（冲洗手消毒或免洗手消毒）

【注意事项】

1. 掌握卫生手消毒和外科手消毒的使用范围。

2. 刷洗的范围一定要超过被污染的范围。

3. 在进行外科手消毒过程中，应保持双手位于胸前并高于肘部。

4. 在流动水下从指尖向手肘单一方向冲净双手、前臂和上臂下 1/3，用经灭菌的布巾彻底擦干。

【评价】

1. 刷洗过程中，水未溅出池外，工作服未触碰池边。

2. 手消毒后，卫生学检测达标。

(四) 穿、脱隔离衣（don and remove isolation gown）

【目的】

保护患者和工作人员免受病原体侵袭；防止疾病传播，防止交叉感染。

【评估】

1. 患者病情，治疗和护理。

2. 目前采取的隔离种类。

3. 穿隔离衣的环境。

【计划】

1. 护士准备 穿好工作服，洗手，戴隔离帽和口罩，取下手表，卷袖过肘。

2. 用物准备 隔离衣、挂衣架、刷手和洗手设备、污物袋等。

3. 环境准备 清洁宽敞，干燥安全，用物摆放合理。

【实施】

步骤	要点与说明
穿隔离衣法 1. 取隔离衣：检查隔离衣，手持衣领取下隔离衣（图4-25），清洁面朝向自己，将衣领两端向外折齐，露出肩袖内口（图4-26）	• 隔离衣的长度需全部遮盖工作服，如有破损则不可使用
2. 穿衣袖：右手持衣领，左手伸入袖内，右手将衣领向上拉，露出左手（图4-27）。换左手持衣领，右手伸入袖内，左手将衣领向上拉，露出右手（图4-28），举双手将袖抖下，露出手腕	• 衣领及隔离衣内面为清洁面。衣袖勿触及面部、衣领
3. 扣领扣：两手持衣领，由前部中央沿领边向后将领扣扣好或系好领带（图4-29）	
4. 系袖口：放下手臂使衣袖落下，扣好袖口或系上袖带（图4-30）	• 系领口时注意污染的袖口不可触及衣领、帽子、面部和颈部
5. 系腰带：自一侧衣缝顺带下约5cm处将隔离衣后身向前拉，见到衣边则捏住（图4-31）；依上法捏住另一边（图4-32）。两手在背后将隔离衣的后开口对齐（图4-33），一起向一边折叠（图4-34），一手按住折叠处，另一手松开腰带并将其拉至背后，压住折叠处，将腰带在背后交叉，回到前面打一活结（图4-35）。即可进行护理操作	• 此时手已被污染 • 手不可触及隔离衣内面 • 后侧边缘需对齐，折叠不能松散 • 穿好隔离衣后，双臂保持在腰部以上，视线范围内；不得进入清洁区，避免接触清洁物品

续表

步骤	要点与说明
脱隔离衣法	
1. 松腰带:护理操作结束,解开腰带,在前面打一活结(图4-36)	
2. 解袖扣:解开袖带或扣子,将衣袖向上拉(图4-37),在肘部将部分衣袖塞入袖内,露出双手	• 不可将衣袖外侧塞入工作服内
3. 消毒手:用速干手消毒剂按六步洗手法进行卫生手消毒,揉搓至干	• 认真揉搓双手至少15秒,注意消毒双手所有皮肤,包括指背、指尖和指缝
4. 解领扣:解开领扣或领带	• 保持衣领清洁
5. 脱衣袖:右手伸入左手腕部衣袖内(图4-38),拉下衣袖过手,以保护袖内的手,用遮盖着的左手握住右手隔离衣袖的外面(污染面)(图4-39),将右侧袖子拉下	• 衣袖不可污染手及手臂 • 清洁的手不可触及隔离衣外面
6. 挂衣钩:双手轮换拉下袖子,渐从袖管中退出(图4-40),以右手撑起衣肩,使衣领直立(图4-41),再用退出的左手提起衣领,双手持领,将隔离衣折好,对齐衣边,使袖笼呈马蹄形,挂在衣钩上(图4-42)	• 隔离衣挂在潜在污染区,清洁面向外;挂在污染区,则清洁面向内 • 隔离衣每天更换,如有潮湿或污染应立即更换 • 隔离衣如需更换或不再使用,双手持领带将隔离衣从胸前向下拉,将隔离衣污染面向里,衣领及衣边卷至中央,放入指定污衣袋内按规定清洗消毒后备用
7. 再次洗手	

图 4-25　取隔离衣

图 4-26　手持衣领,清洁面向外

图 4-27　穿一只衣袖露出肩袖内口

图 4-28 穿另一只衣袖　　图 4-29 系领口　　图 4-30 系袖口

图 4-31 将一侧衣边拉至前面　图 4-32 将另一侧衣边拉至前面　图 4-33 将两侧衣边在背后对齐

图 4-34 将对齐的衣边
　　　向一边折叠　　　图 4-35 系腰带　　图 4-36 解开腰带在前面打一活结

图 4-37　翻起袖口,将衣袖向上拉

图 4-38　拉下衣袖

图 4-39　用遮盖着的手拉另一衣袖的外面

图 4-40　解开腰带,脱衣

图 4-41　一手撑衣领内面,使其直立

图 4-42　提起衣领,挂衣钩

穿脱隔离衣操作流程：

取隔离衣→穿衣袖→扣领扣→系袖带→系腰带→松腰带→解袖扣→消毒手→解领扣→脱衣袖→挂衣钩→再次洗手

【注意事项】

1. 穿隔离衣前，应将进入病室操作所需的一切用物备齐。

2. 穿隔离衣前应仔细检查隔离衣，确保无潮湿、无破损，且长短合适，能全部遮盖工作服，有破损或潮湿时不可使用。

3. 必须分清隔离衣的清洁面和污染面，保持清洁面不被污染。

4. 穿隔离衣后，双臂保持在腰部水平以上、肩部以下的视线范围内；只能在规定区域内活动，不可进入清洁区。

【评价】

1. 隔离观念强，操作者、环境、物品均无污染。

2. 消毒手方法正确，隔离衣未被溅湿。

3. 穿脱过程中，始终注意保持衣领不被污染。

(五) 穿、脱防护服

防护服是临床医务人员在接触甲类或按甲类传染病管理的传染病患者时，或接触经空气传播或飞沫传播的传染病患者，可能受到患者血液、体液、分泌物、排泄物喷溅时防护所用。防护服应具有良好的防水、抗静电和过滤效率，无皮肤刺激性，穿脱方便，结合部严密，袖口、脚口应为弹性收口。防护服分连体式和分体式两种。

【目的】

保护医务人员和患者，避免感染和交叉感染。

【计划】

1. 环境准备 清洁、宽敞。

2. 护士准备 衣帽整洁，修剪指甲、取下手表，卷袖过肘、洗手、戴口罩。

3. 用物准备 防护服，消毒手用物。

【操作步骤】

1. 穿防护服 连体或分体防护服，遵循先穿下衣，再穿上衣，然后戴帽子，最后拉上拉链的顺序。

2. 脱防护服

(1) 分体式：先将上衣拉链拉开，向上提拉帽子，使帽子脱离头部。脱袖子、上衣，将污染面向里放入医疗垃圾废物袋。脱下衣，由上向下边脱边卷，污染面向里，脱下后置于医疗废物袋，见图 4-43。

(2) 连体式：先将拉链拉到底，向上提拉帽子，使帽子脱离头部，脱袖子；由上向下边脱边卷，污染面向里直到全部脱下后放入医疗废物袋内，见图 4-44。

(六) 避污纸的使用

避污纸是由清洁纸片制成的，常挂在门口墙上或使用纸巾。

【目的】

1. 手干净时，可用避污纸垫着拿取或暂时接触污染物品，保持工作人员手的清洁，以减少消毒手的次数。如回收药杯、开门等。

2. 手污染时，可用避污纸垫于已污染的手上接触清洁物品，如开关水龙头、电灯开

图 4-43 脱分体式防护服

图 4-44 脱连体式防护服

关等。

【评估】

患者病情,目前隔离的种类和避污物品。

【计划】

1. 护士准备 着装整洁,剪短指甲,洗手、戴口罩等。

2. 环境准备 清洁、宽敞。

3. 用物准备 避污纸(用清洁纸片制成或纸巾)。

【实施】

步骤	要点与说明
1. 使用时:取避污纸应从上面抓取,不可掀页撕取和接触下面的纸片(图4-45)	● 使用前应保持避污纸清洁
2. 使用后:将使用后的避污纸置于污物桶,集中焚烧处理	● 避污纸放入医用污物袋内,不可随意丢弃

图4-45 取避污纸法

【评价】

1. 避污纸使用前未被污染。

2. 取避污纸方法正确。

3. 避污纸用后处理正确。

(杨翔宇 江 虹)

复习思考题

1. 患者,男性,35岁,因足底外伤,继而发热、惊厥、牙关紧闭呈苦笑面容入院,诊断为破伤风。该患者换药后伤口敷料应如何处理?

2. 患者,男性,50岁,不慎被烧伤,Ⅲ度烧伤面积达45%,入院后应采取何种隔离?具体措施有哪些?

3. 患者,女性,28岁,即将行剖宫产,根据医嘱,护士立即进行术前留置导尿。请思考:①操作中应遵循什么原则?②将应用哪些无菌技术完成导尿操作?

4. 患者,男性,36岁,因肺结核伴咯血入院。请思考:①护士将为其采取何种隔离? 如何安排病室?②如何指导患者住院期间遵守医院规定避免交叉感染的发生?③进入病室对患者进行护理操作时,护士应如何做好隔离和防护?

扫一扫
测一测

第五章

护理职业防护

学习目标

识记：

1. 能正确陈述职业暴露的有害因素及对人体的影响。

2. 能正确陈述常见护理职业损伤的防护措施。

理解：

1. 能正确描述职业暴露、职业损伤、职业防护、护理职业防护、标准预防的概念。

2. 能正确解释护理职业损伤的危害因素。

3. 能正确理解护理职业防护的管理。

应用：

1. 能根据患者的病情，在护理工作中采取标准预防措施。

2. 能根据锐器伤的情况，正确处理锐器伤，并采取有效的、针对性的防护措施。

3. 能根据要求配制化疗药物，并采取有效的护理防护措施。

4. 能正确评估化疗药物暴露情况，化疗药物暴露后能采取正确的处理措施。

5. 能针对汞泄漏情况，采取有效的防护措施。

6. 能根据汞泄漏情况，正确处理汞泄漏。

案例导入

小李，39岁，神经外科女护士，从事神经外科重症监护护理15年，体检发现腰椎间盘突出，近日由于护理任务繁重加之疏忽大意，在拔除输液头皮针时刺伤自己。

请思考：

1. 护士小李发生腰椎间盘突出与职业有何关系？

2. 护士小李被针刺伤后应如何处理？

3. 发生针刺伤后潜在的危害有哪些？

护理工作环境是治疗与护理患者的场所，其病原微生物相对集中，存在着职业风险。自1981年 Mclormick 等学者首次报道了医务人员因职业原因感染人类免疫缺陷病毒（HIV）以来，医务人员的职业暴露及防护开始受到关注。各种突发的传染病，如严重急性呼吸综合征（severe acute respiratory syndrome，SARS）、埃博拉出血热（Ebola hemorrhagic fever，EHF）、中东呼吸综合征（Middle East respi-ratory syndrome，MERS）、寨卡病毒（Zika virus）感染等，严重威胁医护人员的生命安全。各类医护人员感染死亡事件警示我们，医护人员的职业防护不容忽视。正确的职业防护,对护理人员规避职业风险,降低职业损伤发生率,具有重要的意义。

第一节　职业防护概述

一、职业防护的相关概念及意义

随着医学科学的发展和各种新诊疗技术的推广,增加了护理人员暴露于多种职业性危害因素中的危险,易造成护理职业性损伤,严重危害护理工作人员的身心健康。

（一）职业防护的相关概念

1. 职业损伤（occupational injury）　指由于职业有害因素引起的各种损伤,轻则影响健康,重则造成严重损害,甚至导致严重的伤残或死亡。

2. 职业暴露（occupational exposure）　指由于职业关系而暴露在有害因素中,从而有可能损害健康或危及生命的一种状态。

3. 护理职业暴露（nursing occupational exposure）　指护理人员在从事诊疗、护理活动过程中,接触有毒、有害物质或病原微生物,以及受到心理、社会等因素的影响而损害健康或危及生命的职业暴露。

4. 职业防护（occupational protection）　指针对可能造成机体损伤的各种职业性有害因素,采取有效措施,以避免职业性危害的发生,或将危害降低到最低程度。

5. 护理职业防护（occupational protection of nursing）　指在护理工作中针对各种职业性有害因素采取有效措施,以保护护理人员免受职业性有害因素的危害,或将危害降低到最低程度。

（二）护理职业防护的意义

1. 科学规避护理职业风险,营造和谐的工作氛围　通过护理职业防护知识的学习及护理职业防护技能的规范化培训,提高护理人员对职业损伤的警觉性和自我防控能力,自觉履行护理职业规范要求,减少护理差错、事故的发生,增加工作安全感和职业成就感,提高工作效率,营造和谐的工作氛围。

2. 提高护士职业生命质量,保证护士健康和安全　护理职业防护的有效实施不仅可以减轻职业危险因素对护理人员造成的损害,还可以控制由环境和行为不当引发的不安全因素,最大限度地维护理人员的健康和安全,提高护士职业生命质量。

3. 提供患者优质服务,促进社会和谐发展　有效的护理职业防护可以解除护理人员的后顾之忧,为患者提供高效、优质的护理服务。同时,护理人员的自我防护也是对患者的保护,促进医患关系的发展,促进社会和谐发展。

二、护理职业防护的进展

（一）国外护理职业防护

发达国家非常重视护理职业安全,通过设立专门管理机构,加强法律法规建设,通过不断改进护理职业防护的方法和用具等来保障护理工作人员的安全。早在 20 世纪 80 年代,美国政府设专门的职业防护管理机构,如美国职业安全卫生管理局（Occupational Safety and Health Administration,OSHA）,致力于护理人员职业健康与安全。1982 年,加拿大建立了职业健康护士合作委员会（Canadian Council for Occupational Health Nurses Incorporated,COHN

Inc),开发和管理职业健康护理认证教育。现今,加拿大、美国、新西兰及欧洲多个国家均有专职职业防护护士,并建立系统的资格认证体系。2001 年,美国国会通过针刺安全及防护法法案,将医护人员职业安全纳入法律保护范畴。研究表明,导致感染的主要职业因素是防护意识不强,20 世纪 80 年代以来,美国职业安全卫生管理局先后制定了普及性防护、集中配置及监控手段和抗肿瘤药物使用的法规等;20 世纪 90 年代初,日本、英国、加拿大、西班牙等国继美国之后建立了血液暴露防治通报网络系统(Exposure to Prevent Blood Communications Network System,EPBNET),对血液性职业暴露、职业安全进行了控制与管理。目前很多国家都有关于护士职业防护的规定,以美国为例,有 3 项规定:①美国疾病控制与预防中心(Center for Disease Control and Prevention,CDC)的标准预防原则:护理人员应把所有患者的血液、体液都视为有传染性的,在可能暴露于这些物质时,必须采取个人防护措施,并严格遵守针刺预防原则;②美国职业安全卫生管理局的执行标准预防管理规定:医院必须提供足够的手套、隔离衣、面罩、眼罩等个人保护性设备,配有专门的医院感染控制人员,提供标准预防知识的培训并进行效果评价,制定暴露后管理计划等;③使用安全性产品的相关法律:规定医务人员有权要求使用安全性能好的产品,标志着从强调以行为防护到强调以器械防护的防护理念的转变。发达国家已广泛使用垂直层流生物安全柜配制化疗药物,美国为接触化疗药物的医务人员提供特制的防护手套。新加坡等发达国家对针头、锐器损伤有严格的上报制度。

(二)我国护理职业防护

我国的职业防护起步较晚,经过不断的努力,已取得可喜的进步和成绩。但与发达国家相比,还存在一定差距。

1. 职业暴露的关注　我国在 SARS 发生后医务人员职业防护更加受到关注。2004 年卫生部发布了《血源性病原体职业接触防护导则》,2009 年正式实施,但导则只是规范性标准,而非强制性要求。近年来,医疗卫生职业防护工作的相关法规、文件逐渐出台,有效推进了护理职业防护工作的发展。护理人员应自觉提高职业防护意识,强化职业防护行为,促进护理职业防护的进一步发展。

2. 职业防护教育　近年来,各级医学院校对护理职业防护教育进行了有益的探索,但是总体来说,我国的护理职业防护教育仍然十分薄弱,多数学校在《护理学基础》理论和实训课中涉及相关知识,或者在实习护生的岗前培训中提到职业防护。传授的防护知识相对零碎、不全面,没有涵盖全部职业危害因素,只讲授了常用的职业防护知识,难以形成系统的知识体系。另外,护士正式上岗前相关的医院感染、职业防护、安全工作技术和方法的专门教育培训也相对匮乏。最终造成护理人员职业防护意识薄弱、防护能力较低。因此,加强对护理人员的教育培训是减少职业性损伤的有效措施之一。

3. 护理职业防护研究　SARS 发生以后,有关部门高度重视医护职业损伤问题,护理科研工作者也针对护理职业防护进行了深入研究,短短的十几年已取得一定的进步。但由于起步晚,科研能力、财力投入等因素在一定程度上造成研究的局限性。期望在相关部门的支持下,以科学的高度,在护理职业防护的管理、教育、风险因素、职业损伤原因及防护、风险评估等方面的研究取得纵深突破。对推进护理职业防护的立法进程,建立护理职业防护长效机制,具有重要意义。

4. 护士职业防护意识　根据《医务人员职业防护制度》,在医疗机构中从事诊疗活动的所有医、药、护、技人员,均应遵守并严格执行职业防护制度。尽管各级医院重视开展关于医务人员防护的宣传、教育和培训工作,但依然有护士在执行时抱着侥幸心理,忽视自身防护。究其原因有三:①护理人员主观认为应用防护用具不方便操作,影响工作效率,标准预防依从性低;②长期以来强调不怕脏、不怕累的敬业精神的影响;③职业防护知识缺乏,护士没有进行系统的防护知识教育,医院和社会对防护知识的宣传和重视力度不够。

5. 职业防护管理意识　护理人员的职业防护是一个系统工程,从职业教育到管理均应给予足够的关注。然而,一些医院往往只注重患者的安全而忽略了护理人员的自身安全;一些医院则管理制度不健全,未实行职业暴露和职业感染报告制度;有些医院目前还未能提供足够的防护用具,一定程度增加了护理人员的暴露风险。

6. 职业暴露处理　部分护理职业暴露处理不到位,主要原因有两个方面:一方面由于部分护理管理者不重视,导致一旦发生职业暴露后,暴露的护理人员得不到风险评估和指导处理,得不到必要的疫苗防治等处理;另一方面,部分护理人员由于防护意识缺乏,发生职业暴露后未按照规定流程上报。

三、护士职业暴露的有害因素

职业危害因素指工作场所中存在的各种有害的化学、物理、生物等因素及在作业过程中产生的其他职业有害因素。护士的职业危害因素根据马来西亚 Tan 的职业危害分类法分为四类:生物、化学、物理和心理危害。

（一）生物性因素

护理工作环境中存在的对护理人员健康有害的病毒、细菌、真菌、支原体、衣原体、寄生虫等,以及其产生的生物活性物质,统称为生物性有害因素。护理环境中主要的生物性有害因素是细菌和病毒。

1. 细菌　细菌是原核型单细胞微生物,在适宜条件下结构和形态较稳定。在护理环境中常见的致病菌有葡萄球菌、链球菌、肺炎球菌及大肠埃希菌等,广泛存在于患者的排泄物、分泌物,以及患者用过的器具和衣物中。护理人员主要通过呼吸道、血液、皮肤等途径被感染。

2. 病毒　病毒是一种体积小、结构简单的微生物,必须寄生在活细胞内,并依赖宿主细胞进行复制。在护理工作环境中,常见的病毒有肝炎病毒、人类免疫缺陷病毒和冠状病毒等,传播途径主要是呼吸道和血液传播。乙型肝炎、丙型肝炎和艾滋病均由病毒引起,是护理人员因职业损伤而感染的疾病中最常见、最危险的疾病。

（二）物理性因素

在护理工作中,易发生职业损伤的常见物理因素有锐器伤、负重伤、放射性损伤、温度性损伤、噪声损伤及工作环境中不安全因素损伤等。

1. 锐器伤　锐器伤是护理人员最常见的职业损伤因素之一。护理工作需要进行大量的注射、抽血、输液、输血等操作,在配药过程中经常要掰断安瓿,手术配合要接触手术器械、缝针、刀剪等锐器,在进行这些操作中都存在被刺伤或割伤的风险。锐器伤是导致医务人员血源传播疾病的主要因素,其中最常见、危害性最大的是乙型肝炎、丙型肝炎和艾滋病。锐器伤不仅危害护理人员的身体健康,而且损害护理人员的心理健康,引起焦虑、恐慌等不良情绪,甚至影响护理职业生涯。

2. 负重伤　护理人员体力劳动较多,且劳动强度较大,特别在急诊、ICU、骨科、脑外科、神经内科等科室,常常需要搬动患者,定时给患者翻身,如果操作体位或搬运患者用力不当或弯腰姿势不正确,容易发生急性腰扭伤,引发腰椎间盘突出。另外,长时间的负重和弯腰易造成腰肌劳损,长时间站立和在病房频繁走动容易造成下肢静脉曲张。

3. 放射性损伤　随着医学影像学、核医学的发展,放射性检查和治疗、激光治疗广泛应用于临床。护理人员在这样的环境中工作可引发放射性皮炎、皮肤溃疡坏死、皮肤癌等,如果护理人员自我防护不当,可导致青光眼、白内障、畸胎或死亡、机体免疫系统损害、造血功能障碍等;另外,紫外线照射是医院常用的一种消毒灭菌方法,过量接触紫外线会引起光化学反应,诱发皮肤红斑、紫外线性眼炎等疾病。

4. 温度性损伤 高温和低温均可造成身体损伤。在日常护理工作中,给患者提供冷热疗法时易造成冻伤或烫伤,如冰敷、热水袋热敷、中药热熨疗法等;各种仪器使用,如烤灯、高频电刀所致的灼伤;医院易燃易爆品,如乙醇、氧气所致的烧伤。

5. 噪声损伤 医院中的噪声主要来源于各种机器,如监护仪、呼吸机的机械声,报警声、电话铃声、患者的呻吟声及物品和仪器移动的声音等。护理人员长期处于高分贝的工作环境中,可产生苦恼、烦躁不安等心理反应,严重者可导致听觉系统、神经系统等损伤。

6. 工作环境中不安全因素 如地面湿滑滑倒、跌倒;狂躁妄动患者或医疗纠纷造成的暴力伤害;因事故暴露的化学物质造成的急性中毒;坠物砸伤等。

(三) 化学性因素

化学性因素指医务人员在从事规范的诊断、治疗、护理及检验等工作过程中,通过多种途径接触到的化学物质。在日常工作中,护士长期接触多种消毒剂、抗肿瘤化疗药物、麻醉废气及水银等,可造成身体不同程度的损伤。

1. 化疗药物 吸入或直接接触细胞毒性药物粉尘或雾滴,均会造成身体损伤。长期低剂量接触化疗药物可引起皮炎、头痛、头晕、恶心、呕吐、器官或染色体损伤及生殖发育毒性等损伤,有致癌、致畸、致突变的危险。细胞毒性药物在体内还有蓄积作用,会产生远期危害。

2. 化学消毒剂 甲醛、戊二醛、环氧乙烷、过氧乙酸、过氧化氢、含氯消毒剂、高锰酸钾等化学消毒剂对眼睛、皮肤和黏膜有强烈的刺激作用,在发挥作用的同时,也给护理人员带来了潜在的损伤风险。长期接触可损害呼吸系统和中枢神经系统,临床表现为气促、鼻炎、哮喘、头痛、记忆障碍及注意力不集中等。

3. 麻醉废气 麻醉废气具有器官毒性、致癌作用。短期吸入麻醉废气可出现头痛、注意力不集中、应变能力差及烦躁等症状;长期吸入麻醉废气在体内蓄积后,可产生氟化物中毒、遗传性影响(致畸、致突变)及对生育功能的影响。

4. 其他 部分医疗用品,如水银体温计、水银血压计、水温计等,一旦被打碎,漏出的汞如处理不当可对人体产生神经毒性和肾毒性。

(四) 心理 - 社会因素

中国的护理人员大部分是女性,女性的心理、生理和社会特征,如经期、妊娠期、哺乳期及承担家庭生活重担等,都是护理人员职业危险因素中的心理 - 社会因素。护理工作中存在诸多的负性因素,如工作繁重而琐碎导致工作负荷重,倒班制致生活无规律,长期处于患者病情危重、意外伤害及死亡等负性事件的包围中,易产生焦虑、烦躁、头痛、失眠、抑郁及神经衰弱等。患者和家属的不理解甚至谩骂,公共突发事件及医疗纠纷等社会问题,更会增加护理人员的心理压力,出现心理问题。护理人员长期处于应激状态及超负荷工作,容易导致心理和生理疲劳。

四、护理职业防护管理

为维护护士的职业安全,稳定护理团队,应依据国家有关法律法规,切实做好护理职业防护管理工作。

(一) 完善组织管理

职业安全组织管理分为三级,即医院职业安全管理委员会、职业安全管理办公室、科室职业安全管理小组,分别承担相应的职业安全管理工作,以维护医务人员的职业安全和身心健康。

(二) 建立健全相关规章制度,提高职业防护能力

1. 建立健全制度 保障护士职业安全的基本措施是制订和完善各项规章制度,并认真

遵守执行。各医疗机构应依据国家颁布的职业防护相关的法律、法规、文件,制定各项规章制度,如职业防护管理制度、职业暴露上报制度、风险评估标准、消毒隔离制度、转诊制度、各种有害因素监测制度及医疗废弃物处理制度。

2. 制定规范的操作规程 制定各种预防职业损伤的工作指南,制定并完善各项操作规程,使各项护理操作有章可循,减少差错事故和各种职业暴露的发生。如预防锐器伤操作规程、化疗药物配制规程、有创性护理操作规范化流程及方法等。

(三) 加强职业安全培训,提高职业防护意识

实施职业安全教育和规范化培训是减少护士职业暴露的主要措施。定期进行培训和考核,以增强护士自我防护意识。

1. 培训与考核职业安全知识 卫生行政部门要提高警觉性,充分认识护理职业损伤的危险性和严重性,提供一定的人力、物力及技术支持,对各级护理人员做好岗前培训和护理职业安全知识培训与考核。

2. 增强护士职业防范意识 护理人员首先要从思想上重视职业防护,充分认识职业损伤的严重性和职业防护的重要性。加强学习,严格执行规范化操作,提高职业防护意识。

(四) 改进护理防护设备,提高职业防护水平

改进和完善各科室的防护设备,如感应式洗手设施、生物安全柜、层流手术室等;配备足够的防护用品,如符合国际标准的一次性锐器回收盒、手套、面罩、护目镜、防护罩及脚套等;设立化疗药物配制室或建立符合国际标准的静脉药物配制中心等。有效提高职业防护水平,减少护理人员的职业损伤。

(五) 强化和推进标准预防

1991 年美国疾病控制与预防中心提出标准预防,1999 年引入我国,并于 2000 年编入卫生部颁布的《医院感染管理规范(试行)》中。实施标准预防,坚持对患者及医务人员共同负责原则,强调双向防护,防止疾病双向传播,既保护医务人员,也保护患者。根据标准预防的内容和措施,接触患者血液、体液、分泌物、排泄物时,需要使用手套、口罩、护目镜、隔离衣等个人防护用品。

(六) 重视护士的身心健康管理

建立护理人员健康档案,定期进行健康体检及免疫接种。建立职业损伤后登记上报制度,动态监控受伤护理人员的健康状况;创造条件减轻护理人员的心理压力,积极做好心理疏导。

第二节　护理职业损伤的防护措施

一、标准预防

标准预防(standard precaution)是针对医院所有患者和医务人员采取的一组预防感染措施,包括手卫生,根据预期可能的暴露选用手套、隔离衣、口罩、护目镜或防护面屏,以及安全注射,也包括穿戴合适的防护用品处理患者环境中污染的物品与医疗器械。标准预防基于患者的血液、体液、分泌物(不包括汗液)、非完整皮肤和黏膜均可能含有感染性因子的原则,不论是否有明显的血迹污染或是否接触非完整的皮肤与黏膜,接触上述物质者,必须采取防护措施。

（一）标准预防的基本内容

1. 既要防止血源性疾病的传播,也要防止非血源性疾病的传播。

2. 强调双向防护,既防止疾病从患者传至医务人员,又防止从医务人员传至患者,既保护医务人员,又保护患者。

3. 根据各种疾病的主要传播途径,采取相应的隔离措施,包括接触隔离、空气隔离及飞沫隔离。

（二）医护人员的防护要求

1. 基本要求

(1) 防护对象:在医疗机构中从事诊疗活动的所有医护人员。

(2) 着装要求:工作服、工作帽、医用口罩、工作鞋。

2. 加强防护

(1) 防护对象:进行体液或可疑污染物操作的医护人员;传染病流行期间发热门诊的工作人员;转运疑似或临床诊断为传染病患者的医务人员和司机。

(2) 着装要求:在基本防护的基础上,可按危险程度使用以下防护用品:

1) 隔离衣:进入传染病区时。

2) 护目镜:有体液或其他污染物喷溅的操作时。

3) 外科口罩:进入传染病区时。

4) 手套:操作人员皮肤破损或接触体液或破损皮肤黏膜的操作时。

5) 面罩:有可能被患者的体液喷溅时。

6) 鞋套:进入传染病区时。

3. 严密防护

(1) 防护对象:进行有创操作,如给呼吸道传染病患者进行气管插管、切开吸痰等操作,或做传染病尸解的医务人员。

(2) 着装要求:在加强防护的基础上,使用面罩。

二、个人防护

医护人员必须重视个人防护,通过科学使用防护用品达到防止发生职业损害的目的。防护用品主要由帽子、口罩、隔离衣、防护服、防护面屏(或护目镜)、防水围裙和防水鞋套等装备构成。

（一）个人防护用品及应用

1. 帽子、口罩、眼罩或护目镜、隔离衣、防护服、手套的使用参照第四章内容。

2. 医用防护口罩　又称呼吸防护器(respirator)。N95 口罩适用于接触空气隔离,以及病原体传播途径不明的感染者的隔离,或进行引发气溶胶操作时。美国国家职业安全与卫生研究所对医用防护口罩的阻隔性能要求:①过滤效率:95 型不小于 95%,即氧化钠气溶胶的过滤效率最少要达到 95%;②与面部密合度:口罩与佩戴者面部应密切配合,泄漏率不超过 10%;③口罩佩戴应适合不同医务人员的面部特征;④一个一次性口罩使用时间不超过 4 小时,当口罩潮湿或被污染时应及时更换。

📖 **知识链接**

2020 年 2 月 4 日国家疾控局发布《不同人群预防新型冠状病毒感染口罩选择与使用技术指引》,对医护人员在不同区域使用口罩有相关的选择建议。具体见下图:

口罩类型及推荐使用人群

○ 推荐使用　√ 选择使用

人群及场景		可不带或普通口罩	一次性使用医用口罩（YY/T 0969）	医用外科口罩（YY 0469）	颗粒物防护口罩（GB 2626）	医用防护口罩（GB 19083）	防护面具（加P100滤棉）
高风险	疫区发热门诊				√	○	√
	隔离病房医护人员				√	○	√
	插管、切开等高危医务工作者					○	○
	隔离区服务人员（清洁、尸体处置等）				○	√	
	对确诊、疑似现场流行病学调查人员				√	○	
较高风险	急诊工作医护人员				○		
	对密切接触人员开展流行病学调查人员				○		
	对疫情相关样本进行检测人员				○		
中等风险	普通门诊、病房工作医护人员等		√	○			
	人员密集区的工作人员		√				
	从事与疫情相关的行政管理、警察、保安、快递等从业人员		√	○			
	居家隔离及与其共同生活人员		√	○			
较低风险	在人员密集场所滞留的公众		○				
	人员相对聚集的室内工作环境		○				
	前往医疗机构就诊的公众		○				
	集中学习和活动的托幼机构儿童、在校学生等。		○				
低风险	居家活动、散居居民	○					
	户外活动者	○					
	通风良好场所的工作者、儿童和学生等	○					

资料来源：http://www.nhc.gov.cn/jkj/s7916/202002/485e5bd019924087a5614c4f1db135a2.shtml

3. 防护服　应符合《医用一次性防护服技术要求》（GB 19082—2009），穿脱方便，结合部位严密，过滤效率、防水性能、表面抗湿性及血液阻隔性能都符合国家标准要求。

4. 防护面屏　可替代眼罩或护目镜。防护眼罩和面罩使用弹性佩戴法，保证视野宽阔，透亮度好，有较好的防溅性能和封闭性能，污染时及时更换。

5. 防水围裙　分为重复使用围裙和一次性使用围裙。可能受到患者的血液、体液、分泌物及其他污染物喷溅、进行复用医疗器械的清洗时，应穿防水围裙。重复使用的围裙，每班使用后应及时清洗与消毒。遇有破损或渗透时，应及时更换。一次性使用围裙应一次性使用，受到明显污染时应及时更换。

6. 防水鞋套　适用于从潜在污染区进入污染区时和从缓冲间进入负压病室时。鞋套应具有防水性和耐磨性，并一次性应用。应在规定区域内穿鞋套，离开该区域时应及时脱掉，如有破损和潮湿应及时更换。

《经空气传播疾病医院感染预防与控制规范》（WS/T 511—2016）要求经空气传播疾病医务人员实施分级防护，具体要求见表5-1。

表5-1　医务人员的分级防护要求

防护级别	使用情况	防护用品									
		外科口罩	医用防护口罩	防护面屏或护目镜	手卫生	乳胶手套	工作服	隔离衣	防护服	工作帽	鞋套
一级防护	普通门(急)诊、普通病房医务人员	+	-	-	+	±	+	-	-	-	-
一级防护	发热门诊与感染疾病科医务人员	+	-	-	+	+	+	+	-	+	-
二级防护	进入疑似或确诊经空气传播疾病患者安置地或为患者提供一般诊疗操作	-	+	±	+	+	+	±★	±★	+	+
三级防护	为疑似或确诊患者进行产生气溶胶操作时	-	+	+	+	+	+	-	+	+	+

注:"+"为应穿戴的防护用品;"-"为不需穿戴的防护用品;"±"为根据工作需要穿戴的防护用品;"±★"为二级防护级别中,根据医疗机构的实际条件,选择穿隔离衣或防护服。

(二) 个人防护用品穿戴流程

1. 穿戴有普通隔离衣的个人防护用品的顺序　①手卫生;②戴一次性外科口罩;③戴帽子;④穿隔离衣;⑤穿鞋套;⑥戴护目镜或防护面罩;⑦戴手套。

2. 穿戴有防护服的个人防护装备的顺序　①手卫生;②戴医用防护口罩;③戴帽子;④穿长筒胶靴;⑤穿好防护服裤子,防护服裤腿覆盖胶靴;⑥穿着连体防护服袖子,戴上连体防护服帽子,拉上拉链;⑦戴护目镜或防护面罩(全面型呼吸防护器);⑧戴手套。

(三) 个人防护用品脱卸流程

1. 脱卸有普通隔离衣的个人防护装备的顺序　①摘护目镜或防护面屏;②摘手套;③解开隔离衣腰带,在前面打一活结;④手卫生;⑤脱隔离衣,污染面向内,卷成包裹状,放入医疗废物容器内;⑥摘帽子;⑦脱鞋套;手卫生;⑧摘口罩;手卫生。

2. 脱卸有防护服的个人防护装备的顺序　①脱一次性防水鞋套;②摘护目镜或防护面屏;③解开拉链;④摘手套;⑤手卫生;⑥脱连体防护服;⑦脱长筒胶靴,穿上自己的鞋;手卫生;⑧摘帽子;⑨摘口罩;手卫生。

三、常见护理职业损伤的防护措施

(一) 锐器伤

锐器伤是一种由医疗锐器(如注射器针头、缝针、各种穿刺针、手术刀、剪刀、碎玻璃、安瓿等)造成的意外伤害,造成皮肤受损或出血的皮肤损伤。美国健康保护局(HPA)2012年和美国疾病控制与预防中心2010年报道,锐器伤发生的时机包括在使用过程中、使用后、处理前、操作步骤之间、处置过程中、回套针帽时等。国内研究中,注射过程、准备阶段(如配药过程、连接静脉输液管道过程)、手术过程及操作后的整理过程(如双手回套针帽、将针头放入锐器盒)为锐器伤发生的主要环节。

锐器损伤是导致护理人员发生血源性传播疾病最主要的职业性因素。国内很多研究结果显示,造成血源性暴露的方式主要是锐器伤,我国每年临床大概有超过80%的护理人员发生过锐器伤,护理工作量与针刺伤的频率成正比,21~30岁年龄组发生锐器伤的概率明显高于其他组。

1. 原因

(1) 防护观念:护理人员自我防护意识淡薄,缺乏对职业防护知识的系统认识;在接触医疗锐器时,对锐器伤造成的危害认识不足,操作过程粗心、存有侥幸心理,致使锐器伤发生频繁;职业暴露后未能及时上报等。

(2) 防护行为:护理人员操作技术不熟练,操作不规范,如错误的拔针方法、徒手掰安瓿,以及回套护针帽、手术中传递器械方法不正规和锐器处理不当等均可造成锐器伤,进而引发感染。

(3) 患者因素:在护理一些特殊的患者(如酒醉患者、精神障碍患者等)时,由于患者丧失正常的理智,会出现动手打人、骂人等情况,容易造成护理人员紧张、害怕,导致操作失误而刺伤自己。另外,患者在治疗的过程中突然反抗也可导致针头、刀片误伤护理人员。

(4) 心理因素:由于护理工作的特殊性,每天精神高度紧张,加上人力配备不足,工作任务繁重,容易造成身心疲惫,导致精力不集中或忙乱中发生锐器伤。

(5) 管理因素:医院防护管理不到位,如防护管理制度不够完善;开展安全防护教育与培训不够;防护设备不足,没有引进具有安全防护功能的医疗用具,如自毁式注射器、带护套的采血器、负压标准采血试管、型号各异的锐器盒等,均是护理人员发生锐器伤的因素。

2. 防护措施

(1) 完善制度,加强培训:制定锐器操作规程、废弃医疗锐器处理制度、侵入性诊疗和护理操作的防护制度等。定期开展锐器伤防护培训,尤其是新上岗护士和实习护士,提高自我防范意识,预防锐器伤的发生。

(2) 规范流程,安全操作:严格执行护理操作常规,规范各项锐器操作,如掰安瓿应垫以纱块,抽吸药液后立即用单手套回针帽,进行侵入性操作时光线要充足,传递器械方法要娴熟规范,使用后的锐器应直接放入锐器盒等。锐器不得与其他医疗废物混放。

(3) 加强个人防护:①在从事医疗锐器操作时(如注射、输液、采血等)要戴手套,接触被污染的器械时应戴防护手套;②如操作过程中发生锐器伤应严格按照规范流程处理伤口,以免感染;③如皮肤有损伤,从事接触患者血液、体液的操作应戴双层手套防护。

(4) 配足有安全装置的护理防护用品:如使用完全自动回缩针头的安全注射器、带保护性针头护套的注射器、安全型静脉留置针等。

(5) 纠正危险行为:①禁止用手弄弯或弄直针头;②禁止双手回套护针帽;③禁止徒手携带裸针头等锐器;④禁止直接传递针头、手术刀、剪等锐器,应用容器盛放后传递;⑤禁止消毒浸泡针头,使用后的锐器直接放入耐刺、防渗漏的锐器盒内;⑥禁止双手分离污染的针头和注射器;⑦盛装锐器的锐器盒不能过满,不应超过盒子体积的2/3;⑧禁止直接接触医疗垃圾,处理使用过的锐器时,应戴防护手套。

(6) 与患者沟通配合:在护理工作中遇到不合作的患者,应有技巧地与患者及其家属沟通,取得他们的信任,保证护理诊疗工作的顺利进行。如遇到精神障碍患者或躁动患者,可请有经验的医护人员协助,以免发生锐器伤。

(7) 注意劳逸结合,提高机体抵抗力:管理者应科学安排护理轮班,尽量减少护士的心理压力。工作之余培养良好的个人爱好,保持精神健康,提高自身对紧张情绪的承受力和忍耐力,并能在短时间内化解压力。保证充足睡眠,注意饮食营养,提高机体抵抗力。

3. 锐器伤后的应急处理流程

(1) 保持镇静,处理伤口:①立即从伤口的近心端向远心端轻轻挤压,尽可能挤出损伤处的血液,禁止按压伤口,以免将污染血液虹吸入血管,增加感染的几率;②用肥皂液清洗伤口,在流动的清水下反复冲洗污染的创面和暴露的黏膜;③伤口冲洗后,用75% 乙醇或0.5%碘伏进行局部消毒;④包扎伤口,伤口较深者,必要时请外科医生处理。

（2）评估源患者和血清学检测：根据患者传染病检测结果及护理人员锐器伤后的血清学检测结果评估锐器伤，并做相应的处理与治疗。相应的治疗应该在受伤 1~2 小时内开始，不要超过 24 小时，如超过 24 小时也应采取补救措施。

（3）及时上报，填写锐器伤登记表：受伤者要立即向部门负责人、预防保健科及医院感染管理科等报告，填写锐器损伤登记表及职业暴露相关表格，具体见表 5-2。

表 5-2　锐器伤后的血清学检测结果与处理原则

检测结果	处理措施
患者 HBsAg 阳性，受伤护士 HBsAg 阳性，或抗 -HBs 阳性或抗 -HBc 阳性者	暴露者不需注射疫苗或免疫球蛋白
受伤护士 HBsAg 阴性或抗 -HBs 阴性且未注射疫苗	暴露者需 24 小时内注射免疫球蛋白并注射疫苗，于受伤当天、第 3 个月、第 6 个月、第 12 个月随访和检测
患者抗 -HCV 阳性，受伤护士抗 -HCV 阴性	暴露者于受伤当天、第 3 周、第 3 个月、第 6 个月随访和检测
患者 HIV 阳性，受伤护士 HIV 抗体阴性	①立即预防性用药，并进行医学观察 1 年；②于受伤当天、第 4 周、第 8 周、第 12 周、第 6 个月时检查 HIV 抗体

（二）经血液、体液传播疾病

生物性损伤中，护理人员因接触感染患者血液、体液而导致的感染性损伤在临床护理中最为常见。目前已知通过血液、体液传播的病原体有乙型肝炎病毒（HBV）、丙型肝炎病毒（HCV）、人类免疫缺陷病毒（HIV）、埃博拉出血热病毒、疟原虫等 20 多种，其中危害最大的是 HBV、HCV、HIV。充分了解血液、体液传播疾病发生的原因及防护措施，可以降低职业损伤发生率。

1. 原因　护士经血液、体液感染损伤主要见于执行与针刺伤有关的护理操作和接触含病原体的血液与体液的操作时。被污染的锐器刺伤、破损的皮肤或黏膜接触了带有病原体的血液、体液均可以引起疾病传播，其中被污染的锐器刺伤是医务人员血液、体液感染损伤最常见的原因。2003 年，美国疾病控制与预防中心监测报道：每年至少发生 100 万次意外针刺伤，引起 20 多种血源性疾病的传播。美国防暴露信息网（Exposure Prevention Information Network）2012 年报告，医务人群中职业暴露中最重要的血液和体液暴露发生率最高的人群为护士，高达 44.3%。

2. 防护措施

（1）遵循标准预防原则：无论是在综合性医院还是在传染病专科医院，无论在病房还是在门、急诊，认定所有患者的血液、体液及被血液、体液污染的物品均具有传染性，医务人员必须采取防护措施。

（2）严格洗手：护理患者前后，特别是接触患者血液、体液、分泌物、排泄物及污染物，无论是否戴手套，都要按要求洗手。

（3）个人防护：①戴手套：进行接触患者血液或体液操作、侵入性护理操作、处理患者血液或体液污染的物品、处理锐器等都必须戴手套；②戴口罩或护目镜：进行患者血液或体液有可能溅出的操作时，如气管内插管、内镜检查等，应戴口罩和护目镜；③穿隔离衣：进行身体有可能被患者血液、体液、分泌物、排泄物污染的操作时，应穿隔离衣。

被血液或体液污染的手套、隔离衣必须立即更换。护理人员手上有伤口时，尽量避免接触血液或体液的操作，如工作需要，必须戴手套并用器械操作。

（4）安全注射：使用注射器时，要保证针头安装牢固；采血、注射后不回套护针帽，最好使用一次性真空采血管，以减少医务人员与血液的接触；使用过的锐器投入锐器盒内，锐器盒的处理要严格按《医疗废物管理条例》中的规定，存放在指定的地点，做好危险物标识，严密封口,由专人运送到指定地点进行集中焚烧处理;操作后整理用物时,宜小心谨慎,必要时使用镊子夹取物品。

(5) 医疗废物及排泄物的处理:对使用过的一次性医疗用品、固体废弃物等,应放在双层防水污物袋内,密封并贴上特殊标志,送指定地点,由专人焚烧处理。排泄物和分泌物倒入专用密封容器内,消毒后按规定排放。

(6) 预防性用药:目前接种乙型肝炎疫苗是预防 HBV 感染的最有效措施。

(三) 经呼吸道传播疾病

呼吸道传染病是病原体从呼吸道侵入、传播而引起感染的疾病,大多数通过空气、飞沫经呼吸道和近距离接触传播,由于呼吸道传播疾病有较强的传染性,收治类似患者时,应予以高度重视。通过采取有效隔离措施(如戴口罩和定期对病区进行空气消毒)可有效控制护患之间的交叉感染,避免医护人员的身体损害。

1. 原因　护理呼吸道传染病患者时防护不当;接触不明原因的发热、肺炎患者时疏忽防护等。

2. 防护措施

(1) 保持室内空气流通,定期进行空气消毒:患者打喷嚏或咳嗽及呼吸所排出的病原体可以在空气中悬浮或在无生命物体上生存一定时间,经常开窗通风和空气消毒,可以有效减少和消除致病微生物。

(2) 戴口罩:戴口罩是预防空气、飞沫传播的最主要措施。护理一般呼吸道传染病患者时戴外科口罩;护理经空气传播的或烈性传染病患者时需戴医用防护口罩,必要时戴全面型防护面罩。

(3) 勤洗手:在工作中护理人员不经意用手接触到被病原体污染的物体后若未及时消毒处理则可能被感染。戴口罩、勤洗手是防范呼吸道传染病的根本方法。

(4) 多喝水:特别在冬春季节,气候干燥,空气中尘埃含量高,人体鼻黏膜容易受损,多喝水使鼻黏膜保持湿润,能有效抵御病毒的入侵,还有利于体内毒素排泄,净化体内环境。

(5) 分级防护:按照《经空气传播疾病医院感染预防与控制规范》(WS/T 511—2016)要求实行分级防护措施,做好手卫生,配备外科口罩或医用防护口罩、防护面屏或护目镜、乳胶手套、工作服、隔离衣、防护服、工作帽和鞋套等。

(6) 烈性呼吸道传染病一线护理人员的防护:①选调身体素质和心理素质好、业务能力较强的护理人员到一线工作;②合理安排工作时间,避免过度劳累,加强营养配餐,合理休息和生活;③关心一线护理人员的心理状态,必要时进行心理疏导;④严格监测体温,每日 2 次,出现发热必须立即进行诊治排查;⑤适当预防用药或接种有关疫苗,做好呼吸道传染病的健康教育。

(四) 汞暴露

汞是对人体健康危害极大而且污染环境持久的有毒物质。临床常用的血压计、体温计、水温计等都含有汞。一支体温计含汞 1g,一台血压计约含汞 50g。一支体温计被打碎后,外漏的汞全部蒸发可使 $15m^2$ 房间的空气汞浓度达 $22mg/m^3$。国家标准规定室内空气汞的最大允许浓度 $0.01mg/m^3$,如果空气中汞含量大于 $10\sim16mg/m^3$,可能危及人体健康。

1. 原因　发生汞暴露的原因主要为:①血压计使用不规范:如加压过快压力过大,汞从玻璃管顶端开口处喷出,或使用完毕忘记关闭汞槽,再次使用加压时玻璃中段的汞喷出;②体温计破损:患者不慎摔破、折断,甩体温计方法不正确等;③血压计故障汞无法回流至槽中,导致汞从玻璃管顶端流出。

2. 防护措施

(1) 加强管理,提高护士对汞暴露危害的认识。

（2）规范血压计和体温计的使用。掌握正确的操作方法,测量时注意观察血压计中汞的情况;测量体温时交代患者或家属姿势的正确,注意守护和观察。

（3）汞暴露的应急处理

1）暴露人员管理:一旦发生汞泄漏,室内人员应转移到室外,如果有皮肤接触,立即用水清洗。打开门窗通风,关闭室内所有热源。

2）收集汞滴:穿戴防护用品,如戴防护口罩、乳胶手套、防护围裙或防护服、鞋套。用一次性注射器抽吸泄漏的汞滴,也可用纸卷成筒回收放入盛有少量水的容器内,密封并注明"废弃汞"字样,送交医院专职管理部门处理。

3）处理散落的汞滴:对散落在地缝内的汞滴,取适量硫磺粉覆盖,保留 3 小时,硫和汞能生成不易溶于水的硫化汞。或者用 20% 三氯化铁 5~6g 加水 10ml,使其呈饱和状态,然后用毛笔蘸此溶液在汞残留处涂刷,生成汞和铁合金,消除汞的危害。

4）处理汞污染的房间:关闭门窗,用碘 $1g/m^3$ 加乙醇点燃熏蒸或用碘 $0.1g/m^3$ 撒在地面8~12 小时,挥发的碘与空气中的汞生成不易挥发的碘化汞,可以降低空气中汞蒸气的浓度。结束后开窗通风。

（五）劳力性损伤

劳力性损伤是护士由于职业关系长期站立、经常搬动重物,当身体负重过大或用力不合理时,导致肌肉、骨骼或关节损伤及下肢静脉回流受阻等。护理工作中常见的劳力性损伤有腰肌劳损、腰椎间盘突出、下肢静脉曲张等。

1. 原因

（1）腰肌劳损:以腰部隐痛反复发作、劳累后加重、休息后缓解等为主要表现,是一种常见的腰部疾病,既是多种疾病的一个症状,又可作为独立的疾病。常见的原因有:①工作姿势不良,腰部长期处于被牵拉状态;②工作强度大、节奏快,腰部肌肉负重过度;③腰部急性损伤治疗不当或反复损伤。以上因素使腰部肌肉得不到有效休息,日积月累可导致腰肌劳损。

（2）腰椎间盘突出:是因椎间盘变性,纤维环破裂、髓核突出刺激或压迫神经根、马尾神经而出现临床症状的一种综合征,腰腿痛是腰椎间盘突出最常见的症状。最主要的原因是腰部负重损伤,如搬运患者、搬运物品及各种频繁弯腰操作等,躯干经常处于非自然体位,在弯腰、扭转、负重的过程中造成腰部损伤,长期的损伤积累可以引发腰椎间盘突出。

（3）下肢静脉曲张:是下肢浅表静脉发生扩张、延长、弯曲成团状,晚期可并发慢性溃疡的病变。通常发生在大隐静脉或小隐静脉及其分支,是临床护理工作者常见的职业病之一。护理工作长久站立可导致下肢静脉血液回流受阻,静脉持久扩张,静脉壁压力持续增加,使静脉壁和静脉瓣遭受不同程度的损害,长时间的损害引发静脉瓣关闭不全和静脉壁膨出,导致下肢静脉曲张。

2. 防护措施

（1）加强锻炼:加强腰腿部肌肉锻炼,提高肌肉柔韧性,增加骨关节活动度。

（2）节力原则:移动物品时,在保证安全的前提下,能拉则不推,能推则不提;搬运重物或患者时,应量力而行,用力要均匀合理,避免躯干局部转动,尽量使用最大肌群和最大数量肌群。

（3）保持正确的工作姿势:站立或坐位时,保持腰椎伸直,使脊柱支撑力增大,避免过度屈曲引起腰椎损伤;半弯腰或弯腰时,身体尽量保持较大支撑面,使身体挺直在支撑面上（两足分开使重力落在髋关节和两足处）,降低腰部负荷;弯腰搬重物时,应先伸直腰部、再屈髋下蹲,髋及膝关节用力,随后挺腰将重物搬起。

（4）经常变换工作姿势:在工作中避免同一种姿势过久,站立工作时应尽量减少长时间伸腰或弯腰动作,以减轻其被牵拉的程度。避免剧烈运动,以防腰部肌肉拉伤。

(5) 使用防护用品:在工作或活动时佩戴护腰设备,以加强腰部的稳定性,预防腰部损伤。但不宜长时间佩戴护腰设备,以免造成腰肌萎缩,产生腰背痛等。

(6) 促进下肢血液循环,预防下肢静脉曲张:①避免长时间保持同一姿势,需经常变换体位。站立时,双腿轮换休息,可适当做踮脚动作,减少血液静脉积聚;②工作间隙尽量抬高双腿,配合按摩,或做下肢操,以促进下肢血液回流;③避免下肢外伤,减少静脉曲张发生的危险;④寒冷季节注意下肢保暖,避免冷水刺激;⑤可穿弹力袜套预防静脉曲张。不宜穿紧身裤、过紧的袜子、狭小的鞋和高跟鞋。一旦出现损害症状,可采取简易有效的方法,如热敷、按摩、淋浴热水冲洗、睡眠时抬高双下肢等。

(7) 养成良好的生活起居习惯:提倡睡硬板床,枕头不宜过高;晨起前略微活动腰部,防止迅速坐起引起腰部损伤。多吃富含钙、铁、锌和蛋白质的食物。

(六) 化疗药物损伤

化疗药物属于细胞毒性药物,能够抑制和杀死癌细胞,但是同样也会对人体正常组织造成一定程度的影响。因此,必须加强对护士在执行化疗药物治疗过程中的职业防护,降低化疗药物对护理人员的职业危害。

1. 原因　化疗药物职业损伤主要发生在化疗药物准备、配制、给药等操作过程,经呼吸道吸入、消化道摄入或与皮肤直接接触吸收而对操作人员具有潜在的职业危害。

2. 防护措施　化疗药物防护应遵循两个原则:一是减少化疗药物对环境的污染,二是减少护理人员与化疗药物的直接接触。

(1) 重视环境建设:医院应建立集中式管理模式,制定明确的化疗药物使用、配制操作流程。提供专门的化疗药物配制室、标准垂直层流生物安全柜(可以防止含有药物微粒的气溶胶或气雾对操作者的危害),设立静脉用药调配中心,配备足够的个人防护用品等。

(2) 加强培训,增强防护意识:加强化疗药物防护知识教育,包括药物学基础、操作规程、废弃物处理等,提高护理人员对化疗药物危险的认识,增强防护意识。

(3) 配制化疗药物的防护

1) 准备时防护:①环境:使用专用的配药室和特制的无菌配药柜(生物安全柜),由专人配药。在窗口前方有吸引装置,形成无形的屏障。操作台覆以一次性防护垫,减少药液污染。一旦污染或操作完毕,应及时更换。②护士:洗手、穿长袖防水防渗透、前部完全封闭的防护衣,佩戴一次性口罩及帽子、双层手套(内层为 PVC 手套起防护作用,外层为乳胶手套便于操作),戴护目镜或防护面屏,以减少呼吸道吸入及皮肤接触。

2) 配制时防护:①开瓶:先轻弹瓶颈部使附着的药粉降至瓶底,掰开安瓿时应垫无菌纱布以免药液或药粉外溢、玻璃碎片飞溅,或划破手套。②稀释和抽吸:将溶媒沿安瓿壁缓缓注入瓶底,待粉末浸透后再晃动。瓶装药物稀释及抽取时应插入双针头以排除瓶内压力,防止针栓脱出造成污染。抽取药液后,瓶内进行排气和排液后再拔针,不可使药液排于空气中。③使用一次性注射器和较粗针头抽吸药液,药液不应超过注射器容积的 3/4,以免药液外溢。④抽吸后药液放在垫有 PVC 薄膜的无菌盘内。

3) 配制后防护:①在一个药剂配制完成之后的半小时内不得打开安全柜。药物配制结束,需用 75% 乙醇擦拭操作台表面。②脱去手套后用肥皂水及流动水彻底洗手并淋浴,以减轻药物毒副作用。

(4) 给药操作时的防护:①静脉给药采用全密闭式输注系统,戴双层手套。②确保注射器及输液管接头处连接紧密,以防药液外溢。③从茂菲氏滴管加入药液时,先用无菌棉球围在滴管开口处再加药,加药速度不宜过快,以防药液从管口溢出。

(5) 集中处理化疗污染物及废弃物:所有污物(包括配制化疗药物后脱下的一次性防护

服、口罩、帽子等),必须放入黄色垃圾袋,并标注感染性医疗垃圾,最后焚烧处理;接触过化疗药物的医疗用品,如一次性注射器、输液器、针头等应放置在防刺破的专用容器中处理。另外,处理化疗患者的分泌物、呕吐物、排泄物、血液等必须穿戴防护用品;患者使用过的物品(如被褥、洗手池、马桶等)均需彻底消毒或清洗;污水应先去除毒性处理后才能排放。

(6)化疗药物泄漏后的处理流程:操作者皮肤黏膜或衣服不慎接触化疗药物时,应立即脱去手套或隔离衣,用肥皂水或清水冲洗;如溅入眼内,应用清水或生理盐水反复冲洗 5 分钟,必要时就医治疗。如果安全柜发生了泄漏,先用纱布进行吸附,随后使用肥皂水进行清洗。在对泄漏物进行清洗处理时,往往从边缘位置出发逐步向中心移动。

(7)建立化疗药物配制人员健康档案:建立和完善化疗药物配制人员健康档案记录制度,定期检查配制人员肝肾功能、血常规、白细胞计数、血小板计数等,以评估化疗人员健康状况,为制定相关保护制度提供依据。

📖 知识链接

化疗药物配药机器人"上岗"

2016 年 6 月,2 台静脉药物配置智能机器人在上海交通大学医学院附属仁济医院日间化疗中心正式投入使用。这是全国首家引入静脉药物配置智能机器人的医疗单位,机器人在完全封闭的环境中独立完成了冲配药水的所有环节,预示着静脉药物配置进入更精准、安全、智能的机器人时代。随着药剂师点击"开始"键,机器人手臂迅速、准确地把药品、一次性注射器、输液袋放在固定的装置上,接着把药品按照医生处方要求配制到输液袋中,最后贴有二维码的输液袋从机器中传出,配药过程全程机器人替代人工操作。随着首台配药机器人的"上岗",全国多家医院均采用此法,为护士避免化疗药物职业损伤带来益处。

资源来源:国内首个化疗配药机器人正式投入使用(https://mp.weixin.qq.com/s/tbtOZSiUZI0BT-KBVt06Qw)

(七)放射性损伤

1. 原因　目前临床上广泛应用于肿瘤诊断和治疗的放射疗法产生的辐射,可对长期工作于此环境中的护士造成身体伤害。

(1)电磁辐射损害:指医疗器械(CT、MRI、X 射线机、直线加速器、微波治疗仪、床边 X 线摄片机)和各种电子生活用品(计算机、电视机、微波炉)在正常工作时产生的电磁波污染或电磁辐射对人体所产生的危害。

(2)核医学的伤害:PET-CT/ECT 用于临床多种疾病的诊断及疗效评估,尤其对多种肿瘤的前期诊断、分期、分型,患者的病情、疗效评估,以及对肿瘤转移灶的全身监测等方面起到重要的作用,适用范围非常广泛。核医学护士在进行核素的开瓶、稀释、分装、标记、淋洗、注射和服药治疗中,都会接触到剂量不等的核素,这些属于开放性操作,可对护士造成伤害。PET-CT 所用的放射性药物放射线能量较高,显像的放射性核素 ^{18}F、^{13}N、^{11}C 等半衰期分别为109.70 分钟、9.96 分钟、20.40 分钟。因此,医护人员应适当进行防护以防辐射损伤。

(3)放射性粒子植入治疗的伤害:放射性粒子植入治疗是一种近距离放疗内照射治疗技术。^{125}I 放射性粒子是一种低能量核素,发射 γ 射线,半衰期为 59.4 天,其射线辐射对机体可产生电离作用,导致机体损伤,特别是对于人体性腺、骨髓、甲状腺的影响最大,可能导致血细胞数减少、染色体畸变、生殖细胞凋亡等。

笔记栏

2. 防护措施

(1) 强化管理:医院管理部门要高度重视辐射危害,依据国家有关职业防护的法律和法规,制定安全管理措施,并确保防护措施的落实。建立专科层级人员准入机制,专科人员考核合格方可上岗。建立专科人员长效培训机制,加强对相关人员辐射防护知识的教育与培训,提高护士对辐射的认知度和防护行为。

(2) 遵循放射辐射防护三原则:护士工作时应自觉遵循时间防护、距离防护、屏蔽防护的放射辐射防护三原则。充分利用时间、距离和屏蔽等各种措施防护,尽量减少与患者的接触时间和尽可能拉开距离。医护人员需要接触受检患者时,应正确穿戴防护服,如铅衣、铅围脖、铅手套,正确使用铅板、铅屏风等,配餐、清洁人员 6 小时内尽量不接触 PET-CT / ECT 受检者,以达到防护与安全的最优化。

(3) 管理患者:注射放射性药物的受检患者是一个活动的放射源,对周围人群造成潜在的辐射危险,应将患者置于单独的病房,以对讲机通话,在不影响治疗的情况下,医护人员及其他人员尽量减少与患者接触的次数,待其辐射剂量下降到一定程度再接触。

(4) 正确处理污染物:受检患者的分泌物(如痰液、尿液)应按放射性污物收集、标识、处理。

(5) 提高护士体质:鼓励护士加强体育锻炼,加强营养的摄入,多进食有辅助抗辐射作用的食物以提高机体抗辐射能力。

(6) 重视自我监测防护,定期进行健康检查:长期在肿瘤科、放疗科、放射科工作的护士,应提高自身防护的重视度,如放疗科、放射科的护士工作期间佩戴个人计量仪,定期检查血常规,如若出现白细胞减少等,应调离该工作岗位,注意休息,增加营养,待白细胞计数恢复正常后才可回原岗位工作。

(八) 噪声损伤

1. 原因 见于工作环境中各种医疗器械的碰撞、摩擦、转动,仪器的报警声、呼叫铃,以及医务人员和患者、家属的说话声、患者的呻吟声等。

2. 防护措施

(1) 规范管理:按要求执行各种噪声标准和管理规定,如护理人员操作时要做到"四轻",医疗护理操作流程安排合理,避免影响患者休息。医院安装隔音帐篷,向家属和患者宣教等,把噪声控制在一定的强度内。

(2) 个人防护:接触噪声的护理人员可用防声棉、耳罩等进行保护。

(九) 行为及语言伤害

指护理人员在执业过程中遭受直接的或威胁性的语言攻击和行为伤害。

1. 原因

(1) 患者及其家属方面:①对就医条件、服务或产生的费用不满意,容易出现不满情绪,护理人员是其首先接触的对象,因此,易导致行为及语言伤害的发生;②缺乏医疗卫生常识,对疾病的诊疗、护理等不能很好地配合,易产生矛盾;③患者入院后,对自己的权利和义务认识不清或不能完全遵守,一味地关注权利,而忽略义务,当护理人员督促患者履行义务时,如缴费、禁止不适当的探视等,很容易产生冲突;④患者角色使心理发生变化,安全、尊重的需要增强,易引起对护理人员的不信任甚至敌意;⑤由于疾病使患者心理及情绪反常,护理人员在与患者频繁的接触中易成为不良情绪的发泄对象。

(2) 护理人员方面:护理人员对行为及语言伤害防护意识差,法律知识淡薄,遇到伤害后运用法律知识维护合法权益的能力差。

(3) 社会及卫生体制方面:社会对护理工作重视程度不够高,患者及其家属不尊重护理人员的现象较为普遍。另外,一些医院护理人员编制紧缺,导致护士超负荷工作,身心疲惫,影响了工作情绪,引起患者及其家属对护士的不满,也是行为及语言伤害的原因之一。

2. 防护措施

(1) 护理人员:①提高自身素质,加强心理知识学习,在实践中注意掌握患者的心理变化规律,理解患者及其家属的心理,提高沟通能力,加强护理专业技能,为患者提供高质量服务;②学习相关法律知识,增强自我防护意识和能力。

(2) 医院及卫生行政管理部门:正确认识护理工作的价值,转变观念,提高护理人员的待遇,尊重护理人员,为其创造良好的工作环境。

(3) 社会及媒体:媒体应加大对护理工作的正面宣传,让社会充分认识护理工作,增进对护理人员的理解和信任,创造一个尊重护理人员的社会环境。

(4) 行为及语言伤害后的处理:医院及卫生行政管理部门应认真对待护理人员遭遇的伤害事件,及时、公正地处理。护理人员应勇敢地面对各种行为及语言伤害,通过法律及新闻舆论的帮助来维护自己的权利。对故意伤害的行为,应追究其法律责任。

(十) 职业疲溃感

20世纪70年代,美国心理学专家Freudenberger首次提出"职业疲溃"一词。职业疲溃也称为工作倦怠,是一种由工作引发的心理枯竭现象,指从业人员由于持续的工作重压所体验到的身心俱疲、能量被耗尽的感觉。其主要表现为:缺乏工作动机、回避与他人的交流、对事物多持否定态度、情感冷漠等。护士是产生职业疲溃感的高发群体,此现象不仅导致护士对工作丧失热情,继而降低护理质量,而且易使护士产生离职意愿。

1. 原因

(1) 护理人员本身:①生理因素:护理人员多数是女性,来自家庭和工作的双重压力使护理人员心理容易发生变化;②个性特征:包括兴趣、气质、性格、智力等方面,它们对心理的影响是多方面的,尤其是性格,性格不同在处理问题或困难时,应对方式不同,对待心理冲突的反应也有所区别,这与人的心理健康密切相关;③对工作的态度和认识:21世纪无论从知识还是服务质量,对护理的要求都很高,很多护理人员感觉竞争激烈、学习压力巨大,导致心理压力增加;④心理知识缺乏:护理人员在面对压力时,缺乏必要的心理知识,不能充分运用各种防卫机制来保护自己。

(2) 职业本身:①角色特征:护理工作重复性强,内容单一,容易出现倦怠感。另外,不同学历层次护士的护理工作区分不明显,造成高等护理人员很难实现个人价值,工作成就感低,易出现职业疲溃感;②职业特点:护理工作劳动强度大、风险高、24小时轮班等,都会对护士心理产生很大的压力。

2. 防护措施

(1) 管理者更新管理观念:当护士发生职业心态偏差,与患者产生矛盾冲突时,管理者应讲究工作技巧,有针对性地进行处理,设身处地地体谅护士,化解矛盾。

(2) 提高护士的心理素质和抗压能力:加强护士心理素质的培养和抗压能力的训练,如接受社会心理干预技能培训,指导其进行放松训练,定期对护士进行人际关系、社会技能、自信训练及时间管理培训等,以提高护理人员主动干预压力、寻找适合自己减压方法的能力。

(3) 关爱护士,减轻护士工作压力:护理管理者应进行人员优化组合,科学合理分工,增加护士编制,适当增加护士待遇,努力创造晋升和深造的机会。还应减轻护士非护理性工作,避免因工作量过大导致工作疲溃感的产生。

(4) 提高社会关注度,增强家庭支持:加大对护理工作的正面宣传力度,积极提升护士的社会地位。另外,护理管理者应制定家庭支持政策,增强护士的家庭支持,如灵活的工作时间、护士援助和辅导计划,当护士因家庭的原因需要请假时,护理管理者要表示理解和关心。

(5) 心理授权:是授权的护士内心体验的综合体,包含工作意义、自我效能、自主性及工

笔记栏

作影响4种认知。心理授权是管理人员从关心护士身心健康角度出发,将授权视为一种内在激励,强调关注护士对工作及自己在组织中的角色的认知或态度。有效的心理授权能提升护士工作的满意度,减少工作倦怠感,展现积极的工作态度,降低护士的离职率,激发护士的创新行为,提高护士的心理资本。同时,心理授权程度高的护士更容易预测可能存在的问题,并对高风险的意外情况做出迅速、适当的反应,提升工作效率,保证患者的安全。

💻 知识链接

心理授权在国内外护理临床实践中的运用

美国护理管理者在心理授权临床路径上,致力于改善专业实践环境,通过加强跨专业之间的联系,协调护理和医院管理的路径,提升护士的工作绩效和授权水平。改善专业实践环境主要路径包括3个方面:①团队沟通,包括护理单元的季度会议,团队成员协商议程,护士和医生确立的主题会议;②流程改进,包括开发新入职护士过渡程序,鼓励护理团队使用工具和技能赋予成员改变的能力,注重病房的流程改进;③文化建设,包括评估和改善团队文化,塑造友好的环境、互助的关系及管理成员共同的价值观。

我国心理授权的临床管理实践在借鉴国外丰富经验的同时发展符合我国国情和临床实践的心理授权管理模式。第一,加强团队沟通,提高护士心理授权的感知水平,提升护士的核心能力和工作满意度;第二,优化工作流程,改进工作方法,根据个性培养自我效能,减轻护士的工作负担;第三,推进医护合作,尊重护士的付出,提高护士的工作效能;第四,塑造组织的价值观,采取激励措施,提高护士对组织的承诺水平;第五,评估和改善团队文化环境,形成友好、互助的氛围。

资料来源:王莎莎,孙璇,万永慧,等.心理授权研究现状[J].护理研究,2019,33(18):3185-3187.

●(杨翔宇　江　虹)

复习思考题

1. 小李,手术室女护士,22岁,工作1年。上午配合手术时不慎被皮肤缝针刺伤。
请运用所学知识,回答下列问题:
(1) 小李属于哪类护理职业损伤?
(2) 用流程图写出伤口的处理步骤及方法。
(3) 请深入临床认真观察和总结,写出5个易发生同类职业损伤的基础护理操作,说明原因。

2. 患者,男性,42岁,入院诊断为"病毒性乙型肝炎"。请结合已学的相关知识,试述护理该患者时应采取什么措施预防被传染。

3. 小王,ICU女护士,26岁。给一位肺癌患者静脉输注化疗药物,对于化疗药物配制和输注均没有引起重视。
请分析:
(1) 问题的原因和可能发生的后果。
(2) 如果你是小王,应如何做好职业防护?
(3) 请与同学互为角色扮演,运用护理沟通技巧做思想工作,使该护士能自觉修正行为。

4. 小李在医院实习时,给一名HIV阳性患者静脉输液时发生了锐器伤,试分析发生的原因,并指导小李应急处理措施。

扫一扫
测一测

第六章

生命体征的评估与护理

学习目标

识记:

1. 正确陈述体温、脉搏、呼吸、血压的正常值。

2. 正确陈述体温过低及脉搏、呼吸、血压异常的护理。

理解:

1. 正确陈述体温、脉搏、呼吸、血压的生理变化。

2. 正确阐述下列概念:体温过高、体温过低、稽留热、弛张热、间歇热、不规则热、心动过速、心动过缓、间歇脉、脉搏短绌、高血压、低血压、潮式呼吸、间断呼吸。

运用:

1. 运用所学知识,为体温过高患者制定护理措施。

2. 正确测量和记录体温、脉搏、呼吸、血压,操作中注意与患者进行良好的沟通交流,做到态度认真,关心、尊重患者,操作规范、数值准确。

3. 为脉搏短绌患者正确测量脉搏并记录。

案例导入

郭某,女性,75 岁。因喘憋、意识模糊半个月余,兼有咳嗽、咳痰症状,于急诊收入院。

查体:体温 39.5℃,心率 120 次 /min,脉搏 100 次 /min,呼吸 24 次 /min,血压 180/100mmHg,患者近 1 个月来喘憋、尿少、双下肢水肿。

既往有陈旧下壁、前壁心肌梗死病史,有 10 余年慢性支气管炎合并阻塞性肺气肿病史。

请思考:

1. 如何为该患者测量体温、脉搏、呼吸及血压? 测量过程中需要注意哪些问题?

2. 结合病例,如何观察病情变化?

3. 对患者存在的健康问题应采取哪些护理措施?

体温、脉搏、呼吸与血压是机体内在活动的客观反映,是衡量机体状况的重要指标,统称为生命体征(vital sign)。正常情况下,生命体征维持在一定的范围内相对稳定,且相互之间存在内在联系。在病理情况下,其变化异常敏感。生命体征能够反映病情的变化,通过观察生命体征,可以了解疾病的发生、发展、转归与危险征象,为预防、诊断、治疗与护理提供依据。因此,掌握生命体征的正确测量和观察方法是临床护理工作中非常重要的内容之一。

第一节 体温的评估与护理

人体的温度即体温(temperature),可分为体核温度和体表温度。体核温度(core temperature)指身体内部(胸腔、腹腔和中枢神经)的温度,较皮肤温度高且相对稳定;体表温度(shell temperature)指身体表层的温度,各部位体表温度相差显著且低于体核温度。

一、正常体温及生理变化

(一)体温的产生及调节

1. 体温的产生 机体的热量来自体内所进行的生物化学反应,产热的主要部位为肝脏和骨骼肌。体温是由三大营养物质(糖、脂肪、蛋白质)氧化分解而产生。三大营养物质在体内氧化时释放能量,其中50%左右迅速转化为热能以维持体温,并不断散发于体外,剩余能量贮存到三磷酸腺苷(ATP)的高能磷酸键中,供给机体利用,最终也变成热能散发于体外。

影响产热的主要因素有食物氧化及基础代谢、骨骼肌运动、交感神经兴奋、甲状腺素分泌增多等。

2. 体温的散失 人体以物理方式散热,散热的途径有皮肤、呼吸和排泄。皮肤是最主要的散热器官,占总散热量的70%;呼吸散热占29%;排泄散热占1%。人体的散热方式主要包括辐射、传导、对流、蒸发四种。

(1)辐射(radiation):指热由一个物体表面通过电磁波传到另一个与其不接触的物体表面的散热方式。在低温环境中,辐射是主要的散热方式。人在安静的状态下,大约有60%的热能通过辐射散热。影响辐射散热的因素包括环境温度、有效辐射面积等。

(2)传导(conduction):是机体热量直接传给同其接触的温度较低的物体的一种散热方式。传导散热量与物体接触面积、温差及导热性有关。临床上利用传导散热原理,常采用冰袋、冰囊、冰帽为高热患者物理降温。

(3)对流(convection):指通过气体或液体的流动来交换热量的散热方式,是传导散热的特殊形式。对流散热受气体或液体流动速度、温度大小的影响,它们之间呈正比关系。

(4)蒸发(evaporation):指从液体转变为气体的同时带走大量热能的一种散热方式。人体的呼吸道、口腔黏膜及皮肤随时都在进行蒸发散热。当环境温度等于或高于人体皮肤温度时,蒸发是唯一的散热方式。临床上对高热患者采用酒精擦浴方法,通过蒸发作用,达到降温目的。

3. 体温的调节 正常情况下,人体体温相对恒定。人体体温调节主要通过生理性(自主性)体温调节(autonomic thermoregulation)和行为性体温调节(behavioral thermoregulation)两种方式。生理性体温调节是机体的温度感受器感受体温的高低并发出反馈信息到下丘脑的体温调节中枢,通过生理反应,调节产热与散热活动,使体温保持相对恒定。行为性体温调节是根据环境温度与个体对冷热的感觉来进行调节,主要通过调整身体姿势和行为来达到调节体温的目的。通常意义上的体温调节指生理性体温调节。

(二)正常体温及其生理变化

1. 正常体温 计量温度有两种标准:摄氏温度(℃)和华氏温度(℉),两者的换算公式为:

$$℃=(℉-32)×5/9 \qquad ℉=℃×9/5+32$$

临床上测量体温常以腋下温度、口腔温度、直肠温度为标准(表6-1)。其中,直肠温度最接近人体的深部温度,而日常工作中测量口温、腋温较为方便、常用。

表6-1　成人正常体温范围及平均值

部位	正常范围	平均温度
口腔	36.3~37.2℃ (97.3~99.0°F)	37.0℃ (98.6°F)
直肠	36.5~37.7℃ (97.7~99.9°F)	37.5℃ (99.5°F)
腋窝	36.0~37.0℃ (96.8~98.6°F)	36.5℃ (97.7°F)

2. 体温的生理变化　体温受诸多因素影响,在一定范围内波动,波动幅度一般不超过0.5~1℃。主要影响因素有:

(1) 年龄:新生儿及婴儿由于体温调节功能尚未发育完善,体温易受环境温度的影响而改变,所以对新生儿或早产儿应加强防寒保暖护理。儿童、青少年由于新陈代谢旺盛,体温略高于成人,随年龄增长其体温逐渐接近成人。老年人由于基础代谢率低,产热少,体温低于青、壮年。

(2) 昼夜:正常人的体温在 24 小时内呈周期性波动,波动范围不超过 1℃。一般清晨2~6时体温最低,下午 2~8 时体温最高,这种昼夜的节律性波动与机体活动的生物节律有关。

(3) 性别:一般女性皮下脂肪比男性厚,所以女性体温较男性稍高。成年女性的基础体温可随月经周期而出现周期性改变,这与孕激素周期性分泌有关,即排卵后由于孕激素水平升高,体温也随之升高 0.2~0.3℃。

(4) 环境:在寒冷或炎热环境中,机体散热会受到明显的加强或抑制,体温可出现暂时性的降低或升高。其次,气流、个体暴露的范围大小也可影响个体的温度。

(5) 运动:人体活动时体温升高,与肌肉活动时代谢增强、产热增加有关。

(6) 其他:日常生活中沐浴、进食、情绪波动、精神紧张等因素均可导致体温一时性增高;安静、睡眠、饥饿、服用镇静剂后可使体温下降。护士在为患者测量体温时,应考虑上述引起体温变化的因素。

二、异常体温的评估及护理

(一) 体温过高

1. 定义　体温过高(hyperthermia)又称发热(fever),指各种原因引起下丘脑体温调节中枢调定点上移,产热增加和 / 或散热减少,导致体温升高超过正常范围。体温过高一般指腋下温度超过 37℃或口腔温度超过 37.5℃,昼夜体温波动在 1℃以上。

发热是临床常见症状,原因大致可分两类:①感染性发热:由各种病原体引起的急性或慢性、局部或全身性感染引起的发热;②非感染性发热:非病原体物质引起的发热,包括无菌坏死物质的吸收热、变态反应性发热、体温调节中枢功能障碍引起的中枢性发热、皮肤散热障碍等。

2. 发热程度　以口腔温度为例,按体温高低可划分为:

低热:37.3~38.0℃ (99.1~100.4°F),如活动性肺结核、风湿病等。

中等热:38.1~39.0℃ (100.6~102.2°F),如一般感染性疾病。

高热:39.1~41.0℃ (102.4~105.8°F),如急性感染等。

超高热:41℃ (105.8°F)以上,如中暑等。

3. 发热过程及症状

(1) 体温上升期:特点为产热大于散热。患者表现为畏寒、皮肤苍白、无汗、疲乏不适,有些患者可出现寒战。体温上升的方式有骤升和渐升两种。如体温在数小时内升至高峰,称为骤升,常见于败血症、肺炎球菌性肺炎;体温在数小时内逐渐上升,数天内达高峰称为渐升,见于伤寒等。此期由于患者畏寒甚至寒战,故要注意保暖。

(2) 高热持续期:特点为产热和散热在较高水平上趋于平衡,体温维持在较高状态。患者主要表现为颜面潮红、皮肤灼热、口唇干燥、呼吸和脉搏加快、尿量减少、头痛、头晕、食欲减退、全身无力。因病情及治疗差异,此期持续数小时、数天甚至数周。持续高热可引起大脑受损,尤其是小儿,因此要及时采取降温措施。

(3) 体温下降期:特点为散热大于产热,体温调节水平恢复正常。患者表现为大量出汗、皮肤温度降低,偶有虚脱现象(血压下降、脉搏细速、四肢厥冷)。退热的方式有骤降和渐降两种。骤降表现为体温在数小时内降至正常,多伴有大汗淋漓,如大叶性肺炎、疟疾;渐降表现为体温在数天内降至正常,如伤寒、风湿热。在体温下降期,由于末梢血管扩张和大量出汗,血压可轻度下降。年老体弱者或原有心血管疾病者,可因大量出汗和饮水不足而发生虚脱和休克,故应严密观察并配合医生给予及时处理。

4. 热型 体温曲线的形状称为热型(fever type)。某些发热性疾病有特殊的热型,加强观察有助于对疾病的诊断。但须注意,由于目前抗生素的广泛使用(包括滥用)或由于应用(包括不适当使用)解热药、肾上腺皮质激素等,使热型变得不典型。常见的热型见图6-1。

图 6-1 常见热型

(1) 稽留热 (continued fever): 体温升高达 39~40℃以上, 持续数天或数周, 日差不超过 1℃。常见于肺炎球菌性肺炎、伤寒等。

(2) 弛张热 (remittent fever): 体温高低不一, 波动幅度大, 日差大于 1℃, 但最低体温仍高于正常水平。常见于败血症、化脓性疾病等。

(3) 间歇热 (intermittent fever): 体温骤然升高至 39℃以上, 持续数小时或更长时间, 然后很快下降至正常或正常以下, 间歇一段时间后再次升高, 如此反复发作, 发热期与正常或正常以下体温交替出现。常见于疟疾等。

(4) 不规则热 (irregular fever): 发热无一定规律, 且持续时间不定。见于流行性感冒、结核病、支气管肺炎、癌性发热等。

5. 护理措施

(1) 降低体温: 可根据病情采用物理降温或药物降温法。物理降温法有局部和全身冷疗两种, 如体温超过 39℃, 可用冰袋、冷毛巾或化学制冷袋置于头部进行局部冷疗; 如体温超过 39.5℃, 可用温水或酒精擦拭全身, 以达到降温目的 (详见第十二章 "冷热疗法")。根据医嘱给予药物降温时应注意药物剂量, 尤其对于年老体弱及心血管疾病患者, 应防止退热时大量出汗引起虚脱。采取降温措施 30 分钟后, 应测量体温, 并做好记录和交班。

(2) 密切观察病情: 高热患者应每 4 小时测量体温一次并记录, 待体温恢复正常 3 天后, 改为每天 1 次, 同时密切观察患者的面色、脉搏、呼吸、血压、发热热型、发热程度及出汗情况。另外还应注意观察患者是否有淋巴结肿大、出血、肝脾肿大、结膜充血、关节肿痛等伴随症状, 如有异常应及时与医生联系。

(3) 合理补充营养和水分: 高热患者消化吸收功能降低, 而机体分解代谢增强, 消耗量大, 应及时给予低脂肪、高蛋白、高热量、高维生素、易消化的流质或半流质饮食, 少量多餐。高热患者因呼吸加快, 皮肤蒸发水分及出汗, 体液大量丧失, 应鼓励患者多饮水, 必要时帮助喂水, 每日饮水量应在 3 000ml 以上, 对不能进食或进食少者可按医嘱给予静脉输液或鼻饲, 以补充水分、电解质及营养物质。

(4) 保持清洁和促进舒适, 预防并发症: 高热患者口腔自洁能力下降, 应在清晨、餐后及睡前漱口或进行口腔护理, 口唇干裂者涂油保护, 以防止口腔感染。在退热过程中, 大量出汗应及时擦干汗液、更换衣被, 以保持皮肤清洁、干燥, 防止着凉。对长期高热的卧床患者, 应积极采取护理措施, 预防压疮和坠积性肺炎等并发症的发生。

(5) 充分休息, 注意安全: 低热患者可酌情减少活动, 适当休息, 高热患者应绝对卧床休息, 以减少能量消耗, 有助于机体康复。提供安静、空气新鲜、温湿度适宜的休息环境。对神志不清的患者应防止坠床, 必要时使用保护具。

(6) 心理护理: 准确评估患者发热各期的心理状态, 尽量解除患者的身心不适, 满足患者的合理需求, 鼓励患者积极配合治疗和护理。

(7) 健康教育: 向患者及家属解释体温监测的重要性, 学会体温测量的方法及物理降温法。教育患者稳定情绪, 加强饮食调养和水分补充, 注意休息, 保持全身清洁。告诫患者切忌滥用退热药及消炎药。

(二) 体温过低

1. 定义 体温过低指因各种原因引起机体散热增加或产热减少, 或体温调节中枢受损, 而导致机体体温低于正常范围。若体温低于 35℃称为体温不升。由于体温降低可降低细胞和组织代谢, 故临床常将其作为某些疾病的治疗手段之一。

2. 原因

(1) 散热过多: 长时间暴露在低温环境下, 使机体散热过多、过快。

(2) 产热减少:重度营养不良,极度衰竭,使机体产热减少。

(3) 体温调节中枢受损:颅脑损伤、大量使用镇静剂。

(4) 体温调节中枢发育不完善:新生儿尤其是早产儿,由于产热不足,散热多,易出现体温过低。

3. 程度划分

轻度:32.1~35.0℃(89.8~95.0°F)。

中度:30.0~32.0℃(86~89.6°F)。

重度:30.0℃(86.0°F)以下,瞳孔散大,对光反射消失。

致死温度:23.0~25.0℃(73.4~77.0°F)。

4. 症状 体温不升,寒战、皮肤苍白、四肢冰冷、口唇及耳垂呈紫色、呼吸减慢、脉搏细弱、血压下降、尿量减少,感觉和反应迟钝、嗜睡甚至昏迷等,严重者心跳停止。

5. 护理措施

(1) 保暖措施:采取适当的保暖措施。首先应提高室温在22~24℃,其次可采取局部保暖措施,如给患者加盖衣被、使用电热毯、给予热饮料、足部放置热水袋等方法,新生儿可置于温箱中,以提高机体温度。

(2) 密切观察病情:认真监测患者生命体征变化,每小时测体温一次,直至体温恢复正常并保持稳定,同时注意观察呼吸、脉搏、血压的变化。如有异常及时与医生联系。

(3) 去除病因:采取治疗措施,去除引起体温过低的原因,使体温逐渐恢复至正常。

(4) 补充营养,增加能量:如病情允许,可给予热饮料,必要时静脉输入营养物质及电解质,液体可适当加温,以减少体温下降程度。

(5) 心理护理:一般体温过低患者反应迟缓,不愿说话,应与患者多接触,及时了解其情绪变化,给予适当的心理护理,同时应进行饮食调养、保温措施等方面的健康指导。

(6) 随时做好抢救准备。

三、体温的测量

(一) 体温计的种类与构造

1. 玻璃汞柱式体温计 又叫水银体温计,是最普通、临床最常用的一种体温计。它由一根外标刻度的真空毛细玻璃管构成,玻璃管一端为贮汞槽,当汞槽受热后,汞膨胀沿毛细管上升,其上升高度与受热程度成正比,体温计毛细管下端和汞槽之间有一凹陷处,使汞遇冷不能自动下降,以便检视温度。

根据体温计的刻度不同可分为摄氏体温计和华氏体温计。摄氏体温计的温度范围为35~42℃,每小格0.1℃;华氏体温计的温度范围为94~108°F,每小格0.2°F(图6-2)。

图6-2 摄氏体温计和华氏体温计

根据测量部位不同,体温计可分口表、肛表和腋表3种。体温计形状略有不同,口表的贮汞槽呈圆柱形,较细长;肛表的贮汞槽呈圆球形,较粗短;腋表的贮汞槽呈扁平形(图6-3)。

临床上口表可替代腋表使用。

2. 电子体温计　是机体感应器和微电路的结合应用,采用电子感温探头来测量体温,温度由数字器显示,使用方便,适合于家庭或个人卫生保健。临床上有集体用电子体温计和个人用电子体温计两种(图6-4)。集体用电子体温计测量时,开启电源键,体温计自动校准,显示屏上出现"L℃"符号,然后将探头插入一次性塑胶护套中置于所测部位,当电子蜂鸣器发出蜂鸣音后,再持续3秒即可读取温度值。

图6-3　水银体温计

A. 医院用电子体温计　　　　B. 个人用电子体温计

图6-4　电子体温计

3. 可弃式体温计　可弃式体温计为一次性使用体温计,用后弃去。体温计内有若干化学单位,其构造为一含有对热敏感的化学指示点薄片,此薄片颜色在45秒内可随体热改变,当颜色点从白色变成墨绿色或蓝色时,即为所测的体温(图6-5)。

4. 远红外线测温仪　又称非接触红外线测温仪,比起接触式测温方法,红外线测温具有简便易行、准确、实时、快速、安全等优点,在临床上广泛应用。非接触红外线测温仪包括便携式、在线式和扫描式三大系列。目前临床常见的是手持式远红外线测温仪,又称远红外线测温枪(图6-6)。测温枪是一种在线监测(不停电)式高科技检测技术,它集光电成像技术、

图6-5　可弃式体温计

图6-6　手持式远红外线测温仪

笔记栏

计算机技术、图像处理技术于一身,通过接收物体发出的红外线(红外辐射),将其热像显示在荧光屏上,从而准确判断物体表面的温度。

📖 **知识链接**

人体测温仪

1. **人体测温红外热像仪** 是目前最先进的红外热成像智能人体测温系统,集光电子技术、热成像技术、图像处理技术及控制技术于一身。测温时被检测人群无需摘下帽子和口罩,只需从红外镜头探测范围(10m)内快速经过,仅需0.3秒,仪器屏幕上就会实时显示人群人体热图像和最高体表温度,完成对移动人群的体温筛查,可瞬时从人群中"揪"出发热患者,并触发警报。这款产品测温分辨率精确到0.05℃,1秒可测10~30人,极大地缩短了检测时间。设备可运转超4万小时,目前已经广泛应用于全国各地机场、车站、海关、医院、企业、学校等人流密集场所。与其他传统测温方式相比,其最大的特点是"直观""非接触""24小时不间断工作"。

2. **无接触群体测温仪** 由测温手环、RFID系统读感采集器、云端数据平台等构成,可排除外界温度影响等因素干扰,精确对10m范围内佩戴测温手环的多个行动中人员同时进行有效体温测量并实时显示结果,检测结果误差在±0.1℃之间;一旦被检测人超过正常体温标准,则会即刻触发平台警报。系统还支持数据留存及回溯,方便查询、统计、汇报,可随时进行追踪分析,同时保护个人隐私,不会造成个人信息资料泄露。

(二)体温计的消毒与检查

1. **体温计的消毒** 为了防止交叉感染,体温计应一人一用,用过的体温计应进行消毒处理。电子体温计仅消毒感温探头部分,根据制作材料的性质选用浸泡、熏蒸等不同的消毒方法。水银体温计消毒常用的消毒剂有75%乙醇、0.1%过氧乙酸、含氯消毒剂等。采用带盖容器盛装消毒液浸泡体温计。消毒溶液每天更换一次,容器、离心机等每周消毒一次。

(1)口表、腋表消毒法:使用后立即浸泡于消毒溶液中,5分钟后取出用清水冲净,擦干后用手或离心机将汞柱甩至35℃以下,放于另一消毒容器中浸泡,30分钟后取出用冷开水冲洗干净,擦干后存放于清洁盒内备用。

(2)肛表消毒法:先用消毒纱布擦拭,再按上述方法单独进行消毒。

2. **体温计的检查** 使用新体温计前及使用中的体温计应定期进行准确性检查,以确保测温准确。其方法是先将所有体温计的汞柱甩至35℃以下,再于同一时间放入已测好的40℃温水中,3分钟后取出检视,若读数相差0.2℃以上、汞柱自动下降、玻璃管有裂缝则不能使用,检查合格的体温计用纱布擦干,放入清洁盒中备用。

(三)测量体温的方法

【目的】

1. 判断体温有无异常。

2. 监测体温变化,判断发热程度,分析热型,观察伴随症状。

3. 为疾病的诊断、治疗、护理和预防提供依据。

【评估】

1. 患者年龄、病情、意识、抗生素的使用。

2. 患者肢体活动度及被测量部位皮肤情况等。

笔记栏

3. 患者的心理状态与合作程度,患者对此操作的认识及配合程度。

4. 影响体温测量准确性的因素,如30分钟内有无进食、活动、坐浴、冷热敷、情绪波动等。

【计划】

1. 护士准备　衣帽整齐、清洁,洗手,戴口罩。

2. 用物准备

(1) 治疗盘内备带盖容器2个(一为清洁容器,放置已消毒的体温计;另一为盛放测温后的体温计)、消毒纱布、有秒针的表、笔、记录本、消毒液。

(2) 若测肛温,另备润滑油、棉签、卫生纸。

3. 环境准备　环境整洁、安静,光线充足,室温适宜。

4. 患者准备

(1) 了解测量体温的目的、方法、注意事项及配合要点。

(2) 测温前若有运动、进食冷热饮、冷热敷、洗澡、坐浴、灌肠等活动应休息30分钟后再测量。

(3) 体位舒适,情绪稳定。

【实施】

步骤	要点与说明
1. 核对解释:携用物至患者床旁,核对患者床号、姓名、腕带,向患者和/或家属解释测量体温的目的、方法、注意事项和配合要点	• 清点、检查体温计,无破损,水银柱在35℃以下
2. 安置体位:协助患者取舒适体位	• 根据患者病情和测量体温的部位安置舒适体位
3. 测量:根据患者病情选择不同的测量体温方法 (1) 口温:将口表水银槽一端斜放在患者舌下热窝(heat pocket)(图6-7),嘱患者闭口勿咬,用鼻呼吸,测量3分钟	• 舌下热窝是口腔中温度最高的部位,在舌系带两侧,左右各一,由舌动脉供血 • 勿用牙咬体温计,必要时用手托住体温计,防止体温计滑落或咬断
(2) 腋温:将体温计水银端放于患者腋窝正中,紧贴皮肤,屈臂过胸,夹紧体温计(图6-8),测量10分钟	• 擦干汗液,以免汗液增加散热,影响所测体温的准确性 • 不能自理者,帮助患者取舒适体位并露出腋下,协助完成测量
(3) 肛温:协助患者取舒适体位,暴露臀部,用棉签蘸取润滑油润滑肛表水银端,分开臀部,将肛表旋转缓慢插入肛门3~4cm并固定。婴幼儿可取仰卧位,护士一手握住患儿双踝,提起双腿;另一手将已润滑的肛表插入肛门(婴儿1.25cm,幼儿2.5cm)固定,并用手掌根部和手指将双臀轻轻捏拢(图6-9)。测量3分钟	• 根据患者病情采取适宜的体位,如侧卧、俯卧、屈膝仰卧位 • 适用于婴幼儿、昏迷、精神异常者 • 润滑肛表水银端便于插入,避免擦伤或损伤肛门及直肠黏膜
4. 取表:取出体温计,用消毒纱布擦拭	• 如测肛温,用卫生纸擦拭患者肛门
5. 读数:检视读数后将体温计放于盛有消毒剂的容器内	• 评估体温是否正常,若与病情不符应重新测量
6. 协助:协助患者穿好衣裤、取舒适体位,整理床单位	• 促进患者舒适,保持病室整洁
7. 记录	• 将体温值记录在体温测量记录单上
8. 消毒	• 以防交叉感染,备用
9. 绘制或录入:洗手后绘制体温单或录入移动护理信息系统的终端设备	• 体温曲线绘制见第十九章

图6-7 舌下热窝

图6-8 腋温测量法

图6-9 肛温测温法

体温测量操作流程:

核对解释→安置体位→测量体温(口温、腋温、肛温)→取体温计→读数→协助卧位→记录数值→整理用物→消毒体温计→操作后洗手→绘制或录入

【注意事项】

1. 测量体温前应清点体温计数量并检查有无破损,体温计应定期进行准确性检查。

2. 婴幼儿、昏迷、精神异常、口腔疾病、口鼻手术或呼吸困难者,不宜测口腔温度;刚进

食或面颊部热敷后,应间隔30分钟方可测量。腋下有创伤、手术、炎症、肩关节受伤者禁忌测量腋温。腹泻、直肠或肛门手术、心肌梗死患者不宜测肛温。坐浴或灌肠者须待30分钟后才可测直肠温度。

3. 测口温时如患者不慎咬破体温计,首先应清除玻璃碎屑,以免损伤唇、舌、口腔、食管、胃肠道黏膜;再口服蛋清或牛奶,以保护消化道黏膜并延缓汞的吸收。病情允许者,可服用膳食纤维丰富的食物促进汞的排泄。

4. 婴幼儿、危重患者、躁动患者测温时应设专人守护,以防意外。

5. 避免影响体温测量的各种因素。

6. 发现体温与病情不符应重新测量。

【评价】

1. 患者理解测量体温的目的,积极配合。

2. 测量结果准确。

3. 患者知晓体温正常值及测量过程中的注意事项。

4. 测量过程中无意外发生,患者有安全感。

第二节　脉搏的评估与护理

在每个心动周期中,随着心脏节律性的收缩和舒张,动脉内的压力发生周期性变化,导致动脉管壁产生节律性搏动,这种搏动可沿着管壁传播,在表浅动脉上可触及,称为动脉脉搏(arterial pulse),简称脉搏(pulse)。在正常情况下,脉率与心率是一致的,当脉率微弱难以测定时,应测心率。

一、正常脉搏及生理变化

(一)正常脉搏

1. 脉率(pulse rate)　即每分钟动脉搏动的次数,正常成人在安静状态下,脉率为60~100次/min。脉率可随着生理性因素的变化而发生一定范围的波动。

2. 脉律(pulse rhythm)　即脉搏的节律性。正常脉搏搏动均匀规则,间隔时间相等。

3. 脉搏的强弱　脉搏的强弱取决于动脉充盈程度和动脉管壁的弹性。正常情况下每搏强弱相同。

4. 动脉壁的情况　正常动脉管壁柔软、光滑,富有弹性。

(二)脉搏的生理变化

1. 脉率

(1)年龄:脉率随年龄的增长而逐渐减低,到老年时轻度增加。

(2)性别:女性比男性稍快,每分钟相差5次。

(3)运动:运动时脉率增快,休息时脉率减慢。

(4)情绪:兴奋、激动、恐惧、发怒时可使脉率增快,因交感神经兴奋所致。

(5)饮食:进食时脉率增快,饮浓茶可使脉率增快,禁食时脉率减慢。

(6)药物:服用兴奋剂可使脉率增快;服用镇静剂、洋地黄类药物时脉率减慢。

2. 脉律　在正常情况下,小儿、青少年或自主神经功能紊乱者会发生与呼吸周期有关的窦性心律不齐,表现为吸气时脉搏加快,呼气时减慢,一般无临床意义。

3. 脉搏的强弱　不同年龄脉搏强弱不同。

4. 动脉壁状况 老年人动脉硬化时,管壁失去弹性变硬,触诊如按琴弦,有条索感。

二、异常脉搏的评估及护理

（一）异常脉搏评估

1. 脉率异常

（1）心动过速（tachycardia）：指在安静状态下,成人脉率超过100次/min,称为心动过速（速脉）。常见于发热、大出血、甲状腺功能亢进、疼痛等患者。

（2）心动过缓（bradycardia）：指在安静状态下,成人脉率低于60次/min,称为心动过缓（缓脉）。常见于房室传导阻滞、甲状腺功能减退、颅内压增高或服用某些药物（如地高辛）等。

2. 节律异常 指脉搏的搏动不规则,间隔时间不等。

（1）间歇脉（intermittent pulse）：在一系列正常均匀的脉搏中,出现一次提前而较弱的脉搏,其后有一较正常时间延长的间歇（即代偿性间歇）,称间歇脉,亦称期前收缩。如每隔一个或两个正常搏动后出现一次期前收缩,前者称为二联律,后者称为三联律。常见于各种器质性心脏病或洋地黄中毒等患者。正常人在过度疲劳、精神兴奋时偶尔出现。

（2）脉搏短绌（pulse deficit）：又称绌脉,即在同一单位时间内脉率少于心率。听诊时,心率快慢不一、心律完全不规则、心音强弱不等。常见于心房颤动的患者。

3. 强弱异常

（1）洪脉（bounding pulse）：当心肌收缩力增强,心输出量增加,血管充盈度和脉压较大时,脉搏搏动强大有力称洪脉。常见于甲状腺功能亢进、高热、主动脉瓣关闭不全等患者。情绪激动及运动后也可触及洪脉。

（2）细脉（small pulse）：当心脏收缩力弱,心输出量少,血管充盈度和脉压较小时,脉搏搏动细弱无力,扪之如细丝,称细脉。常见于心功能不全、大出血、休克、主动脉瓣狭窄等患者。

（3）水冲脉（water hammer pulse）：因脉压增大,出现脉搏骤起骤落、急促有力,如潮水涨落样,称为水冲脉,触诊时可感到有力冲击。常见于主动脉瓣关闭不全、甲状腺功能亢进、严重贫血、先天性动脉导管未闭等患者。

（4）交替脉（alternating pulses）：由心室收缩强弱交替所致,出现强弱交替的脉搏称为交替脉,是左心室衰竭的重要体征。常见于急性心肌梗死、高血压心脏病、冠心病、主动脉瓣关闭不全等患者。

（5）奇脉（paradoxical pulse）：当平静吸气时,脉搏明显减弱或消失称为奇脉,由于左心室排血量减少所致。常见于缩窄性心包炎、心包积液的患者,是心脏压塞的重要体征之一。

（6）脉搏消失：常见于严重休克和多发性大动脉炎,前者血压测不到,脉搏随之消失,后者因动脉闭塞,相应部位脉搏消失。

4. 动脉壁异常 随着年龄的增长,动脉管壁弹性减弱变硬呈迂曲状,触诊时有紧张条索感,如按琴弦。多见于动脉硬化的患者。

（二）异常脉搏的护理

1. 休息与活动 根据病情指导患者适量活动,必要时增加卧床休息时间,以减少心肌耗氧量。

2. 密切观察病情 观察脉搏有无频率、节律和强弱的异常;观察药物疗效及不良反应。

3. 根据病情需要及时给予吸氧。

4. 备齐急救物品 保证急救物品齐全及各种仪器完好无损,以备急用。

5. 心理护理 消除紧张恐惧心理,稳定患者情绪。

6. 健康指导 指导患者及家属合理饮食,给予低盐、高纤维素、易消化饮食;防止便秘;

戒烟限酒;认识脉搏监测的重要性;掌握正确监测方法;指导患者服用抗心律失常药物期间,不可自行调整药物剂量。

三、脉搏的测量

【目的】

1. 判断脉搏有无异常。

2. 监测脉搏变化,了解心脏及其他疾病的状况。

3. 为疾病诊断、治疗、护理和预防提供依据。

【评估】

1. 患者的一般情况,如年龄、性别、文化程度、意识、治疗、用药等。

2. 患者的心理状态与合作程度,患者对此操作的认识及配合程度。

3. 影响脉搏测量准确性的因素,30 分钟内有无进食、剧烈运动、情绪激动、用药等。

4. 测量部位,浅表、靠近骨骼的大动脉均可作为测量脉搏的部位。常用诊脉部位见图 6-10。临床上最常选择的诊脉部位是桡动脉。

【计划】

1. 护士准备　衣帽整洁,修剪指甲,洗手,戴口罩。

颞动脉　　　　　　　　　　　　　　　颈动脉

股动脉　　　　　　　　　　　　　　　肱动脉

腘动脉　　　　　　　　　　　　　　　桡动脉

胫骨后动脉　　　　　　　　　　　　　足背动脉

图 6-10　常用诊脉部位

2. 用物准备　治疗盘内置有秒针的表、笔、记录本、手消液,必要时备听诊器。

3. 环境准备　环境整洁、安静,光线充足,室温适宜。

4. 患者准备

(1) 了解测量目的、方法、注意事项及配合要点。

(2) 测量脉搏前若有运动、进食、情绪激动等,应休息 30 分钟后再测量。

(3) 体位舒适,情绪稳定。

【实施】

步骤	要点与说明
1. 核对解释:携用物至患者床旁,核对患者床号、姓名、腕带,向患者和 / 或家属解释测量脉搏的目的、方法、注意事项和配合要点	● 确认患者
2. 安置体位:卧位或坐位	
3. 选择部位:根据患者病情选择合适的测量部位。以测桡动脉为例,腕部伸展,手臂放舒适位置	● 患者体位舒适,护士便于测量
4. 测量:以示指、中指、环指的指端放在桡动脉搏动处(图 6-11),压力大小以能清楚触及脉搏搏动为宜	● 压力要适中,压力太大阻断脉搏搏动,压力太小感觉不到脉搏搏动
5. 计数:测量 30 秒,将所测数值乘 2,即为脉率。若发现患者为绌脉,应由两名护士同时测量,一人听心率,另一人测脉率,由听心率者发出"开始"与"停止"的口令,计数 1 分钟(图 6-12)	● 测量时需注意脉律、脉搏强弱等情况 ● 心脏听诊部位可选择左锁骨中线内侧第 5 肋间处
6. 整理:为患者整理衣被,取舒适体位;清理用物,归还原处	● 促进患者舒适,保持病室整洁
7. 记录	● 将脉率数记录在记录本上 ● 绌脉记录方式:心率 / 脉率
8. 绘制或录入:洗手后绘制体温单或录入移动护理信息系统的终端设备	● 脉搏曲线绘制见第十九章

图 6-11　桡动脉测量法

图 6-12　绌脉测量法

脉搏测量操作流程:

　　核对解释→安置体位→选择部位→测量脉搏(绌脉测量)→整理用物→记录数值→操作后洗手→绘制或录入

【注意事项】

1. 不能用拇指诊脉,因拇指小动脉搏动较强,易与患者的脉搏相混淆。

2. 为偏瘫或肢体有损伤的患者测量脉率时,应选择健侧肢体,以免患侧肢体血液循环不良影响测量结果的准确性。

3. 异常脉搏、危重患者应测 1 分钟,如触摸不清可用听诊器听心率 1 分钟。

【评价】

1. 患者理解测量脉搏的目的,积极配合。

2. 测量结果准确。

3. 患者知晓脉搏正常值及测量过程中的注意事项。

第三节　呼吸的评估与护理

机体在新陈代谢过程中,不断地从外界环境中摄取氧气,并将自身产生的二氧化碳排出体外,这种机体与环境之间进行气体交换的过程,称为呼吸。护士通过准确测量呼吸可以了解患者呼吸功能状况。

一、正常呼吸及生理变化

(一) 正常呼吸

正常成人在安静状态下,呼吸频率为 16~20 次 /min,节律规则,呼吸运动均匀平稳,自然、无声且不费力(表 6-2)。呼吸与脉搏的比例为 1∶4。一般情况下,女性以胸式呼吸为主,男性及儿童以腹式呼吸为主。

(二) 生理变化

1. 年龄　年龄越小,呼吸频率越快,如新生儿呼吸约 44 次 /min。

2. 性别　女性较同龄男性呼吸稍快。

3. 情绪　强烈的情绪变化,如愤怒、恐惧、害怕、悲伤或兴奋等,可引起呼吸加快。

4. 运动　剧烈的运动可引起呼吸加快,而休息、睡眠时呼吸则减慢。

5. 其他　环境温度升高可使呼吸加深加快;气压的变化也会影响呼吸,如在高山或飞机上的高空低氧环境下,呼吸出现代偿性加深加快。

二、异常呼吸的评估及护理

(一) 异常呼吸的评估

1. 频率异常

(1) 呼吸过速(tachypnea):指成人在安静状态下,呼吸频率高于 24 次 /min(表 6-2)。常见于发热、甲状腺功能亢进、缺氧、疼痛、贫血等患者。一般体温每升高 1℃,呼吸频率增加 3~4 次 /min。

(2) 呼吸过缓(bradypnea):指成人在安静状态下,呼吸频率低于 12 次 /min(表 6-2)。常见于呼吸中枢受损的患者,如颅内压增高、巴比妥类药物中毒等。

2. 节律异常

(1) 潮式呼吸:又称陈 - 施呼吸(Cheyne-Stokes respiration),是一种周期性的呼吸异常。呼吸由浅慢逐渐变为深快,再由深快转为浅慢,经过一段时间的呼吸暂停(5~20 秒)后,又开始重复上述呼吸状态。由于呼吸的状态周而复始出现,似潮水涨落,故称潮式呼吸(表 6-2)。

表 6-2 正常和异常呼吸

呼吸名称	呼吸形态	特点
正常呼吸		规则、平稳
呼吸过速		规则、快速
呼吸过缓		规则、缓慢
深度呼吸		规则、深而大
潮式呼吸		潮水般起伏
间断呼吸		呼吸和呼吸暂停交替出现

潮式呼吸是呼吸中枢兴奋性减弱或高度缺氧的表现。发生机制是由于呼吸中枢的兴奋性降低，血液正常浓度的二氧化碳不能通过化学感受器引起呼吸中枢兴奋，使呼吸逐渐减弱以至暂停。当呼吸暂停时，血液中的二氧化碳积聚，增高到一定程度后，通过颈动脉窦和主动脉体的化学感受器反射性地刺激呼吸中枢，再次引起呼吸。随着呼吸的进行，二氧化碳的排出，呼吸中枢失去有效的兴奋，呼吸再次变慢以至暂停，从而形成周期性呼吸异常。常见于中枢神经系统疾病，如脑膜炎、脑炎、巴比妥类药物中毒、尿毒症、颅内压增高等患者。

（2）间断呼吸：又称比奥呼吸（Biot respiration），表现为呼吸和呼吸暂停现象交替出现。其特点是有规律地呼吸几次后，突然停止，间隔一段时间后又开始呼吸，如此反复交替进行（表 6-2）。产生机制同潮式呼吸，是呼吸中枢兴奋性显著降低的表现，多在呼吸停止前出现。常见于颅内病变或呼吸中枢衰竭的患者。

3. 深浅度异常

（1）深度呼吸：又称库斯莫尔呼吸（Kussmaul respiration），是一种深而规则的大呼吸（表 6-2）。多见于尿毒症、糖尿病引起的代谢性酸中毒患者。

（2）浅快呼吸：是一种浅表而不规则的呼吸，有时呈叹息样。常见于呼吸肌麻痹、肺与胸膜疾病、肋骨骨折、严重腹胀、腹水和濒死的患者。

4. 声音异常

（1）蝉鸣样呼吸（strident）：表现为吸气时产生一种极高的似蝉鸣样音响，产生机制是由于声带附近阻塞，使空气吸入困难。常见于喉头水肿、喉头痉挛、喉头异物等患者。

（2）鼾声呼吸（stertorous）：表现为呼吸时发出一种粗大的鼾声。由于气管或支气管内有较多分泌物积聚，使空气进出时发生困难，气体通过狭窄的管道而发出似熟睡中打鼾的声音。常见于昏迷或神经系统疾病患者。

5. 呼吸困难（dyspnea）　指呼吸频率、节律和深浅度的异常。主要是由于气体交换不足，机体缺氧所致。患者主观感觉空气不足、呼吸费力、胸闷,客观上表现为烦躁、张口耸肩、鼻翼扇动、端坐呼吸等。根据临床表现可分为:

(1) 吸气性呼吸困难:当上呼吸道部分梗阻时,气体进入肺组织不畅,呼吸肌收缩,肺内负压增加所致。表现为吸气时间明显延长,吸气显著困难,严重者有明显"三凹征"(吸气时胸骨上窝、锁骨上窝和肋间隙出现凹陷)。常见于喉头水肿或气管、喉头异物等患者。

(2) 呼气性呼吸困难:当下呼吸道部分梗阻时,气体呼出不畅,患者表现为呼气时间缓慢或延长,呼气费力。常见于支气管哮喘、阻塞性肺气肿的患者。

(3) 混合性呼吸困难:吸气和呼气均感费力,呼吸频率快而表浅。由于广泛性肺部病变使呼吸面积减少,影响肺换气功能所致。常见于重症肺炎、大面积肺不张、广泛性肺纤维化、大量胸腔积液等患者。

(二) 异常呼吸的护理

1. 保持呼吸道通畅　保持呼吸道通畅是改善呼吸功能的先决条件。清除呼吸道分泌物的方法包括:

(1) 促进咳嗽:①改变患者姿势,使分泌物流入大气道内易于咳出。②在病情许可的情况下,增加患者活动量,有利于痰液的松动。③指导有效咳嗽:患者取坐位或半卧位,屈膝,上身前倾,双手抱膝或在胸部和膝盖上置一枕头并用两臂夹紧,深吸气后屏气3秒(有伤口者,护士应将双手按压在伤口的两侧),然后腹肌用力,两手抓紧支持物(脚或枕),用力做爆破性咳嗽,将痰咳出(图6-13)。

(2) 叩击:操作者手呈半空心拳状,有节奏地自下而上、由外向内轻轻叩击患者胸背部(图6-14),借助振动,使分泌物松脱而排出。同时,边叩击边鼓励患者咳嗽。注意不可在暴露的皮肤、肋骨、乳房等部位叩击。

　　　　图6-13　有效咳嗽

　　　　图6-14　叩击

(3) 体位引流:安置患者于特殊体位,使肺与支气管内积存的分泌物借助重力作用流入大气管并咳出。适用于痰量较多、呼吸功能尚好的支气管扩张、肺脓肿等患者,可起到重要的治疗作用。对严重高血压、心力衰竭、高龄、极度衰弱、意识不清等患者禁用。实施要点为:①采取体位的原则:患肺处于高位,其引流的支气管开口向下。②嘱患者间歇深呼吸并尽力咳痰,护士轻叩相应部位,提高引流效果。③实施时间和次数为每日2~4次,每次15~30分钟。宜选择空腹时进行。④监测:观察病情变化,如患者出现头晕、面色苍白、出冷汗、血压下降等,应停止引流;观察引流液的色、质、量,并记录。如引流液大量涌出,应注意防止窒息。如引流液每日小于30ml,可停止引流。

（4）痰液黏稠不易咳出时,可给予雾化吸入及祛痰药物,有利排出痰液。

（5）必要时机械吸痰,以清除呼吸道分泌物(详见第十六章)。

2. 改善呼吸环境　调节室内温度和湿度,使空气清新、湿润,以减轻呼吸道不适感。

3. 休息与活动　根据病情需要安置体位,以减轻呼吸困难程度。卧床休息以降低耗氧量;若病情好转可允许患者适当活动,但不宜疲劳。

4. 协助治疗　①根据医嘱给药;②给予氧气吸入或使用呼吸机,提高动脉血氧含量。

5. 监测呼吸　观察呼吸频率、节律及深浅度的变化,有无呼吸困难及其他伴随症状。

6. 心理护理　紧张、恐惧的情绪可加重缺氧,所以应做好患者的心理护理,保持稳定的情绪,避免加重缺氧。

7. 健康指导　指导患者及家属认识监测呼吸的重要性,戒烟限酒,培养良好的生活习惯。

三、呼吸的测量

【目的】

1. 判断呼吸有无异常。

2. 动态监测呼吸变化,了解呼吸系统功能状态。

3. 协助诊断,为预防、治疗、护理提供依据。

【评估】

1. 患者整体情况,如病情、治疗、意识等。

2. 影响测量呼吸的因素,如测量前 30 分钟有无剧烈运动、情绪激动等影响呼吸的因素。

3. 患者的心理状态与合作程度,患者对此项操作的认识及配合程度。

【计划】

1. 护士准备　衣帽整洁,修剪指甲,洗手,戴口罩。

2. 用物准备　治疗盘内置有秒针的表、笔、记录本,必要时备棉签。

3. 环境准备　环境整洁、安静,光线充足,室温适宜。

4. 患者准备

（1）了解操作目的及配合方法,体位舒适,情绪稳定。

（2）测呼吸前若有运动、情绪激动等应休息 30 分钟后再测量。

【实施】

步骤	要点与说明
1. 核对解释:将用物携至床旁,核对患者床号、姓名、腕带,向患者和 / 或家属解释测量呼吸的目的、方法、注意事项	• 确认患者
2. 安置体位:卧位或坐位	• 患者体位舒适
3. 测量:护士将手放在患者的诊脉部位似诊脉状,眼睛观察患者胸部或腹部的起伏(图 6-15)	• 女性以胸式呼吸为主;男性和儿童以腹式呼吸为主
4. 观察:观察呼吸频率、深度、节律、音响、形态及有无呼吸困难	• 患者胸部或腹部一起一伏为一次呼吸
5. 计数:正常呼吸测 30 秒,乘 2	• 危重患者或婴儿呼吸应测 1 分钟
6. 整理:为患者整理衣被,取舒适体位;清理用物,归还原处	• 促进患者舒适,保持病室整洁

续表

步骤	要点与说明
7. 记录	• 将所测呼吸值记录在记录本上
8. 绘制或录入:洗手后绘制体温单或录入移动护理信息系统的终端设备	• 呼吸绘制见第十九章

图 6-15 测量呼吸

呼吸测量操作流程:
核对解释→安置体位→测量→观察呼吸→计数→整理用物→记录→绘制或录入

【注意事项】

1. 呼吸受意识控制,故测量呼吸前无需向患者解释,测量过程中不让患者察觉,使患者处于自然呼吸状态,以保证测量结果的准确性。

2. 如患者呼吸微弱不易观察时,可用少许棉絮置于患者鼻孔前,观察棉絮纤维被吹动的次数,计数 1 分钟(图 6-16)。

【评价】

1. 测量结果准确。

2. 患者知晓呼吸正常值。

3. 患者有识别异常呼吸的判断能力。

图 6-16 危重患者呼吸测量

第四节 血压的评估与护理

血压(blood pressure,BP)是血管内流动的血液对血管壁产生的侧压力,一般指动脉血压。当左心室收缩时,流经主动脉的血液对管壁产生的最大压力称为收缩压(systolic pressure)。当心室舒张时,血液对血管壁产生的最低压力称为舒张压(diastolic pressure)。收缩压与舒张压之差为脉压(pulse pressure)。

血压的计量单位以 mmHg 或 kPa 表示,mmHg 和 kPa 之间的换算关系为:1kPa=7.5mmHg,1mmHg=0.133kPa。

笔记栏

一、正常血压及生理变化

(一) 正常血压

临床常以测量肱动脉的血压为标准。正常成人在安静状态下血压范围为:收缩压90~139mmHg(12~18.1kPa),舒张压60~89mmHg(8~11.6kPa),脉压为30~40mmHg(4~5.3kPa)。

(二) 生理变化

1. 年龄与性别 随着年龄增长,血压值升高,以收缩压增高显著,主要是因动脉管壁弹性降低所致。在青春期前,男女血压值差别较小,更年期以前女性血压略低于男性,更年期后男女血压无明显差异。

2. 昼夜与睡眠 通常血压在清晨最低,然后逐渐升高,至午后或傍晚血压最高,夜间睡眠时降低。睡眠不佳时,血压可略有增高。

3. 环境 在寒冷环境中由于末梢血管收缩,血压可略有增高;在高温环境下,由于皮肤血管扩张,血压则略有下降。

4. 体型和体位 肥胖者血压偏高;卧位时的血压低于坐位或立位(与重力代偿机制有关),但有些人变化不大。对于长期卧床或使用某些降压药物的患者,若由平卧位突然变为站立姿势时,易出现头晕、眼前发黑、心慌甚至晕厥等直立性低血压的表现。

5. 测量部位 一般右上肢血压高于左上肢10~20mmHg,主要由于右侧肱动脉来自主动脉弓的第一分支无名动脉,做功少、耗能少之故。下肢血压一般比上肢高20~40mmHg,主要与股动脉管径粗、血流量大有关。

6. 其他 情绪激动、紧张、恐惧、兴奋、劳累、剧烈运动、疼痛等均可导致收缩压升高,舒张压一般无变化。吸烟、饮酒和摄盐过多对血压也有影响。

二、异常血压的评估及护理

(一) 异常血压的评估

1. 高血压(hypertension) 指在正常状态、未使用降压药的情况下,成人收缩压≥140mmHg和/或舒张压≥90mmHg。常见于心血管系统疾病、肾病、内分泌疾病等。

关于高血压的诊断标准,目前采用中国高血压分类标准(2010版),见表6-3。

表6-3 中国高血压分类标准(2010版)

分级	收缩压(mmHg)		舒张压(mmHg)
正常血压	<120	和	<80
正常高值	120~139	和/或	80~89
高血压	≥140	和/或	≥90
1级高血压(轻度)	140~159	和/或	90~99
2级高血压(中度)	160~179	和/或	100~109
3级高血压(重度)	≥180	和/或	≥110
单纯收缩期高血压	≥140	和	<90

注:若收缩压、舒张压分属不同等级,则以较高的分级为准。

2. 低血压 指血压低于90/60mmHg。常见于休克、心力衰竭、大出血等患者。

3. 脉压异常

(1) 脉压增大:指脉压大于40mmHg。见于主动脉瓣关闭不全、动脉硬化、甲状腺功能亢进等患者。

（2）脉压减小：指脉压小于30mmHg。常见于主动脉瓣狭窄、心包积液、缩窄性心包炎、心力衰竭等患者。

（二）异常血压的护理

1. 监测血压　及时了解血压变化，同时观察其伴随症状。对需要密切观察血压的患者，应做到"四定"，即定时间、定体位、定部位、定血压计，以保证血压测量的准确性。

2. 休息与活动　根据病情指导患者适当活动并保证有充足的睡眠，如发现血压过高、过低时，应嘱患者卧床休息，同时按医嘱给予相应处理。

3. 合理饮食　根据病情给予易消化、低脂肪、低胆固醇、高维生素、富含纤维素的饮食，控制烟、酒、浓茶、咖啡、辛辣食物的摄入。高血压患者应减少钠盐摄入，逐渐降至WHO推荐的每日食盐6g的要求。如肥胖者，应控制体重。

4. 用药护理　遵医嘱用药，勿随意改变药物或增减药量；按时服药；不能凭感觉或症状吃药；不能在临睡前服降压药，一般在睡前2小时服用降压药；定期随访。

5. 控制情绪　长期抑郁或情绪激动、急剧而强烈的精神创伤可使交感神经兴奋性增强，肾上腺素活性物质增多，使血压升高，因此保持良好的心理状态非常重要。患者应加强自我修养，避免精神紧张、情绪激动、烦躁、焦虑、忧愁等不良情绪，保持心情舒畅。

6. 健康指导　教会患者及家属测量和判断异常血压的方法；知晓养成健康生活方式的重要性，如生活有度、按时作息、顺应四时、合理饮食、戒烟限酒、修身养性等。

三、血压的测量

（一）血压计的种类和构造

常用的血压计主要包括汞柱式血压计（台式和立式）（图6-17）、无液血压计（图6-18）和电子血压计（图6-19）三种。

1. 汞柱式血压计　又称水银血压计。分台式和立式两种，立式血压计可调节高低。由加压气球和调节空气压力的阀门、袖带及水银测压计组成。袖带为长方形扁平橡胶袋，其长度和宽度应符合标准：长度应能包绕整个肢体，宽度要比被测肢体直径宽20%，大约宽12cm，长24cm。袖带外层为布套，橡胶袋上有两根橡胶管，一根连加压气球，另一根与

A. 台式水银血压计　　　　B. 立式水银血压计

图6-17　水银血压计

图 6-18 无液血压计

图 6-19 电子血压计

测压计相接。测压计有一个能充水银的玻璃管固定在盒盖内壁上,上面标有刻度:一侧为 0~300mmHg,每小格为 2mmHg,另一侧为 0~40kPa,每小格为 0.5kPa。玻璃管上端盖以金属帽和大气相通,下端和水银槽相连,水银槽内装水银约 60g。当加压气球注入空气后,水银由玻璃管底部上升,水银顶端的中央凸起即是压力的刻度。

2. 无液血压计 又称弹簧式血压计。由加压气球和调节空气压力的阀门、袖带、压力计组成。压力计外观似表,呈圆盘状,正面盘上标有刻度及读数,盘中央有一指针,指示血压数值,袖带与压力计相连。

3. 电子血压计 袖带内有一换能器,具有自动采样、微电脑控制数字运算、自动放气程序等,测量后可直接在显示屏上显示收缩压、舒张压及脉搏的数值。

4. 自动血压计监测器 采用震动法原理,由微电脑控制,自动测量收缩压、舒张压、平均动脉压和心率。测量平均动脉血压范围为 30~230mmHg。测量结果数字由四组三位高亮度数码管显示,并在下次测量结果显示之前一直保留。适用于各种场合的血压测量,尤其适合于手术、危重患者血压的监测。

(二)测量血压的方法

【目的】

1. 判断血压有无异常。

2. 动态监测血压变化,了解循环系统功能,为诊断、预防、治疗、护理提供依据。

【评估】

1. 患者整体情况,如病情、年龄、治疗、意识、基础血压值等。

2. 患者局部情况,如被测肢体皮肤完整性、活动度等。

3. 患者的心理状态与合作程度,患者对此项操作的认识及配合程度。

4. 影响测量血压因素,如测量前 15~30 分钟有无运动、吸烟、饮酒、情绪变化等。

【计划】

1. 护士准备 衣帽整洁,修剪指甲,洗手,戴口罩。

2. 环境准备 环境整洁、安静,光线充足,室温适宜。

3. 用物准备 治疗盘内置血压计、听诊器、笔、记录本。

4. 患者准备

(1)了解操作目的及配合方法,体位舒适,情绪稳定。

(2)测血压前若有运动、吸烟、饮酒、情绪激动等影响血压的因素应休息 30 分钟后再测量。

【实施】

步骤	要点与说明
1. 核对解释:将用物携至床旁,核对患者床号、姓名、腕带,向患者及家属解释测量血压的目的、方法、注意事项和配合要点	• 确认患者
2. 测量血压 肱动脉 (1) 体位:手臂位置(肱动脉)与心脏在同一水平。坐位:平第 4 肋;仰卧位:平腋中线 (2) 手臂:卷袖,露上臂,手掌向上,肘部伸直 (3) 血压计:打开,垂直放妥,开启水银槽开关 (4) 缠袖带:驱尽袖带内空气,平整置于上臂中部,下缘距肘窝 2~3cm,松紧以能插入一指为宜 (5) 充气:触摸肱动脉搏动,将听诊器胸件置于肱动脉搏动最明显处(图 6-20),一手固定,另一手握加压气球,关气门,充气至肱动脉搏动消失再升高 20~30mmHg (6) 放气:缓慢放气,速度以水银柱下降 4mmHg/s 为宜,注意水银柱刻度和肱动脉声音的变化 (7) 判断:听诊器出现的第一声搏动音,此时水银柱所指的刻度即为收缩压;当搏动音突然变弱或消失,水银柱所指的刻度即为舒张压 腘动脉 (1) 体位:仰卧、俯卧、侧卧 (2) 卷裤腿:卧位舒适 (3) 缠袖带:袖带缠于大腿下部,其下缘距腘窝 3~5cm,听诊器置腘动脉搏动最明显处 (4) 其余操作同肱动脉测量	• 测血压前,患者至少安静休息 5 分钟,30 分钟内禁止剧烈活动、吸烟、饮酒、饮咖啡,排空膀胱 • 若肱动脉高于心脏水平,测得的血压值偏低;肱动脉低于心脏水平,测得的血压值偏高 • 必要时脱袖,以免衣袖过紧影响血流,影响血压测量值的准确性 • 避免倾倒 • 袖带缠得过松,充气后呈气球状,有效面积变窄,使血压测量值偏高;袖带缠得过紧,未注气已受压,使血压测量值偏低 • 避免听诊器胸件塞在袖带下,以免局部受压较大和听诊时出现干扰声 • 肱动脉搏动消失表示袖带内压力大于心脏收缩压,血流被阻断 • 充气不可过猛过快,以免水银溢出或患者不适 • 充气过度或充气不足都会影响测量结果 • 放气太慢,使静脉充血,舒张压值偏高;放气太快,使水银柱下降过快,未注意到听诊间隔,猜测血压值 • 眼睛视线保持与水银柱弯月面同一水平。视线低于水银柱弯月面读数偏高,反之,读数偏低 • 第一声搏动音出现表示袖带内压力降至与心脏收缩压相等,血流能通过受阻的肱动脉 • WHO 规定成人应以动脉搏动音的消失作为判断舒张压的标准 • 一般不采取屈膝仰卧位 • 必要时脱一侧裤子,暴露大腿,以免过紧影响血流,影响血压测量的准确性 • 袖带松紧适宜
3. 整理血压计:排尽袖带内空气,拧紧压力活门,整理后放于盒内;血压计盒盖右倾 45°,使水银全部流回槽内,关闭水银槽开关,盖盒盖,平稳放置	• 避免玻璃管破裂,水银溢出
4. 恢复体位	• 必要时协助穿衣、穿裤
5. 记录:将所测血压值按"收缩压 / 舒张压 mmHg"记录在记录本上,如 120/80mmHg	• 当变音与消失音之间有差异时,两读数都应记录,方法是"收缩压 / 变音 / 消失音 mmHg",如 120/80/60mmHg
6. 转记或录入	• 洗手后将血压值转记至体温单上或录入移动护理信息系统的终端设备

图 6-20 听诊器胸件放置部位(肱动脉搏动最明显处)

【注意事项】

1. 定期检测、校对血压计。测量前应检查血压计袖带宽窄是否适合患者;水银是否足够;橡胶管和加压气球是否漏气;玻璃管有无裂缝,其上端是否与大气相通。

2. 需长期观察血压的患者,为保证血压的准确性和对照的可比性,应做到"四定",即定患者体位、定部位、定测量时间和定血压计。

3. 对偏瘫、肢体外伤或手术的患者,测量血压时应选择健侧肢体。

4. 注意排除影响血压值的外界因素。

5. 如发现血压听不清或异常时,应复测。方法是先将袖带内气体驱尽,使汞柱降至"0"点,稍待片刻再进行第二次测量。必要时双侧对照。

6. 测量血压的要求(中国高血压分类标准,2010 版):应间隔 1~2 分钟复测,取 2 次读数的平均值记录。如收缩压或舒张压的 2 次读数相差 5mmHg 以上,应再次测量,取 3 次读数的平均值记录。首诊时要求测量两上臂血压,以后通常测量读数较高一侧的上臂血压。

【评价】

1. 测量结果准确。

2. 患者知晓血压正常值及测量过程中的注意事项。

3. 患者有识别异常血压的判断能力。

血压测量操作流程(以肱动脉为例):

核对解释→安置体位→手臂摆放→打开血压计→缠袖带→充气→放气→判断血压值→整理血压计→恢复体位→记录血压数值→转记或录入

(孙瑞丽 刘静茹)

复习思考题

1. 患者,女性,38 岁。体温在 39.0~40.0℃波动,持续 1 周,以"发热待查"于上午 8 时收入院。入院时测体温 40℃,脉搏 110 次/min,呼吸 28 次/min,血压 120/80mmHg,神志清楚,面色潮红,口唇干裂,食欲不振。上午 8:20 给予退热剂后,体温降至 38.9℃,下午 2:00 体温升至 39.8℃。

请回答:

(1) 患者发热程度如何?

(2) 为何种热型?

(3) 根据该患者病情,护士应采取哪些护理措施?

2. 患者,男性,49岁,以"脑膜炎"收入院。入院检查发现患者口唇发绀,呼吸呈周期样变化,呼吸由浅慢逐渐变为深快,然后再由深快转为浅慢,经过一段呼吸暂停后,又开始上述变化,其形态如潮水起伏。

请回答:

(1) 该患者属于哪种呼吸?

(2) 为什么会出现这种呼吸?

3. 患者,女性,60岁,以"房颤"收入院。护理体检:心率138次/min,脉率90次/min,心音强弱不等,脉搏细弱,且不规则。

请回答:

(1) 患者出现了什么情况?

(2) 此时应如何为患者测脉搏?

(3) 应如何进行记录?

扫一扫
测一测

笔记栏

PPT 课件

第七章

患者的清洁护理

学习目标

识记：

1. 能正确陈述口腔护理、头发护理、皮肤护理、会阴部护理的评估内容。
2. 能正确陈述口腔护理、床上洗发、床上擦浴的目的和注意事项。
3. 能正确说出常用口腔护理溶液及其作用。
4. 准正确叙述压力性损伤发生的原因、高危人群和易患部位。
5. 能正确阐述晨晚间护理的内容与目的。

理解：

1. 能正确比较压力性损伤各期的临床表现。
2. 能准确理解压力性损伤的预防及护理措施。

运用：

1. 能独立完成特殊口腔护理、床上洗发、床上擦浴等护理操作，做到关爱患者、操作规范。
2. 能准确对压力性损伤患者实施评估，正确为各期的压力性损伤患者进行治疗和护理。

案例导入

李某，女性，56 岁。因突发口角歪斜、言语不清、走路不稳致突然倒地就诊，入院时 CT 检查示颅内出血，入院 1 周。护士晨间护理时，发现患者浅昏迷，右侧肢体偏瘫，大小便失禁，出汗多，头发和床单潮湿，口腔有异味，室内空气不流通。

请思考：

1. 护士为该患者晨间护理的内容包括哪些？
2. 用 Braden 危险因素评估表做评估工具，阐述该患者是否为压力性损伤的高危人群？应采取哪些措施预防压力性损伤的发生？

保持身体清洁卫生是每个人的基本需要。当机体患病时，由于疾病的原因，患者的自我照护能力下降，往往无法满足自身清洁的需要，出现机体卫生状况不洁；另外，因患者抵抗力低，容易发生感染等并发症，对患者生理和心理方面都会产生影响。因此，护理人员应及时评估患者的清洁状况和自我护理的能力，了解患者的卫生习惯，根据患者的情况给予卫生指导或协助护理，使患者达到良好的卫生状况，减少压力性损伤等并发症的发生。同时，护理人员在护理过程中应保护患者的隐私，尊重患者，与患者建立良好的护患关系。患者的清洁卫生护理内容包括口腔护理、皮肤护理、头发护理、手足护理和会阴部护理。

第一节　口腔护理

口腔是病原体侵入人体的途径之一。口腔的温度、湿度和食物残渣非常适宜微生物的生长,因此正常人的口腔中存在大量的病菌。正常人每天通过饮水、进食、刷牙、漱口等活动,可以减少和清除部分致病菌,唾液中的溶菌酶也有杀菌作用,因此一般不会引起疾病。但患病时机体抵抗力下降,唾液分泌减少,某些患者存在进食及饮水障碍,口腔内细菌大量繁殖,口腔卫生不良则导致口腔疾病,出现食欲减退、局部疼痛,甚至导致全身性疾病。

由此可见,及时有效的口腔护理非常重要,护理人员必须认真地评估患者的口腔卫生状况,给予必要的口腔卫生指导,协助患者做好口腔护理,并为无法自行完成口腔清洁的患者进行特殊口腔护理。

一、口腔卫生的评估

正常人的口唇红润光泽,口腔黏膜湿润完整,无龋齿,牙龈无出血、疼痛,舌苔薄白,口腔无异味。

(一)口腔状况评估

护士一手拿压舌板,一手持手电筒,置光源于适当位置,嘱患者将头稍微向后仰、张嘴,检查口腔黏膜、牙齿、牙龈、舌面、上腭及咽喉部的情况;嘱患者舌尖向上抵住上腭,以便检查口腔底部的情况。检查时应注意观察以下内容:

1. 口唇的颜色、湿润度,有无裂纹、出血及疱疹等。
2. 口腔黏膜的颜色及完整性,是否有溃疡、出血、脓液渗出及赘生物等。
3. 牙齿的数量是否齐全,有无脱落、义齿、龋齿、牙结石、牙垢等。
4. 牙龈的颜色,有无出血、溃疡、肿胀等。
5. 舌的颜色、湿润度,有无溃疡、出血等,舌苔的颜色、苔质是否厚腻等。
6. 腭部、悬雍垂、扁桃体的颜色,有无肿胀及不正常的分泌物等。
7. 口腔有无难闻的气味,如有无氨臭、烂苹果等异常气味。

(二)自理能力的评估

1. 评估患者每天清洁口腔的情况,如刷牙、漱口或清洁义齿等。
2. 评估患者是否能自行完成口腔清洁,对能自理的患者鼓励其自我照顾,无法自理者护理人员应协助其完成。

(三)口腔卫生保健知识了解程度的评估

1. 评估患者对保持口腔卫生重要性认识的程度,对口腔卫生与口腔疾病、全身性疾病相关性知识的了解程度。
2. 评估患者对保持口腔清洁正确方法的掌握,如牙膏、牙刷及其他口腔清洁用品应如何选择、如何正确刷牙等。
3. 评估患者对口腔卫生保健知识的了解程度,如预防口腔疾病等相关知识。

二、口腔卫生的护理措施

(一)口腔卫生指导

向患者解释口腔卫生的重要性,介绍口腔护理的有关知识,如清洁用具的使用、刷牙方法、牙线的使用方法及义齿的清洁与护理,使患者能够做到有效清洁口腔,保持口腔卫生,预防口臭、口腔感染等各种口腔并发症的发生。

1. 养成良好的口腔卫生习惯 为减少龋齿的发生,教导患者养成每天晨起、晚上临睡前刷牙的习惯,餐后应漱口。睡前不应进食对牙齿有刺激性或腐蚀性的食物,减少蔗糖及碳水化合物的摄入量。当口腔出现过度干燥时,鼓励患者多饮水。

2. 指导正确刷牙

(1) 刷牙时间:刷牙一般在早晨起床后或晚上临睡前进行,进食后也应刷牙。

(2) 刷牙用具的选择:选用外形较小、表面平滑的尼龙毛刷,柔软的牙刷可刺激牙龈,不会损伤牙龈,而硬毛的牙刷易导致牙齿的磨损及牙龈的损伤。牙刷应每隔 3 个月更换一次。牙膏应不具有腐蚀性,以防损伤牙齿。规律地使用含氟牙膏刷牙,根据需要选择短期使用药物牙膏。

(3) 刷牙方法:正确的方法是上下颤动刷牙,将牙刷的尖端轻轻放于牙齿及牙龈沟上,牙刷的毛面与牙齿呈 45° 角,快速环形来回刷动,每次只刷 2~3 颗牙齿,刷完一个部位再刷相邻部位(图 7-1)。可用牙刷毛面的顶端以环形方式刷洗牙齿的内面,刷洗牙齿的咬合面时刷毛与牙齿平行,做短距离的前后来回刷洗。刷完牙齿后,再轻刷舌面,以减少微生物的数量并清除食物残屑。

图 7-1 正确的刷牙方法
A. 牙齿外表面的刷牙方法;B. 牙齿内表面的刷牙方法

3. 牙线剔牙法 牙线(dental floss)可将牙缝等部位的牙菌斑和食物残渣清除。尼龙线、丝线、涤纶线均可用作牙线材料。取牙线 40cm,两端分别绕于两手中指,指间留 14~17cm 牙线,再用两手拇指、示指配合拉住牙线的两端使其呈 "C" 形,将牙线嵌入两牙齿间,再用力弹出,每个牙缝反复数次。每日剔牙 2 次,最好餐后立即进行。

(二) 义齿的护理

1. 义齿的佩戴 了解义齿佩戴是否合适,有无连接过紧或过松。使用者白天应佩戴义齿,以增进咀嚼功能,同时也能保持良好的口腔外观。

2. 义齿的清洁 义齿也会积聚一些食物残渣、碎屑及牙石等,因此需要做清洁护理,餐后应取下义齿认真冲洗。义齿取下后,检查义齿的内套有无结石、牙斑、食物残渣等,并检查义齿的表面有无破损、碎裂。义齿的刷洗方法与刷牙相同,用挤有牙膏的小软毛刷轻轻刷洗各个面,用冷水冲洗干净。

3. 义齿的保存 晚上不戴或暂时不用的义齿可浸泡于冷水中,每日换水 1 次。不可存放在热水或乙醇内,以免义齿变色、变形或老化。

（三）特殊口腔护理

适用于高热、昏迷、危重、禁食、鼻饲、气管切开、口腔术后及生活不能自理患者。护士应根据病情给予特殊口腔护理，一般每日 2~3 次。可根据病情酌情增加次数。

【目的】

1. 保持口腔清洁，避免因微生物繁殖引起口腔感染等并发症。

2. 防止口臭，去除牙垢，促进食欲，增加患者舒适感和自信心。

3. 观察口腔黏膜、舌苔等变化及特殊的口腔气味，提供病情变化的动态信息。

【评估】

1. 患者的病情、意识状态、自理能力、心理反应、合作程度及用药情况(如抗生素、激素等)。

2. 患者的口腔状况，如口腔 pH 值、有无异常气味、溃疡、出血及特殊病菌感染等。

【计划】

1. 护士准备　衣帽整洁、剪短指甲、洗手、戴口罩。

2. 用物准备

(1) 治疗盘内备治疗碗(内装无菌棉球数个)、弯血管钳、镊子、压舌板、吸水管、弯盘、治疗巾、棉签、石蜡油、手电筒等。必要时(如昏迷患者)需备开口器。

(2) 常用漱口溶液见表 7-1。

表 7-1　常用漱口溶液及作用

溶液名称	作用
生理盐水	清洁口腔，预防感染
1%~3% 过氧化氢溶液	防腐、防臭，适用于口腔有溃烂、坏死组织者
1%~4% 碳酸氢钠溶液	属碱性溶液，抑制真菌生长
0.02% 洗必泰溶液	清洁口腔，广谱抗菌
0.02% 呋喃西林溶液	清洁口腔，广谱抗菌
复方硼酸溶液(朵贝尔溶液)	酸性防腐溶液，有抑制细菌作用
0.1% 醋酸溶液	抑制铜绿假单胞菌生长
0.08% 甲硝唑溶液	抑制厌氧菌生长
口泰溶液	广谱抗菌
银花甘草漱口液	清热解毒、除臭
辛夷花漱口液	广谱抗菌

(3) 按需准备外用药，常用的有口腔溃疡膏、西瓜霜、锡类散等。

3. 环境准备　环境整洁、安静、宽敞、光线充足。

4. 患者准备　了解口腔护理的目的、方法和注意事项，能配合操作。

【实施】

步骤	要点与说明
1. 核对解释：备齐用物携至患者床旁，核对并解释口腔护理的目的	● 确认患者
2. 安置体位：协助患者侧卧或仰卧，头偏向护士一侧	● 防止分泌物及多余水分误吸入气管
3. 铺治疗巾：将治疗巾或纸巾铺于患者颌下，弯盘放于口角旁	● 防止床单、枕头污湿

续表

步骤	要点与说明
4. 倒液:倒漱口溶液,清点棉球	
5. 观察口腔:湿润口唇,嘱患者张口,用压舌板轻轻撑开颊部,打开手电筒观察口腔情况,有活动的义齿应取下	• 牙关紧闭及昏迷患者可用开口器协助张口,使用开口器时应从臼齿处放入,不可用暴力助其张口
6. 漱口:协助患者用吸水管吸取温开水漱口	
7. 按顺序擦洗:用弯血管钳夹取含有漱口溶液的棉球并拧干(图7-2),或用海绵棒按下列顺序擦洗 (1)擦洗牙齿外侧面:嘱患者咬合上、下齿,用压舌板轻轻撑开左侧颊部,擦洗牙齿左外侧面,由臼齿擦向门齿,沿牙齿纵向擦洗。同法擦洗右外侧面 (2)擦洗牙齿内侧面及咬合面:嘱患者张开上、下齿,擦洗牙齿左上内侧面、左上咬合面、左下内侧面、左下咬合面,弧形擦洗左侧颊部。同法擦洗右侧 (3)擦洗硬腭部、舌面及舌下腺开口处 (4)再次清点棉球	• 血管钳前端用棉球包裹,勿直接接触口腔黏膜及牙龈 • 每次擦洗时,用止血钳夹紧一个棉球,以免脱落 • 一个棉球擦拭一个部位,不可重复使用 • 棉球不可过湿,以不能挤出液体为宜 • 不可过深,以免引起恶心 • 防止棉球遗留口腔
8. 再次漱口:擦洗完毕,协助患者用吸水管吸水漱口,吐入弯盘内,擦净口唇	• 有义齿者协助佩戴义齿
9. 观察涂药:再次观察口腔状况,如有溃疡,可局部涂口腔溃疡膏等,口唇干裂可涂石蜡油或唇膏	• 观察口腔清洁的效果
10. 整理记录:撤去弯盘及治疗巾,协助患者取舒适卧位,整理床单位,用物清洁消毒后备用,洗手记录	• 记录口腔状况及护理效果

图7-2　血管钳前端棉球包裹并拧干

特殊口腔护理操作流程:
核对解释→安置体位→铺治疗巾→倒液→观察口腔→漱口→按顺序擦洗→再次漱口→观察、涂药→整理记录

【注意事项】
1. 擦洗时动作应轻柔,特别对凝血功能障碍的患者,防止损伤口腔黏膜及牙龈。

2. 昏迷患者禁止漱口,使用的棉球不可过湿,以免引起呛咳或吸入性肺炎。

3. 长期服用抗生素者应观察口腔内有无真菌感染。

4. 传染性患者使用后的物品按消毒隔离原则处理。

【评价】

1. 患者口腔卫生得到改善,感到口腔清洁、舒适、无刺激。

2. 患者口腔感染减轻或痊愈。

3. 患者及家属了解口腔卫生方面的知识和技能。

第二节　皮肤护理

皮肤的新陈代谢迅速,其代谢产物(如皮脂、汗液及表皮碎屑等)与外界细菌及尘埃结合成污垢,黏附于皮肤表面,如果不及时清除污垢,可刺激皮肤,降低皮肤的抵抗力,以致破坏其屏障作用,造成细菌入侵,引起各种感染。皮肤的清洁与护理可预防皮肤感染,给人体带来舒适,防止压力性损伤等并发症的发生,还可维护患者的自我形象,满足身心需要。

一、皮肤的结构与功能

(一) 皮肤结构

皮肤是人体最大的器官,由表皮、真皮和皮下组织组成。皮肤还包括由表皮衍生而来的附属器,如毛发、皮脂腺、汗腺和指(趾)甲等。

1. 表皮　表皮是最外一层组织,由表及里分为 5 层,依次为角质层、透明层、颗粒层、棘细胞层和基底层。表皮中含有黑色素细胞,可使皮肤着色,并对紫外线照射起到保护作用,避免对皮肤的损伤。

2. 真皮　真皮位于表皮和皮下组织之间,由致密结缔组织组成。真皮层含有血管、淋巴管、神经末梢及毛发、汗腺、皮脂腺等皮肤附属器。

3. 皮下组织　皮下组织在真皮下层,由疏松结缔组织和脂肪细胞组成,具有缓冲、保温和储存能量的功能。

(二) 皮肤功能

完整的皮肤具有保护机体、调节体温、吸收、分泌、排泄及感觉等功能。完整的皮肤是天然屏障,可保护机体免受微生物的入侵,防止水、电解质的丢失。汗液蒸发后,热量散发,皮肤通过汗腺调节排汗量,从而调节体温。皮肤有大量的神经末梢,有疼痛觉、触压觉和温度觉,能感受到疼痛、受压、冷热等。

二、皮肤评估

正常皮肤的特征具有完整、温暖、柔嫩、不干燥、不油腻,且没有潮红和破损,无肿块与其他疾病等征象。患者自我感觉清爽、舒适,无任何刺激,对冷、热、针刺和触摸感觉良好。

1. 颜色

(1) 苍白:常见于休克或贫血患者,由于血红蛋白减少所致。

(2) 发绀:皮肤黏膜呈青紫色,常见于口唇、耳廓、面颊及肢端。

(3) 发红:全身皮肤发红,生理情况下可见于运动、饮酒后,病理情况下则见于高热患者,局部发红常见于炎症。

(4) 黄疸:由于血中胆红素浓度增高致皮肤、黏膜、巩膜发黄,多见于胆道阻塞等疾病。

(5) 色素沉着:由于基底层的黑色素增多,而致部分或全身皮肤色泽加深。

2. 温度　皮肤温度与真皮层的血循环量有关,皮肤温度常可提供有炎症或循环异常的信号。如局部有炎症或全身发热时局部皮温增高,休克时末梢循环差导致皮温降低。皮肤的温度还会受室温的影响,出现皮肤颜色的变化。环境过冷时皮肤呈发绀状态,环境闷热时皮肤潮红。

3. 弹性　一般老年人或脱水患者的皮肤弹性下降,提起皮肤复原较慢。

4. 完整性　检查皮肤有无破损、斑点、丘疹、水疱和硬结,特别注意受压部位的皮肤。

5. 感觉　用手触压患者的皮肤,询问患者的感觉,要求患者描述检查者手部的温度,检查皮肤的温度觉、触压觉和疼痛觉。如有感觉障碍表明皮肤有广泛性或局限性损伤。对老年人、神经系统疾病、糖尿病患者的感觉功能要仔细检查。

6. 清洁度　根据皮肤的气味、出汗情况、皮脂分泌量及污垢来评估其清洁程度。

护理人员通过视诊和触诊检查患者的皮肤,观察皮肤颜色、温度、弹性、完整性、感觉、清洁度等情况,同时还应评估患者的一般状况和自理能力,如患者的意识、是否瘫痪或软弱无力、有无关节活动受限、需要完全协助还是部分协助,以及评估患者对保持皮肤清洁卫生相关知识的了解程度及要求等。患者体位、环境因素(如室温、汗液量、皮脂分泌、水肿和色素沉着等均可影响评估的准确性,评估时应予以注意。

三、皮肤一般护理措施

(一) 皮肤卫生指导

全身状况良好者,可自行淋浴或盆浴;对于活动受限的患者可采用床上擦浴法。传染病患者的沐浴应根据病情、病种按隔离原则进行。

患者沐浴时,护士应根据患者皮肤的状况、清洁用品的性质及患者的喜好选用清洁剂及护肤用品。

(二) 淋浴或盆浴

能够自行完成沐浴过程的患者可采用淋浴或盆浴,根据患者年龄、病情选择洗浴方式和洗浴时间,护理人员根据其自理能力进行相应的协助。

【目的】

1. 清洁皮肤,促进患者生理和心理上的舒适。

2. 促进机体血液循环,增强皮肤排泄功能,预防皮肤感染和压力性损伤等并发症的发生。

3. 使肌肉得到放松,并增加患者活动的机会。

【评估】

1. 患者年龄、病情、自行完成沐浴的能力、心理反应及合作程度。

2. 患者皮肤健康状况,皮肤有无异常改变。

3. 患者沐浴习惯,对清洁卫生知识的了解程度。

【计划】

1. 护士准备　衣帽整洁、修剪指甲、洗手、戴口罩。

2. 用物准备　脸盆、毛巾 2 条、浴巾、沐浴露(或浴皂)、洗发液、清洁衣裤、防滑拖鞋等。

3. 环境准备　调节浴室温度到 22℃以上,水温维持在 41~46℃,也可按患者习惯调节,防止患者受凉或烫伤。浴室内有呼叫装置、扶手,地面应有防滑设施,必要时放置浴椅。

4. 患者准备　了解淋浴或盆浴的目的、方法及注意事项,贵重物品应妥善保存。患者已经进食 1 小时后,适合进行淋浴或盆浴。

【实施】

步骤	要点与说明
1. 备物解释:检查浴盆是否清洁,浴室是否有防滑垫。向患者解释相关事项,如水温调节方法、呼叫装置的使用等	• 防止患者滑倒
2. 送入浴室:携带用物,送患者入浴室,指导调节冷、热水开关。嘱患者进出浴室时扶住把手。浴室不要锁门,并在门外悬挂"正在使用"的标记牌,以示浴室内有患者正在沐浴	• 发生意外时护士能随时进入
3. 协助沐浴:盆浴时,需扶持患者进出浴盆,防止滑倒。沐浴过程中,护理人员在可呼唤到的地方,注意入浴时间,每隔 5 分钟检查患者情况,观察患者的反应,确保其安全	• 患者在浴盆中浸泡不可超过 10 分钟 • 如患者入浴时间过久,护理人员应及时询问,必要时可在旁守护,防止受凉、烫伤、滑跌或晕厥等意外发生
4. 整理记录:洗浴完毕,协助患者回病室,取舒适卧位。放好用具,取下门上"正在使用"的标记。洗手、记录执行时间及效果	

【注意事项】

1. 患者进食 1 小时后方能沐浴,以免影响消化。

2. 妊娠 7 个月以上的孕妇禁止盆浴;身体衰弱、创伤或患有心脏病需卧床休息者不宜淋浴或盆浴。

3. 嘱患者沐浴中若感到不适,如虚弱无力、眩晕时,随时按铃呼叫。

4. 沐浴过程中若患者发生晕厥,应立即抬出,使其平卧,并加以保暖,通知医生及时救治。

【评价】

1. 患者沐浴过程安全,无意外发生。

2. 沐浴后患者感到舒适、清洁,身心愉快。

淋浴或盆浴操作流程:

备物解释→送入浴室→协助沐浴→整理记录

(三) 床上擦浴

床上擦浴适用于不能自理或活动受限者,如使用石膏、牵引和身体过于虚弱等无法自行沐浴的患者。

【目的】

1. 清洁皮肤,促进患者生理和心理上的舒适。

2. 促进机体血液循环,增强皮肤排泄功能,预防皮肤感染和压力性损伤等并发症的发生。

3. 评估患者皮肤情况,被动活动肢体,防止肌肉挛缩和关节僵硬等并发症。

4. 增加护士和患者沟通交流的机会,保持良好护患关系。

【评估】

1. 患者的病情、心理反应、自理能力和合作程度。

2. 患者皮肤的情况,如皮肤清洁度、有无异常改变、有无皮肤破损。

3. 患者清洁卫生习惯,对皮肤清洁知识的了解程度。

4. 患者是否需要使用便器。

【计划】

1. 护士准备　衣帽整洁、剪短指甲、洗手、戴口罩。

2. 用物准备　治疗盘内备浴巾、毛巾 2 条、浴皂(或浴液)、小剪刀、梳子、50% 乙醇、护肤用品(爽身粉、润肤剂)、脸盆 2 只、水桶 2 只(一桶盛热水,水温根据个人习惯调节,另一桶接盛污水用)、清洁衣裤和被服;另备便盆、便盆巾。

3. 环境准备　调节室温在 24℃ 以上,关好门窗,拉上床帘或使用屏风遮挡。

4. 患者准备　病情稳定,全身状况良好。了解床上擦浴的目的、方法及注意事项。

【实施】

步骤	要点与说明
1. 核对解释:备齐用物携至床旁。核对患者,并向患者解释床上擦浴的目的、方法,告诉患者如何配合,以取得合作	• 确认患者
2. 患者准备 (1) 关好门窗,用屏风或床帘遮挡患者,按需要给予便盆 (2) 调整病床的高度,根据病情放平床头及床尾支架,松开床尾盖被 (3) 将患者身体移向床缘,尽量靠近护士	• 防止患者受凉,保护患者隐私 • 便于操作,避免护士擦洗时身体过度伸展,引起肌肉疲劳
3. 调节水温:将脸盆放于床旁桌上,倒入热水约 2/3 满,测试水温并调节	• 温水可促进患者舒适,注意水温,避免受凉
4. 清洗面部:铺浴巾于患者颈下,将毛巾叠成手套状包在手上(图 7-3),沾湿并拧干毛巾,擦洗顺序为眼(由内眦向外眦擦拭)、额部、鼻翼、面部、耳后、下颌直到颈部,然后再用较干的毛巾依次擦洗一遍	• 眼部不用浴皂,其他部位询问患者是否使用浴皂或洗面奶 • 注意擦净耳廓、耳后及皮肤皱褶处
5. 脱衣垫巾:为患者脱下上衣,先脱近侧,后脱远侧;如有外伤,应先脱健肢,后脱患肢。在擦洗部位下面垫浴巾	• 先脱近侧便于操作,先脱健侧避免患肢关节过度活动
6. 擦洗上肢 (1) 一手支托患者肘部及前臂,另一手由远心端向近心端擦洗上肢,直至腋下。擦洗步骤:先用涂浴皂的湿毛巾擦洗,再用湿毛巾擦净皂液,清洗拧干毛巾后再擦洗,最后用大浴巾擦干。同法擦洗另一侧上肢 (2) 将盆放于凳上,将患者的手浸于脸盆中,洗净并擦干。同法擦洗另一侧。	• 擦洗时力量足以刺激肌肉组织,促进血液循环 • 注意擦净腋窝等皮肤皱褶处 • 擦洗过程中注意保暖 • 注意清除指甲下的污垢
7. 换水铺巾:倾倒污水,换干净热水,将浴巾铺于胸腹部	
8. 擦洗胸腹部 (1) 一手掀起浴巾,另一手包裹湿毛巾擦洗前胸,擦洗方法同前。女性患者擦洗乳房部位时以环形自中心向外擦拭,注意洗净乳房下皮肤皱褶处。用浴巾擦干胸部皮肤 (2) 以同样的方法擦洗腹部皮肤,以脐为中心,用浴巾擦干腹部皮肤	• 乳房下垂患者的皮肤皱褶处易沉积分泌物和污物 • 注意洗净脐部

续表

步骤	要点与说明
9. 擦洗背部 （1）协助患者翻身侧卧，背向护士，浴巾铺于患者身下 （2）依次擦洗后颈、背、臀部。擦洗后，根据情况进行背部按摩	• 尽量减少翻身次数和身体暴露，避免受凉 • 注意擦净臀部和肛门部位皮肤皱褶处
10. 协助穿衣：为患者换清洁上衣。先穿远侧，后穿近侧；如有肢体外伤，先穿患侧，后穿健侧	• 先穿患侧，减少患肢关节活动，便于操作
11. 协助平卧：更换盆和干净热水，协助患者平卧	
12. 擦洗下肢：协助患者脱下裤子，将浴巾半铺半盖于一侧下肢，从踝部洗至膝关节处，再洗至大腿根部，先擦洗近侧下肢，再擦洗远侧，洗净后用浴巾擦干	• 注意擦净腹股沟等皮肤皱褶处
13. 泡洗双足：将小橡胶单、浴巾垫于患者脚下，盆放于小橡胶单上或凳上，将患者双脚（或一只脚）放于盆中浸泡、洗净，移去盆和小橡胶单，用浴巾擦干双脚。根据季节选用润肤剂	• 注意洗净脚趾间等部位
14. 擦洗会阴：换水后协助或指导患者清洗会阴部，不能自理者，护士可戴手套清洁会阴，或做会阴冲洗，再为患者换清洁裤子	• 注意保护患者隐私
15. 整理记录：整理好床单位，梳发，必要时剪指甲及更换床单。清理用物，放回原处。洗手，记录执行时间及护理效果。	

图 7-3 包小毛巾法

【注意事项】

1. 擦洗时动作轻柔、敏捷，一般擦洗在 15~30 分钟内完成。

2. 擦浴过程中观察病情变化，如出现寒战、面色苍白、脉速等症状时，应立即停止擦洗，并给予适当处理。

【评价】

1. 患者感到皮肤光滑清洁、舒适，身心愉快。

2. 患者床上擦浴过程安全，无意外发生。

3. 操作动作轻柔，获得患者信赖，护患关系良好

床上擦浴操作流程:

核对解释→患者准备→调节水温→清洗面部→脱衣垫巾→擦洗上肢→换水铺巾→擦洗胸腹部→擦洗背部→协助穿衣→协助平卧→擦洗下肢→泡洗双足→擦洗会阴→整理记录

(四) 背部按摩

背部按摩可刺激皮肤和肌肉组织,促进血液循环,提高皮肤的抵抗力,促进舒适,预防压力性损伤的发生。

【目的】

1. 促进背部的血液循环,预防压力性损伤等并发症的发生。

2. 观察患者的一般情况,促进舒适,满足其身心需要。

【评估】

1. 患者的年龄、病情、肢体活动能力、营养状况及心理状态。

2. 患者的皮肤情况,如皮肤清洁度、骨突部位有无受压、皮肤发红等异常情况。

3. 患者对有关预防压力性损伤知识的了解程度。

【计划】

1. 护士准备　衣帽整洁、剪短指甲、洗手、戴口罩。

2. 用物准备　毛巾、浴巾、脸盆(内盛温水)、50% 乙醇或按摩油、屏风、按需要备便盆和便盆布。

3. 环境准备　调节室温在 24℃以上,关好门窗,拉上窗帘或使用屏风遮挡。

4. 患者准备　病情稳定,全身状况良好。了解背部按摩的目的、方法及注意事项。

【实施】

步骤	要点与说明
1. 核对解释:备齐用物携至床旁,核对床号、姓名,向患者解释背部按摩的目的、方法及配合要点,以取得患者合作	● 确认患者
2. 调节室温:调节室温在 24℃以上,关好门窗,拉上窗帘或使用屏风遮挡。按需要给患者使用便器	● 保护患者隐私
3. 安置体位:协助患者俯卧或侧卧,露出背部。观察背部皮肤受压情况	● 便于操作,减少不必要的身体暴露
4. 清洗背部:将盛有温水的脸盆放于床旁桌或椅上,将浴巾垫于患者身下,用棉被盖于暴露部分,用浸湿的毛巾抓在手上依次擦净患者的颈部、肩部、背部及臀部	● 擦洗过程中注意保暖,避免受凉
5. 按摩背部 (1) 护士斜站于患者右侧,两手掌蘸少许 50% 乙醇或按摩油,以大、小鱼际从骶尾部开始,环行按摩至肩部,再向下至腰部、骶尾部。如此有节奏地按摩数次 (2) 再用拇指指腹蘸 50% 乙醇或按摩油由骶尾部开始沿脊柱按摩至第 7 颈椎处(图 7-4) (3) 以手掌的大、小鱼际蘸少许 50% 乙醇或按摩油按摩其他受压部位皮肤	● 按摩力量适中,由轻到重,再由重到轻,应足以刺激肌肉组织 ● 按摩持续至少 3 分钟 ● 促进血液循环 ● 注意节力原则

续表

步骤	要点与说明
6. 整理记录	
（1）按摩完毕移去浴巾,协助患者穿好衣服	
（2）整理床单位,取舒适卧位。拉开窗帘或撤去屏风	
（3）处理用物,洗手、记录	

图 7-4　背部按摩法

背部按摩操作流程:
　核对解释→调节室温→安置体位→清洗背部→按摩背部→整理记录

【注意事项】
1. 背部护理前应了解患者的病情,如背部手术或肋骨骨折的患者禁止背部按摩。
2. 按摩力量适中,避免用力过大造成皮肤损伤。
3. 操作过程中注意观察患者的反应,如出现异常应立即停止操作。
【评价】
1. 患者感觉舒适,身心愉快。
2. 患者皮肤无发红情况,起到了预防压力性损伤的作用。

四、压力性损伤的预防与护理

　　压力性损伤是临床常见的并发症。压力性损伤最早称为"褥疮",褥疮一词来源于拉丁文,意为"躺下",之后也有称为"席疮"和"压疮"。实际上,压力性损伤不仅发生于长期躺卧的患者,也可发生于长期坐位(如坐轮椅)的患者,因此,近几年来"褥疮、压疮"在教材和文献内被压力性损伤所替代。对压力性损伤的病因学及病理学研究发现,压力性损伤的病理实质是受累部位皮肤及软组织的缺血、缺氧性坏死,只要施加足够的压力,并有足够长的时间,任何部位均可发生压力性损伤。

　　压力性损伤是由于机体局部组织长期受压,血液循环障碍,局部组织持续缺血、缺氧,营养缺乏而引起的组织破损和坏死。美国压力性损伤咨询委员会(National Pressure Ulcer

笔记栏

Advisory Panel,NPUAP)和欧洲压力性损伤咨询委员会(Europe Pressure Ulcer Advisory Panel,EPUAP)2009年联合定义压力性损伤:压力性损伤是皮肤和皮下组织局限性损伤,通常发生在骨隆突处,一般由压力或压力联合剪切力和/或摩擦力引起。

(一)压力性损伤发生的原因

1. 局部组织长期受压　压力因素是导致压力性损伤发生的最重要因素,通常有垂直压力、摩擦力、剪切力(图7-5)。

(1)垂直压力(gravity):研究表明,外界施予局部的压力超过终末毛细血管动脉压(正常为16~32mmHg)的2倍,且压力持续在1~2小时之间,即可阻断毛细血管对组织的灌流,引起组织缺氧。受压超过2小时以上,就会引起组织不可逆损害。如长期卧床或长期坐轮椅、夹板内衬垫放置不当、石膏

图7-5　压力性损伤发生的力学因素

内不平整或有渣屑等,导致局部组织长时间承受超过正常毛细管压的压力,均可造成压力性损伤。

(2)摩擦力(friction):摩擦力是身体处于不稳定体位出现滑动时产生的。摩擦力作用于上皮组织,会损伤皮肤的角质层。当床单不平整、有渣屑或搬动患者时拖拽等,皮肤均可受到床单及渣屑的逆行阻力摩擦。摩擦力可以促使局部温度的升高,导致代谢障碍及压力性损伤的形成。皮肤擦伤后,受潮湿、污染也可发生压力性损伤。

(3)剪切力(shearing force):剪切力由两层组织相邻表面间滑行而产生的进行性的相对移动所引起,是由摩擦力与压力相加而成,与体位有密切关系,以半卧位多见。如患者平卧抬高床头时,身体由于重力而下滑,皮肤和表层组织由于摩擦力仍停留在原位,这样皮肤与床铺之间相对性移位就产生了剪切力,此时组织中的血管拉长、扭曲、断裂,形成血栓和真皮损害,深部组织坏死而发生压力性损伤。

2. 全身营养不良　营养不良在压力性损伤的发生发展中是另一个重要因素。营养摄入不足,蛋白质合成减少,出现负氮平衡,皮下脂肪减少,肌肉萎缩,皮肤较薄。一旦受压,受压部位缺乏肌肉和脂肪组织的保护,局部组织缺血缺氧,即引发压力性损伤。国内外学者均认同营养不良是导致压力性损伤发生的内因之一,也是直接影响其愈合的因素。

3. 潮湿的刺激　汗液、尿液、各种渗出液、引流液等物质的刺激使皮肤变得潮湿,改变了皮肤的酸碱度,导致表皮角质层的浸渍,使其保护能力下降,皮肤组织破溃,很容易继发感染。尤其大便失禁时,会有更多细菌及毒素刺激皮肤,这种污染物浸渍诱发感染,致使情况更趋恶化。

4. 年龄　老年人的皮肤松弛,缺乏弹性,皮下脂肪萎缩、变薄,皮肤易损性增加。

5. 循环、呼吸不稳定　循环、呼吸功能不全导致皮肤的血供及营养供给障碍,引起糖、蛋白质、脂质等代谢紊乱,皮肤屏障作用下降,处于易致病和过敏状态。

6. 运动功能减退和感觉功能障碍　活动是对压力性损伤的天然防御行为,但危重患者由于镇静、麻醉、神经损伤等丧失活动能力或出现感觉功能障碍,是形成压力性损伤的主要原因之一。

(二)压力性损伤的评估

在患者入院后尽快进行压力性损伤风险筛查,根据筛查结果进行全面的压力性损伤风险评估。对压力性损伤的高危人群进行全面的皮肤和组织评估,评估皮肤和软组织的温度,

有无水肿,检查皮肤是否有红斑。

1. 压力性损伤的高危人群

(1) 严重认知障碍患者:昏迷患者自主活动丧失,使用镇静剂者自主活动减少,身体局部组织长时间受压。

(2) 活动受限患者:脊髓损伤、瘫痪、身体衰弱、烦躁不安被约束的患者无法自行改变体位,使用石膏、牵引、绷带等矫形器械使患者活动受限,重症、手术后患者由于机体活动减少,致使局部组织长期受压。

(3) 大、小便失禁及发热患者:大、小便失禁患者皮肤经常受到尿液和粪便的刺激,发热患者排汗增多,汗液刺激皮肤。

(4) 营养不良、消瘦患者:受压处缺乏肌肉、脂肪组织的保护。

(5) 肥胖者:体重过大增加承重部位的压力。

(6) 水肿患者:水肿降低皮肤的抵抗力,并增加对承重部位的压力。

(7) 老年人:如前所述。

(8) 疼痛患者:为避免疼痛而处于强迫体位。

2. 风险因素和风险评估　风险因素评估时应考虑行动能力受限、摩擦力和剪切力、感知觉受损、营养状况不佳、潮湿的皮肤、体温升高、氧合不足等风险的影响。为了科学地评估患者发生压力性损伤的危险性,医护人员应采用信效度较好的评估工具。目前 Braden 压力性损伤风险评估量表(简称 Braden 评估量表)和 Norton 压力性损伤风险评估量表(简称 Norton 评估量表)被证实有较好的信效度,对压力性损伤评估有很好的帮助。

(1) Braden 评估量表(表 7-2):是美国健康保健政策与研究署(American Health Care Policy and Research Agency,AHCPR)和欧洲压力性损伤咨询委员会(EPUAP)推荐使用的一种预测压力性损伤危险的工具。护理人员可通过评分的方式,对患者的感觉、移动、活动能力及影响皮肤耐受力的 3 个因素(皮肤潮湿、营养状况、摩擦力和剪切力)共 6 个方面进行评估,分数越低,发生压力性损伤的危险性越高。当评分≤18 分时,易发生压力性损伤,建议采取预防措施;如果患者不卧床或不坐轮椅,则认为该患者无压力性损伤发生或仅有很低的危险,无需做进一步的估计。

表 7-2　Braden 评估量表

评分内容/分值	1	2	3	4
感觉	完全受限	非常受限	轻度受限	未受损害
潮湿	持续潮湿	经常潮湿	偶尔潮湿	很少潮湿
活动	卧床	局限于椅上	偶可步行	经常步行
移动	完全受限	严重受限	轻度受限	不受限
营养	非常差	可能不足	基本满足	良好
摩擦力和剪切力	有问题	有潜在问题	无明显问题	

(2) Norton 评估量表(表 7-3):是 Norton 等于 1962 年对老年患者进行调查研究过程中创立的,主要用于老年人压力性损伤的评估。总分 20 分,分数降低表示危险因素增加,评分≤14 分提示有压力性损伤发生的危险,低于 12 分表示高风险。

(3) Anderson 计分表(表 7-4):Anderson 计分表操作简单,分主要指标 3 项,每项得 2 分,次要指标 5 项,每项得 1 分,满分 11 分。计分≥2 分,发生压力性损伤的危险性极高。

表 7-3　Norton 评估量表

项目 / 分值	4	3	2	1
意识状态	清醒	淡漠	模糊	昏迷
身体健康状况	好	较好	不好	极差
体位移动	完全自如	轻度受限	非常受限	不能移动
活动能力	活动自如	在协助下行走	依靠轮椅	卧床
尿失禁	没有	偶尔失禁	经常失禁	二便失禁

表 7-4　Anderson 计分表

主要指标(2 分)	次要指标(1 分)
意识不清	年龄≥70 岁
瘫痪	移动受限
脱水	粪尿失禁
	消瘦
	骨突部突出并发红

3. 好发部位的评估　压力性损伤多发生在身体长期受压的部位,尤其是缺乏脂肪组织保护、无肌肉包裹或肌层较薄而又支撑重力的骨隆突处。以骶尾部最多见,其次是踝、足跟等。根据卧位不同,受压点不同,好发部位亦不同(图 7-6)。

图 7-6　压力性损伤的好发部位

(1) 仰卧位:好发于枕骨粗隆、肩胛部、肘部、脊椎隆突处、骶尾部、足跟。

(2) 侧卧位:好发于耳廓、肩峰、肘部、髋部、膝部(内髁和外髁)、踝部(内踝和外踝)。

(3) 俯卧位:好发于耳廓、颊部、肩部、女性乳房、男性生殖器、髂前上棘、膝前部、脚趾。

(4) 坐位:好发于坐骨结节。

此外,医疗器械与皮肤接触的相关部位也是压力性损伤的好发部位,如患者使用夹板、支架、吸氧面罩等的部位。

4. 压力性损伤伤口的评估 压力性损伤局部伤口的评估内容包括分期、深度、位置、大小、气味、渗出物的种类及量、有无瘘管、伤口表面及边缘情况、有无异物与感染、局部皮肤的温度,测量压力性损伤的大小或用照片记录,初步评估后至少每周重新评估愈合进展。

压力性损伤的临床分期:压力性损伤依其病理过程、严重程度和侵害深度分为四期。

(1) 1期:淤血红润期。此期为压力性损伤初期。局部皮肤受压后,出现暂时性血液循环障碍,皮肤出现红、肿、热、麻木或有触痛,解除对该部位的压力30分钟后,皮肤颜色仍不能恢复正常。可用指压法或透明圆盘法鉴别可褪色的红斑与压之不褪色红斑,并评估红斑的程度。此期皮肤完整性尚未破坏,只累及表皮和真皮,为可逆性改变,如及时去除诱因,则可阻止压力性损伤继续发展。

(2) 2期:炎性浸润期。红肿部位继续受压,血液循环没有得到改善,导致局部静脉淤血,损伤延伸到皮下脂肪层。受压部位皮肤表面呈紫红色,皮下产生硬结。皮肤因水肿而变薄,可出现水疱。水疱极易破溃,如破溃可显露潮湿红润的疮面,患者有痛感。

(3) 3期:浅度溃疡期。在炎性浸润期的基础上,静脉回流进一步障碍,局部淤血形成血栓,水疱逐渐扩大,表皮破溃,疮面有黄色渗出液,感染后表面有脓液覆盖,致使浅层组织坏死,溃疡形成,患者感觉疼痛加重。此期全层皮肤破坏,损伤达皮下组织及深层组织,但骨骼、肌腱及肌肉均不外露。

(4) 4期:坏死溃疡期。此期组织进一步坏死,侵入真皮下层及肌肉层,甚至达骨膜或关节腔,坏死组织感染可向周边及深部扩展,深达骨面。坏死组织发黑,脓性分泌物增多,可闻及臭味,严重者细菌入血易引起败血症,造成全身感染。

2007年美国压力性损伤咨询委员会(NPUAP)更新了压力性损伤的分期,更新后的分期为:1期压力性损伤、2期压力性损伤、3期压力性损伤、4期压力性损伤、可疑深部组织损伤和不可分期的压力性损伤。

可疑深部组织损伤:指皮下软组织受到压力或剪切力的损害,局部皮肤呈紫黑色但表面完整,或导致充血性水疱,受损的软组织可能有疼痛、硬块,在肤色较深的部位,深部组织损伤难以检测出,可能损伤已侵入真皮及肌肉层,须在完成清创后才能准确分期。

不可分期的压力性损伤:全层伤口,失去全层皮肤组织,溃疡底部被腐痂或痂皮覆盖,对于有腐肉或黑色焦痂覆盖的不能明确分期的压力性损伤,除非彻底清除坏死组织或焦痂,露出创面基底部,否则无法确定压力性损伤的深度和分期。

📖 知识链接

压力性损伤的评估和上报

对每位新入院的患者进行评估,根据量表评分分为三类情况:

1. 暂时无压力性损伤危险的患者 住院期间如病情不变化仍无发生压力性损伤的危险,如病情发生变化按压力性损伤高危患者处理。

2. 压力性损伤高危患者 需填写危险因素评估表上交护理部,采取预防措施,对患者及家属进行健康教育。

3. 已发生压力性损伤的患者 需上报护理部护理缺陷管理小组,小组成员24小时内访视患者,填写压力性损伤护理记录表,通知医生共同处理压力性损伤,必要时请专家会诊。

笔记栏

（三）压力性损伤的预防措施

针对可能发生压力性损伤风险的个人，制定并实施一项基于风险评估的个体化预防措施。

1. 减轻或去除局部压迫

（1）体位变换：定时翻身是最基本、最简单而有效的解除压力的方法。因此应鼓励和协助患者翻身，根据患者的情况确定翻身频率，卧床患者视病情及局部受压情况每1~2小时翻身一次，坐轮椅患者每15分钟改变重心一次。患者侧卧位时，应使身体与床成30°角，背后垫R形垫（图7-7）或软枕，以减轻髋部承受的压力。还可采用翻身床、电动旋转床等翻身，同时建立床头翻身卡（表7-5），翻身后应记录时间、体位及皮肤完整性情况。为患者翻身时切忌推、拉、拖等动作，避免擦破皮肤。

图7-7 R形垫

表7-5 翻身卡

床号		姓名	
时间	卧位	皮肤情况	执行护士

（2）选择合适的支撑面：各种减压垫（如充气垫、海绵垫）可起到良好的减压作用，压力性损伤高危患者可使用水床、气垫床、高密度海绵床垫、泡沫床垫等，在轮椅上使用压力再分配垫预防压力性损伤。

（3）使用减压用具和局部使用减压敷料：用松软棉垫（如软枕）置于受压部位减压，或使用泡沫垫等其他设施架空骨隆突处，足跟还可用特制的足跟悬吊装置。

对压力性损伤高危人群，在高危皮肤部位（如骶尾部）使用柔软的多层软硅胶类泡沫敷料保护，足跟部采用敷料减压预防压力性损伤。不建议使用橡胶气圈作为减压用具，因为充气的气圈可压迫阻断皮肤的静脉回流，使原来的受压点变为受压面，局部血液循环受阻，特别是水肿和肥胖者不宜使用。

2. 避免摩擦力和剪切力 对有压力性损伤风险的患者考虑使用低摩擦的纺织物，避免用力摩擦皮肤。

（1）防止身体滑动：平卧位如需抬高床头，一般不应高于30°，否则会产生剪切力。如需半卧位时，床头抬高勿超过45°，要同时摇起膝下支架；若使用靠背架，膝下应放软枕并固定于床缘，屈髋30°，时间最好不超过30分钟。患者长时间坐轮椅时，应适当约束，防止身体下滑。

（2）床上移动患者时使用提式床单：使用提式床单可使皮肤和床单间无移动，通过床单和褥子之间的移动变换体位。如无提式床单，在协助患者翻身、更换床单及衣服时，一定要抬起患者身体，避免拖、拉、扯、拽等动作，以免形成摩擦力而损伤皮肤。

（3）避免使用脱瓷的便盆：若使用搪瓷便盆，便盆不应有损坏。使用时，应抬高患者臀部，不可硬塞、硬拉,防止擦伤皮肤。

3. 避免局部刺激,保护皮肤

(1) 保持皮肤清洁:根据需要每日用温水清洗皮肤,大小便失禁者失禁后应立即擦洗皮肤,清洗时避免使用碱性肥皂和清洁剂。失禁者制定并执行个体化失禁管理计划,尿失禁的压力性损伤高危人群使用高吸收性失禁产品保护皮肤,大便失禁患者大便不成形时可使用失禁袋外接;使用皮肤保护剂隔绝皮肤受潮湿的影响,不建议在会阴部皮肤涂凡士林软膏等油性剂。

(2) 保持床单清洁、干燥、平整无碎屑:对易出汗和大、小便失禁患者,应及时更换污湿的被单、衣裤,不可让其直接卧于橡胶单或塑料布上,避免潮湿刺激皮肤。

4. 促进局部血液循环

(1) 定期用温水擦浴、擦背,以促进血液循环。禁止按摩或用力擦洗患者易患部位的皮肤。避免对局部发红的皮肤进行按摩,因受压而出现反应性充血的皮肤组织则不主张按摩,因为如皮肤受压时间较短,变换体位后一般可在 30~40 分钟内恢复,不会形成压力性损伤,所以无需按摩;如果持续发红,则表明软组织已受损伤,此时如果按摩将导致更严重的创伤。

(2) 鼓励患者早期活动:实施早期活动计划,尽可能快地增加患者的移动和活动能力,在不影响疾病治疗的情况下积极活动,每日进行主动或被动的全范围关节运动,避免长期卧床,鼓励坐在合适的椅子或轮椅上,但时间不可过长。

5. 增加营养 营养不良是压力性损伤发生的原因之一,也是影响压力性损伤愈合的因素。因此,需对有压力性损伤风险的个体进行营养筛查,进行全面的营养评估,制定并实施个性化营养护理计划,调整蛋白质摄入量。蛋白质是机体修复组织必需的物质,维生素 C 及锌在伤口愈合中起着很重要的作用,应给予高蛋白、高热量、富含维生素的饮食,以维持正氮平衡。危重患者如无法进食,应充分利用肠内、肠外营养的方式,尽早鼻饲或静脉补充营养,加强营养支持。

6. 预防器械相关压力性损伤 定期监测设备松紧度,对使用石膏、夹板、牵引的患者,注意保持骨隆突部位的衬垫平整,随时观察局部和肢端皮肤颜色及温度的改变情况,如发现石膏绷带过紧或凹凸不平,应立即通知医生,及时修正。定期旋转或重新放置器械以重新分配器械与皮肤交界处的压力,在医疗器械下使用预防敷料减压,如果条件允许,尽快移除医疗设备。

7. 加强健康教育 增加患者及家属有关预防压力性损伤的知识,内容包括压力性损伤形成原因、危险因素、翻身技巧、减压垫的使用及全身营养的重要性,使其了解活动及各项预防措施的重要意义,学会利用简便可行的方法(如枕头、软垫等)减轻皮肤受压程度,并能够按计划进行身体的活动。

(四) 压力性损伤的治疗与护理

压力性损伤发生后,应积极治疗原发病,增加全身营养,并加强局部治疗和护理。良好的营养有利于伤口的愈合,为营养不良或有营养不良风险的压力性损伤的成人每天提供 30~35kcal/kg 能量、1.2~1.5g/kg 蛋白质,对 2 期或 2 期以上压力性损伤的成年人提供高热量、高蛋白、精氨酸、锌和抗氧化的口服营养补充剂或肠内配方。对压力性损伤患者进行全面的疼痛评估,定期镇痛以减轻疼痛。

1. 淤血红润期 此期护理的关键在于解除局部压力,改善血液循环,去除危险因素,避免压力性损伤进展。有效去除压力源,及时减压后大多在 48 小时红斑逐渐消退;增加翻身次数,局部用敷料保护易损皮肤;保持床铺平整、干燥、无渣屑,避免潮湿和排泄物对皮肤的刺激,加强营养。不提倡局部按摩。

2. 炎性浸润期 此期应防止水疱破裂,保护疱皮和创面,预防感染。继续加强 1 期压力性损伤的护理措施,未破的小水疱贴薄型水胶体敷料,以减少摩擦,防止破裂感染,使其自行吸收。大水疱局部消毒后在无菌操作下用注射器抽出水疱内液体,保留表皮,用水胶体敷料或泡沫敷料粘贴。

3. 浅度溃疡期 此期应尽量保持局部清洁,促进湿性愈合。伤口的清洗选用生理盐水,不主张用消毒剂。提倡伤口湿性愈合,因为湿性环境能促进细胞迁移、增殖和分化,有利于肉芽组织的生长,促进伤口的愈合。理想的保湿敷料要求透气性好,如透明膜、水胶体、水凝胶敷料,也需根据伤口渗出液情况选择适当的敷料。

4. 坏死溃疡期 此期应清洗伤口,去除坏死组织,保持引流通畅,促进肉芽组织生长。

(1) 清洗伤口:伤口清洗可以去除局部无生机的组织、分泌物和代谢产物,生理盐水是最安全、经济的伤口冲洗液。用 100~150ml 与室温相同的生理盐水冲洗,避免低温冲洗液影响局部血液循环,冲洗压力 207~776mmHg。疮面有感染时使用有抗菌作用的清洗剂冲洗疮面,同时采集伤口分泌物做细菌培养和药物敏感试验,每周 1 次动态监测,伤口覆盖银离子抗菌敷料或选择有效的抗生素。

(2) 清创:腐败组织是感染发生的理想环境,会阻碍组织的修复,因此需采用清创法清除坏死组织。清创方法有外科手术清创、机械性清创、自溶性清创、酶学清创、生物清创等。清创方法的选择取决于患者全身状况、治疗目的、坏死组织的类型、位置、深度和渗液量等。紧急病例(如蜂窝织炎或败血症)一般采取外科清创,不能使用自溶清创术。

(3) 保持引流通畅:对于有腔隙、渗液较多且引流不畅者,用生理盐水涡流式冲洗,可用藻酸盐敷料条吸收渗液;有腔隙而渗出少的伤口可注入水胶敷料安普贴膏剂,间隔 5~7 天换药。负压封闭引流技术有助于改善局部血流,可作为早期的辅助疗法,用于缩小 3、4 期压力性损伤的面积和深度。

(4) 促进肉芽组织生长:创面局部可采用清热解毒、舒筋活血、祛腐生肌的中草药,促进肉芽组织生长。湿润烧伤膏、血竭等中药对压力性损伤疗效显著;也可用溃疡粉喷洒伤口;有条件者可外敷重组牛碱性成纤维细胞生长因子(贝复济)或表皮生长因子,3、4 期压力性损伤可用血小板衍生生长因子,促进伤口的愈合。

对经保守治疗无效的 3、4 期压力性损伤采用手术治疗,设计皮瓣时选择血供好的组织、尽可能使用大的皮瓣,术后应密切观察皮瓣的血供情况。对于难愈压力性损伤,可用胶原蛋白敷料减轻伤口炎症的症状和体征。生物物理学治疗(如脉冲电流电刺激)可促进顽固的伤口愈合。

对于可疑深部组织损伤的伤口,反对剧烈和快速的清创,使用无黏性的、无创伤的敷料,如泡沫敷料,保护伤口,动态观察伤口变化情况,如出现恶化参考 3、4 期及不可分期的压力性损伤处理流程。避免干预缺血的四肢和足跟的稳定、坚硬、干燥的焦痂,除非是感染疑似病例。

知识链接

负压治疗用于压力性损伤伤口治疗

封闭负压引流术(VAC)用于坏死期压力性损伤的治疗,使用 125mmHg 负压,开始 48 小时为连续负压治疗,然后吸引 5 分钟、停 2 分钟的间歇吸引模式。负压治疗能营造有利于伤口愈合的温度和酸碱度,减少创面细菌定植,促进肉芽组织生长,促使伤口收缩及愈合。

压力性损伤是全身、局部因素综合作用所引起的皮肤组织变性、坏死的病理过程。压力性损伤的预后有多种,如果经积极治疗,压力性损伤可以痊愈,另一方面也会因蛋白质消耗和丢失造成低蛋白血症;压力性损伤感染后如细菌侵入骨和关节会造成骨髓炎、关节积脓,侵入血循环会形成败血症;压力性损伤治疗无进展或加重,会迁延不愈,甚至导致死亡。因此,护理人员应认识到压力性损伤的危害性,了解其病因和发生发展规律。压力性损伤重在预防,发生压力性损伤应采取局部治疗为主、全身治疗为辅的综合防治措施。

📖 知识链接

湿性愈合理论及湿性敷料

20世纪60年代以前,人们在干性愈合理论的指导下进行伤口护理。方法是开放伤口,保持伤口干燥,促进伤口结痂。1962年,英国Winter博士的动物实验发现,湿性环境的伤口愈合速度比干性环境下愈合快1倍。Hinman于1963年首次在人体伤口处理中得出同样的结论。1974年,Roveeti提出了伤口湿性愈合的理论,诞生了第一块新型敷料。湿润环境可加快表皮细胞的移行速度,无结痂形成,避免表皮细胞绕经痂皮下迁移而延长愈合时间,从而促进伤口愈合。

目前,临床常用的湿性敷料有水胶体敷料、泡沫类敷料、藻酸盐类敷料、水凝胶敷料、薄膜类敷料、脂质水胶体、银离子敷料等,根据伤口的特点选用适当有效的敷料。

第三节　头发护理

头发护理是维持清洁卫生的重要部分,良好的头发外观可使人自信。皮脂、汗液伴灰尘常黏附于头发形成污垢,除散发难闻气味外,还会引起脱发和毛囊炎,因此经常梳理和清洗头发,可及时去除头发的灰尘及头皮屑,使头发清洁易梳理,防止细菌感染,还可促进毛囊的血液循环,促进头发的生长,使患者舒适和增加美感,增强自信心。

一、头发的护理评估

1. 头发及头皮情况　健康的头发浓密适度、分布均匀,有光泽和弹性,清洁、无头皮屑。患病或心情不佳时,头发的生长速度和发质都会改变。评估时要观察头发的分布、浓密程度、颜色、长度、光泽度、有无分叉及头发卫生情况,头皮有无瘙痒、头皮屑、破损及皮疹等。头发的状况与机体营养状况、激素分泌情况、遗传因素、压力、使用药物等相关。

2. 头发护理的相关知识　评估患者及家属对有关头发清洁及护理知识的了解程度。

3. 患者的病情、治疗情况及自理能力　患病后患者自理能力下降会影响头发的清洁护理。

二、头发的清洁护理

病情较轻的患者可自行梳发和洗发,保持头发的清洁,指导患者每周洗发1~2次。根据头发的性质,选用合适的洗发护发用品。长期卧床、关节活动受限、肌张力减低或共济失调的患者需护士协助完成头发的清洁护理,每天晨间护理时协助床上梳发,每周床上洗发1

次,有头虱的患者还要进行灭虱处理。

(一) 床上梳发

【目的】

1. 去除头皮屑,使头发整齐、清洁,减少感染机会。

2. 按摩头皮,加速头部皮肤的血液循环,促进头发的生长和代谢。

3. 维护患者自尊,建立良好的护患关系。

【评估】

1. 患者的年龄、病情、自理能力、梳发习惯、心理反应及合作程度。

2. 患者头发健康状况,如头发分布、浓密程度、卫生情况。

【计划】

1. 护士准备 衣帽整洁、剪短指甲、洗手、戴口罩。

2. 用物准备 治疗盘内备梳子、治疗巾、纸袋、30% 乙醇。必要时备发夹、橡皮圈(套)。

3. 环境准备 环境整洁、安静、宽敞、光线充足。

4. 患者准备 了解床上梳发的目的、方法及配合要点。若病情允许,患者可坐起或摇起床头呈半坐卧位。

【实施】

步骤	要点与说明
1. 核对解释:备齐用物携至床旁,核对患者,向患者解释操作目的、方法及配合要点,取得患者合作	
2. 安置体位:协助患者坐起或半坐卧位,铺毛巾于肩下。如只能平卧的患者,可协助其抬起头,铺治疗巾于枕上,再将患者头转向一侧	● 避免碎发和头皮屑掉落在枕头上
3. 梳理头发 (1) 将头发从中间分为两股,一手紧握一股头发,另一手持梳子由发根至发梢梳理。同法梳理对侧 (2) 长发可编成辫或扎成束 (3) 梳理头发过程中,可用指腹按摩头皮	● 如遇长发或头发打结不易梳理时,应沿发梢至发根梳理,避免强行梳拉造成患者疼痛 ● 尊重患者习惯梳成各种发型
4. 整理用物 (1) 将脱落的头发置于纸袋中,撤下治疗巾 (2) 协助患者取舒适卧位,整理床单位 (3) 清理用物,记录	● 促进头部血液循环

床上梳发操作流程:

核对解释→安置体位→梳理头发→整理用物

【注意事项】

1. 为患者进行头发护理时,应注意患者个人喜好,尊重患者习惯。

2. 梳理头发时,如遇长发或有打结时,可将头发绕在示指上慢慢梳理;也可用 30% 乙醇湿润打结处,再慢慢梳理开。

【评价】

1. 操作轻柔,患者感觉舒适。

2. 患者外观良好,心情愉快。

（二）床上洗发

洗发应以患者安全、舒适、不影响治疗为原则。可根据患者的健康状况、体力和年龄选择洗发的方式,身体状况好的患者可采用淋浴的方式洗发,不能淋浴但能下床活动的患者可在床边采用坐位洗发(患者坐于床旁或椅子上,将水盆放于床旁桌上),必须卧床的患者进行床上洗发。

长期卧床的患者,应每周洗发一次,遇有头虱的患者须经过灭虱处理后再将头发洗净。

【目的】

1. 去除头皮屑及污物,使头发清洁,减少感染机会,患者感觉舒适。

2. 按摩头皮,加速头部皮肤的血液循环,促进头发的生长和代谢。

3. 增加与患者的交流,建立良好的护患关系。

【评估】

1. 患者的病情、自理能力、心理反应及配合程度。

2. 患者的头发卫生状况,观察有无虱、虮及头皮损伤情况。

【计划】

1. 护士准备　衣帽整洁、剪短指甲、洗手、戴口罩。

2. 用物准备　洗头车(图7-8)或橡胶马蹄形卷(或自制马蹄形垫)、水壶内盛40~45℃热水或按患者习惯调节、污水桶,治疗盘内备小橡胶单、浴巾、毛巾、别针、眼罩或纱布、棉球2个(以不吸水棉花为宜,即不脱脂棉球)、量杯、洗发液、梳子、电吹风,或备扣杯(图7-9)和橡胶管。

图7-8　洗头车

图7-9　扣杯法床上洗发

3. 环境准备　环境整洁、安静、宽敞、光线充足。调节好室温,必要时关闭门窗。

4. 患者准备　了解床上洗发的目的、方法及配合要点。按需要给予便盆,协助患者排便。

【实施】

步骤	要点与说明
1. 核对解释:携用物至患者床旁,核对患者的床号、姓名并向患者解释床上洗发的目的、方法及配合要点,以取得患者的合作	
2. 移开桌椅:调节室温,必要时关闭门窗,移开床旁桌椅,用物放于方便取用之处,将小橡胶单和浴巾铺于枕上	● 保暖

续表

步骤	要点与说明
3. 安置体位:头部置于水槽中 (1) 患者取仰卧位,移上半身斜向床边,将枕头垫于患者肩下 (2) 松开患者衣领向内反折,将毛巾围于颈下,用别针固定 (3) 置马蹄形卷(图 7-10)于患者后颈下,帮助患者颈部枕于马蹄形卷的突起处,头部置于水槽中,马蹄形卷的下端置于污水槽中(图 7-11)。如用洗头车洗发,将患者上半身斜向床边,头部枕于洗头车的头托上,将接水盘放于患者头下	• 便于操作
4. 塞耳盖眼:用不脱脂棉球塞住双耳孔道,用纱布盖上双眼	• 防止污水流入眼及耳内
5. 洗净头发:松开头发,先用少许温水冲湿头发,询问患者水温情况,倒适量洗发液均匀涂在头发上,由发际至脑后部反复揉搓,同时用指腹轻轻按摩头皮,然后用温水边冲边揉搓,直至冲净	• 注意水温适合,可根据患者习惯调节水温 • 揉搓时避免指甲搔抓损伤头皮
6. 擦干梳发 (1) 解下颈部毛巾,擦去头发上的水分,取下眼上的纱布和耳内的棉球 (2) 用毛巾包好头发,撤去马蹄形卷,将枕从患者肩下移向床头,协助患者仰卧于床正中,枕于枕上 (3) 解下包头的毛巾,再用浴巾擦干头发,用电吹风将头发吹干,用梳子梳理整齐	• 洗后及时擦干头发,防止患者着凉 • 注意节力原则
7. 整理用物:协助患者取舒适卧位,清理用物,整理床单位	

图 7-10 马蹄形卷

图 7-11 马蹄形卷床上洗发

床上洗发操作流程:
核对解释→移开桌椅→安置体位→塞耳盖眼→洗净头发→擦干梳发→整理用物

【注意事项】

1. 操作时动作轻稳,正确运用节力原则。

2. 洗发过程中注意观察患者的病情变化,如面色、脉搏、呼吸的改变,若有异常应停止洗发,并给予相应的处理。

3. 洗发时注意调节水温,洗后及时擦干头发,防止患者着凉。

【评价】

1. 洗发过程中患者安全,无病情改变和意外发生。

2. 洗发后患者感到清洁、舒适。

(三)灭头虱、虮法

虱是一种很小的昆虫,叮咬后可致皮肤瘙痒,抓伤可导致感染,同时还可传播疾病,如流行性斑疹伤寒、回归热等。虱可通过梳子、毛巾、床单、衣服等传播,与卫生不良或与有虱子的人接触后易传播。头虱生长于头发和头皮上,呈卵圆形,浅灰色。其卵(虮)很像头屑,系固态颗粒,紧紧地粘在头发上不易去掉。一旦发现患者有虱子应立即进行灭除。

【目的】

1. 消灭头虱和虮。

2. 预防在人群中相互传染和疾病的传播。

【评估】

1. 患者的病情、理解与合作程度。

2. 患者头发上虱、虮的分布情况,对头发清洁卫生知识的了解程度。

【计划】

1. 护士准备 衣帽整洁、穿隔离衣、洗手、戴口罩。

2. 用物准备 洗发用物、治疗巾 2~3 条、篦子(齿内嵌少许棉花)、治疗碗内盛灭虱药液(30% 含酸百部酊剂或 30% 百部含酸煎剂)、纱布、帽子(可用浴帽或游泳帽)、隔离衣、布口袋(可用枕套代替)、纸、清洁衣裤和被服。

3. 环境准备 环境整洁、安静、宽敞、光线充足。必要时屏风遮挡,保护患者的自尊。

4. 患者准备 了解灭头虱、虮的目的、方法及配合要点。

【实施】

步骤	要点与说明
1. 核对解释:护理人员穿好隔离衣,戴手套。携用物至患者床旁,核对患者并解释灭头虱、虮的目的、方法及配合要点,以取得患者的合作。必要时动员患者剪短头发,剪下的头发应用纸包裹焚烧	• 穿隔离衣做好防护,防止虱、虮的传播,免受传染
2. 擦拭药液:按洗发法做好准备,将头发分成若干小股,用纱布蘸灭虱药液百部酊,按顺序擦遍头发,同时用手揉搓,使之湿透全部头发,用浴帽包住头发	• 防止药液沾染患者的面部及眼部
3. 篦虱和虮:24 小时后取下帽子,用篦子篦去死虱和虮卵,并清洗头发	• 如发现仍有活虱需重复用百部酊杀灭
4. 消毒衣被:灭虱完毕,为患者更换衣裤、被服,将污衣裤和被服放入布袋内。凡患者用过的布类和接触过的隔离衣,装入袋内并扎紧袋口进行高压灭菌	• 彻底消灭虱、虮,防止传播 • 做好卫生指导,如注意日常生活中应避免与有虱、虮的人接触,经常洗发
5. 整理用物 整理床单位,清理用物。除去篦子上的棉花并用火焚烧,将梳子和篦子消毒后用刷子刷净	

灭头虱、虮法操作流程：
核对解释→擦拭药液→篦虱和虮→消毒衣被→整理用物

【注意事项】

1. 护理人员操作前穿好隔离衣,做好防护。
2. 擦拭药液时防止药液沾染患者的面部及眼部。
3. 用药后注意患者局部及全身反应。

【评价】

1. 灭虱、虮彻底,无虱、虮传播。
2. 患者无局部及全身反应。

第四节　会阴部护理

会阴部孔道较多,致病菌容易由此进入体内出现逆行感染。会阴部温暖、潮湿,致病菌容易孳生,皮肤表面阴毛生长较密,利于致病菌繁殖,因此应经常进行会阴部护理。会阴部的护理包括清洁会阴及其周围的皮肤部分。生殖系统及尿道炎症、大小便失禁、会阴部皮肤破损、分泌物过多或尿液浓度过高、有留置导尿管、产后及各种会阴手术后等情况时,更应加强会阴部护理。

一、便盆的使用方法

当患者无法如厕时,需要床上排便,护士应指导或协助患者使用便盆,并观察会阴部情况并做出评估。

【目的】

满足患者的排便需要。

【评估】

1. 患者的病情、意识、自理能力与合作程度。
2. 患者对便盆使用的了解程度。

【计划】

1. 护士准备　衣帽整洁、穿隔离衣、洗手、戴口罩。
2. 用物准备　便盆、便盆巾、卫生纸。
3. 环境准备　环境整洁、安静、宽敞、光线充足,屏风遮挡。
4. 患者准备　了解便盆的使用方法、注意事项及配合要点。

【实施】

步骤	要点与说明
1. 核对解释:携便盆至患者床旁,核对患者并向解释使用方法及配合要点,以取得患者的合作	
2. 屏风遮挡	
3. 垫单:将橡胶单及中单(或尿垫)置于患者臀下,帮助患者脱裤,嘱患者屈膝	• 防止排泄物污染床单

续表

步骤	要点与说明
4. 放便盆:护士一手托起患者的腰和骶尾部,同时嘱患者抬高臀部,另一手将便盆置于患者臀下,便盆开口端朝向患者的足部(图7-12A);对不能自主抬高臀部的患者,可先协助侧卧,放置便盆后,一手扶住便盆,另一手帮助患者平卧(图7-12B),或两人配合抬起臀部放入便盆,检查患者是否坐在便盆中央	● 不可硬塞便盆,以免损伤骶尾部皮肤 ● 注意安全,防止坠床
5. 患者排便:酌情守候床旁或暂离病室,护士在离开病室前将卫生纸、呼叫装置等放在患者身边易触及处	● 如患者不习惯躺卧姿势排便,在病情允许时可抬高床头
6. 取便盆:排便完毕,协助患者擦净肛门。嘱患者双腿用力抬起臀部,护士一手抬高患者腰及骶尾部,一手取出便盆,遮上便盆布	● 观察患者大、小便情况,以协助诊断和治疗
7. 整理用物:协助患者穿裤,整理床单位,患者取舒适卧位。及时处理排泄物和清洁便盆,洗手、记录	

图 7-12　便盆的使用方法
A.仰卧位使用便盆法;B.侧卧位使用便盆法

床上使用便盆操作流程:
核对解释→屏风遮挡→垫单→放便盆→取便盆→整理用物

【注意事项】
1. 尊重并保护患者隐私。
2. 便盆应清洁、无破损,用便盆巾覆盖。
3. 天气寒冷时,金属便盆使用前需倒入少量热水加温,避免太凉而导致患者不适。
【评价】
1. 便盆使用方法正确,皮肤无擦伤。
2. 患者学会正确使用便盆的方法并感觉舒适。

二、会阴部护理

由于会阴部的各个孔道彼此很接近,容易发生交叉感染。会阴部尿道口是最清洁的孔道,肛门是相对最不清洁的部位。护理会阴部时,首先应清洁尿道口周围,最后擦洗肛门,每擦拭一次,应更换毛巾的不同部位。

笔记栏

【目的】

1. 去除会阴部分泌物及异味,增进舒适,预防或减少感染。

2. 防止会阴部皮肤破损,促进伤口愈合。

3. 教会患者会阴部清洁的方法。

【评估】

1. 患者的年龄、病情、意识状态、配合程度及自理能力。

2. 评估会阴部卫生及皮肤状况,如有无异味、瘙痒、分泌物过多等,有无破损、炎症、肿胀、触痛等。

3. 评估排泄状态有无异常,如有无大小便失禁、留置导尿管、泌尿生殖系统手术等情况。

【计划】

1. 护士准备 衣帽整洁、洗手、戴口罩。

2. 用物准备 清洁棉球、便盆、橡胶单、中单、大量杯、镊子、浴巾、毛巾、水壶内盛温水、清洁剂、一次性手套、手消毒液。

3. 环境准备 环境整洁、安静,关好门窗,拉上床帘或使用屏风遮挡。

4. 患者准备 了解会阴护理的目的、方法及注意事项。

【实施】

步骤	要点与说明
1. 核对解释:携用物至患者床旁,核对患者并解释会阴护理的目的、方法及配合要点,以取得患者合作	
2. 遮挡患者:关好门窗,拉上床帘或使用屏风遮挡	● 保护患者隐私
3. 安置体位:将橡胶单和中单垫于患者臀下,脱对侧裤腿盖在近侧腿上,对侧腿用盖被遮盖,将浴巾盖在近侧腿部,暴露会阴部,协助患者取仰卧位,两腿外展	● 便于操作,减少不必要的身体暴露
4. 备水、戴手套:盆盛温水,毛巾放入盆内;戴一次性手套	
5. 擦洗会阴部 (1) 男患者会阴部擦洗 1) 擦洗大腿内侧 1/3:由外向内擦洗至阴囊边缘 2) 擦洗阴茎头部:一手提起阴茎,手持纱布将包皮后推露出冠状沟,一手取毛巾或用棉球由尿道口向外环形擦洗阴茎头部 3) 擦洗阴茎体部:沿阴茎体由上向下擦洗,应特别注意阴茎下面的皮肤 4) 擦洗阴囊部及皮肤皱褶处	● 每擦洗一处均需变换毛巾的部位,如用棉球擦洗,每擦洗一处均应更换棉球 ● 擦洗力度适中,避免过度刺激
(2) 女患者会阴部擦洗 1) 擦洗大腿内侧:由外向内擦洗至大阴唇边缘 2) 擦洗阴唇:左手轻轻合上阴唇部位,右手从上向下擦洗阴唇外的黏膜,由对侧向近侧擦洗 3) 擦洗尿道口和阴道口:左手分开阴唇,暴露尿道口和阴道口,右手从上到下擦洗,最后擦至肛门	● 每擦洗一处均需变换毛巾的部位 ● 减少粪便中致病菌污染尿道口
6. 会阴冲洗 (1) 置便盆于患者臀下 (2) 护士左手持装有温水的大量杯,右手持夹有棉球的大镊子,边冲水边用棉球擦洗会阴部,从阴阜冲洗至肛门部	● 用过的棉球置于便盆中

续表

步骤	要点与说明
（3）冲洗后，擦干各部位。观察会阴部及周围皮肤状况	
（4）撤去便盆，协助患者侧卧，擦洗肛周及肛门部位	● 注意节力原则

7. 整理用物：撤去橡胶单、中单，脱手套，为患者穿好衣裤，整理床单位，协助患者取舒适卧位。处理用物，洗手、记录

> 会阴部护理操作流程：
> 核对解释→遮挡患者→安置体位→备水、戴手套→擦洗会阴部→会阴冲洗→整理用物

【注意事项】

1. 擦洗溶液温度适中，擦洗时注意保暖，避免患者受凉。
2. 擦洗时从污染最小部位至污染最大部位，避免交叉感染。
3. 注意观察会阴部皮肤黏膜情况，如有异常，及时汇报医生。

【评价】

1. 患者会阴部清洁无异味，患者感到舒适。
2. 会阴部皮肤无异常情况。

第五节 手、足护理

一、手护理

每天需用温水清洗患者的手，以去除手部的污物，洗后用清洁干毛巾擦干，必要时涂护手霜。指甲由多层排列紧密的角化上皮细胞组成，有保护手指的功能。指甲与上皮细胞的界线称为甲沟，此处易孳生微生物，清洗时要特别注意。过长的指甲会削弱指甲的韧性而变得易折断，同时指缝内易积存污垢，因此要经常修剪指甲。指甲应修剪齐整，不宜过短，与皮肤边缘保持一定距离，剪后用锉刀把边缘磨光滑。

二、足护理

每天给患者洗脚和温水泡脚。部分患者（如昏迷、糖尿病患者）对温度的感觉能力下降，应用温度计测量水温，切忌用热水烫脚，泡脚时间不宜过长。双脚洗干净后用柔软的干毛巾擦拭，注意要擦干趾缝间的水，足部皮肤较干时可涂抹润肤霜。洗脚后可按摩下肢，以促进下肢的血液循环。定期修剪趾甲。

第六节 晨晚间护理

晨晚间护理是护士根据病情需要为患者进行生活护理，使患者感到清洁舒适，同时加强与患者之间的交流，了解患者的身心状况，发现护理问题，及时给予对症护理和心理护理，促

进身心舒适。

一、晨间护理

晨间护理(morning care)是基础护理中的一项重要内容。患者经过一昼夜的睡眠往往需要进行必要的清洁护理,特别是重症患者,通过晨间护理可使患者感觉清洁舒适,减少压力性损伤等并发症的发生,并可保持病床和病室的整洁、舒适,同时还可及时发现患者存在的护理问题,做好心理护理和卫生指导。

(一) 目的

1. 使患者清洁、舒适,预防压力性损伤、肺炎等并发症的发生。

2. 保持床单位及病室环境整洁,空气清新。

3. 及时观察和了解患者病情,给予心理护理、卫生指导。

(二) 内容

1. 对于能离床活动、病情较轻的患者,应鼓励和督促其自行洗漱,通过完成这些日常活动,促使其离床活动,尽快恢复全身肌肉、关节功能,并增加其战胜疾病、尽早康复的信心。

2. 对于病情危重、高热、昏迷、大手术后等不能下床活动的患者,护士应协助其完成晨间护理,内容包括:

(1) 协助患者完成日常生活护理,帮助其排便、刷牙、洗脸、洗手、梳发,病情严重者给予口腔护理,检查皮肤有无受压,擦洗背部,协助翻身,根据病情合理摆放体位。

(2) 观察和了解病情,指导有效咳嗽,根据需要协助患者排痰,如叩背、吸痰等,并检查各种管道的固定及引流情况。

(3) 与患者交流,了解睡眠情况及活动能力等,并进行心理护理。

(4) 整理床单位及病室:用消毒毛巾湿式扫床,按需要更换衣服和床单,整理床单位。根据室温适当开窗通风,保持病房内空气新鲜。

二、晚间护理

护理人员协助患者进行晚间护理(hour of sleep care),使患者感觉清洁、舒适,同时保持病室安静,为患者创造一个良好的睡眠环境,促进患者入睡。

(一) 目的

1. 使患者保持清洁、舒适,容易入睡。

2. 为患者提供良好的夜间睡眠条件,保持病房安静、清洁。

3. 观察患者的病情变化,对次日进行手术、检查的患者进行安慰,消除或减轻心理压力。

(二) 内容

1. 协助患者进行晚间清洗,如刷牙、漱口(较重患者予以口腔护理)、洗脸、洗手、擦洗背部、臀部,并用热水泡脚,女患者给予会阴冲洗,睡前协助患者排便。检查全身皮肤受压情况,观察有无压力性损伤早期现象,按摩背部及骨隆突部位,根据情况更换衣服和床单,整理好床铺。

2. 保持病室安静,减少噪声,调节室温及光亮,如关大灯、开地灯,为患者创造一个安静、舒适的睡眠环境。夜班护士在执行各种护理操作时,动作应轻柔。指导患者养成良好的睡眠习惯,对疾病引起的不适症状(如疼痛等)采取有效措施,尽量减轻或解除患者的不适症状。

3. 加强巡视,了解睡眠及病情变化。巡视病房时,开关门要轻。对于睡眠不佳的患者应按失眠患者给予护理。

（刘月仙 刘红华）

复习思考题

1. 为昏迷患者实施口腔护理时应注意哪些内容？

2. 患者，女性，50岁。大便带血，经肠镜检查诊断为直肠癌。行直肠癌根治术后1天，禁食，持续胃肠减压，护士晨间护理时，发现患者出汗多，头发和床单潮湿，口腔有异味。

请回答：

(1) 该患者晨间护理的内容有哪些？

(2) 各项护理的顺序如何合理安排？

3. 患者，男性，60岁。因左上腹疼痛行胃镜检查，诊断为早期胃癌，收入院。定于明日上午9点在全麻下行胃大部切除术，患者精神紧张，担心手术，且由于疼痛无法入睡。

请回答：

(1) 该患者的晚间护理内容有哪些？

(2) 护士应如何促进患者入睡？

4. 患者，女性，76岁。跌倒后致右侧股骨颈骨折，经骨科处理后出院在家，既往有糖尿病病史10年。长期卧床后骶尾部出现4cm×4.5cm的破溃，深达骨面，创面坏死组织发黑，覆盖脓性分泌物，有臭味。

请回答：

(1) 患者的压力性损伤为第几期？

(2) 应采取哪些针对性的护理措施？

(3) 如何对家属进行健康教育，以获得家属的支持来治疗压力性损伤？

扫一扫
测一测

◆◆◆ 第八章 ◆◆◆

患者的舒适与安全

📝 学习目标

识记:

1. 能正确陈述舒适卧位的基本要求。

2. 能正确陈述临床上常见卧位的适用范围及临床意义。

3. 能正确陈述 WHO 的疼痛分级内容。

4. 能正确理解 WHO 推荐的三阶梯镇痛疗法的基本原则和内容。

5. 能正确陈述保护具、辅助器使用的目的及操作中的注意事项。

理解:

1. 能正确说明舒适和不舒适的概念及其意义。

2. 能正确理解卧位的分类和方法。

3. 能正确理解疼痛的发生机制,举例说明疼痛的原因、评估内容和方法。

4. 能正确理解医院常见的不安全因素。

5. 能正确理解患者安全目标。

运用:

1. 能根据病情、治疗和患者的实际情况,为其安置舒适的体位。

2. 能按照正确的方法协助患者变换卧位。

3. 能针对医院常见的不安全因素,采取有效的防护措施。

4. 能结合疼痛患者的实际情况,选择合适的评估工具对其疼痛程度进行正确评估。

5. 能结合疼痛患者的实际情况,采取有针对性及有效的控制疼痛的护理措施。

6. 能根据患者的病情需要,正确选择和科学使用各种保护具及辅助器具,保护患者的安全。

🩺 案例导入

李某,女性,69 岁。既往有慢性肝炎、肝硬化病史,经 MRI 及超声造影检查发现肝左叶有结节,诊断为肝癌晚期。患者有心绞痛病史,近日由于上呼吸道感染而合并左心衰,出现呼吸困难,焦虑不安,时常诉疼痛难忍。

请思考:

1. 该患者应采取何种卧位? 如何安置体位? 为什么?

2. 造成患者不舒适的原因有哪些?

3. 如何评估其疼痛程度?

4. 可采取哪些护理措施减轻患者的不适?

5. 患者有哪些安全隐患? 应该采取哪些安全措施?

舒适与安全是人类的基本需要。当个体处于最佳健康状态时,会通过自身不断的调节来满足其舒适的需要。生病时,个体由于受到病理、心理、外界环境等多种因素的影响,安全感消失,常处于不舒适和不安全的状态。因此,护士护理患者时,应通过密切观察、分析影响患者不舒适和不安全的各种因素,有针对性地为患者提供舒适的卧位,加强生活护理,减轻患者疼痛,促进患者舒适,增进安全感,以达到促进康复的目的。

第一节 概 述

一、舒适与不舒适的概念

(一) 舒适

舒适(comfort)指个体身心处于轻松自在、安宁状态下,个体所具有的身心健康、满意、无焦虑、无疼痛的一种自我感觉。舒适包括以下几个方面:

1. 生理舒适 即个体身体的舒适感觉。

2. 心理、精神舒适 即个体内在的自我意识,如尊重、自尊、信仰、信念、生命价值等精神需求的满足。

3. 环境舒适 即与个体生存的物理环境相关的各种因素,如适宜的温度、湿度、空气、光线、声音、色彩等,使个体产生舒适的感觉。

4. 社会舒适 即个体、家庭和社会的相互关系,如各种人际关系的融洽、家庭与社会关系的和谐统一等,为个体带来的舒适感觉。

从整体的观点来看,这四个方面相互联系、互为因果。如果某一方面出现问题,个体即会感到不舒适。当个体身心健康,各种生理、心理需要得到基本满足时,常能体验到舒适的感觉。最高水平的舒适表现为情绪稳定、心情舒畅、精力充沛、感到安全和完全放松,身心需要均能得到满足。

(二) 不舒适

不舒适(discomfort)指个体身心不健全或有缺陷,生理、心理需求不能得到满足,或周围环境有不良刺激,身心负荷过重的一种自我感觉。不舒适通常表现为烦躁不安、紧张、精神不振、消极失望、失眠、疼痛、乏力,难以坚持日常工作、生活或学习。疼痛通常是不舒适中最为严重的表现形式。

舒适与不舒适之间没有截然的分界线,个体每时每刻都处在舒适与不舒适之间的某一点上,且呈动态变化。每个人因自身的生理、心理、社会、精神、文化背景及经历不同,对舒适的理解和体验也不相同。因此,护理人员在日常护理工作中,需用动态的观点来评估患者舒适与不舒适的程度,采取有效的护理措施,促进患者舒适。

不舒适的原因:

1. 身体因素

(1) 个人卫生:因疾病导致日常活动受限,生活不能自理,个人卫生状况不佳,如口臭、汗臭、皮肤污垢、瘙痒等,均可引起个体不适。

（2）姿势或体位不当：如关节过度屈曲或伸展、肌肉过度紧张或牵拉、疾病所致的强迫体位及身体局部组织长期受压等，致使局部肌肉和关节疲劳、麻木、疼痛等，均可引起不适。

（3）保护具或矫形器械使用不当：如约束带或石膏、绷带、夹板过紧，使局部皮肤和肌肉受压，引起不适。

（4）疾病影响：疾病所致的疼痛、恶心、呕吐、咳嗽、饥饿、腹胀、腹泻及发热等造成机体不适。

2. 心理、社会因素

（1）焦虑或恐惧：担心疾病带来的危害，安全、生存需求得不到保障，恐惧死亡，过分担忧疾病对家庭、经济、工作造成的影响等，均会给患者带来心理压力，进而出现烦躁、紧张、失眠等心理不适的表现。

（2）角色适应不良：患者因担心家庭、孩子或工作等，出现角色适应不良，如角色行为冲突、角色行为紊乱等，往往使患者不能安心养病，影响康复。

（3）生活习惯改变：住院后生活习惯发生改变，如起居、饮食等，使患者一时适应不良。

（4）自尊受损：如被医护人员疏忽、冷落，照顾与关心不够，或操作时身体暴露过多、缺少遮挡等，均可使患者感觉不被尊重，自尊心受挫。

（5）缺乏支持系统：如住院后与家人隔离或被亲朋好友忽视，缺乏经济支持等。

3. 环境因素

（1）不适宜的社会环境：如新入院患者对医院和病室环境及医务人员感到陌生或不适应，缺乏安全感而产生紧张、焦虑情绪。

（2）不适宜的物理环境：包括周围环境中的温度、湿度、色彩、光线、声音等诸多不适宜的情况。如病室内温度过高或过低、空气污浊有异味、噪声过强或干扰过多、病室内探视者过多、同室病友的呻吟和痛苦表情或治疗仪器的嘈杂声、被褥不整洁、床垫软硬不当等，都会使患者感到不适。

二、不舒适患者的护理原则

护理人员要通过细致、认真的观察，与患者和家属进行有效的沟通，结合患者的行为与表情，评估导致患者不舒适的原因，及时采取相应的护理措施解除患者的不适，以促进和满足患者的舒适。

（一）预防为主，促进舒适

为了使患者经常保持舒适状态，护理人员应从身心两方面对患者进行全面评估，做到预防在先，积极促进患者舒适。如保持病室环境整洁、加强生活护理、协助重症患者保持良好的个人卫生、维持适当的姿势和舒适的卧位等，均是增进舒适的护理措施。

护理人员要有良好的服务态度，除了使用亲切的语言、尊敬的称呼以外，还应不断地听取患者对治疗、护理的意见，并鼓励其积极主动地参与护理活动，促进康复。

（二）加强观察，去除诱因

在护理患者的过程中，及时发现引起患者不舒适的原因，做到预防在先或针对诱因进行护理，如长期卧床患者的卧位是否舒适、肢体是否处于功能位置等，一旦发现患者存在不舒适的诱因，应及时采取相应的护理措施去除诱因。

（三）消除不适，促进舒适

对于身体不适的患者，应采取积极有效的措施。如对尿潴留患者，采取适当的方法解除因膀胱高度膨胀引起的不适；对癌症晚期患者应及时评估疼痛的程度和性质，采取有效的止痛措施来缓解疼痛。

（四）有效沟通，心理支持

护理人员对因心理、社会因素引起不适的患者，可采用不做评判的倾听方式，取得信任，使患者郁积在内心的苦闷或压抑得以宣泄。通过有效的沟通，正确指导患者调节情绪，并及时与家属及单位取得联系，使其配合医务人员，共同做好患者的心理护理。

第二节 患者的卧位与舒适

卧位指患者休息和适应医疗护理的需要时所采取的卧床姿势。正确的卧位对减少疲劳、增进患者舒适、治疗疾病、减轻症状、预防并发症及进行各种检查等均能起到良好的作用。护理人员在临床护理工作中应熟悉各种卧位的基本要求，协助或指导患者采取舒适、安全、正确的卧位。

一、舒适卧位的基本要求

舒适卧位即患者卧床时，身体各部位均处于合适的位置，感到轻松自在。为了协助或指导患者卧于正确且舒适的位置，必须了解舒适卧位的基本要求。

（一）卧床姿势

应尽量符合人体力学的要求，使体重平均分布于身体的负重部位，关节维持于正常的功能位置，使体内脏器在体腔内拥有最大的空间。

（二）体位变换

应经常变换体位，至少每 2 小时变换一次。

（三）身体活动

在无禁忌证（如骨折急性期、关节扭伤等）的情况下，应每天活动患者身体各部位；改变卧位时，应进行全范围关节运动练习。

（四）受压部位

应加强皮肤护理，预防压疮的发生。

（五）保护隐私

当患者卧床或护士对其进行各项护理操作时，均应注意保护患者隐私，根据需要适当地遮盖患者的身体，促进患者身心舒适。

二、卧位的分类

根据患者的自主性、活动能力及疾病情况，将卧位分为主动、被动和被迫卧位。

（一）主动卧位

即患者根据自己的意愿和习惯采取最舒适、最随意的卧位，并能随意改变卧位姿势。见于病情较轻、术前及恢复期患者。

（二）被动卧位

即患者自身无能力变换卧位，处于被他人安置的卧位。见于昏迷、瘫痪、极度衰弱的患者。

（三）被迫卧位

即患者意识清楚，也有变换卧位的能力，但为了减轻疾病所致的痛苦或因治疗需要，被迫采取的卧位。见于支气管哮喘急性发作的患者，由于呼吸极度困难而被迫采取端坐卧位。

三、常用卧位

(一) 仰卧位(supine position)

仰卧位又称平卧位,根据病情或检查、治疗的需要可分为:

1. 去枕仰卧位

(1) 操作方法:去枕仰卧,头偏向一侧,两臂放于身体两侧,两腿自然放平,将枕头横立于床头(图 8-1)。

(2) 适用范围:①昏迷或全身麻醉未清醒的患者,以防止呕吐物误入气管引起窒息或肺部并发症。②椎管内麻醉或脊髓腔穿刺后的患者,以预防因颅压降低而引起头痛。

2. 中凹卧位

(1) 操作方法:抬高头胸部约 10°~20°,抬高下肢约 20°~30° (图 8-2)。

图 8-1　去枕仰卧位

图 8-2　中凹卧位

(2) 适用范围:休克患者。抬高头胸部,有利于保持气道通畅,改善通气功能,从而改善缺氧症状;抬高下肢,有利于静脉回流,增加心输出量而使休克症状得到缓解。

3. 屈膝仰卧位

(1) 操作方法:患者仰卧,头下垫枕,两臂放于身体两侧,两膝屈曲并稍向外分开(图 8-3)。

(2) 适用范围:①腹部检查的患者,该卧位可使腹部肌肉放松,便于检查。②导尿或会阴冲洗的患者。

(二) 侧卧位(side-lying position)

1. 操作方法　患者侧卧,两臂屈肘,一手放在枕旁,一手放在胸前,下腿伸直,上腿弯曲。必要时于两膝之间、胸腹部、后背部放置软枕,以扩大支撑面,增加稳定性,增进患者舒适和安全(图 8-4)。

图 8-3　屈膝仰卧位

图 8-4　侧卧位

2. 适用范围

(1) 灌肠、肛门检查及配合胃镜、肠镜检查等。

（2）臀部肌内注射，下腿弯曲，上腿伸直，可使注射部位肌肉放松。

（3）预防压疮。侧卧位与平卧位交替，可避免局部组织长期受压。

（三）半坐卧位（semi-fowler position）

1. 操作方法

（1）摇床法：患者卧于床上，以髋关节为轴心，先摇起床头支架使上半身抬高，与床面成30°~50°角，再摇起膝下支架，以防患者下滑。必要时，床尾可置一软枕，垫于足底，增加舒适，并且防止下滑。放平时，先摇平膝下支架，再摇平床头支架（图8-5）。

（2）靠背架法：将患者上半身抬高，在床头垫褥下放一靠背架，下肢屈膝，用中单包裹膝枕垫于膝下，中单两端的带子固定于床缘，以防患者下滑。床尾足部垫软枕。其他同摇床法（图8-6）。

图8-5　半坐卧位（摇床法）

图8-6　半坐卧位（靠背架法）

2. 适用范围

（1）某些面部及颈部手术后患者。采取半坐卧位可减少局部出血或充血。

（2）心肺疾病引起呼吸困难的患者。采取半坐卧位，由于重力作用，部分血液滞留于下肢和盆腔脏器内，回心血量减少，从而减轻肺淤血和心脏负荷；同时可使膈肌位置下降，胸腔容积扩大，减轻腹腔内脏器对心肺的压力，肺活量增加，有利于肺通气，使呼吸困难症状得到改善。

（3）胸、腹、盆腔手术后或有炎症的患者。采取半坐卧位，可使腹腔渗出液流入盆腔，促使感染局限。因为盆腔腹膜抗感染能力较强，而吸收能力较弱，故具有防止炎症扩散和毒素吸收的作用，减轻中毒反应。同时采取半坐卧位还可防止感染向上蔓延引起膈下脓肿。

（4）腹部手术后患者。采取半坐卧位，可减轻腹部切口缝合处的张力，以缓解疼痛，促进舒适，有利于切口愈合。

（5）疾病恢复期体质虚弱的患者。采取半坐卧位，使患者逐渐适应体位改变，有利于向站立位过渡。

📖 **知识链接**

腹腔脏器手术后早期采取正确的半坐卧位预防膈下脓肿

膈下血液循环丰富，并且淋巴网与腹腔脏器淋巴网吻合。如果患者术后采取仰卧位，膈下间隙处于人体腹膜腔的最低位置，腹腔渗出液、脓液、血液易积聚于此，导致膈下脓肿。因此，应尽早帮助和指导腹腔脏器手术后患者采取正确的半坐卧位，可防止炎症向上蔓延，以利脓液、血液及渗出液引入盆腔，使炎症局限，预防膈下脓肿的发生。

（四）端坐位（sitting position）

1. 操作方法　扶患者坐起，身体稍向前倾，床上放一跨床小桌，桌上放一软枕，患者可伏桌休息。并用床头支架或靠背架将床头抬高 70°~80°，使患者同时能向后倚靠。膝下支架抬高 15°~20°。必要时加床挡，以保证患者安全（图 8-7）。

2. 适用范围　左心衰竭、心包积液、支气管哮喘急性发作的患者。由于疾病导致患者极度呼吸困难，被迫日夜端坐。

（五）俯卧位（prone position）

1. 操作方法　患者俯卧，两臂屈曲放于头的两侧，两腿伸直；胸下、髋部及踝部各放一软枕，头偏向一侧（图 8-8）。

图 8-7　端坐位　　　　　　　　　　　　　　　图 8-8　俯卧位

2. 适用范围

（1）腰背部检查或配合胰、胆管造影检查的患者。

（2）脊椎手术后或腰、背、臀部有伤口，不能平卧或侧卧的患者。

（3）胃肠胀气导致腹痛的患者。采取俯卧位，使腹腔容积增大，可缓解胃肠胀气所致的腹痛。

（六）头低足高位（trendelenburg position）

1. 操作方法　患者仰卧，将一软枕横立于床头，以防碰伤头部。床尾用支托物垫高 15~30cm（图 8-9）。处于这种体位的患者会感到不适，不可长时间使用。高颅压者禁用。

2. 适用范围

（1）肺部分泌物引流，使痰易于咳出。

（2）十二指肠引流术后，有利于胆汁引流。

（3）妊娠时胎膜早破，防止脐带脱垂。

（4）跟骨或胫骨结节牵引时，利用人体重力作为反牵引力。

图 8-9　头低足高位

（七）头高足低位（dorsal elevated position）

1. 操作方法　患者仰卧，头部垫一软枕，床尾横立一枕，床头用支托物垫高 15~30cm 或根据病情而定。如为电动床可使整个床面向床尾倾斜（图 8-10）。

2. 适用范围

（1）颈椎骨折的患者做颅骨牵引时，用作反牵引力。

（2）降低颅内压，预防脑水肿。

（3）颅脑手术后的患者。

（八）膝胸卧位（knee-chest position）

1. 操作方法　患者跪卧，两小腿平放于床上，稍分开；大腿和床面垂直，胸贴床面，腹部悬空，臀部抬高，头转向一侧，两臂屈肘，放于头的两侧（图 8-11）。

图 8-10　头高足低位

图 8-11　膝胸卧位

2. 适用范围

（1）肛门、直肠、乙状结肠镜检查及治疗。

（2）矫正胎位不正或子宫后倾。

（3）促进产后子宫复旧。

📄 **知识链接**

采取膝胸卧位矫正胎位不正及子宫后倾

枕前位是正常的胎位，在分娩过程中胎头变形，周径变小，有利于胎头的娩出。如果为臀位，胎臀先娩出，阴道不能充分扩张，加之胎头无变形，造成胎头娩出困难。臀先露、肩先露等都是异常胎位，容易造成难产，导致胎儿在分娩过程中窒息甚至死亡。若妊娠 30 周后仍为臀位，一般应采取膝胸卧位进行矫正。方法是：孕妇排空膀胱，松解腰带取膝胸卧位，每日 2 次，每次 15 分钟，连续 1 周后复查。这种卧位借助胎儿重力的作用，使胎儿头与背所形成的弧形顺着宫底弧面滑动，转为头位。

膝胸卧位因臀部抬起、腹部悬空，由于重力作用使腹部脏器前倾，对子宫后倾的矫正起到一定作用。

（九）截石位（lithotomy position）

1. 操作方法　患者仰卧于检查台上，两腿分开，放于支腿架上（支腿架上放软垫），臀部齐台边，两手放于身体两侧（图 8-12）。注意遮挡患者及保暖。

2. 适用范围

（1）会阴、肛门部位的检查、治疗或手术，如膀胱镜检、妇产科检查、阴道灌洗等。

（2）产妇分娩。

图 8-12　截石位

第三节 疼痛患者的护理

对于疼痛,每个人都有自己的切身体验。疼痛是临床上常见症状之一,如外伤、炎症性疼痛,癌症、肌肉痉挛性疼痛,神经性疼痛等,是患者最痛苦的感受,也是不舒适中最常见、最严重的表现形式。疼痛的发生,提示个体的健康受到威胁。疼痛与疾病的发生、发展与转归有着密切的联系,是临床上诊断疾病、鉴别疾病的重要指征之一,同时也是评价治疗与护理效果的重要标准。作为一名护理人员,应掌握疼痛的相关知识,帮助患者避免疼痛、解除疼痛,做好疼痛患者的护理。

一、疼痛概述

疼痛(pain)是躯体或精神的一种不良或不自在状态,是一种不愉快、痛苦的感觉。疼痛不仅是一种复杂的主观感觉,而且还伴有一系列生理及心理变化,是机体对有害刺激的一种保护性防御反应。

疼痛包括两层含义,即痛觉与痛反应。痛觉属于个人的主观体验,而痛反应是个体对疼痛刺激所产生的一系列生理、病理的变化。由于每个人对疼痛的体验不同,且受个体的心理、情绪、性格、文化背景及经验等方面的影响,对外来刺激所造成的反应亦不相同,因而疼痛患者的表现也千差万别。患者可表现出不同的疼痛反应,包括生理和病理反应,如面色苍白、呼吸急促、出汗、恶心、呕吐、血压升高、骨骼肌收缩、瞳孔扩大、休克等;情绪反应,如焦虑、紧张、恐惧等;行为反应,如身体蜷曲或烦躁不安、皱眉、咬唇、呻吟、哭闹等。这些反应均表明患者存在疼痛。

疼痛分为身体疼痛和心理疼痛,是由于个体防御功能被破坏,而导致个体在身体与心理两方面经历的感受。身体疼痛指身体某一部位感觉不舒适,如手指切割伤,疼痛仅在手指部位,这是由于皮肤表层组织的完整性被破坏,神经末梢受到刺激所致。心理疼痛指精神方面的防御功能被破坏,个体的情绪完整性受到损害。心理疼痛的不舒适感觉,很难确定疼痛的准确部位,如失去亲人引起伤心和忧郁。如不能及时采取有效的护理措施,将对患者的身体和心理造成不良的影响或严重后果。

二、疼痛产生的原因、发生机制及影响因素

(一)疼痛的原因

1. 物理损伤 如碰撞、针刺、刀切割、身体组织受牵拉、肌肉挛缩、受压等,可直接刺激神经末梢而引起疼痛。大部分物理损伤引起的缺血、淤血、炎症等促使组织释放化学物质,而使疼痛加剧、疼痛时间延长。

2. 化学刺激 如强酸、强碱,可直接刺激神经末梢引起疼痛,或者损伤组织释放化学致痛物质,再次作用于痛觉感受器,使疼痛加剧。

3. 温度刺激 过高或过低的温度作用于体表,均会引起组织损伤。受伤的组织释放组胺等化学物质,刺激神经末梢导致疼痛。如高温可引起灼伤,低温会致冻伤。

4. 病理改变 疾病造成的体内某些管腔堵塞,组织缺血、缺氧,空腔脏器过度扩张、平滑肌痉挛或过度收缩,局部炎性浸润等均可引起疼痛。

5. 心理因素 心理状态不佳,如情绪紧张或低落、愤怒、悲痛、恐惧等,都能引起局部血管收缩或扩张而导致疼痛。如神经性疼痛常因心理因素引起。此外,疲劳、睡眠不足、用脑

过度等可导致功能性头痛。

（二）发生机制

尽管目前尚未有学说能全面地解释疼痛发生的机制，但随着科学的发展，人们对疼痛本质的认识逐步深入，并创立了新的学说。比较有代表性的关于疼痛产生的三大学说是特异学说、型式学说和闸门控制学说。

1. 特异学说　19 世纪提出该学说。认为每种感觉都有其特有的感受器，痛觉感受器是一种游离的神经末梢，其发放的冲动经痛纤维和痛通路投射到大脑的痛中枢，引起疼痛。

2. 型式学说　也称模式学说。主要论点为产生疼痛的神经冲动具有特殊的型式，认为任何刺激只要达到足够强度就可产生疼痛。1894 年 Goldscheder 提出，刺激的强度和中枢的组合是引起疼痛的两个决定性因素。

3. 闸门控制学说　1965 年，两位从事疼痛研究的专家——伦敦大学的帕特里克·沃尔和加拿大麦吉尔大学的罗纳德·梅尔扎克共同提出了闸门控制学说。该学说认为脊髓背角内存在一种类似闸门的神经机制，能减弱和增强从外周传向中枢神经的冲动，减弱和增强的强度由粗纤维和细纤维的相对活动及脑的下行性影响所决定。认为疼痛的产生取决于刺激所兴奋的传入纤维种类和中枢的功能结构特征。

（三）影响疼痛的因素

个体对疼痛的感受和耐受力存在很大的差异，同样性质、强度的刺激可引起不同个体不同的疼痛反应。个体所能感觉到的最小疼痛称为痛阈（pain threshold）。个体所能忍受的疼痛强度和持续时间称为疼痛耐受限（pain tolerance level）。痛阈或疼痛耐受限既受患者年龄、疾病等因素的影响，也受个人经验、文化教养、情绪、个性及注意力等心理社会因素的影响。此外，护士对疼痛知识的掌握程度也会直接影响其为患者提供疼痛护理的水平。

1. 患者因素

（1）年龄：是影响疼痛的重要因素之一。个体对疼痛的敏感程度因年龄不同而不同。婴幼儿对疼痛的敏感程度低于成人，随着年龄的增长，对疼痛的敏感性也随之增加。而老年人对疼痛的敏感性则逐步下降。故对于不同年龄组的疼痛患者应采取不同的护理措施，尤其是儿童和老年人，更应注意其特殊性和个体差异。

（2）社会文化背景：患者的文化背景和其所处的社会环境可影响其对疼痛认知的评价，进而影响其对疼痛的反应。持有不同人生观、价值观的患者对疼痛也有不同的反应。若患者生活在鼓励忍耐和推崇勇敢的文化背景中，往往更能够耐受疼痛。患者的文化教养也会影响其对疼痛的反应和表达方式。

（3）个人经历：包括个体以往的疼痛经验、对疼痛的态度及对疼痛原因的理解。疼痛经验是个体自身对刺激体验所获得的感受，进而从行为中表现出来。个人对疼痛的态度直接影响其行为表现。个体对任何一种单独刺激所产生的疼痛，都会受到以前类似疼痛经验的影响，如经历过手术疼痛的患者对即将再次进行手术时产生的不安情绪会使他对痛觉格外敏感。儿童对疼痛的体验取决于父母的态度。

（4）注意力：个体对疼痛的注意程度会影响其对疼痛的感觉。当注意力高度集中于其他事物时，痛觉可以减轻甚至消失。如拳击运动员在竞技场上能够忍受严重伤害，而不感觉疼痛，是由于其注意力完全集中于比赛。某些精神疗法治疗疼痛，也是利用分散注意力以减轻疼痛的原理，如松弛疗法，手术后听音乐、看电视、愉快交谈等均可分散患者对疼痛的注意力，从而减轻疼痛。

（5）情绪：情绪可影响患者对疼痛的反应。积极的情绪可减轻疼痛，而消极的情绪可使疼痛加剧。如焦虑可使疼痛加剧，而疼痛又会增加焦虑情绪。愉快的情绪则有减轻疼痛知觉的作用,在快乐或满足的情绪下,虽然承受了与忧虑时同样的伤害,但对疼痛的感觉却轻得多。

(6)疲乏:患者疲乏时,对疼痛的感觉加剧,耐受性降低,尤其是长期慢性病的患者尤为明显。当得到充足的睡眠与休息时,疼痛感觉减轻,反之则加剧。

(7)个性:对疼痛的耐受程度和表达方式常因个体的性格和所处环境的不同而有差异。自控力及自尊心较强的人常能忍受疼痛;善于表达情感的患者主诉疼痛的机会较多。

(8)患者的社会支持系统:疼痛患者更需要家属的支持、帮助或保护。经历疼痛时,如果有家属或亲人陪伴,可以减少患者的孤独和恐惧感,从而减轻疼痛,父母的陪伴对患儿尤为重要。

2. 治疗及护理因素

(1)许多治疗和护理操作都有可能使患者产生疼痛的感觉,如注射、输液等。护士在执行可能引起疼痛的操作时,应尽可能以轻柔、熟练的动作来完成,并尽量满足患者的生理和心理需求,用关心的语言安慰患者。

(2)护士掌握的疼痛理论知识与实践经验,可影响其对疼痛的正确判断与处理。

(3)护士缺少必要的药理知识,过分担心药物的副作用或成瘾性,会使患者得不到必要的镇痛处理。

(4)护士评估疼痛的方法不当,仅依据患者的主诉判断是否存在疼痛,会使部分患者得不到及时的处置。

三、疼痛的分类

(一)按疼痛病程分类

1. 急性痛(acute pain) 突然发生,有明确的开始时间,持续时间较短,以数分钟、数小时或数天之内居多,用镇痛方法一般可以控制疼痛。

2. 慢性病(chronic pain) 疼痛持续 3 个月以上,具有持续性、顽固性和反复性的特点,临床上较难控制。

(二)按疼痛程度分类

1. 微痛 似痛非痛,常无其他感觉复合出现。

2. 轻痛 疼痛程度轻微,范围局限,个体能正常生活,睡眠不受干扰。

3. 甚痛 疼痛明显、较重、合并痛反应,如心跳加快、血压升高,睡眠受干扰。

4. 剧痛 疼痛程度剧烈,痛反应剧烈,不能忍受,睡眠受到严重干扰,可伴有自主神经紊乱或被动体位。

(三)按疼痛性质分类

1. 钝痛(dull pain) 酸痛、胀痛、闷痛等。

2. 锐痛(sharp pain) 刺痛、切割痛、灼痛、绞痛、撕裂样痛、爆裂样痛等。

3. 其他 如跳痛、压榨样痛、牵拉样痛等。

(四)按疼痛起始部位及传导途径分类

1. 皮肤痛(dermatodynia) 疼痛刺激来自体表,多因皮肤黏膜受损引起。特点为"双重痛觉",即受到刺激后立即出现定位明确的尖锐刺痛(快痛)和 1~2 秒之后出现的定位不明确的烧灼痛(慢痛)。

2. 躯体痛(somatalgia) 肌肉、肌腱、筋膜和关节等深部组织引起的疼痛。由于这些组织的神经分布有差异,因而对疼痛刺激的敏感性也不同,其中以骨膜的神经末梢分布最密,痛觉最敏感。机械和化学刺激均可引起躯体痛,肌肉缺血是引起躯体痛的主要原因。

3. 内脏痛（visceralgia）　因内脏器官受到机械性牵拉、扩张、痉挛、炎症、化学性刺激等引起。其发生缓慢而持久,疼痛性质多为钝痛、烧灼痛或绞痛,定位常不明确。

4. 牵涉痛（referred pain）　内脏痛常伴有牵涉痛,即内脏器官疾病引起疼痛的同时在体表某部位也发生痛感。牵涉痛与病变的内脏有一定的解剖相关性,如心绞痛可牵涉至左肩和左前臂内侧,胆囊疼痛可牵涉至右肩,胰腺疼痛可牵涉至左腰背部等。

5. 假性痛（false pain）　指去除病变部位后仍感到相应部位疼痛,如截肢患者仍感到已不存在的肢体疼痛。其发生可能与病变部位去除前的疼痛刺激在大脑皮质形成兴奋灶的后遗影响有关。

6. 神经痛（neuralgia）　为神经受损所致,表现为剧烈的灼痛和酸痛。

（五）按疼痛的部位分类

最常见的有头痛、胸痛、腹痛、腰背痛、骨痛、关节痛、肌肉痛等。另外还有癌性疼痛,癌症早期往往无特异性,不同部位的癌性疼痛,其性质和程度均可不同,可为钝痛、胀痛等;癌症中、晚期疼痛剧烈,不能忍受,需用药物镇痛。

（六）按疼痛的系统分类

按系统可分为神经系统疼痛、心血管系统疼痛、血液系统疼痛、呼吸系统疼痛、消化系统疼痛、内分泌系统疼痛、泌尿系统疼痛、运动系统疼痛、免疫系统疼痛和心理疼痛。

四、疼痛对机体的影响

（一）疼痛对生活质量的影响

疼痛是不舒适中最严重的表现形式,对患者的生活质量有一定程度的影响,一般表现在以下四个方面:

1. 生理方面　机体功能减退,耐力和力量降低,食欲减退、甚至恶心,睡眠不佳或失眠。

2. 心理方面　休闲娱乐受限,焦虑、恐惧、抑郁加重,精神不易集中,过度考虑身体疼痛,失去控制。如癌症患者的疼痛感觉的心理过程,焦虑、抑郁,对死亡的恐惧和绝望及对以往治疗的失望等影响着患者的生活质量。

3. 社会方面　社会活动减少、性功能和情感降低、外貌改变、对家人和护理人员的依赖性增加。

4. 精神方面　痛苦加重、改变想法、重新评价宗教信仰。

（二）疼痛对机体各系统的影响

1. 神经精神系统　短暂急性疼痛可导致患者情绪处于兴奋、焦虑状态;长期慢性疼痛可导致抑郁,对环境淡漠,反应迟钝。

2. 神经内分泌及代谢　疼痛刺激可引起应激反应,促使体内释放多种激素,如儿茶酚胺、促肾上腺皮质激素、皮质醇、醛固酮、抗利尿激素等。由于促进分解代谢激素分泌增加,合成代谢激素分泌减少,使糖原分解和异生作用加强,从而导致水钠潴留,血糖升高,酮体和乳酸生成增加,机体呈负氮平衡。

3. 心血管系统　疼痛可兴奋交感神经,使患者血压升高,心率加快,心律失常,增加心肌耗氧量。这些变化对伴有高血压、冠脉供血不足的患者极为不利。剧烈的深部组织疼痛有时可引起副交感神经兴奋,引起血压下降,心率减慢,甚至发生虚脱、休克。疼痛常限制患者活动,使血流缓慢,血液黏滞度增加,对于有深静脉血栓的患者,可进一步加重原发疾病。

4. 呼吸系统　腹部或胸部手术后疼痛对呼吸功能影响较大。疼痛引起肌张力增加及膈肌功能降低,使肺顺应性下降;患者呼吸浅快,肺活量、潮气量、残气量和功能残气量均降低,通气血流比例下降,易产生低氧血症。由于患者不敢用力呼吸和咳嗽,积聚在肺泡和支气管内的分泌物不易排出,易并发肺不张和肺炎。

5. 消化系统 疼痛可导致恶心、呕吐等胃肠道症状。慢性疼痛常可引起消化功能障碍,食欲缺乏。

6. 泌尿系统 疼痛本身可引起膀胱或尿道排尿无力,同时由于反射性肾血管收缩,垂体抗利尿激素分泌增加,导致尿量减少。较长时间排尿不畅可引起尿路感染。

7. 运动系统 疼痛可诱发肌痉挛而进一步加重疼痛。同时,由于疼痛时交感神经活性增加,可进一步增加末梢伤害感受器的敏感性,形成痛觉过敏或异常疼痛。

8. 免疫系统 疼痛可引起机体免疫力下降,对预防或控制感染及控制肿瘤扩散不利。

9. 凝血系统 对凝血系统的影响包括使血小板黏附功能增强、纤溶功能减弱,使机体处于高凝状态。

五、疼痛的护理

(一)疼痛的评估

疼痛的影响因素较多,个体差异也较大,且每个人对疼痛的描述方法也不尽相同,因此,护士应以整体的观点对疼痛患者进行个体化的评估。

1. 内容 除患者的一般情况外,应重点评估疼痛发生的时间、部位、性质、程度、伴随症状;患者自身控制疼痛的方式、对疼痛的耐受性;疼痛发生时的表达方式;引起或加重疼痛的各种因素及减轻疼痛的各种方法。

2. 方法

(1)交谈法:主要是询问患者的疼痛经历和病史。护士应主动关心患者,取得信任,认真听取患者的主诉。了解患者过去有无疼痛经验,以往疼痛的规律及镇痛药的使用情况。切忌根据自身对疼痛的理解和体验来主观判断患者的疼痛程度。在与患者交流的过程中,要注意患者的语言和非语言表达,从而获得较为客观的资料。

(2)观察与体格检查:检查患者疼痛的部位,注意观察患者疼痛时的生理、行为和情绪反应。

护理人员通过患者的面部表情、身体动作,可以观察到患者对疼痛的感受及疼痛的程度、部位等。观察患者身体活动可判断其疼痛的情况。如:①静止不动:即患者维持某一种最舒适的体位或姿势,常见于四肢或外伤疼痛者。②无目的乱动:在严重疼痛时,有些患者常通过无目的地乱动来分散其对疼痛的注意力。③保护动作:是患者对疼痛的一种逃避性反射。④规律性动作或按摩动作:为了减轻疼痛的程度常使用的动作,如头痛时用手指按压头部、内脏性腹痛时按揉腹部等。

此外,疼痛发生时,患者常发出各种声音,如呻吟、喘息、尖叫、呜咽、哭泣等。应注意观察其音调的大小、快慢、节律、持续时间等。音调的变化可反映疼痛患者的痛觉行为,尤其是无语言交流能力的患儿,更应注意收集这方面的资料。

(3)疼痛程度的评估工具:可视患者的病情、年龄和认知水平选择相应的评估工具。

1)数字分级评分法(numerical rating scale,NRS):用数字代替文字来表示疼痛的程度。以 0~10 共 11 点来描述疼痛强度。0 分表示无痛,10 分表示剧痛,中间次序表示疼痛的不同程度(图 8-13)。患者可以选择其中一个能代表自己疼痛感受的数字来表示疼痛的程度。此

图 8-13 数字分级评分法

评分法适用于疼痛治疗前后效果测定对比。

2）文字描述评定法（verbal descriptor scale，VDS）：把一条直线等分成 5 段，每个点均有相应的描述疼痛程度的文字，其中一端表示无痛，另一端表示无法忍受的疼痛。中间依次为轻度疼痛、中度疼痛、重度疼痛、非常严重的疼痛（图 8-14）。请患者按照自身疼痛的程度选择合适的描述文字。

图 8-14 文字描述评定法

3）视觉模拟评分法（visual analogue scale，VAS）：用一条直线，不作任何划分，仅在直线的两端分别注明"不痛"和"剧痛"，请患者根据自己对疼痛的实际感觉在直线上标记疼痛的程度。这种评分法使用灵活方便，患者有很大的选择自由，不需要仅选择特定的数字或文字。适合于任何年龄的疼痛患者，且没有特定的文化背景或性别要求，易于掌握，不需要任何附加设备。对于急性疼痛患者、儿童、老年人及表达能力丧失者尤为适用。该法也有利于护士较为准确地掌握患者疼痛的程度及评估控制疼痛的效果。

4）面部表情疼痛评定法（face expressional，FES）：采用从微笑、悲伤至哭泣的 6 种面部表情来表达疼痛的程度，从左到右六张面部表情，最左边的脸表示无疼痛，依次表示疼痛越来越重，直至最右边的面部表情表示极度疼痛（图 8-15）。此评估方法适用于 3 岁以上的儿童。

图 8-15 面部表情疼痛评定法

5）按 WHO 的疼痛分级标准进行评估，疼痛分为 4 级：

0 级：无痛。

1 级（轻度疼痛）：平卧时无疼痛，翻身咳嗽时有轻度疼痛，但可以忍受，睡眠不受影响。

2 级（中度疼痛）：静卧时痛，翻身咳嗽时加剧，不能忍受，睡眠受干扰，要求用镇痛药。

3 级（重度疼痛）：静卧时疼痛剧烈，不能忍受，睡眠严重受干扰，需要用镇痛药。

6）Prince-Henry 评分法：主要适用于胸腹部大手术后或气管切开插管不能说话的患者，需要在术前训练患者用手势来表达疼痛程度。此法简单、可靠，临床使用方便。可分为 5 个等级，分别赋予 0~4 分的分值以评估疼痛程度，其评分方法为：

0 分：咳嗽时无疼痛。

1 分：咳嗽时有疼痛发生。

2 分：安静时无疼痛，但深呼吸时有疼痛发生。

3 分：静息状态时即有疼痛，但较轻微，可忍受。

4 分：静息状态时即有剧烈疼痛，并难以忍受。

此外，护理人员还必须观察患者的表情、动作、睡眠等情况，如疼痛剧烈会使患者面部表情极度痛苦、皱眉咧嘴或咬牙、呻吟或呼叫、大汗淋漓、辗转难眠等，这些均可作为评估疼痛程度的参考指标。

（二）疼痛的护理措施

1. 减少或去除引起疼痛的原因 首先应设法减少或消除引起疼痛的原因,避免引起疼痛的诱因。如外伤所致的疼痛,应酌情给予止血、包扎、固定、处理伤口等措施;胸腹部手术后,患者会因咳嗽或呼吸引起伤口疼痛,术前应对其进行健康教育,指导术后深呼吸和有效咳嗽的方法,术后可协助患者在按压伤口后,进行深呼吸和咳痰。

2. 合理运用缓解或解除疼痛的方法

（1）药物止痛:药物止痛仍然是目前解除疼痛的重要措施之一。护理人员应掌握相关的药理知识,了解患者的身体状况和有关疼痛治疗的情况,正确使用镇痛药。在用药过程中,护士应注意观察病情,把握好用药时机,正确用药。如麻醉性镇痛药具有成瘾性和耐受性,仅用于重度疼痛的患者,而轻度和中度疼痛的患者,应使用非麻醉性镇痛药。护士还应严格掌握用药的时间和剂量,并掌握患者疼痛发作的规律。对于慢性疼痛的患者,最好在疼痛发生前给药,因为在此时给药,疼痛容易控制,且用药量小、效果好;对于手术后患者,适当应用镇痛药,可促使患者早期下床活动,以减少并发症的发生。给药 20~30 分钟后需评估并记录使用镇痛药的效果及副作用,当疼痛缓解时应及时停药,防止药物的副作用、耐药性及成瘾性。值得注意的是,在疼痛原因未明确时,不能随意使用任何镇痛药,以免掩盖症状,延误病情。

1）三阶梯镇痛疗法的基本原则和内容:对于癌性疼痛的药物治疗,目前临床普遍采用 WHO 推荐的三阶梯镇痛疗法。其目的是逐渐升级,合理应用镇痛药来缓解疼痛。其原则为:口服给药;按时、联合服药;按阶梯给药;用药剂量个体化给药;密切观察药物不良反应及宣教。三阶梯镇痛疗法的内容为:①第一阶段:选用非阿片类药物、解热镇痛药和抗炎类药,如阿司匹林、布洛芬、对乙酰氨基酚等。主要适用于轻度疼痛的患者。②第二阶段:选用弱阿片类药,如氨酚待因、可待因、曲马多、布桂嗪等。主要适用于中度疼痛的患者。③第三阶段:选用强阿片类药,如吗啡、哌替啶、美沙酮、二氢埃托啡等。主要用于重度和剧烈癌痛的患者。④辅助用药:在癌痛治疗中,常采取联合用药的方法,即加用一些辅助药物以减少主药的用量和副作用。常用辅助药有:①弱安定药,如艾司唑仑和地西泮等;②强安定药,如氯丙嗪和氟哌啶醇等;③抗抑郁药,如阿米替林。

2）患者自控镇痛泵的运用:患者自控镇痛（patient control analgesia,PCA）泵,即患者疼痛时,通过由计算机控制的微量泵向体内注射预先设定剂量的药物,符合按需镇痛的原则,既减少了医护人员的操作,又减轻了患者的痛苦和心理负担。

PCA 泵的工作过程是按照负反馈控制技术原理设计的。医生视患者病情设定合理处方,利用反馈调节,患者自己支配给药镇痛,最大限度地减少错误指令,确保疼痛控制系统在无医护人员参与时关闭反馈环,以保证患者用药安全。

临床上使用的 PCA 泵常见有电子泵和一次性 PCA 泵。电子泵是装有电子计算机的容量型输液泵,其优点为能最大限度地满足个体镇痛要求,并可记录患者的使用情况;安全系数大,配有多种报警装置。一次性 PCA 泵是利用机械弹性原理将储药囊内的药液以设定的稳定速度、恒定地输入患者的体内,其优点为携带方便、轻巧,操作简单,价格低廉。

（2）物理止痛:可以应用冷、热疗法,如冰袋、冷湿敷或热湿敷、温水浴、热水袋等。此外,理疗、按摩及推拿也是临床上常用的物理止痛方法。一般情况下,高热患者、有出血倾向的患者和结核患者应禁用物理镇痛,恶性肿瘤患者常规的物理治疗也应慎用,妊娠和月经期下腹部要避免使用物理镇痛。

（3）针灸止痛:根据疼痛的部位,针刺相应的穴位,使人体经脉疏通、气血调和以达到止痛的目的。一般认为,针刺镇痛的机制是来自穴位的针刺信号和来自疼痛部位的痛觉信号,在中枢神经系统不同水平上相互作用、进行整合。在整合过程中，既有和镇痛有关的中枢神经的参与，又有包括内源性阿片肽和 5- 羟色胺在内的各种中枢神经递质的参与。

（4）经皮神经电刺激疗法（TENS）：主要用于慢性疼痛的患者。其原理是采用脉冲刺激仪，在疼痛部位或附近放置 2~4 个电极，用微量电流对皮肤进行温和的刺激，使患者感觉有颤动、刺痛和蜂鸣，以达到提高痛阈、缓解疼痛的目的。

3. 恰当运用心理护理的方法

（1）减轻心理压力：紧张、忧郁、焦虑、恐惧或对康复失去信心等，均可加重疼痛的程度，而疼痛的加剧反过来又会影响情绪，形成不良循环。患者情绪稳定、心境良好、精神放松，可以增强对疼痛的耐受性。护理人员应以同情、安慰和鼓励的态度支持患者，与患者建立相互信赖的友好关系。只有当患者相信护士是真诚关心他，能在情绪、知识、身体等各方面协助其克服疼痛时，才会无保留地把自己的感受告诉护士。护理人员应鼓励患者表达疼痛时的感受及其对适应疼痛所做的努力，尊重患者对疼痛的行为反应，并帮助患者及家属接受其行为反应。

（2）分散注意力：分散患者对疼痛的注意力可减少其对疼痛的感受强度，常采用的方法有：

1）参加活动：组织患者参加其感兴趣的活动，能有效地转移其对疼痛的注意力，如唱歌、玩游戏、看电视、愉快的交谈、下棋、绘画等。对患儿来说，护士的爱抚和微笑、有趣的故事、玩具、糖果、游戏等都能有效地转移其注意力。

2）音乐疗法：运用音乐分散患者对疼痛的注意力是有效的方法之一。优美的旋律对降低心率、减轻焦虑和抑郁、缓解疼痛、降低血压等都有很好的效果。注意根据患者的不同个性和喜好，选择不同类型的音乐。

3）有节律的按摩：嘱患者双眼凝视一个定点，引导患者想象物体的大小、形状、颜色等，同时在患者的疼痛部位或身体某一部位做环形按摩。

4）深呼吸：指导患者进行有节律的深呼吸，用鼻深吸气，然后慢慢从口中呼气，反复进行。

5）指导想象：通过对某特定事物的想象以达到特定的正向效果。让患者集中注意力想象自己置身于一个意境或一处优美风景中，能起到松弛机体和减轻疼痛的作用。在进行诱导性想象之前，先做规律性的深呼吸运动和渐进性的松弛运动效果更好。

6）松弛疗法：松弛可以消除身体或精神上的紧张，并促进睡眠，而足够的睡眠有助于缓解焦虑、减轻疼痛。可以通过自我调节、集中注意力，使全身各部位肌肉放松，以减轻疼痛强度，增加对疼痛的耐受力。

4. 积极采取促进患者舒适的措施　通过护理活动促进患者舒适、减轻或解除患者疼痛是护士的重要职责。为患者提供舒适整洁的床单位、适宜的室内温湿度、良好的采光和通风设备、协助采取正确的姿势等都是促进舒适的必要条件。此外，在进行各项护理活动前，给予清楚、准确的解释，并将护理活动安排在镇痛药显效时限内，确保患者所需物品伸手可及等均可减轻焦虑，促使患者身心舒适，从而有利于减轻疼痛。

5. 健康教育　视患者情况，选择相应的健康教育内容。一般包括疼痛的机制、疼痛的原因、如何面对疼痛、减轻或解除疼痛的各种技巧等。

（1）准确描述：指导患者准确描述疼痛的性质、部位、持续时间、规律，并指导其选择适合自身的疼痛评估工具；当患者表达受限时，采用表情、手势、眼神或身体其他部位示意，以利于医护人员准确判断。

（2）客观叙述：指导患者客观地向医护人员讲述自己疼痛的感受。既不能夸大疼痛的程度,也不要因担心怕麻烦别人或影响他人休息而强忍疼痛,以免导致用药不当。

(3) 用药指导:指导患者正确使用镇痛药,如用药的最佳时间、用药剂量等,避免药物成瘾。

(4) 效果评价指导:指导患者正确评价接受治疗与护理措施后的效果。以下内容均可表明疼痛减轻:①疼痛的一些征象减轻或消失,如面色苍白、出冷汗等;②对疼痛的适应能力有所增强;③休息和睡眠的质量较好;④身体状态和功能改善,自我感觉舒适,食欲增加;⑤能重新建立一种行为方式,轻松地参与日常活动,与他人正常交往。

第四节 患者安全

随着社会的进步及医疗卫生事业的发展,人们对医疗护理质量的要求日益提高,重视患者安全既体现了对生命的重视,也体现了对患者的关怀和仁爱之心。注重患者安全,加强患者安全管理意识,是护理人员职业素质的体现,也是护理工作的核心内容之一。患者安全是护理安全工作中非常重要的内容。在实施护理的全过程中,患者不发生法律和法定的规章制度允许范围以外的心理、机体结构或功能上的损害、障碍、缺陷或死亡。在临床护理工作中,患者安全是一个合作性的目标,需要患者和医疗团队全体成员的共同努力。患者安全是体现优质健康服务的根本目标。护理工作者需规范护理行为,最大限度地降低护理差错事故的发生,确保患者安全是护理人员的职责所在。

护理安全管理是保障患者生命安全的必备条件,是减少质量缺陷、提高护理水平、控制或消除不安全因素、避免发生医疗纠纷和事故的关键环节。它是护理质量的体现,同时也对医院社会效益和经济效益产生重大影响。

一、患者安全概述

患者安全(patient safety)问题已成为全球医疗卫生行业的突出问题。患者安全是衡量护理服务质量的重要指标,提供高质量的卫生保健服务是医疗卫生服务机构的根本宗旨。安全文化建设可有效减少或避免差错及意外事件发生。

(一)患者安全文化的定义

"安全文化"一词于1986年首次出现在切尔诺贝利核反应堆灾难的报告中,随后迅速普及,并被应用到其他领域中。美国学者Patankar和Sabin(2010)对安全文化的定义被广泛接受认可,其定义为:安全文化是价值观、领导层策略、态度三者调和产生的动态平衡的可调节状态,价值观、领导层策略、态度三者结合又可以影响个人、群体和企业层面的安全绩效。1990年,安全文化的概念被应用于医疗行业领域。美国的学者将患者安全文化定义为:个人或团队以共同的信仰和价值为基础的文化,以态度、知觉、能力将患者伤害降至最低的行为模式,以及一个组织对健康和安全管理风格和熟练程度的结果。我国学者对患者安全文化定义为:是指医疗机构为实现患者安全而形成的员工共同的态度、信念、价值观及行为方式。患者安全文化具有以下三个特征:患者安全文化是医院文化的一种,主要对象是医疗机构中的个人或团体,即主要是医护工作者;其核心内容是一种态度、认知、价值观,还包括行为模式;体现了将患者伤害降至最低的安全信念。

患者安全的定义:是指在患者接受诊疗的过程中,通过采取系统性、预防性的措施,降低医疗过程中及医院环境中的各类风险,使患者在医院期间尽可能减少不必要的伤害,维护患者及整个医疗环境的安全状态。患者安全是医疗品质的基石,只有通过各项安全活动的规划及推动,逐步形成患者安全文化,才能确保"安全的人员"在"安全的环境"中执行"安全的医疗和护理",真正让患者感受到"安全"与"安心",从而创造出高品质的医疗安全环境。

（二）患者安全文化内涵

患者安全文化属于医院文化,其管理内涵是以患者为中心。患者安全文化主要体现在知情文化、公正文化及学习文化三个方面。知情文化体现在患者在入院诊疗、护理过程中,各级医务人员对患者及家属进行告之、解释及安抚;公正文化体现在医务人员要及时向医院报告所管理患者的安全问题,并提出必要的安全信息,各级医务人员在相互信任、相互协助的工作氛围中减少医疗失误;学习文化指医院对员工进行培训,定期进行专业的医疗护理知识、诊疗技术,以及构建患者安全文化的组织愿景等,最大程度减少影响医疗安全的因素,从失误中汲取经验,建立持续改进的医疗护理安全体制。

（三）患者安全目标

随着医院管理理念的进步,患者维权意识的提高,患者安全问题已经引起世界卫生组织及众多国家医务界的高度关注,我国患者安全工作同样面临诸多挑战。为进一步推动我国医院医疗护理质量的持续改进,切实保障患者安全,提高医院管理水平,结合我国当前医疗护理质量和安全管理工作的实际,中国医院协会在历年患者安全目标的基础上,连续发布《患者安全目标》,之后几乎每年进行修订。2020 年版《患者安全目标》如下:

1. 正确识别患者身份　严格执行查对制度,准确核实患者身份(姓名、病案号、出生日期等),但不包括患者的床号或房间号。不得采用条码扫描等信息识别技术作为唯一识别方法。给患者输血时,采用双人核对来识别患者的身份。对手术、传染病、药物过敏、精神病、意识障碍、语言障碍等特殊患者应有身份识别标识(如腕带、床头卡、指纹等)。

2. 强化手术安全核查　择期手术需在完成各项术前检查与评估工作后,方可下达手术医嘱。由实施手术的医生标记手术部位,标记时应该在患者清醒和知晓的情况下进行。建立手术安全核查及手术风险评估的制度和流程,切实落实世界卫生组织手术安全核对表,并提供必需的保障与有效的监管措施。围手术期预防性抗菌药物选择与使用符合规范。

3. 确保用药安全　规范药品管理程序,对高浓度电解质、易混淆(听似、看似)药品有严格的贮存、识别与使用的要求。严格执行麻醉药品、精神药品、放射性药品、肿瘤化疗药品、医疗用毒性药品及药品类易制毒化学品等特殊药品的使用与管理规范。规范临床用药医嘱的开具、审核、查对、执行制度及流程。制定并执行药物重整制度及流程。

4. 减少医院相关性感染　落实手卫生规范,医护人员在无菌临床护理操作过程中,应严格遵循无菌操作规范,确保临床护理操作的安全性。有预防多重耐药菌感染的措施和抗菌药物合理应用规范,降低医院相关感染的风险。有创操作的环境消毒应遵循医院感染控制的基本要求。落实医院感染监测指标体系并持续改进。严格执行各种废弃物的处理流程。

5. 落实临床"危急值"管理制度　明确临床"危急值"报告制度,规范并落实操作流程。根据医院实际情况,明确"危急值"报告项目与范围,如临床检验至少应包括血钙、血钾、血糖、血气、白细胞计数、血小板计数、凝血酶原时间、活化部分凝血活酶时间及其他涉及患者生命安全需要即刻干预的指标。定期监测评估"危急值"报告执行情况。

6. 加强医务人员有效沟通　合理配置人力资源。建立规范化信息沟通交接程序,并建立相关监管制度。规范并严格执行重要检查(验)结果和诊断过程的口头、电话和书面交接流程。

7. 防范与减少意外伤害　加强高风险人群管理,制定重大医疗风险应急预案。评估有跌倒、坠床、压力性损伤(压疮)等风险的高危患者,采取有效措施防止意外伤害的发生。

8. 鼓励患者参与患者安全　加强医务人员与患者及家属的有效沟通。为患者提供多种参与医疗护理照护过程的方式与途径。

9. 主动报告患者安全事件　建立医院安全事件报告平台,提供有效、便捷的报告途径,鼓励医务人员全员参与,自愿、主动报告患者安全事件、近似错误和安全隐患,同时医院应制定强制性报告事项。加强患者安全教育与培训,倡导从错误中学习,构建患者安全文化。加强对医务人员暴力伤害的防范。

10. 加强医学装备及信息系统安全管理。

二、影响患者安全的因素

(一)环境因素

环境因素指患者住院期间生活所关联的环境因素,包括:①医院的基础设施、设备性能、病区物品配备和放置存在的不安全因素,如地面过滑引致跌伤、床旁无护栏造成坠床、热水瓶放置不当致烫伤;②环境污染所致的不安全因素,如由于消毒隔离不严格造成的院内感染;③危险品管理及使用不当也是潜在的不安全因素,如氧气、静脉输液的管理;④病区的治安问题,如防火、防盗、防止犯罪活动等的防治不当;⑤社会环境因素,如患者的经济状况、家庭及社会对患者的关心度等对患者情绪的影响。

(二)医院管理因素

医院管理是影响护理安全水平的重要因素。如:①管理制度不健全、不完善,执行力度不够,管理措施不到位;②对护士的业务培训不到位、职业道德教育薄弱、管理监督不得力等;③护理管理人员对患者存在的不安全因素缺乏预见性,未采取措施或措施不及时;④护理人员严重不足、配置不合理,超负荷工作或分工协调不当。

(三)护理人员因素

护理人员作为安全护理的主要执行者,其本身职业素质的高低对患者安全护理的质量起着决定性的作用。由于护理人员职业素质不符合或偏离了护理职业的要求,可能会给患者身心带来安全隐患。如:①在工作中责任心不强、注意力不集中,工作不仔细,疏忽大意;②缺乏以人为本的服务理念,对患者服务态度差,语言粗暴,缺乏同情心,不重视患者的主诉;③缺乏专业理论知识,对病情观察不细致、不及时,记录不详细;④违反制度或技术操作常规,发生错误不报告,不采取或不及时采取补救措施;⑤不熟悉急救设备及使用方法,不熟悉药物的给药途径、作用及副作用,造成抢救不及时或用药差错等。

(四)患者因素

患者作为安全护理的主体,其疾病或自身情况也是造成不安全的主要因素。①感觉功能:感觉功能和视力障碍均会妨碍个体辨别周围环境中存在或潜在的危险因素而使其易受到伤害,如白内障患者因视物不清,易发生撞伤、跌倒等意外。②目前的健康状况:健康状况不佳,容易使人发生意外和受到伤害。如疾病可使个体身体虚弱、行为受限而发生跌伤,严重时影响人的意识,使之失去自我保护能力而更易受伤;免疫功能低下者,易发生感染;有焦虑等不良情绪时,个体因注意力不集中而无法预警环境中的危险,也易发生伤害;③年龄因素:年龄会影响个体对周围环境的感知和理解能力,因而也影响个体采取相应自我保护行为的能力,如新生儿与婴幼儿均需依赖他人的保护;儿童正处于生长期,好奇心强,喜欢探索新事物,容易发生意外事件;老年人各种器官功能逐渐衰退,也容易发生安全问题。

(五)诊疗方面的因素

针对患者病情而采取的一些特殊的诊疗手段,在发挥协助诊断、治疗疾病及促进康复作用的同时,也可能给患者带来一些不安全的因素,如各种侵入性诊断检查与治疗等,均可能造成皮肤的损伤及潜在的感染等。

三、提高护理安全水平的措施

2019 年 9 月 17 日,作为第一个世界患者安全日,国家卫生健康委员会将活动口号定为"人人参与患者安全",旨在动员医院各个岗位的工作人员、患者及其家属、社会各界共同关注患者安全,人人参与患者安全,由点到面形成合力,共同编织一个紧密的安全网,提升医院安全水平,保障患者健康权益。护理人员是促进患者安全的主体,是保障患者安全的执行者,提高护理安全水平是保障患者安全的有效举措。

（一）转变观念,提高护士的护理安全意识和法律意识

定期对护士进行护理安全教育,围绕如何有效保护患者安全,分析有哪些不安全因素及产生的原因,使护士认识到护理工作的风险性;增强护士自律及依法护理的意识,使护士从被动接受安全管理的检查转变为自觉维护护理安全。严格执行护理规章制度及诊疗护理常规,准确履行自己的职责。差错源于细节,从点滴做起,从细节做起,使各种潜在风险得到有效控制,使患者得到安全可靠的护理。

（二）健全和落实护理安全管理的相关制度

医院应完善与护理质量安全相关的标准,制订安全有效的护理操作规范,从源头防范风险的发生,规范护理过程,提升患者安全。另外,建立非惩罚性的不良事件报告制度,鼓励护理人员主动上报不良事件,促进信息共享和持续改进。本着"重原因,轻结果"的原则,分析差错发生的原因,制订行之有效的措施,通过改善系统管理问题来减少护理不安全事件的发生。

（三）注重护理工作关键环节的控制

护理工作是一个多人多班次合作的工作,环节多、交接多、配合多,可能发生的差错隐患也多,故在重点环节实施流程管理,控制护理质量。如制订患者出入院流程、病房交接流程、迁床流程、转科工作流程、接待急诊患者工作流程等一系列标准化流程,并认真执行,以避免工作疏漏,提高护理安全水平。

（四）加强重点护理人员管理

要求病区护士长针对本病区存在的问题,制订详细的管理措施,如建立护嘱本,把每日护理工作的重点内容记录下来,使交班内容准确、详细,避免遗忘给医疗、护理活动带来隐患;坚持护士长一日四查房制度,及时发现问题及时解决。

（五）提高护理人员整体素质

护士的素质、能力与护理安全有着直接的联系,故要鼓励护士参加各种形式的继续教育,拓宽知识面;加强院内业务培训,认真实施各级护理人员的培训计划,通过科室之间的交流,相互学习护理经验和技术,使理论水平和操作技能紧跟学科的发展;同时也要求护士学习心理、人文、社会科学等知识,提高与患者的沟通能力。护理安全与患者的生命息息相关,只有加强护理安全管理,提高护士的安全意识,加强工作责任心,转变护理观念,并围绕护理质量管理要求不断改进各个环节中潜在的问题,才能从根本上提高护理质量,消除护理安全隐患,避免差错事故的发生,保证患者安全。

四、跌倒、坠床等安全问题的预防

患者发生跌倒、坠床是医院最常见的不安全因素之一。患者若在医院中发生跌倒事件,轻则加重病情,重则危及生命。一般跌倒在夜间发生较多,至清晨达最高峰;最常发生

跌倒的地点是床边、浴室及卫生间;发生跌倒多在使用便器和如厕时,其次为下床及离开坐椅时。

（一）跌倒、坠床的预防

1. 跌倒、坠床的因素

（1）内在因素:老年和婴幼儿;视力、听力异常;步态和平衡失调;定向障碍,意识障碍,自主活动受限;疾病导致肌肉、关节或骨骼系统的非正常状态;服用镇静剂、降压药、降糖药、利尿剂等;日常生活习惯、饮酒等。

（2）外在因素:陌生环境,夜晚光线不足,地板湿滑,床边物品堆积,患者衣服、拖鞋不合适,病床较高,辅助工具不合适,设施使用不当等因素。

2. 跌倒、坠床的预防　护理人员应及时对患者跌倒、坠床的危险进行评估。对高危患者,标注跌倒、坠床的明显标识,必要时使用保护用具。预防措施如下:

（1）环境保护措施:①病房光线充足;②地板干净、不潮湿;③危险环境有警示标识;④楼梯、厕所及浴室必须有安全扶手;⑤将患者的生活用品放在容易取放的地方;⑥有安全隐患的患者,如出现躁动不安、意识障碍时,应拉起床挡,必要时使用约束带;⑦有潜在危险的障碍物要移开;⑧拖地后要摆放"小心路滑"警示牌。

（2）活动保护措施:①床、轮椅、平车的轮子做好固定,确保安全;②行动不便、步态不稳、视力低下、不能自我照顾的患者活动时,需他人陪伴或使用安全辅助用具,如拐杖、便盆椅、轮椅等;③患者下床时慢慢起身,特别在服用特殊药物时,如降压药、安眠药等;④患者穿合适尺码的衣服,以免绊倒。

（3）健康教育:①引导患者熟悉病房环境;②当患者头晕时,确保其在床上休息;③呼叫器放于患者易取的位置,睡觉时拉起床挡;④定时巡视,教会患者使用合适的助行器具;⑤穿大小合适的鞋及长短合适的裤子,穿鞋底防滑的鞋子。

3. 发生跌倒、坠床的处理措施　发生跌倒、坠床后应立即通知医生,进行有针对性的处理和治疗。密切观察病情变化并准确记录,及时向上级报告。护理管理部门应对不良事件组织讨论、分析,提出改进措施。

知识链接

Morse 跌倒危险因素评估量表

问题	结果	
最近 3 个月内有无跌倒记录	否 =0	是 =25
医疗诊断不止 1 个	否 =0	是 =25
步行时是否需要帮助	否 =0	拐杖、助行器、手杖 =15
	卧床、轮椅、平车 =0	
是否接受静脉注射治疗	否 =0	是 =20
步态 / 移动	正常、卧床期、不能移动 =0	虚弱 =10　严重虚弱 =20
精神状态	自主行为能力 =0	无控制能力 =15

0~24 分为零危险,采取一般护理措施;25~45 分为低度危险,采取标准预防措施;≥45 分为高度危险,采取高危防范措施。该量表是目前国内外应用最广泛的量表,适用于普通的住院患者。

（二）其他不安全问题的预防

1. 温度性损伤 常见热水袋、热水瓶所致的烫伤；冰袋等所致的冻伤；烤灯、电刀等所致的灼伤；氧气等易燃易爆所致的烧伤等。采取的措施是：①严格规范执行冷、热疗法操作，注意倾听患者的主诉及观察局部皮肤的颜色；②加强各种电器设备的检查和维修；③严格监管易燃易爆品的使用，制订防火措施。

2. 放射性损伤 由放射性诊断或治疗引起的放射性皮炎、皮肤溃疡、坏死，甚至死亡。采取的措施是：①放射性局部皮肤需保持清洁干燥且无破损，避免摩擦、抓挠、暴晒、肥皂擦洗等；②正确掌握放射性治疗的剂量和时间；③对照射区域进行准确标记，减少不必要的暴露部位。

3. 压力性损伤 造成的原因及防护措施见第七章。

4. 化学性损伤 由于药物使用剂量过大、次数过多、错误用药等造成的损伤。采取的措施是：①护士须熟悉各种药理知识；②严格遵循给药原则。

5. 生物性损伤 包括微生物和昆虫对机体的伤害。因病原微生物侵入人体后诱发各种疾病，威胁患者的安全。采取的措施是：①护士须严格执行无菌技术操作原则，严格遵守消毒隔离制度；②医院积极采取灭昆虫措施，并加强防范。

6. 心理性损伤 由各种原因引起的情绪不稳、精神受打击而引起的伤害。如患者对疾病的认识和态度、患者与其他人员的情感交流、医务人员对患者的行为和态度等均可影响患者的心理，甚至会导致患者心理损伤的发生。采取的措施是：①护士应重视患者的心理护理，注意自身的行为举止，避免传播不良信息，造成患者对疾病治疗和康复等方面的误解而引起情绪波动；②与患者建立良好的人际关系，增进患者的信任，同时帮助患者与他人建立和睦的人际关系；③护士应及时对患者进行疾病相关知识的健康教育，同时引导患者以积极乐观的态度对待疾病。

五、患者身体安全的辅助措施

临床护理工作中，在评估患者的安全需要后，对意识模糊、躁动、行动不便等具有潜在安全隐患的患者，应综合考虑患者及家属的生理、心理及社会等方面的需要，采取必要的安全措施，如辅助器、保护具等，为患者提供全面的健康维护，确保患者安全，提高患者的生活质量。

（一）助行辅助器

助行辅助器有腋杖（crutch）、手杖（cane）、助行器（walking aid），帮助步行困难或肢体残疾者支撑体重，保持平衡，减轻下肢负荷。下肢功能减弱时，由于支撑面的减小和站立不稳，身体稳定性明显降低，容易摔倒。应用活动辅助工具可使身体的支撑面积增大，在站立与行走过程中提高稳定性，使患者不易摔倒。

1. 腋杖 又称拐杖（crutch），是一种价格低廉的常用活动辅助器。为木制或轻金属制，具有较好的减轻下肢承重和保持身体平衡的作用。

（1）种类与结构

1）种类：分标准式与长度可调式两种，前者长度不能调节，一般为木制，后者长度可调范围达 120~150cm（图 8-16）。

2）结构：拐杖由腋垫、拐托、把手、侧弓、伸展杆、橡皮拐头、调节螺丝及螺栓等部分构成。腋垫有助于稳定肩部，保持平衡。

（2）适应证：适用于任何原因导致的步行不稳定，且手杖无法提供足够稳定功能的患者。

（3）使用方法

1）测量：确定拐杖高度的方法很多，简单的方法是用身高减去 41cm 即为拐杖的长度。

A B C D（橡皮底垫）

图 8-16 拐杖

站立时大转子的高度为把手的位置,测量时患者应着常穿的鞋站立。拐杖长度必须适当,腋垫顶部与腋窝应有 2~3 指或三横指的距离,过高有压迫臂丛神经的危险,过低则不能抵住侧胸壁,不仅失去稳定肩部作用,而且会导致走路姿势不良。

2) 行走

患脚不着地时的行走方法:双拐放前一步,患脚腾空,健脚跟上,重复进行。

患脚可着地时的行走方法:①四点步:右拐前移,迈左脚,移左拐,右脚跟上。此法安全稳定,用于关节炎、中风等疾病导致下肢无力,平衡能力较差,但双腿尚能够支持一定重量者。②三点步:两侧腋杖与患脚同时向前,健脚跟上。此法适用于一侧下肢截肢或一侧下肢无力或完全不能承受重量者。③二点步:右腋杖与左脚同时移动,左腋杖与右脚同时移动。此法适用于身体平衡功能良好者。④上楼梯:健脚先上,然后患脚与左右腋杖同时上。⑤下楼梯:两腋杖同时先下,患脚下移,健脚跟上。

2. 手杖 是一种单点支撑的活动辅助器,大多为铝合金材质,比较轻便。

(1) 种类和结构:手杖主要有单脚手杖、多脚手杖等。单脚手杖只有 1 个支撑点,要求使用者上肢要有一定的支撑力,手部要有一定的握力。多脚手杖,有 3~4 个支撑点,由于多脚手杖的支撑面积大,因此稳定性能好,但上下台阶和楼梯会不方便。手杖有伸缩和折叠两种,伸缩手杖可以调节高度,最高 93cm,最低 70cm;折叠手杖可以折成四截,折叠后长度为30cm,方便携带。

(2) 适应证:适用于下肢功能轻度障碍者、步行不稳者、轻度偏瘫患者和老年人。

(3) 使用方法

1) 高度确定:对手杖使用者来说,掌握正确的持杖高度,对保持正确的站立和行走姿势、合理运用手杖的支撑力是非常重要的。如果长期持杖过低会形成驼背,而持杖过高会在上下台阶或楼梯时感到困难。确定手杖合适长度的方法是穿鞋取立正姿势,测量手腕部横纹到地面的距离,或尺骨茎突到地面的距离。

2) 行走

使用手杖行走法:①手杖置健侧,重心在健侧,手杖向前移出一步。②抬起患侧脚向前迈出一步,重心转移到患侧脚上,手杖支撑,健侧脚向前移。然后开始下个循环。遵循“手杖—患侧—健侧”的顺序进行练习(图 8-17)。

使用手杖上下楼梯法:①上楼梯时,手杖放在上一个台阶上,健侧先上,患侧跟上。②下楼梯时,手杖先放下一个台阶,患侧先下,再下健侧。

笔记栏

3. 助行器　也称步行架(walking frame),是一种常见的活动辅助器,一般用铝合金材料制成,是一种四边形或三边形的金属框架,自身轻便,可将患者保护在其中,支撑体重,便于站立行走,有些还带脚轮,其支撑面积大,故稳定性好。适用于上肢健康,下肢功能较差的患者。

(1)步行式助行器:无轮脚,自身轻,可调高度,稳定性好。适用于下肢功能轻度损伤的患者。使用时双手提起两侧扶手同时向前将其放于地面,然后双腿迈步跟上(图8-18)。

(2)轮式助行器:有轮脚,易于推行移动。适用于上下肢功能均较差的患者。使用时不用将助行器提起、放下,行走步态自然,且用力下压可自动刹车(图8-19)。

图 8-17　使用手杖行走法

图 8-18　步行式助行器

【注意事项】

1. 使用者意识清楚,身体状态良好、稳定。

2. 选择适合自身的辅助器。不合适的辅助器与错误的使用姿势可导致腋下受压造成神经损伤、腋下和手掌挫伤及跌倒,还会引起背部肌肉劳损和酸痛。

3. 使用者的手臂、肩部或背部应无伤痛,活动不受限制,以免影响手臂的支撑力。

4. 使用辅助器时,将全部螺钉拧紧,橡皮底垫紧贴腋杖与手杖底端,并应经常检查橡皮底垫的凹槽能否产生足够的吸力和摩擦力。

5. 选择较大的练习场地。练习时保持注意力集中,避免分散注意力的因素。保持地面干燥,无可移动的障碍物。必要时备一把椅子,供患者疲

图 8-19　轮式助行器

劳时休息。

（二）保护具

保护具（protective device）是用于限制患者身体或身体某部位活动的器具。适用于小儿、高热、谵妄、躁动、昏迷及危重患者，以保护患者安全，确保诊疗和护理工作的顺利进行。

1. 床挡（bedside rail restraint）　常用于预防患者坠床。常见有围栏式床挡（图 8-20）、半自动床挡（图 8-21）及多功能床挡（图 8-22）。

图 8-20　围栏式床挡

图 8-21　半自动床挡

图 8-22　多功能床挡

2. 约束带（restraint）　主要用于保护躁动的患者，限制身体或约束失控肢体活动，防止患者自伤或坠床。根据被约束的部位不同，约束带分为肩部约束带、手肘约束带（图 8-23）或肘部保护器（图 8-24）、约束手套（图 8-25）、约束衣（图 8-26）及膝部约束带等。

（1）宽绷带约束法（bandage restraint）：常用于固定手腕和踝部。可以用手腕约束带，也可用棉垫包裹手腕和踝部，再用宽绷带打成双套结（图 8-27），套在棉垫外，稍拉紧，以不脱出、不影响肢体血液循环为宜，然后将带子系于床架上。

A　　　　　　　B

图 8-23　手肘约束带

图 8-24　肘部保护器

图 8-25　约束手套

笔记栏

A

B

图 8-26　约束衣

图 8-27　双套结

（2）肩部约束法（shoulder restraint）：常用于固定双肩，限制患者坐起。患者两肩部套上袖筒（图 8-28），腋窝处衬棉垫，两细带在胸前打结，两宽带系于床头（图 8-29）。

（3）膝部约束法（knee restraint）：常用于固定膝部，限制患者下肢活动。膝部约束带用宽布制成，宽 10cm，长 25cm，宽带中部相距 15cm 分别钉两条双头带（图 8-30）。使用时，两膝之间衬棉垫，将约束带横放于

图 8-28　肩部约束带

图 8-29　肩部约束带固定法

图 8-30　膝部约束带

两膝上,宽带下的两头带固定一侧膝关节,然后将宽带两侧系于床缘(图8-31)。亦可用大单进行膝部固定(图8-32)。

图8-31　膝部约束带固定法

图8-32　膝部大单固定法

　　(4) 尼龙搭扣约束带:用于固定手腕、上臂、踝部及膝部。操作简便、安全,便于洗涤和消毒。约束带由宽布和尼龙搭扣制成(图8-33)。使用时,将约束带置于关节处,被约束部位衬棉垫,松紧适宜,对合约束带上的尼搭扣后将带子系于床缘。

图8-33　尼龙搭扣约束带

　　3. 支被架(overbed cradle)　用于肢体瘫痪患者,以防盖被压迫肢体,也可用于烧伤患者暴露疗法时保暖(图8-34)。

图8-34　支被架

【注意事项】
　　1. 使用约束带前,务必征得患者或家属同意并签名。非必须使用,则尽可能不用,仅适用于短期使用。
　　2. 使用约束带时,保持患者肢体及关节处于功能位置,并协助患者经常更换体位。
　　3. 约束带下放棉垫,约束带固定松紧适宜,15~30分钟观察受约束部位的末梢循环情况一次,每2小时放松约束带一次,必要时进行局部按摩,促进血液循环。约束带打结处不让患者双手触及,也不能只约束单侧上肢或下肢,以免患者解开套结,防止意外发生。
　　4. 确保患者能随时与医护人员联系,如将呼叫器放在患者可触及的地方或有人陪护等,并保证被约束者不受他人侵犯,保证患者安全。

5. 做好记录,包括约束的原因、目的、时间,约束带的数量、约束部位、每次观察的结果、护理措施和解除约束的时间等,并做好交接班。

（三）搬运辅助器

医护工作者长期搬运患者容易导致身体损伤,护理人员也常常因此造成腰背损伤。现介绍几种搬运工具,既可以更加安全地搬运患者,又能减轻操作人员的劳力性损伤,提高工作效率。

担架(stretcher):最常用于搬运路程长、病情重的患者。担架的种类很多,有帆布担架(将帆布固定在两根长木棒上)、绳索担架(用一根长且结实的绳子绕在两根长竹竿或木棒上)、被服担架(用两件衣服或长大衣翻袖向内成两管,插入两根木棒后再将纽扣仔细扣牢)、四轮担架(硬度大,适合搬运危重患者)。

抓兜式升降车(sling lift):是一种机械化工具,利用液压作用,像汽车修理厂里升降汽车的操作一样,通过抓兜式升降车完成患者的升起、移动、下降等搬运步骤,适用于体重较重的患者。该器械由升降机器、帆布抓兜组成。此搬运法在搬运过程中改变了患者的体位,故颈椎、腰椎骨折患者不适用。

铲式担架(shovel stretcher):为铝合金结构,由可拆合、左右对称的两部分组成,其两端各有一开关按钮,控制担架的开合。此担架重量轻,体积小,拆合方便,拆开后大小约为普通担架的1/2,形状似铲。担架两侧设有输液器插杆孔、手抬把手孔及连接引流管挂钩的孔隙。对患者是整体移动,安全、平稳,颈椎、腰椎骨折患者也适用。

过床板(slide board):采用轻巧耐用的特殊高分子材料制成,薄而轻,正面是光滑面,反面是防滑面,两侧各有提携手柄,方便左右移动。滑板四周设计成弧形,可以任意方向、任意角度将滑板置入患者身体下方。

【目的】

移动、搬运患者,保证患者安全。

【评估】

1. 患者的一般情况,如年龄、体重、意识、心理状态和合作程度及病情。

2. 患者的活动能力,有无颈腰椎骨折,导管固定情况。

【计划】

1. 护士准备　衣帽整洁,修剪指甲,洗手。

2. 物品准备　根据患者情况准备合适的搬动器械,评估搬动器械的安全性。

3. 环境准备　环境整洁、安静,光线充足,室温适宜。

4. 患者准备　理解搬运辅助器的使用目的和意义,愿意合作。

【实施】

1. 担架

（1）患者平卧,搬运时由 3~4 人将患者抬上担架,使其头向外,以便观察病情变化。

（2）如患者呼吸困难不能平卧,可将患者背部垫高处于半卧位,以利于缓解呼吸困难;如患者腹部受伤,则让患者屈曲双下肢、脚底踩在担架上,以松弛腹肌、减轻疼痛;如患者背部受伤则采取俯卧位。

（3）对脑出血的患者,应稍垫高头部。

2. 抓兜式升降车

（1）患者平卧,护士把帆布中单铺在患者肩部至膝关节下方。帆布四角留有连接口,便于与升降车的挂钩相连。帆布质地牢固,能承受患者的重量。

（2）调节升降机器手臂的高度,并通过手臂吊带的挂钩与帆布四角相连,检查连接是否牢固。

（3）放置轮椅或平车,与升降机器位于同侧。

（4）启动机器的液压,升起患者,并移动患者到轮椅或平车上方,再轻轻放下患者,使患者平稳地落在轮椅或平车中央。

（5）盖好盖被,整理床单位。抓兜式搬运法只需要两个操作者的配合,一个控制机器,另一个保护患者。

3. 铲式担架

（1）患者平卧,担架拆开,从患者两侧铲入,左右合拢,锁定开关,此时患者按原位平卧在担架上。

（2）将患者抬上平车,推至病房,平放于病床上后,按压开关,担架左右分离,从患者身体两侧退出担架,此时患者又原位平卧在病床上。

4. 过床板

（1）患者平卧,护士提起床上中单,使接运车紧贴在床的一旁。

（2）两名护士分别站在患者与接运车两侧。一人站在患者一边,伸手向前抓住在患者肩和骨盆水平方向的中单,将患者略倾斜于转移者的方向;另一护士站在接运车一边,把过床板的边缘滑向患者的下面,护士随即把患者放下。

（3）过床板置于中单下面,一半在床,一半在接收车上,形成一个平滑的桥梁。一人抓着患者胸和股骨中段水平的中单,将患者拉向自身方向,同时轻轻抬高患者,使患者舒适、平稳地滑到接运车的中央。另一护士紧握过床板手柄并将板拿走。

【注意事项】

1. 搬运前妥善安置患者各类导管,防止导管受压、扭曲、脱出。

2. 搬运过程中注意观察患者的病情变化,保持输液和引流通畅。

3. 搬运过程中注意节力原则,保证患者安全。

【评价】

1. 患者理解搬运的目的,愿意配合。

2. 搬运后无并发症,各种导管安置妥当,无受压、脱出。

3. 搬运过程中患者感到安全,无意外发生。

（四）制动辅助器

制动是让患者身体的某一部分处于不动的状态。制动可以控制肿胀和炎症,避免再损伤。

【目的】

通过限制部分肢体活动,防止加重损伤,促进肢体功能恢复。

【评估】

1. 患者的一般情况,如年龄、意识、心理状态、合作程度、病情等。

2. 患者自理能力、非制动部位的活动能力及制动原因。

3. 制动部位皮肤、血液循环情况。

【计划】

1. 护士准备　衣帽整洁,修剪指甲,洗手。

2. 物品准备　根据病情、患者情况选择合适的制动辅助器材。

3. 环境准备　环境整洁、安静,光线充足,室温适宜。

4. 患者准备　理解制动辅助器的使用目的和意义,愿意合作。

【实施】

1. 头部制动

（1）采用多种方法（头部固定器、支架、沙袋等）或手法（双手或双膝）使患者头部处于固定不动状态。

（2）患者睡眠时，可在颈部两侧放置沙袋进行头部制动。

（3）新生儿可采用凹式枕头部制动，2岁以上患儿可使用头部固定器，并可与颈椎和头部固定装置一起使用，不宜与真空夹板一起使用。

2. 肢体制动

（1）根据制动目的和制动部位选择合适的制动工具。

（2）暴露患者腕部或踝部，用棉垫或保护垫包裹腕部或踝部，将保护带或加压带等将腕或踝固定于床缘两侧。

3. 躯干制动

（1）选择合适的方法固定患者躯干，如筒式约束带、大单、支具等。

（2）搬动时勿使伤处移位、扭曲、震动。

4. 全身制动

（1）遵医嘱使用约束具，紧紧包裹躯干及四肢，必要时用约束带。

（2）约束时松紧适宜，手腕及足踝等骨突处用棉垫保护；约束胸、腹部时，保持患者正常的呼吸功能。

（3）制动时维持患者身体各部位的功能位。

（4）每15分钟观察一次约束肢体的末梢循环情况，约2小时解开约束带放松一次，并协助翻身，做好局部皮肤护理并进行全范围关节运动。

5. 石膏固定

（1）四肢石膏固定，抬高患肢；髋人字石膏用软枕垫起腰凹处，悬空臀部。

（2）石膏未干前，不可在石膏上覆盖被毯；保持石膏清洁，避免水、分泌物、排泄物等刺激皮肤。

（3）尽量避免搬动，防止石膏断裂。在石膏未干前搬动患者，须用手掌托住石膏，忌用手指捏压；石膏干固后有脆性，采用滚动法翻身，勿对关节处施加成角应力。

（4）保持石膏末端暴露的指（趾）及指（趾）甲的清洁、保暖。

6. 夹板固定

（1）选择合适的夹板长度、宽度及固定的方式。

（2）两块夹板置于患肢的内外侧，外侧夹板跨越上下两关节，夹板下加垫并用绷带或布带固定。

7. 牵引

（1）下肢牵引抬高床尾，颅骨牵引则抬高床头。

（2）小儿行双腿悬吊牵引时，注意皮牵引是否向牵引方向移动。

（3）邓乐普（Dunlop）牵引治疗肱骨髁上骨折时要屈肘45°，肩部离床。

（4）枕颌带牵引时，颈部两侧放置沙袋制动，避免颈部无意识的摆动，颌下垫小毛巾，经常观察颌下、耳廓及枕后皮肤情况，防止压疮；颈下垫小软枕，减轻不适感。

（5）股骨颈骨折、转子间骨折时摆正骨盆，患肢外展，足部置中立位，可穿丁字鞋，防止外旋。

【注意事项】

1. 根据不同的制动方法，观察患者制动部位皮肤的完整性、血液循环情况和全身情况，根据情况每 2~3 小时协助翻身一次。

2. 石膏固定后注意观察患肢末梢的温度、皮肤颜色及活动情况,评估患肢是否肿胀,观察其表面的渗血情况。

3. 夹板固定可抬高患肢,使其略高于心脏水平。

4. 牵引须保持一定的牵引力,保持牵引持续、有效。

5. 对于下肢牵引的患者,注意防止压迫腓总神经,根据病情每天主动或被动进行足背屈伸活动,防止关节僵硬和跟腱挛缩。

6. 指导患者进行功能锻炼。告知患者及家属不可改变牵引装置、不得去除石膏内棉和夹板,如有不适及时通知医务人员。

【评价】

1. 患者理解制动目的,愿意配合。患者能安全地进行肢体功能锻炼,无并发症发生。

2. 患者制动后局部血液循环良好,皮肤完整,无破损。

3. 制动期间患者无肌肉萎缩、无深静脉血栓发生。

思政元素

最美护士

某日 21 时许,某部战士任某因右腿骨折,在战友的陪同下,坐动车从内江到重庆求医。动车上,随着车辆的移动,轮椅上的任某不管怎么摆放受伤的右腿,都会因为车厢的晃动而疼痛难忍,剧烈的疼痛让他忍不住轻声地呻吟起来。

正好出差归来的某医院眼科护士长周某与任某在同一车厢,她立即起身查看,见任某小腿和踝关节都肿得厉害,小夹板已经严重压迫神经、血管。曾在骨科工作 14 年的她,立即做出判断——受伤的战士急需抬高患肢制动,并解除压迫,促进静脉回流,以减轻肿胀和疼痛。

由于列车座位已满,乘客起身让出座椅,给受伤战士腾出"临时床位",一起将受伤的战士挪到座椅上,平放身体、垫高受伤的右腿,并向列车工作人员借来剪刀,将原先包扎固定的纱布剪掉,重新进行固定包扎。经过抬高、减压、制动、重新包扎等处理后,战士的疼痛得到了缓解。

接下来,周护士长又帮忙联系了自己所在医院急诊科的救护车,车辆到站后,周护士长一路护送,并为任某联系了骨科床位,看到他躺在病床上才放心回家,这时已经是凌晨 1 点钟了。

康复后的任某坐在轮椅上,专程来感谢周护士长的热心援助。

请思考:

1. 周护士长通过评估患者哪些方面来判断疼痛的原因?

2. 周护士长采取了哪些减轻疼痛的有效措施?

3. 通过学习此案例,对你有哪些方面的启迪?在临床和生活工作中,遇到需要帮助的患者,如何运用所学的专业知识、精湛的护理技能和良好的职业情怀为患者解除病痛?

(刘静茹)

复习思考题

1. 阐述半坐卧位的适用范围及其临床意义。

2. 患者,女性,60岁。因支气管哮喘急性发作,出现极度呼吸困难,口唇发绀,不能平卧。

请回答:

(1) 应协助该患者采取何种卧位? 如何安置体位?

(2) 该患者所采取的卧位属于哪种分类?

(3) 该患者采取此卧位的目的及其临床意义如何?

3. 患者,男性,65岁,吸烟30余年。近半年日渐消瘦,诉胸部疼痛难忍,且有刺激性呛咳,咳白色泡沫痰,有时带少量血丝。查体:体温36.7℃,脉搏92次/min,呼吸22次/min,血压100/70mmHg。听诊右肺中部有局限性哮鸣音。X线检查见右肺门附近有单个不规则肿块阴影。诊断为中央型支气管肺癌(右侧)。

请回答:

(1) 如何评估患者的疼痛程度?

(2) 可采取哪些护理措施缓解该患者的疼痛?

4. 患者,女性,56岁,意识模糊5天。护士查房发现患者躁动、时有谵妄。

请回答:

(1) 该患者的安全隐患有哪些?

(2) 如何实施保护措施以确保患者的安全?

扫一扫
测一测

第九章

休息与睡眠

学习目标

识记:

1. 能正确说出休息和睡眠的概念和意义。
2. 能正确说出休息和睡眠的主要影响因素。
3. 能正确叙述睡眠的生理特点和时相。
4. 能正确叙述促进休息和睡眠的护理措施。

理解:

1. 能正确理解住院患者常见的睡眠障碍。
2. 能正确理解睡眠的周期。
3. 能正确理解住院患者主要的睡眠问题及对策。

运用:

1. 能正确对住院患者的睡眠进行评估。
2. 能针对不同患者提供有效的促进休息与睡眠的护理措施。

案例导入

王某,男性,72 岁,因心衰入院。入院 2 天后诉睡眠欠佳,每天睡眠 3~4 小时,入睡困难,多梦。护士询问情况后得知,患者反映病室温度低,晚上感觉比较冷;白天同病室病友访客较多,影响其午间休息;早晨护理操作较早,开门声太大。同时,患者住院后精神较紧张、焦虑,担心治疗费用会加重家庭经济负担。

请思考:

1. 该患者主要存在哪种睡眠问题? 引发该睡眠问题的原因有哪些?
2. 请根据患者目前情况设计一份详细的护理计划书。

休息对维持人体健康非常重要,而睡眠又是休息的主要形式。如果一个人长期得不到良好的休息,可能会引发一系列生理或心理反应,如疲倦、全身无力、抑郁、易怒等,严重时造成机体免疫力下降,导致心身疾病的出现。因此,要维持人体处于最佳的功能状态,必须保证合理的休息,对于患者而言此方面更为重要。护理人员应为患者创造一个良好的休息和睡眠环境,并根据患者的具体情况,给予必要的指导,使机体处于最佳的生理和心理状态,预防各种并发症的发生,使其早日康复。

第一节 休 息

休息是维持人体身心健康的必要条件,有效的休息可以消除疲劳、恢复精力和体力,减轻心理压力,使人感到轻松愉快,从而促进身心健康,对于患者能够帮助缩短病程,早日康复。

一、休息的概念

休息(rest)指通过改变当前的活动方式,使人从生理上和心理上得到松弛,消除或减轻疲劳,恢复精力的过程。休息是一个相对的概念,并不是简单意义上的不活动,休息的形式多种多样。如长时间使用电脑,虽然没有剧烈的肢体运动,也会产生疲倦、注意力不集中、头痛等身心症状,如果适当运动,就能使大脑得到一定程度的休息,改善身心健康状态。因为大脑皮质的100多亿个神经细胞,不仅大小不同,形状各异,而且功能也不一样,它们以不同的方式排列组合成各不相同的联合功能区,这一区域活动,另一区域就休息。所以,通过变换活动内容,也能使大脑的不同区域得到休息。

二、休息的意义

每个人都有休息的需要,对健康人来说,充足的休息是维持机体身心健康的必要条件;对患者来说,充足的休息是促进疾病康复的重要措施。所以,休息对维护健康具有重要的意义,具体表现为:①休息可以减轻或消除疲劳,缓解精神紧张和压力;②休息可以维持机体生理调节的规律性;③休息可以促进机体正常的生长发育;④休息可以减少能量的消耗;⑤休息可以促进蛋白质的合成及组织修复。休息的方式因人而异,取决于个体的年龄、健康状况、工作性质和生活方式等因素,无论采取何种方式,只要达到缓解疲劳、减轻压力、促进身心舒适和精力恢复的目的,就是有效的休息。

三、休息的条件

(一)生理方面

生理的舒适,是良好休息的前提。因此在休息之前必须将患者身体上的不舒适降至最低程度。如解除或控制疼痛,提供各种舒适护理,包括协助个人卫生、舒适的体位、保持适宜的环境温湿度、减少噪声和异味、调节睡眠时所需要的光线等。任何一方面出现异常或不适,都会直接影响休息的质量。

(二)心理方面

心情愉悦是休息最重要的保证。患者住院时与病前个体承担的各种社会角色发生心理冲突,加之住院时对医院环境及医务人员感到陌生,对自身疾病的担忧等,常常会出现恐惧、紧张和焦虑等心理反应。因此,护理人员要耐心地与患者沟通,了解患者的心理问题,对症护理,恰当地运用其知识和技能,满足患者的合理需要,调动患者主观能动性,营造利于患者康复的心理氛围。

(三)环境方面

医院温馨的物理环境是保障患者休息不可缺少的条件。医院在设计病区时应全面考虑,如空间、温度、湿度、光线、色彩、空气、声音等,积极为患者创造一个和谐、温馨、舒适的环境。

（四）睡眠方面

睡眠是获得休息的最基本条件。通常人类睡眠的需要量因年龄、体质而异。对于睡眠时间的长短，可以分为长睡眠型（8 小时左右）和短睡眠型（6 小时左右），4~10 小时都属于正常范围。只要符合自己的睡眠习惯，能够保证白天精力充沛、醒后没有疲乏感即可。有些人睡眠时间不多，但精力旺盛，原因在于其睡眠质量较高。每个人睡眠量不同的确切原因尚不清楚，但都有最低限度的睡眠时数，满足了一定的睡眠时数，才能得到真正的休息。一个人如不能满足其最低限度的睡眠时数，常会出现易怒、精神紧张并伴有全身疲劳，在这种情况下，很难达到休息的目的。

四、促进休息的护理措施

（一）增进患者生理舒适

护士应通过观察，及时发现并消除影响患者舒适的因素，如疼痛、恶心、呕吐、咳嗽、饥饿、口渴、姿势与体位、个人卫生等，降低生理因素等对患者休息的干扰。

（二）增进患者心理舒适

患者患病后难免会产生焦虑、恐惧、悲伤、愤怒等一系列反应，所以护士应根据患者年龄、性别、文化程度、个人性格等特征，对导致患者消极心态的基本原因和主要影响因素做分析，选择适当的心理护理干预对策，调动家庭和社会支持系统，协助患者减少心理忧虑，最大限度地降低心理上的不适，指导患者以正确的心态和行为对待疾病。

（三）提供温馨的环境

医院应为患者提供合理的空间、舒适的病床、适宜的光线、适当的温湿度及清新的空气，并且要注意保持环境的安静。医务人员应做到走路轻、说话轻、关门轻、操作轻。

（四）保证患者充足的睡眠

护士要全面评估影响患者睡眠的因素及患者个人的睡眠习惯，综合制定促进睡眠的措施，保证睡眠的时间和质量，达到有效的休息。

第二节 睡 眠

睡眠（sleep）是一种周期性发生的知觉和反应的特殊状态，是一个复杂的生理和行为过程。睡眠是最佳的自然休息状态。人一生之中约有 1/3 的时间处于睡眠状态，睡眠是人的生理需要。当人处于卧位时，肝脏及肾脏的血流量较站位时多 50%，可使该器官得到充足的营养物质，利于组织的修复和器官功能的恢复。日间机体所遭受的轻微损伤、消耗和疲劳等情况，都可通过睡眠得到修复和补充，使其恢复自然的平衡状态。因此，睡眠对于维持健康、促进患者康复十分重要。

> **知识链接**
>
> 世界睡眠日
>
> 为唤起全民对睡眠重要性的认识和睡眠质量的关注，国际精神卫生和神经科学基金会主办的全球睡眠和健康计划于 2001 年发起了一项全球的活动，将每年春分后的第一天定为"世界睡眠日"。

一、睡眠的生理

睡眠与觉醒是一种昼夜节律性的生理过程,是一种周期现象,循环发生,一般每天一个周期。

(一)睡眠的原理

睡眠是中枢神经系统内发生的主动过程,由睡眠中枢控制,目前认为脑干灰质内存在着睡眠中枢,睡眠中枢向上传导冲动作用于大脑皮质(或称上行抑制系统),与控制觉醒状态的脑干网状结构上行激动系统的作用相拮抗,从而调节睡眠与觉醒的相互转化。如果该系统的非特异性冲动减弱,大脑皮质的紧张性就会下降而出现睡眠状态。研究发现,睡眠时有中枢神经介质参与。

(二)睡眠的生理特点

睡眠时许多生理功能发生了变化,如嗅、视、听、触等感觉功能暂时减退,骨骼肌反射运动和肌张力减弱,同时伴有一系列自主神经功能的改变,表现为血压下降、心率减慢、体温下降、代谢率降低、呼吸变慢等。

1. 运动系统　睡眠时骨骼肌松弛,肌张力降低或消失,腱反射减弱或消失,眼睑松弛、闭合,身体不能维持自主的姿势,运动神经的反射随肌肉紧张度的降低一起减弱。

2. 循环系统　睡眠时血压降低 10~20mmHg。睡眠开始时血压无明显变化,随睡眠加深,脑电图同步现象进一步显著,可轻度下降,到深夜血压明显降低,并一直处于低水平;血压与唤醒阈有关,血压越低,唤醒阈越高,到睡眠末期,又趋回升;睡眠时心率一般减慢,较清醒时减少 10~30 次 /min;在快速眼动睡眠期可增高 10% 左右,特别在下半夜较高。

3. 呼吸系统　睡眠时呼吸变化不恒定,一般呈浅、慢、均匀有节律。肺通气量减少 25% 左右,血氧饱和度降低,二氧化碳分压升高;清醒时呼吸中枢对二氧化碳敏感,睡眠时则可耐受相当高的血二氧化碳分压,在快速眼动睡眠期,呼吸加快 20%。在睡眠浅时,呼吸运动是有节律的,而睡眠深沉时,常可显示无规律及周期性变化。

4. 消化系统　唾液分泌明显减少,胃液分泌轻度增加或无变化;胃的运动持续进行,还可能增加;胃排空及消化时间一般与清醒时相同。

5. 泌尿系统　夜间睡眠时,由于肾小管重吸收和浓缩功能增强,使尿量减少,尿比重增高。

6. 其他　睡眠时全身代谢活动下降,基础代谢率可降低 10%~20%。由于器官活动减少,能量需求减少,体内糖元含量增加,人体的合成代谢占优势。睡眠时体温略有降低,通常于清晨 2~6 时最低,汗液分泌增加。

(三)睡眠时相

目前国际上通常依据睡眠过程中的脑电图(EEG)的特征、眼球运动及肌力变化等生理参数变化将睡眠分为慢波睡眠(slow wave sleep,SWS)和快波睡眠(fast wave sleep,FWS),它们的生理功能表现尤其是脑电波的变化特点不同:

1. 慢波睡眠　慢波睡眠又称非快速眼动睡眠(non-rapid eye movement sleep,NREM sleep)或正相睡眠(orthodox sleep,OS),慢波睡眠时脑电波呈现同步化的慢波。这一阶段人的呼吸变浅、变慢而均匀,心率变慢,血压下降,全身肌肉松弛,但肌肉仍保持一定的紧张度。根据睡眠深度的不同,又将慢波睡眠分为四个时期:①入睡期(Ⅰ期):清醒与睡眠之间的过渡期,持续时间较短,只维持几分钟,是所有睡眠期中最浅的一期,很容易被唤醒。此期生理活动开始减缓,生命体征与新陈代谢逐渐减慢,肌肉开始松弛。②浅睡期(Ⅱ期):睡眠程度逐渐加深,仍易被唤醒,生理活动继续变慢,肌肉进一步放松,此期约持续 10~20 分钟。③中度睡眠期(Ⅲ期):进入熟睡状态,生命体征下降,但变化仍然规则,此期肌肉完全放松,身体很少移动,难以唤醒,此期持续15~30分钟。④深度睡眠期(Ⅳ期):进入沉睡状态,此期身体完全松弛,无法移动,极难被唤醒,基础代谢率进一步下降,机体的耗氧量下降,此期持续15~30分钟;腺垂体分泌大量生长激素,促进人体受损组织愈合,有利于促进生长和体力的恢复,此期可出现梦游和遗尿。

上述慢波睡眠的四个阶段是循序进行的,但可因某种因素的影响而停留在某一阶段。

2. 快波睡眠　快波睡眠又称快速眼动睡眠(rapid eye movement sleep,REM sleep)睡眠或异相睡眠(paradoxical sleep,PS),快波睡眠时脑电波呈现去同步化的快波。这一阶段人体的感觉功能比慢波睡眠时进一步减退,肌肉也更加松弛,肌腱反射亦随之消失,此时血压较慢波睡眠时升高,呼吸快且不规则,体温、心率较前阶段升高,身体部分肌肉群可出现轻微的抽动,眼球快速运动。此期往往可诱发某些疾病,如哮喘、心绞痛、阻塞性肺气肿缺氧发作。这个时期尽管生长激素分泌减少,但脑的耗氧量和血流量增多,脑内蛋白质合成加快,能够促进学习和记忆及精力恢复。梦境通常发生在这个时期,快波睡眠对精神和情绪上的平衡最为重要,因为充满感情色彩的梦境可以舒缓精神压力,让人们面对内心深处的事情和感受,消除意识中令人担忧的事情。

睡眠过程两个时相交替呈现周期性变化,关于睡眠两个时相的生理意义还不十分清楚,目前研究认为,慢波睡眠主要是大脑皮质的休息,而快波睡眠主要是皮质下神经结构的功能降低,即包括植物性功能在内的全身性休息。慢波睡眠主要与脑内 5- 羟色胺递质系统有关;快波睡眠主要与脑内 5- 羟色胺递质和去甲肾上腺素有关。

(四) 睡眠周期

人的睡眠除了本身具有一定的生理规律外,睡眠过程也不是均匀的,而是由几个睡眠周期组成,每一睡眠周期(sleep cycle)(图 9-1)都含有 60~120 分钟不等的有顺序的睡眠时相,平均是 90 分钟。成人平均每晚出现 4~6 个睡眠周期,且与人的生物钟保持一致。从上床就寝到开始入睡之间的时间,称之为睡眠前期,成年人一般为 15~30 分钟。然后进入 NREM 睡眠第Ⅰ期,经过 5~10 分钟,即进入 NREM 睡眠第Ⅱ期;20~30 分钟后,进入 NREM 睡眠的第Ⅲ期及第Ⅳ期(合称 δ 睡眠),持续数分钟至 1 小时;再回到 NREM 睡眠第Ⅱ期;在开始入睡后 70~90 分钟,进入 REM 睡眠,通常只持续 10 分钟左右,再回到 NREM 睡眠第Ⅱ期,即第二个睡眠周期的开始。从第二个睡眠周期开始,δ 睡眠逐渐缩短,而 REM 睡眠逐渐延长,每隔 90 分钟左右为一个周期;后半夜 NREM 睡眠第Ⅲ期、第Ⅳ期越来越少,渐至第Ⅳ期消失;而 REM 睡眠甚至可达 60 分钟,且其生理表现(眼球快速运动)和心理表现(做梦)也越来越强烈。

图 9-1　睡眠时相周期

成人每昼夜总睡眠时间中 REM 睡眠时间占 20%~25%，NREM 睡眠中Ⅰ期占 2%~5%、Ⅱ期占 45%~50%、Ⅲ期占 3%~8%、Ⅳ期占 10%~15%。从儿童期到老年期，随着生长、发育渐至衰老，REM 睡眠和 NREM 睡眠第Ⅲ期、第Ⅳ期逐渐减少，60 岁以后基本上没有 NREM 睡眠第Ⅳ期，夜间醒转的次数增加。正常人睡眠首先进入 NREM 睡眠期，并迅速由Ⅰ期依次进入Ⅱ期、Ⅲ期、Ⅳ期并持续下去。在 NREM 睡眠期持续 80~120 分钟后出现第一次 REM 睡眠，持续几分钟后进入下一次 NREM 睡眠，形成 NREM 睡眠与 REM 睡眠循环周期，平均每 90 分钟出现一次 REM 睡眠，越接近睡眠后期 REM 睡眠持续时间就越逐渐延长，每次可持续 10~30 分钟。整个睡眠期间这种 NREM-REM 睡眠周期反复循环 3~5 次，每个周期的各期不一定齐全，如果睡眠状态被打断，无论其当时处于哪一期，都将从Ⅰ期开始，重新进入睡眠状态。凌晨时每个周期中的睡眠深度变浅不再达到Ⅳ期，从 NREM 睡眠与 REM 睡眠的循环转换可以看出，睡眠过程并非一入睡就由浅入深并持续到天明，而是深浅睡眠不断交替。

二、影响睡眠的因素

(一) 生理因素

1. 年龄　年龄是影响睡眠的重要因素，不同年龄所需睡眠时间不同，有时因人而异。随着年龄的增长，人的睡眠时间逐渐减少，睡眠质量下降。10~18 岁的人群，每天需要 8 小时的睡眠时间；18~50 岁的人群，每天需要 7 小时的睡眠时间；50~70 岁的人群，每天需要 5~6 小时。慢波睡眠第Ⅳ期亦随年龄增长逐渐减少，而慢波睡眠第Ⅰ、Ⅱ期则随年龄的增长而增加，睡眠过程中醒来的次数增多，睡眠质量下降。

2. 昼夜节律　人类的睡眠与觉醒活动周期与 24 小时自然昼夜交替大致同步，称为昼夜节律。如夜晚工作、白天睡眠，还有时差等原因导致昼夜节律被扰乱时，就会使睡眠受到影响。

3. 内分泌变化　内分泌的变化会影响睡眠，女性在月经期及妊娠早期有嗜睡的现象；绝经期妇女因为激素水平下降而导致睡眠质量下降，激素补充疗法可改善其睡眠状况；甲状腺素分泌不足，可使患者感到疲乏与嗜睡。

(二) 环境因素

环境会促进或干扰睡眠。环境嘈杂、光线太亮、室温太热或太冷、湿度过高、不熟悉的环境等都会使睡眠不佳。睡眠环境的变化可以改变睡眠状况，研究者发现，在新环境中慢波睡眠和快波睡眠的比例会有所变化，特点是快波睡眠减少，入睡时间延长，觉醒的次数增加等。

(三) 心理因素

任何强烈的情绪(如焦虑、害怕或感情上的痛苦等)都会干扰原有的睡眠状况。住院患者由于对疾病的诊断和治疗感到焦虑、不安和恐惧而产生心理压力，也会影响其睡眠。

(四) 个人习惯

一些人喜欢在睡前洗热水澡、喝牛奶、阅读报纸、听音乐等，如改变这些习惯，可能会使其出现睡眠障碍。

(五) 饮食因素

过饱、空腹使人不易入睡，某些食物的摄入会改变睡眠状况，如 L-色氨酸能促进入睡，可缩短入睡时间，被认为是一种天然的催眠剂，它广泛存在于各种食物中，肉类、乳制品和豆类中富含 L-色氨酸，对于睡眠不佳者，鼓励其睡前喝一杯热牛奶，可以帮助入睡；少量饮酒能促进放松和睡眠，但大量饮酒会抑制快波睡眠；咖啡由于含有咖啡因，会干扰睡眠，使人兴奋，浓茶亦有与咖啡相同的作用，故对于睡眠状况不佳者，应限制其摄入这类饮料，特别要避免在睡前 4~5 小时饮用。

(六) 活动

适当活动可增加慢波睡眠第Ⅲ、Ⅳ期的睡眠量,提高睡眠质量。所以鼓励患者适当活动,特别是在睡前几小时内进行体育活动有助于肌肉放松和加深睡眠。

(七) 疾病和药物

疾病引起的疼痛、不适症状均可影响睡眠,使患者的睡眠活动发生改变。患有精神分裂症、恐怖症、强迫症等精神疾病的患者,常常处于过度的觉醒状态。长期服用安眠药,停药后往往会导致患者对药物的依赖或使睡眠障碍更加严重。

(八) 其他因素

睡眠量的多少还受个性、健康状况、生活习惯、职业等诸多因素的影响。患病、心理压力大或不愿活动的人,即使睡眠时间延长,也不能得到很好的休息。反之,如果人的身体健壮,心情舒畅,熟睡 5~6 小时即能消除疲劳,使精神和体力得到很好的恢复。体力劳动者比脑力劳动者需要的睡眠时间长。劳动强度大、工作时间长的人需要的睡眠时间也长。此外,肥胖者比瘦者需要的睡眠量多。

三、睡眠障碍

睡眠障碍(sleep disorder)指睡眠的时间或型态出现异常,导致睡眠质量受到干扰的状态。成年人出现睡眠失调的比例高达 30%。睡眠是极其重要的生理活动,对维持人体健康必不可少。长期睡眠失调会导致大脑功能紊乱,对身体造成多种危害,严重影响身心健康。因此睡眠障碍必须引起足够的重视。

(一) 失眠

失眠(insomnia)是最常见的睡眠障碍,通常指对睡眠时间和 / 或质量不满足并影响白天社会功能的一种主观体验。导致失眠的因素复杂多样,包括生理、心理、环境、食物、药物、认知和行为改变等,也常继发于其他疾病。现将原发性失眠和药物依赖性失眠介绍如下:

1. 原发性失眠(primary insomnia)　根据美国精神疾病诊断准则第四版(DSM-Ⅳ)所定义:失眠至少持续 1 个月以上,并非由其他的精神疾病、身体疾病、药物使用或其他特定的睡眠疾病所引发的,为原发性失眠。原发性失眠是一种综合征,包括难以入睡、多梦、易醒、早醒、醒后不适等。用脑电图记录发现在上半夜占优势的慢波睡眠第Ⅲ、Ⅳ期,在原发性失眠中减少了。这样,失眠不仅是睡眠时数减少了,而且在质量上也有变化。引起原发性失眠的原因一般可归纳为体质、生活压力和学习性失眠。患者个性比一般人较易有情绪障碍,如焦虑、紧张和忧郁等,此外亦有压抑、强迫和忧虑等特质;而家族中有失眠者比例也比一般人多;某些生活压力事件也是形成原发性失眠的重要原因;学习性失眠指患者一开始是与压力有关的短暂失眠,而在连续几天睡不好后,患者于睡觉时间开始时会害怕无法入睡,而这害怕的反应会伴随着焦虑和自主神经兴奋,只要遇到相同的睡眠时间或环境,就会焦虑和警觉而无法入睡。

2. 药物依赖性失眠(drug dependent insomnia)　通常由于原发性失眠滥用药物而导致。药物性睡眠不同于生理睡眠,镇静剂引起的药物性睡眠表面上似乎保证了睡眠时间,实际上却使患者长期处于较严重失眠状态。患者服药后虽然整夜入睡,但早晨醒来仍然昏昏沉沉,所以过多使用安眠药物不仅于事无补,而且还会造成睡眠活动的改变。药物依赖者的脑电图表明在睡眠中异相睡眠和慢波睡眠的第Ⅲ、Ⅳ期均明显减少。

(二) 发作性睡病

发作性睡病(narcolepsy)是以不可抗拒的短期睡眠发作为特点的一种疾病。多达 60%

的患者会发生猝倒,其他症状是夜间睡眠紊乱、睡眠幻觉和睡眠麻痹。多发生于儿童和青春期的青少年,成年人偶可发生。发作性睡病的发病原因目前尚不清楚,大多数学者认为该病是由于睡眠介质紊乱引起。发作性睡病常在儿童期或少年期发病,以 10~20 岁的人最为多见。部分患者有脑炎和颅脑外伤史。也可以发生在免疫功能低下、脑肿瘤、多发性硬化症或情绪紧张之后。10%~30% 患者有家族遗传史,多数患者没有明显的诱因。由于警觉过程减退,控制不住入睡,常影响学习和生活。脑电图检查可见患者夜间入睡时与正常睡眠不同,其 REM 最早出现,日间发作也是如此。目前认为发作性睡病是异相睡眠失调。

（三）睡眠过度

睡眠过度(hypersomnia)指睡眠时间过长,可持续几小时或几天,觉醒困难。引起睡眠过度的原因很多:①脑血管疾病、脑炎、脑外伤及脑肿瘤等;②甲状腺功能减退、高血糖、低血糖、贫血等;③镇静剂过量;④严重的忧郁、焦虑等心理疾病。对睡眠过度者应用脑电图研究表明,睡眠过度尽管延长了总的睡眠时间,但睡眠时相的周期进展和每一时相所占的百分比均在正常范围内。

（四）睡眠呼吸暂停综合征

睡眠呼吸暂停综合征(sleep apnea syndrome,SAS)是以睡眠中呼吸反复停顿为特征的一组综合征,每次停顿≥10 秒,通常每小时停顿次数 >20 次,可引起动脉血氧饱和度下降、低氧血症、高血压及肺动脉高压。睡眠呼吸暂停综合征可分为中枢性呼吸暂停和阻塞性呼吸暂停两种类型。中枢性呼吸暂停是由于中枢神经系统功能不良造成的,即大脑中的控制中心在睡眠期间发生了功能失调。阻塞性呼吸暂停则出现在严重的、频繁的、用力的打鼾或喘息之后。在我国,以打鼾为主要症状的阻塞型睡眠呼吸暂停综合征(obstructive sleep apnea syndrome,OSAS)的患病率为 4%,65 岁以上人群发病率高达 20%~40%。睡眠呼吸暂停综合征还会增加患者患心脑血管病的风险。

（五）睡行症

睡行症(sleepwalking)又称梦游症,主要见于儿童,以男性多见。可能与遗传、性格、神经功能失调有关。研究表明睡行症常发生在慢波睡眠的第Ⅲ、Ⅳ期,此时精神上对梦的行为回忆是最弱的。在梦游期间,梦游者的全身功能是清醒时的最低水平。在梦游中或在第二天早晨将其唤醒,梦游者则不会记得所发生的事情。

四、促进睡眠的护理

（一）住院患者常见睡眠异常

住院患者的睡眠会受到许多因素的影响,如必须接受各种检查、治疗和护理,不可避免地会干扰其原有的睡眠习惯,因此在住院期间,患者的睡眠往往会出现以下表现:

1. 昼夜性节律去同步化(desynchronization)　人体生理和心理功能有近似以 24 小时为一个周期的内源性节律,这种节律受人类内在"时钟"的控制,称为"似昼夜节律"。要维持机体处于最佳的功能状态,必须将休息与活动时间的安排与"似昼夜节律"相同步,人体的生理功能与环境的昼夜交替保持同步化,称为"昼夜性节律同步化"。据研究,人体有 100 多种生理功能有"似昼夜节律",人的觉醒和睡眠是人体节律最明显的表现之一。白天是人们工作、学习、活动的时间,而晚上则活动减少,进入睡眠状态。如果在原本清醒和活动的时间内睡眠,或是在原本睡眠的时间内活动,则会造成"昼夜性节律去同步化"或称为"节律移位"。住院患者的治疗和各项检查活动可能会在一天 24 小时内的任何时间发生,因此不可避免地会发生睡眠活动昼夜性节律去同步化。患者的睡眠大部分是去同步化的,所以睡眠质量较差,觉醒的阈值明显降低,极易被惊醒,往往表现出焦虑、沮丧、不安、躁动等。当睡眠规律改变时,人体就会发生"再同步"(resynchronization)来适应新的睡眠型态。一般人要重新获得同步化的时间至少要 3 天以上,同时往往会伴随疲倦和不适。

2. 睡眠剥夺(sleep deprivation) 正常的睡眠应是在 24 小时内一定时间里,有一段不被打扰的时间来重复各个阶段的睡眠周期。住院患者的睡眠总时数往往比在家所习惯的睡眠时数少,在新的环境内睡眠,由于周围物理环境的改变,会使入睡时间增加且总的睡眠时数减少。因为大部分异相睡眠是发生在较深的睡眠之后,所以睡眠剥夺往往会减少异相睡眠。长期睡眠剥夺,患者常感到身体疲劳,机体活动不协调,心理状况不佳,严重者会发生神经官能症及精神障碍。

3. 睡眠中断(sleep fragmentation) 由于治疗项目繁多、琐碎,患者的睡眠很容易中断,从而不能保证睡眠的连续性,无法完成 90 分钟的睡眠周期,这样会导致慢波睡眠第 I 时相和第 II 时相占了睡眠的大部分时间,而丧失了慢波睡眠第 III、IV 时相的睡眠时间,进一步也丧失了异相睡眠。当睡眠被打断时,睡眠会从头开始,而不会续接清醒前的睡眠,因此睡眠中断会造成睡眠剥夺并增加睡眠过程的转换次数。睡眠中转换次数的增加,会造成交感神经和副交感神经刺激快速的改变,特别是在进出异相睡眠时,很可能会发生致命的心律不齐,从异相睡眠阶段突然醒来会造成心室纤颤,同时也会影响正常的呼吸功能。

4. 诱发补偿现象(vulnerability to rebounds) 当患者的睡眠经常被打断时,会出现慢波睡眠的第 III、IV 时相和异相睡眠的丧失。当这些睡眠阶段减少后,就会在下一个睡眠周期中得到补偿。而当慢波睡眠的第 IV 期和快波睡眠阶段同时丧失时,慢波睡眠的第 IV 期优先得到补偿,同时会分泌大量的生长激素,以弥补因觉醒时间增加所造成的大量能量消耗。但快波睡眠不足的现象会更加严重,患者会出现知觉及人格方面的紊乱。

(二) 住院患者睡眠评估

对于每位患者,护士应了解其睡眠的基本情况,对其睡眠状况加以评估。评估的内容包括:每晚习惯睡多少小时;通常什么时间就寝;一天中通常小睡几次,都在什么时间;睡眠前的习惯,如进食点心或饮料;洗漱活动;阅读或看电视;放松活动的形式;是否使用安眠药;睡眠时有无陪伴;床的种类;用的枕头高低及被褥的厚薄情况;是否需要留灯或熄灯;声响情况;入睡需要多长时间;睡着后是否容易被惊醒;是否打鼾;夜间醒来的次数和原因;睡眠过程中有无异常情况,如失眠、梦游、说梦话等;晨起后是否感到精力充沛。

💻 **知识链接**

中医对失眠病因的认识及治疗原则

失眠与情志不遂,肝气郁结;饮食不节导致宿食停滞,脾胃受损;久病体虚、产后失血、年迈血少导致气血不足;先天禀赋不足等关系密切。失眠的病理性质有虚有实,虚多实少。虚证多属阴血不足,心失所养;实证多因心火亢盛或肝郁化火,内扰心神所致。故治疗实证宜泻其有余,虚证宜补其不足。在泻实补虚的基础上安神定志。

(三)促进睡眠的护理措施

1. 加强心理护理 临床常见的心理问题有焦虑、恐惧、抑郁等,都是影响患者睡眠的重要因素。引发心理问题的原因有很多,如由疾病的病因、转归和预后而引起的焦虑,对住院环境的陌生与恐惧,对特殊检查和治疗的担心,抢救患者的紧张气氛,许多疾病常见的临床症状,如疼痛等。身体疾病及住院对患者而言都是应激源,可以在一定程度上影响患者的心理状态,其影响程度又与多种心理因素有关,在护理工作中应更加注重心理因素对患者睡眠的影响。轻松愉快的心情利于睡眠,反之会影响睡眠。通过对患者的睡眠进行评估,找出影响其睡眠的心理因素,了解其身心需求,并设法予以满足。对有心理负担的患者,多与其交谈沟通,建立良好的护患关系,全方位采集心理信息,进行客观量化的心理评定,从而确定患者的基本心态,及时予以关心和体贴,消除不良情绪,帮助其提高休息与睡眠质量。

2. 创建良好的睡眠环境 物理环境是影响患者睡眠的重要因素,适当调整病室的温湿度、光线等,减少外界环境对患者感觉器官的不良刺激是促进患者睡眠的重要护理措施。病室温度一般保持 20~22℃为宜,湿度以 50%~60% 为宜。护理人员应设法将噪声降到最低限度,合理安排护理措施,常规的护理尽量放在白天,护理人员夜间巡视病房或执行护理措施时,要做到"四轻"——说话轻、走路轻、操作轻、关门轻,尽量减少对患者睡眠的干扰,保持病室安静;对严重打鼾影响其他患者休息者应与其他患者分室;及时清除患者排泄物,避免异味;病室应设置地灯和床头灯,避免干扰其他睡眠中的患者;床铺应躺卧安全、舒适、宽度足够翻身,枕头高低合适;床褥的硬度和弹性、棉被松软与冷暖要适宜;多人同住病室应用布帘或屏风分隔,保证患者的私密空间。

3. 帮助患者建立良好的睡眠习惯 护理人员应尊重患者的睡眠习惯,做好就寝前的准备工作,尽可能地提供方便,指导患者白天进行适当的活动并限制睡眠时间,睡前不要过度兴奋、不要吃得过饱、饮水不宜过多、不用脑过度、不喝浓茶或咖啡、清晨按时起床等,从而使其生理节奏得以强化。同时,为使患者舒适入睡,就寝前应做好晚间护理。

4. 合理使用药物 催眠和镇静类药物可用于治疗失眠。目前常用的安眠药有以下几种:

(1) 苯二氮䓬类:包括地西泮(安定)、硝西泮、氯氮䓬(利眠宁)等。此类药物具有镇静催眠、抗焦虑等作用,药物毒性小,安全范围大,适用于各种神经官能症及焦虑引起的失眠,可明显缩短入睡时间,显著延长睡眠持续时间。长期用药可产生耐药性和依赖性,一旦减量或停用,可发生戒断症状,如烦躁不安、震颤、出汗,甚至惊厥等,因此不宜长期服用。老年人应慎用此类药物。患者服用此类药物过程中护士应做好用药指导:

1) 乙醇和巴比妥类能加强地西泮的毒性,故用药期间应禁酒。

2) 茶叶与咖啡因含咖啡因与地西泮可发生拮抗作用降低疗效,故应用此类药物时不宜饮用。

3) 吸烟可使此类安眠药半衰期缩短,镇静作用减弱,故使用此类药物时应禁烟。

(2) 巴比妥类:如苯巴比妥(鲁米那)、异戊巴比妥等,此类药物与苯二氮䓬类药物相比,安全范围窄,连续服用短期内即可产生耐受性,成瘾性也强。催眠剂量的巴比妥类药物对呼吸中枢有轻度的抑制作用,因此严重肺功能不全、支气管哮喘及颅脑损伤呼吸抑制者禁用或慎用。由于此药主要经肾脏排出,故肾功能不全者慎用。

(3) 水合氯醛:可用于顽固性失眠及其他催眠药效果不佳者,应用时可口服或灌肠,吸收迅速。久用可产生耐受和成瘾。该药对胃肠具有刺激性,故消化性溃疡患者禁用;本药对心脏有抑制作用,禁用于严重心、肝、肾功能不全者;乙醇能增强此药毒性,使用此药物时应禁酒。

(4) 其他:还有唑吡坦、三溴合剂,中药如酸枣仁、琥珀、天麻等镇静催眠药物。

镇静催眠药应遵医嘱服用,护士必须掌握此类药物的种类、作用和用途、应用方法及不良反应,并注意观察疗效及患者的身心反应,做好用药护理。

5. 睡眠相关知识的健康教育 与患者一起分析有关休息与睡眠的问题,使患者了解休息与睡眠和健康的关系;对失眠患者,提供诱导睡眠的措施,如睡前喝少量牛奶、进行放松和深呼吸练习、背部按摩、自我催眠等,必要时给予适量的镇静催眠药物,但需注意药物的副作用,同时应配合其他促进睡眠的措施;对心理障碍引起的睡眠困难,可采用安慰剂治疗;对发作性睡病患者,选用药物治疗并指导其自我防护,注意发作前兆,减少意外的发生;对睡眠呼吸暂停的患者,指导其采取正确的睡眠姿势,保持呼吸道通畅;对睡眠过多的患者,指导其控制饮食、减轻体重,鼓励其参加有益和有趣的活动,并限制睡眠时间;对梦游者,注意防护,将卧室中的危险物品移开,必要时关窗、锁门;对遗尿者,睡前应避免过度兴奋,限制饮水并督促其睡前排尿。

知识链接

饮食治疗失眠

血虚失眠,可取鲜藕以小火煨烂,切片后加适量蜂蜜,随意食用。藕中含有碳水化合物,丰富的钙、磷、铁等及多种维生素,具有清热、养血、除烦、安神之功效。另外,葵花籽、莲子、大枣等皆有催眠之功效。

(李 爽)

复习思考题

1. 快波睡眠和慢波睡眠对人体有哪些特殊的意义?

2. 讨论机体睡眠不足时在生理和心理上会有哪些变化。

3. 患者,女性,34岁,4个月前丈夫因病去世。患者主诉近2个月,每天入睡困难,且睡眠浅而易醒,多梦,早醒。白天感觉头晕、心悸、疲倦,烦躁等。

请回答:

(1) 该患者发生了什么情况?

(2) 此患者的护理重点是什么?

扫一扫
测一测

第十章

患者活动的护理

📐 学习目标

识记:

1. 能正确陈述活动的意义和影响活动的因素。

2. 能正确陈述人体力学原理中的相关概念。

3. 能正确陈述患者活动的评估内容。

理解:

1. 能正确解释活动受限对机体的影响。

2. 能举例说明重心、支撑面、重力线及杠杆三定律等知识在护理工作中的应用。

运用:

1. 能正确运用人体力学原理协助患者完成下床、变换卧位、移向床头和日常生活活动,做到方法正确、动作轻柔、患者安全舒适。

2. 能正确指导患者进行呼吸运动,做到态度认真、关心患者、动作连贯、操作规范,体现人文关怀。

3. 能正确实施关节活动范围练习,做到态度认真、关心患者、动作连贯、操作规范、过程完整。

🩺 案例导入

杨某,男性,75 岁。以"左侧肢体无力 3 小时"为主诉入院。入院体格检查:体温 36.8℃,脉搏 88 次 /min,呼吸 22 次 /min,血压 150/70mmHg,SPO_2 94%;咳嗽、咳白色黏痰,喘息;左侧上肢可在水平位置移动,但不能抬起;左侧下肢能抬离床面,但不能对抗阻力。辅助检查:FEV_1 72%,提示肺功能差;头部 CT 示多灶性脑梗死;头部 MRI 示右侧多处脑梗死。

请思考:

1. 患者目前的肌力为几级?

2. 可以采取哪些护理措施提高患者的肺功能和活动能力?

3. 如何协助患者完成简单的穿衣、穿裤动作?

生命和活动密不可分,人类与生俱来具备活动的能力。每个人都有活动的需要,人们通过身体活动来维持机体各系统的正常功能。同时,通过适当的活动,能提高机体的免疫力和对环境的适应能力,维持身体的健康,增强自信,因此活动对维持人体的健康非常重要。然而在某些情况下,患者由于病情原因,不能自主活动,这就需要护理人员给予协助。另外,在协助患者活动的同时,护理人员也应该考虑到患者可能由于活动不当或缺乏必要的保护措施而受到伤害,影响患者康复甚至危害其健康。因此,评估患者活动的安全性、指导患者适当活动、并提供必要的保护措施或器具是保证患者安全的前提。

第一节 活动的基本知识

一、活动的意义

活动指骨骼肌收缩产生能量消耗的任何机体运动。活动对于维持人体健康具有重要意义。对健康人而言,活动是维持机体身心健康的最基本条件;而对于患者,适当的活动可以促进康复,具体表现在以下几个方面:

(一)提高心肺功能

活动能提高心肌泵血能力,加速血液循环,增加血氧交换,提高机体氧合能力,增强心肺功能。

(二)促进骨骼和肌肉功能

活动能促进成骨细胞的成骨过程,并增加机体对钙离子的储存和保留,提高骨密度,减少和预防骨质疏松;活动可以保持良好的肌张力,增强运动系统的强度与耐力,保持关节的弹性与灵活性,增强全身的协调性。

(三)促进排泄

活动有助于机体加速清除体内有害的或不利于健康的化学物质;消耗机体内脂肪,防止肥胖;促进肠蠕动,有助于预防腹胀、便秘。

(四)维持心理健康

活动有助于缓解心理压力,促进身心放松,有助于睡眠,并能减慢老化过程和减少慢性疾病的发生。

二、影响活动的因素

活动受限即制动(immobilization),指身体的活动力减弱或任何一部分的活动由于某些原因而受限制。影响活动的常见原因有以下几方面:

(一)疼痛

许多疾病引起的疼痛都会限制患者的活动。如类风湿关节炎患者,为避免关节活动时产生疼痛,会减少活动,特别是某种姿势的改变;术后患者常因伤口疼痛而不愿活动。

(二)损伤

肌肉、骨骼与关节的器质性损伤,如扭伤、挫伤、骨折等,往往导致受伤肢体的活动受限;中枢神经系统受损可导致暂时的或永久的运动功能障碍,如脑卒中、脊髓损伤及重症肌无力患者,常由于运动神经无法支配相应肌肉而造成躯体的活动受限,甚至不能活动。

(三)残障

肢体先天畸形或身体残障(如失明等)均可限制人体的正常活动。

(四)营养状况改变

因疾病造成严重营养不良、虚弱无力的患者,因不能提供身体活动所需的能量而限制了活动;反之,营养过剩导致过度肥胖者也可能出现身体活动受限。

（五）精神心理因素

当个体承受的压力超过其适应范围时,会发生情绪制动(emotional immobilization)。如遭受丧子之痛的母亲,因悲痛而无法活动,直到一段时间的调适后才逐渐恢复正常的生活;一些心理极度忧郁或某些精神病患者,在思维异常的同时常伴有活动能力下降,如抑郁性精神分裂症患者、木僵患者等,正常活动明显减少。

（六）治疗因素

为治疗某些疾病而采取的医护措施有时也会限制患者的活动。如为预防患者因躁动而出现意外,须对其加以约束,以免伤害自己或他人;某些骨科患者在牵引和使用石膏绷带过程中,会限制其活动范围,甚至需要制动。另外,一些疾病(如心力衰竭或大面积心肌梗死)患者需绝对卧床休息,在治疗疾病的同时也明显地减少了患者的活动量。

三、活动受限对机体的影响

机体活动量的改变,特别是活动受限,对全身各器官和组织都会带来影响,同时还会给患者带来一定的心理问题。

（一）对皮肤的影响

活动受限或长期卧床可导致患者皮肤抵抗力下降,容易发生压力性损伤,压力性损伤是活动受限者皮肤出现的最严重问题。

（二）对骨骼和肌肉组织的影响

一般情况下,因治疗需要适当减轻活动强度有利于疾病的康复,但若人体骨骼、肌肉和关节长期处于活动受限的状态,会导致下列情况的发生:

1. 肌肉萎缩　机体活动受限后出现肌张力下降,肌肉萎缩。

2. 骨质疏松　机体长时间不活动可导致骨质内的钙和磷大量丢失,引起骨质疏松,严重时会发生病理性骨折。

3. 关节僵硬、挛缩　活动受限使关节长期制动可引发关节僵硬、挛缩、变形,严重时会导致运动系统功能丧失,如垂足、垂腕、髋关节外旋,是常见的关节失用性挛缩的表现。挛缩早期可通过锻炼和舒展活动使挛缩的关节得以纠正,但到晚期,肌腱、韧带、关节囊已发生病变时,挛缩已不可逆,只有通过手术才能纠正。因此,护士应重视长期卧床患者关节僵硬、挛缩的预防,保持患者关节的功能位置,并定期进行活动,防止关节挛缩。

（三）对心血管系统的影响

制动对心血管系统的影响主要包括直立性低血压和深静脉血栓形成。

1. 直立性低血压　指患者从卧位转为坐位或直立位时,或长时间站立时出现血压突然下降超过 20mmHg,并伴有眩晕、视力模糊、出汗、乏力、恶心等表现。长期卧床的患者第一次起床时常常会发生直立性低血压,其主要原因是:①长期卧床,造成全身肌张力下降,肌肉无力;②长期卧床,循环血量减少,头部供血不足,由卧位突然坐起或直立时,小动脉尚未收缩,造成血压突然下降,表现为低血压症状。因此,长期卧床的患者起床时应缓慢地改变体位,防止直立性低血压的发生。

2. 深静脉血栓形成　长期卧床的患者,由于机体活动量减少,血流速度减慢,一方面导致下肢静脉血液黏稠度增高,红细胞变形能力下降,利于血栓形成;另一方面,可导致下肢深静脉血液循环不良,使血管内膜受损,引发血小板在损伤部位的聚集而形成血栓。血栓可整体或部分脱落,形成栓子,随血流运行,引起栓塞。血栓脱落进入血液循环,栓塞于肺部血管,导致肺动脉栓塞,严重时可导致死亡。血栓还可导致冠状动脉或脑动脉栓塞而导致严重后果。因此,对大手术后、产后或慢性疾病需要长期卧床的患者,应鼓励患者在病情允许的情况下,在床上进行下肢活动,如全范围关节运动或肌肉锻炼等,加速下肢静脉回流,预防血栓形成。术后能起床的患者,应尽可能早期下床活动,促使小腿肌肉活动,增加下肢静脉回流。对已经形成的血栓应及时处理,以防血栓脱落,对机体造成严重影响。

（四）对呼吸系统的影响

长期卧床对呼吸系统的影响主要包括呼吸运动减弱、呼吸道分泌物蓄积、缺氧和二氧化碳潴留等。

1. 呼吸运动减弱 长时间坐或卧阻碍胸廓的扩张,呼吸肌力量和协调性下降,呼吸运动减弱,最终导致肺组织的顺应性和弹性回缩性下降而影响通气。

2. 呼吸道分泌物蓄积 长期卧床患者大多处于衰竭状态,不能将痰液有效咳出,导致呼吸道分泌物大量蓄积,并因重力作用流向肺底,如果不及时处理,可造成肺部感染,继而发生坠积性肺炎。坠积性肺炎是活动受限患者常见的并发症,是导致患者死亡的常见原因之一。

3. 缺氧和二氧化碳潴留 长期卧床导致患者呼吸运动功能下降,肺底部长期处于充血、淤血状态,肺部扩张受限,造成肺有效通气不足,影响氧气和二氧化碳的交换,导致缺氧和二氧化碳潴留,严重时会出现呼吸性酸中毒。

因此,对长期卧床的患者应经常变换体位,鼓励患者做深呼吸与有效咳嗽,定时翻身、拍背,以促进痰液及分泌物排出,保持呼吸道通畅和肺正常通气功能,避免坠积性肺炎的发生。

（五）对消化系统的影响

由于活动量减少和疾病的影响,患者往往出现食欲下降、厌食,摄入的营养物质减少,不能满足机体需要量,导致负氮平衡,甚至会引起严重的营养不良。另外,长期卧床导致患者胃肠蠕动减弱,纤维素和水摄入减少,加之不习惯在床上排便,患者常出现便秘,严重时出现粪便嵌塞。

因此,对长期卧床的患者应合理安排膳食,多摄入富含纤维素的食物,增加水分摄入,并指导患者进行腹肌与盆底部肌肉的运动,对腹部进行环形按摩,以促进排便。

（六）对泌尿系统的影响

长期卧床可引起排尿困难、尿潴留、尿路结石及尿路感染。

1. 排尿困难、尿潴留 长期卧床的患者,由于排尿姿势的改变,重力引流作用消失,膀胱逼尿肌张力下降,会阴部肌肉无法放松,导致排尿困难。若排尿困难长期存在,膀胱逼尿肌过度伸展,机体对膀胱膨胀的敏感性下降,逐渐形成尿潴留。因此,对长期卧床的患者应有计划地训练床上排尿,以免因排尿姿势改变而导致排尿困难或尿潴留。

2. 尿路结石 活动受限后,尿液中的钙和磷酸盐浓度增加,因尿液呈碱性,钙盐沉淀形成结晶,进而形成尿路结石,患者可出现绞痛、血尿等。因此,在病情允许的情况下,鼓励长期卧床的患者多饮水,促进体内多种盐类、矿物质的排出。

3. 尿路感染 由于尿液潴留,机体正常排尿对尿道的冲洗作用减少,利于细菌入侵与繁殖,容易引发尿路感染。

（七）对心理社会方面的影响

长期卧床,往往会给患者带来一些心理社会方面的问题。如患者常出现焦虑、恐惧、愤怒、挫折感、无助感等消极情绪。另外,由于活动受限,患者的社会交往机会减少,可造成患者角色改变和自我认同障碍。

四、人体力学相关知识

人体力学（body mechanics）是运用力学原理研究维持和掌握身体的平衡,以及人体由一种姿势转换为另一种姿势时身体如何有效协调的一门学科。正确的姿势有利于维持人体正常的生理功能,减少能量消耗,提高工作效能;不正确的姿势容易使肌肉产生紧张与疲劳,影响人体健康。

（一）常用的力学原理

1. 杠杆作用 杠杆是利用直杠或曲杠在外力的作用下绕杠上一固定点转动的一种简单机械。杠杆的受力点称力点,固定点称支点,克服阻力的点称阻力点,支点到动力作用线的垂直距离称动力臂（力臂）,支点到阻力作用线的垂直距离称阻力臂（重臂）。当力臂大于重臂时,可以省力;力臂小于重臂时就费力;而支点在力点与阻力点之间时,可以改变用力方向。人体的活动主要与杠杆作用有关。人体运动系统中的骨骼好比杠杆,关节是运动的支点,骨骼肌是运动的动力点,它们在神经系统的调节与各系统的配合下,对身体起着保护、支持与运动的作用。根据杠杆上的力点、支点和阻力点的相互位置不同,杠杆可分为三类:平衡杠杆、省力杠杆与速度杠杆。

（1）平衡杠杆:支点在动力点与阻力点之间的杠杆。此类杠杆的动力臂与阻力臂可等长,也可不等长。例如,人的头部在寰枕关节上进行仰头和低头的动作,寰椎为支点,支点前后各有一组肌群产生作用力（F_1、F_2）,头部重量为阻力（L）,当前部肌群产生的力（F_2）与阻力（L）的力矩之和与后部肌群产生的力（F_1）的力矩相等时,头部趋于平衡（图 10-1）。

（2）省力杠杆:阻力点在动力点与支点之间的杠杆。此类杠杆因动力臂长于阻力臂而省力,在人体运动中不多。例如,用脚尖走路时,脚尖是支点,脚跟的肌肉收缩为作用力（F）,体重（L）落在两者之间的距骨上,由于动力臂较长,所以用较小的力就可以支持体重（图 10-2）。

（3）速度杠杆:动力点在阻力点与支点之间的杠杆。此类杠杆的动力臂比阻力臂短,因而费力,使用的目的在于工作方便,是人体运动中最常见的杠杆作用。例如,用手臂举起重物时的肘关节运动,肘关节是支点,手臂前肌群（肱二头肌）的力作用于支点与重物之间,由于动力臂比阻力臂短,就得用较大的力,这种杠杆虽然费力,但却赢得了速度和运动范围。手臂后肌群（肱三头肌）的力和手中的重物的力矩使手臂伸直,而肱二头肌的力矩使手臂向上弯曲,当两者相等时,手臂处于平衡状态（图 10-3）。

2. 摩擦力 相互接触的两物体在接触面上发生的阻碍相对滑动的力为摩擦力。摩擦力的方向与物体运动方向相反。当物体有相对滑动的趋势但尚未滑动时,作用在物体上的摩擦力称为"静摩擦力"。静摩擦力与使物体发生滑动趋势的力的方向相反,它的大小与该

图 10-1 头部平衡杠杆作用　图 10-2 足部省力杠杆作用　图 10-3 手和前臂速度杠杆作用

力相同,并随力的增大而增大。当力加大到物体即将开始运动时,静摩擦力达到最大值,称为最大静摩擦力。物体在滑动时受到的摩擦力称为"滑动摩擦力"。物体滚动时受到的摩擦力称为"滚动摩擦力"。最大静摩擦力和滑动摩擦力与接触面上的正压力成正比,比例系数分别称为静摩擦系数与滑动摩擦系数,统称摩擦系数,其大小主要取决于接触面的材料、光洁程度、干湿程度和相对运动的速度等,通常与接触面的大小无关。

3. 平衡与稳定　为了使物体保持平衡,必须使作用于物体的一切外力相互平衡,也就是通过物体重心的各力的总和(合力)等于零,并且不通过物体重心的各力矩的总和也等于零。人体局部平衡是整个人体平衡中不可缺少的一部分,而整个人体平衡也是通过各个局部平衡来实现的。人体或物体的平衡与稳定,受其重量、支撑面的大小、重心的高低及重力线和支撑面边缘之间的距离的影响。

(1) 物体的重量与稳定性成正比:物体重量越大,稳定性越高。例如推倒较重物体所用的力大于推倒较轻物体所用的力。

(2) 支撑面的大小与稳定性成正比:支撑面是人或物体与地面接触的各支点的表面构成的,并且包括各支点之间的表面积。各支点之间的距离越大,物体的支撑面积越大。支撑面小,则需付出较大的肌肉拉力,以保持平衡稳定。例如,人体平卧位比侧卧位稳定;老年人行走时,用手杖扩大支撑面,从而增加稳定性。

(3) 物体的重心高度与稳定性成反比:当物体的组成成分均匀时,重心位于它的几何中心。如物体的形状发生变化时,重心的位置也会随之变化。人体重心的位置随着躯干和四肢的姿势改变而改变。例如,人体在直立两臂下垂时,重心位于骨盆的第二骶椎前约7cm处(图10-4);如把手臂举过头顶,重心随之升高;当身体下蹲时,重心下降,甚至吸气时膈肌下降,重心也会下降。人或物体的重心越低,稳定性越高。

(4) 重力线、支撑面与稳定的关系:重力线指通过物体重心垂直于地面的线。人体只有在重力线通过支撑面时,才能保持平衡。例如,当人从椅子上站起时,应先将身体向前倾,一只脚向后移,从而使重力线落在支撑面内,这样就可以平稳地站起来(图10-5)。如果重力线

图 10-4　人体直立时重心在骨盆中部　　　　图 10-5　人体从坐位变立位时,重力线的改变

落在支撑面外,则容易使人发生倾倒。

（二）人体力学原理在护理工作中的应用

护理人员在执行各项护理操作时,正确运用人体力学原理,维持良好的姿势,可减轻自身肌肉紧张及疲劳,提高工作效率。同时,运用人体力学原理协助患者维持良好的姿势与体位,避免肌肉过度紧张,可增进患者的舒适感,促进康复。

1. 利用杠杆作用　护士在操作时,应靠近操作物体;两臂持物时,两肘紧靠身体两侧,上臂下垂,前臂和所持物体靠近身体,使阻力臂缩短,从而省力。必须提取重物时,最好把重物分成相等的两部分,分别由两手提取。若重物由一只手臂提取,另一手臂应向外伸展,以保持平衡。

2. 扩大支撑面　护士在操作时,应根据实际需要将双下肢前后或左右分开,以扩大支撑面。例如,护士在进行铺床操作时,双下肢应前后或左右分开,以扩大支撑面;协助患者侧卧位时,应使患者两臂屈肘,一手放于枕旁,一手放于胸前,双下肢前后分开,上腿屈膝屈髋在前,下腿稍伸直,以扩大支撑面,增加患者的稳定性。

3. 降低重心　护士在提取位置较低的物体或进行低平面的护理操作时,双下肢应随身体动作的方向前后或左右分开,使重力线在支撑面内,同时屈膝屈髋,使身体呈下蹲姿势,降低重心,保持身体的稳定性。

4. 减少身体重力线的偏移　护士在提取物品时,应尽量将物品靠近身体;抱起或抬起患者移动时,应将患者靠近自己的身体,以使重力线落在支撑面内。

5. 尽量使用大肌肉或多肌群　护士在进行护理操作时,能使用整只手时,避免只用手指进行操作;能使用手臂力量时,避免只用手腕部力量;能使用躯干部和下肢肌肉的力量时,尽量避免使用上肢的力量。例如,当端持治疗盘时,应五指分开,托住治疗盘并与手臂一起用力,使用多肌群用力,不易疲劳。

6. 使用最小肌力做功　护士在移动重物时,应注意平衡、有节律,并计划好重物移动的位置和方向。掌握以直线方向移动重物,尽可能遵循推或拉代替提取的原则。

第二节　协助患者活动

患者若长期卧床易出现消化不良、便秘、肌肉萎缩、压力性损伤、坠积性肺炎等并发症,护士应定时协助患者变换卧位,促进患者适当活动,以预防和减少并发症的发生。

一、患者活动的评估

护理人员对患者活动能力进行评估是制定护理计划的需要,也是科学指导患者活动的依据。评估的主要目的是判断患者是否有活动能力,是否存在活动受限的因素,活动的程度是否合适,以及是否存在失用的风险。

（一）患者的一般资料

包括年龄、性别、文化程度、职业、生理因素、心理因素、社会因素等。年龄是决定机体对活动及所能耐受的活动程度的重要因素之一。不同的年龄选择不同的运动方式。

（二）心肺功能的状态

心肺功能的情况直接影响患者的活动能力。活动会增加机体对氧的需要量,机体出现代偿性心率及呼吸加快、血压升高,造成呼吸、循环系统负荷加重。不恰当的运动会加重原有的心肺疾病,甚至会发生心搏骤停。因此,活动前应评估患者血压、心率、呼吸等指标,根据心肺功能状态确定活动负荷的安全范围,根据患者的反应及时调整活动方式和活动量。

（三）骨骼肌肉的状态

肌肉收缩的力量用肌力表示,可以通过机体收缩特定肌肉群的能力来评估肌力。肌力一般分为6级：

0级：完全瘫痪、肌力完全消失。

1级：可见肌肉轻微收缩但无肢体活动。

2级：肢体可水平移动位置但不能抬起。

3级：肢体能抬离床面但不能对抗阻力。

4级：能做对抗阻力的运动,但肌力减弱。

5级：肌力正常。

（四）关节的功能状况

通过患者的主动运动或被动运动评估关节的运动范围有无受限,是否有肿胀、僵硬、变形,活动时关节有无疼痛、声响等内容。

（五）患者的活动能力

可通过观察患者的日常活动情况判断其活动能力,如行走、穿衣、如厕是否需要器械或他人协助等。一般机体的活动功能可分为5个级别：

0级：完全独立,可自由活动。

1级：需要使用辅助器械,如拐杖、轮椅、助行器等。

2级：需要他人的帮助、监护或指导。

3级：既需要他人的协助,也需要辅助器械。

4级：完全不能活动,全部依赖他人。

二、协助患者下床

【目的】

协助患者下床进行活动或帮助恢复期患者进行身体适应性锻炼。

【评估】

1. 患者的一般情况,如年龄、性别、文化程度、意识、疾病类型、心理状态、合作程度等。

2. 了解患者有无约束、肢体肌力、各种导管是否通畅及其固定情况等。

【计划】

1. 护士准备　衣帽整洁,修剪指甲,洗手。

2. 环境准备　环境整洁、安静,光线充足,室温适宜。

3. 患者准备

（1）患者了解操作目的及配合方法,情绪稳定。

（2）如有各类导管,应先妥善固定,防止脱落。

【实施】

步骤	要点与说明
1. 核对：床号、姓名	● 确认、评估患者
2. 解释：向患者及家属做好解释,说明操作的目的、方法及配合要点	● 取得合作

续表

步骤	要点与说明
3. 松被穿衣:松开盖被,安置好患者身上的导管,协助患者穿衣等	• 询问、观察患者有无眩晕和不适 • 避免导管脱落、受压或液体逆流
4. 移至床边:协助患者移至床边,再将患者的双膝屈曲(图 10-6)	• 便于操作,如系偏瘫患者,护士站于患者的患侧
5. 协助坐起	
(1)一手托起患者头颈部,另一手环绕患者腰部并促使其双手或健侧手臂环绕护士的头颈部(图 10-7)	• 让患者尽量靠近护士
(2)护士利用身体重心的转移,顺势将患者扶起转 1/4 周(图 10-8)	• 注意观察患者有无头晕等不适
(3)将患者的双腿移至床下,坐至床侧(图 10-9)	• 保护患者安全,避免坠床
6. 协助患者穿鞋	
7. 协助患者下床(图 10-10)	• 防止患者摔倒 • 下床活动应采用渐进方式,可逐日增加下床活动的时间 • 下床或改变姿势时,动作应放慢,卧位改为坐姿后,应先摆动双下肢,促进下肢血液回流,无不适反应后再缓慢下床
8. 协助患者维持平衡	• 单侧无力者:护士站于患侧 • 双侧无力者:护士面对患者站立,双手扶住患者的肩膀,以便扶持及控制患者的不稳定及摇摆

图 10-6　协助患者下床

图 10-7　协助患者下床

图 10-8　协助患者下床

图 10-9 协助患者下床

图 10-10 协助患者下床

协助患者下床操作流程：

核对解释→移患者至床边→扶助患者→旋转→双腿移床下→扶助患者下床→协助患者维持平衡

【注意事项】

1. 活动时应评估患者的面色、脉搏、呼吸、血压、伤口敷料及管道等,若有异常,不宜早期下床活动,可在床上进行深呼吸和四肢伸展活动。

2. 下床活动时,应协助患者做到"三个半"(床上平卧半分钟至完全清醒,起床后在床上坐半分钟,下肢下垂在床沿上等半分钟),再扶患者下床沿着床边缓慢走动。

3. 协助患者下床过程中,护士应密切观察,若出现不适应当立即停止,避免坠床。

4. 护士应注意节力原则。

5. 应注意保暖,以防感冒而诱发肺部感染。

【评价】

1. 患者理解操作目的,愿意配合。

2. 操作过程中患者能配合,下床后患者无不适反应、无眩晕、无跌倒。

3. 下床过程中各种导管安置妥当,无脱落,患者有安全感。

三、协助患者变换卧位

(一)一般患者体位更换术

【目的】

协助患者变换卧位,使患者舒适,防止压力性损伤。

【评估】

1. 患者的一般情况,如年龄、性别、文化程度、意识、疾病类型、心理状态、合作程度等。

2. 了解患者有无约束、肢体肌力、各种导管及其固定情况等。

【计划】

1. 护士准备 衣帽整洁,修剪指甲,洗手。

2. 环境准备 环境整洁、安静,光线充足,室温适宜。

3. 患者准备

(1)患者了解操作目的及配合方法,体位舒适,情绪稳定。

（2）如有各类导管,应先妥善固定,便于操作。

【实施】

步骤	要点与说明
1. 核对:床号、姓名	• 确认、评估患者
2. 解释:向患者及家属做好解释,说明操作的目的、方法及配合要点	• 取得合作
3. 准备:固定床脚轮,将各种导管安置妥当,必要时将盖被折叠至床尾或一侧;协助患者仰卧,两手放于腹部	• 避免翻身时牵拉导管致脱落 • 方便操作
4. 翻身	
（1）一人协助患者翻身侧卧法(图 10-11):先将患者肩部、臀部向护士侧床沿移动,再同法移动双下肢,协助患者屈膝;护士一手托住患者肩部,一手扶患者膝部,轻轻将患者转向对侧,使患者背向护士	• 适用于体重较轻者 • 使患者尽量靠近护士,以缩短力臂,达到节力的目的 • 切忌拖拉患者,应稍抬起患者后再翻身,以免移动时擦伤皮肤
（2）两人协助患者翻身侧卧法(图 10-12):两位护士站于床的同侧,一人托住患者颈肩部和腰部,另一人托住臀部和腘窝,两人同时将患者抬起移向近侧;两位护士分别扶住患者的肩部、腰部和臀部、膝部,轻轻将患者翻向对侧	• 适用于体重较重或病情较重者 • 需注意患者头部的保护 • 两人动作应协调轻稳 • 切忌拖拉患者,以免擦伤皮肤 • 应注意观察患者背部的皮肤情况,并给予相应的护理
5. 安置:按侧卧位的要求在患者背部、胸前及两膝间放置软枕,肢体各关节处于功能位,必要时加用床挡	
6. 整理:整理各种导管、床单位	• 翻身后检查导管是否扭曲、受压、移位,以保持导管通畅
7. 记录:记录翻身时间,皮肤情况等	

图 10-11　一人协助患者翻身侧卧法

图 10-12　两人协助患者翻身侧卧法

协助患者变换卧位操作流程：
核对→解释→摆体位→翻身→放置软枕支撑→整理→记录

【注意事项】

1. 护士应注意节力原则。翻身时，让患者尽量靠近护士，使重力线通过支撑面来保持平衡，缩短重力臂而省力。

2. 移动患者时动作应轻稳，协调一致，不可拖拉，以免擦伤皮肤，应将患者身体稍微抬起再进行翻身。为患者翻身后，需要用软枕垫好肢体，以维持舒适而安全的体位。

3. 翻身时，注意为患者保暖并防止坠床。

4. 根据患者的病情及身体受压情况，确定翻身间隔的时间。如发现皮肤发红或破损应及时处理，酌情增加翻身次数，同时记录于翻身卡上，并做好交接班。

5. 当患者身上有各种导管或输液装置时，应先将导管安置妥当，翻身后仔细检查导管是否脱落、移位、扭曲、受压，保持导管通畅。

【评价】

1. 患者理解操作目的，操作过程中能配合。

2. 更换体位过程中无意外发生，各种导管安置妥当，无脱落，患者有安全感，更换体位后感觉舒适。

（二）特殊患者体位更换术

1. 骨折患者　为四肢骨折的患者更换体位时，应根据患者的具体情况，选择合适的体位，适当抬高患肢，促进静脉回流。对损伤部位重点扶托保护，缓慢移至舒适体位，避免引起患者疼痛和造成新的损伤。如股骨颈骨折的患者，应保持肢体外展中立位，防止患肢内收、外旋造成髋部屈曲，防止骨折移位。

2. 脊柱损伤患者　翻身时应采用轴式翻身。如颈椎损伤的患者需要翻身时，应始终保持头、颈、躯干在同一平面，以维持颈部相对稳定，操作者应协调一致，尽量平抬平放，防止损伤部位移位而加重脊髓损伤。胸腰椎骨折的患者协助翻身时，应嘱患者挺胸直腰绷紧背部肌肉形成自然内固定，操作者一人托患者肩部和髋部，另一人托髋部和双下肢，保持躯干上下一致，同时向对侧翻身，侧卧时可在患者的胸腹部、背部放置软枕支撑。

3. 牵引患者　协助牵引患者翻身时，不可随意放松牵引，翻身后注意牵引的位置、方向和牵引力是否正确。嘱患者及其家属不要擅自改变体位，不能随便增加牵引重量。

4. 石膏固定患者　针对石膏固定患者，在石膏未干之前，应尽量少搬动患者，不要用手指按压，以免石膏向内凸起，压迫局部组织。若必须移动患者时，应用手掌平托患肢，以保持石膏位置,并注意观察局部肢体血液循环情况。

5. 手术患者 为手术后患者更换体位前,如敷料已有潮湿或脱落,应先更换敷料并妥善固定,再协助翻身,翻身后应避免伤口处受压。

6. 颅脑手术患者 颅脑术后的患者应取健侧卧位或仰卧位,避免手术切口受压。更换体位时,操作者应扶持患者头部,使头颈部呈一直线,防止头颈部过度扭曲或震动;为有脑室引流的患者更换体位时,操作者应先将引流管暂时夹闭,防止脑脊液反流,引起逆行性感染;颅脑术后的患者翻身时,头部不可剧烈翻动,以防引起脑疝,压迫脑干,导致猝死。

四、协助患者移向床头

【目的】

帮助滑向床尾而自己不能移动的患者移向床头,使患者舒适。

【评估】

1. 患者的一般情况,如年龄、性别、文化程度、意识、疾病类型、心理状态、合作程度等。
2. 了解患者有无约束、肢体肌力、各种导管及其固定情况等。

【计划】

1. 护士准备 衣帽整洁,修剪指甲,洗手。
2. 环境准备 环境整洁、安静,光线充足,室温适宜。
3. 患者准备
(1) 患者了解操作目的及配合方法,体位舒适,情绪稳定。
(2) 如有各类导管,应先妥善固定,便于操作。

【实施】

步骤	要点与说明
1. 核对:床号、姓名	• 确认、评估患者
2. 解释:向患者及家属做好解释,说明操作的目的、方法及配合要点	• 取得患者的配合 • 避免移动过程中床的移动造成意外
3. 准备:固定床脚轮,放平床头支架或靠背架,枕头横立于床头,将各种导管安置妥当,必要时将盖被折叠至床尾或一侧	• 避免撞伤患者头部,避免移动患者时牵拉导管致脱落
4. 移动 (1) 一人协助患者移向床头(图 10-13):协助患者屈膝仰卧,双手握住床头栏杆或搭于护士肩部;护士靠近床边,两腿弯曲,适当分开呈半蹲姿势,一手托住患者的肩背部,一手托住患者的臀部;托起患者,并嘱患者两脚蹬床面,同时挺身,一起移向床头	• 适用于体重较轻且能较好配合者 • 节省体力 • 患者身体应被抬离床面,切忌拖拉,以免皮肤擦伤
(2) 两人协助患者移向床头:协助患者屈膝仰卧;两位护士分别站于床的两侧,两腿弯曲适当分开。两人手交叉地托住患者颈肩部和臀部,同时抬起患者,移向床头	• 适用于体重较重或病情较重者 • 动作应协调轻稳,患者身体应被抬离床面,不可拖拉硬拽,确保患者舒适和安全
5. 整理:放回枕头,协助患者取舒适卧位,整理床单位	

图 10-13　一人协助患者移向床头

协助患者移向床头操作流程：
　核对解释→固定床脚轮→安置管道→移向床头→放回枕头→整理

【注意事项】

1. 护士应注意节力原则。

2. 两人协助患者移向床头时，动作应协调一致，可通过发号口令达到动作同步。

3. 移动患者时，动作应轻柔，不可用力过猛，以免扭伤患者手腕关节或头部撞击到床栏。

【评价】

1. 患者理解操作目的，愿意配合。

2. 操作过程中患者能主动配合，移动后患者感觉舒适。

3. 移动患者过程中无意外发生，患者有安全感。

五、全范围关节活动

全范围关节活动简称 ROM 练习，是根据每一特定关节可活动的范围来对此关节进行屈曲和伸展的运动，是维持关节可动性、防止关节挛缩和粘连形成、恢复和改善关节功能的有效锻炼方法。关节活动范围（range of motion，ROM）指关节运动时所通过的运动弧，常以度数表示，亦称关节活动度。ROM 练习可分为主动性 ROM 练习和被动性 ROM 练习。躯体可移动的患者可采用主动性 ROM 练习，卧床患者则需要护理人员协助完成，为被动性 ROM 练习。对于活动受限的患者应尽快开始 ROM 练习，开始可由医务人员完全协助或部分协助完成，并最终达到患者能独立完成的目的。被动性 ROM 练习可在为患者做清洁卫生护理、翻身和变换卧位时完成，既节省时间，又可随时观察患者的病情变化。每天应做 2~3 次 ROM 练习。主动性全范围关节活动适用于躯体可移动的患者，被动性全范围关节活动适用于卧床患者，需要依靠护理人员协助才能进行并完成。

【目的】

维持关节的活动性；预防关节僵硬、粘连和挛缩；促进血液循环；修复关节丧失的功能；维持肌张力。

【适应证】

引起关节挛缩、僵硬致关节活动受限的疾病，如关节炎、关节脱位复位后、骨折固定后、截肢、偏瘫等。

【禁忌证】

1. 深静脉血栓形成，心肌缺血、心肌梗死等心血管病不稳定期。

2. 肌肉、肌腱、韧带、关节囊或皮肤手术后初期。

3. 骨折早期和肌肉、肌腱、韧带撕裂早期。

4. 骨性化肌炎和关节旁的异位骨化。

【评估】

1. 全面评估患者情况,包括病情、体力、关节活动能力及听从指导的能力。

2. 了解关节情况和患者的全身情况,若患者有心脏病,应特别小心观察其有无胸痛症状。

【计划】

1. 护士准备　衣帽整洁,修剪指甲,洗手。

2. 环境准备　环境整洁、安静,光线充足,室温适宜。

3. 患者准备

(1) 患者了解操作目的及配合方法,体位舒适,情绪稳定。

(2) 如有各类导管,应先妥善固定,便于操作。

【实施】

步骤	要点与说明
1. 核对:床号、姓名。评估患者情况,包括病情、体力、关节活动能力	• 确认患者
2. 解释:向患者及家属解释操作的目的、过程和需要配合的要求	• 取得患者的配合 • 护士应结合患者的病情,向患者及家属介绍关节活动的重要性,鼓励患者积极配合锻炼,并最终达到由被动转变为主动的运动方式
3. 安置体位:嘱患者采取自然放松的体位,说明适当的体位和姿势的重要性,操作时尽量靠近操作者	• 不良姿势可能会限制患者的关节活动
4. 全范围关节活动:依次对颈、肩、肘、腕、手指、髋、膝、踝、趾关节做外展、内收、伸展、屈曲、内旋、外旋、伸展过度等 ROM 练习(表 10-1)。每个关节每次可有节律地做5~10 次完整的练习,操作时以手做成杯状或支架状来支撑患者关节远端的肢体(图 10-14)	• 活动中注意观察患者有无胸痛,心率、心律及血压有无异常,避免由于剧烈活动诱发心血管意外 • 对比两侧活动情况,有助于了解关节原来的活动情况,避免损伤关节 • 适当的支托能较好地控制关节的活动
5. 操作后:运动结束后,测量生命体征,协助患者取舒适卧位	• 评估患者情况,避免发生意外
6. 记录:运动后应及时、准确记录运动的时间、内容、次数和关节活动范围变化的情况及患者的反应	• 为今后的操作提供参考

表 10-1　关节活动范围练习各动作的定义

动作	定义
外展	移离身体中心
内收	移向身体中心
伸展	关节伸直或头向后仰
屈曲	关节弯曲或头向前弯
内旋	旋向中心
外旋	自中心向外旋转
伸展过度	超过一般的范围

图10-14 以手做成杯状或支架来支托腿部

全范围关节活动操作流程：

核对解释→安置体位→全范围关节活动→测量生命体征、协助患者 取舒适卧位→记录

【注意事项】

1. 全面评估患者的疾病情况、机体活动能力、心肺功能状态、关节的现存功能，根据患者的康复目标和具体情况制定运动计划，遵循循序渐进的原则。

2. 运动前保持周围环境安静、空气洁净、温湿度适宜，帮助患者更换宽松、舒适的衣服，以便于活动，注意保护患者的隐私。

3. 运动过程中注意观察患者对活动的反应及耐受性，注意观察有无关节僵硬、疼痛、痉挛及其他不良反应，出现异常情况及时向医生报告并进行处理。

4. 对急性关节炎、骨折、肌腱断裂、关节脱位的患者进行关节活动度练习时，应在临床医生和康复医生的指导下进行，避免出现二次损伤。

5. 护士应结合患者病情，向患者及家属介绍关节活动的重要性，鼓励患者积极配合，最终使患者能够由被动运动转变为主动运动。

【评价】

1. 患者理解全范围关节活动的目的和重要性，愿意配合。

2. 患者运动后关节活动良好，无疼痛、不适及并发症的发生。

3. 患者知晓全范围关节活动的注意事项。

4. 活动过程中无肌肉或关节损伤，患者有安全感。

📖 知识链接

肌 力 练 习

肌力练习是患者自主维持及发挥肌肉生理功能的重要方法之一，包括等长运动（isometric exercise）和等张运动（isotonic exercise）。等长运动可增加肌张力而不改变肌肉长度。在运动前应评估肌力障碍的部位，并确定运动准确动作角度，每次运动一个部位肌肉，反复进行等长收缩1~5次，然后休息2~3分钟；等张运动指对抗一定负荷做关节的活动锻炼，同时也锻炼肌肉收缩，常用的等张运动方法为"渐进抗阻运动法"。该方法首先确定患者的RM值，即运动时肌肉最大负荷，分三组循序渐进地采用10RM的50%、75%、100%进行运动锻炼，每组各做10次抗阻运动，每组运动间隔时间为1分钟，每天运动1次，每周重复测RM值，以调整负荷重量。

附：全范围关节活动（图 10-15）

图 10-15　全范围关节活动

图 10-15（续） 全范围关节活动

六、协助患者做呼吸运动

呼吸运动可以帮助患者重建正常的呼吸模式,增强呼吸肌功能,改善肺通气,减轻呼吸困难,预防肺部感染,防止肺不张,提高心肺功能,进而提高日常生活能力。主要包括:

(一)深呼吸运动

深呼吸运动(deep breathing exercise)常用于克服肺通气不足。训练时,指导患者用鼻缓慢深吸气,然后用嘴慢慢呼气。训练时间根据患者呼吸功能和一般情况确定,一般每天训练4次,每次5~10分钟。

(二)膈式呼吸运动

膈式呼吸运动(diaphragmatic breathing exercise)主要用于慢性阻塞性肺疾病患者,以减慢呼吸频率,增加潮气量,减少功能残气量。训练时,患者取放松体位,将一手或双手轻放于腹部,随腹部呼吸运动而移动。用鼻缓慢吸气时,腹部尽可能扩张,膈肌尽量下降,然后逐渐收紧腹部肌肉,缩唇将肺内气体尽量呼出,呼气与吸气之间要均匀、连贯、缓慢。如此反复训练1分钟,休息2分钟,每天训练数次。经过反复训练,呼吸可变成自动的腹式呼吸。

(三)缩唇呼吸训练

缩唇呼吸训练(pursed-lip breathing training)即通过训练呼吸肌,延长呼气时间,增加呼气时气道压力,防止呼气时小气道过早闭陷,以利肺泡内气体排出,减少残余气量。患者闭嘴用鼻吸气(计数到3),然后收紧腹部肌肉,通过缩唇(吹口哨状或口含吸管状)缓慢、均匀地呼气(计数到7)。走路时也可练习,吸气时走2步,呼气时按同样步伐走4步,如此反复。有呼吸困难症状者可采用此训练,并可逐渐增加训练次数,每天4次,每次5~10分钟(图10-16)。

第一步:从鼻孔吸入空气,嘴唇紧闭　第二步:噘起嘴唇,慢慢呼气,如同吹口哨

图 10-16　腹式呼吸和缩唇呼吸

(四)激励呼吸法

激励呼吸法(breathing with incentive spirometry)即通过提供患者吸入气量的视觉反馈以鼓励其自主深呼吸的一种方法,用于促进术后患者进行深呼吸以预防和治疗肺不张。训练时让患者深呼吸,在深吸气后屏气并注视肺量计上的结果。可预防肺泡塌陷,利于气体交换和排出分泌物。术后患者由于伤口疼痛,其吸气量达到平时的1/2或3/4即可。必要时可遵医嘱适当地应用镇痛药以减少深呼吸带来的疼痛。

七、协助患者完成日常生活活动

日常生活活动是人们为独立生活而每天必须反复进行的最基本的、具有共性的身体动

作群,是体现人的能力的一个重要方面,包括日常生活中的衣、食、住、行和个人卫生等基本动作和技巧。本部分着重介绍患者穿脱衣和饮食训练的内容。

(一) 患者的穿脱衣训练

【目的】

协助单侧肢体关节活动受限和肌力低下患者完成穿脱上衣、裤子、鞋等动作。

【评估】

1. 患者的一般情况,如年龄、性别、文化程度、意识、疾病类型、视力、心理状态、合作程度等。

2. 了解患者肢体肌力、患侧手功能等。

【计划】

1. 护士准备　衣帽整洁,修剪指甲,洗手。

2. 环境准备　环境整洁、安静,光线充足,室温适宜。

3. 患者准备

(1) 患者了解操作目的及配合方法,体位舒适,情绪稳定。

(2) 适当使用适应性辅助用具或设备。

【实施】

步骤	要点与说明
1. 核对:床号、姓名	• 确认、评估患者
2. 解释:向患者及家属做好解释,说明操作的目的、方法及配合要点	• 取得患者的配合
3. 穿脱上衣	
(1) 穿开襟上衣(图 10-17):患者取坐位,健侧手找到衣领,内面向上置于膝上。患侧袖子垂直于双腿间,用健手帮助患肢穿进相应的袖内,并拉衣领至肩上。健侧上肢将另一侧衣袖拉到健侧斜上方,穿入健侧上肢,系好扣子并整理	• 穿衣时,先穿患侧
(2) 脱开襟上衣:先用健手脱患侧上衣至肩下,再脱健侧上衣至肩下,然后两侧自然下滑脱出健手,再脱出患手	• 脱衣时,先脱健侧
(3) 穿套头上衣:患者取坐位,用健手将衣服平铺在健侧大腿上,领子放于远端,患侧袖子垂直于双腿之间。用健手将患肢套进袖内,并拉至肘以上,再穿健侧袖子,健手将套头衫背面举过头顶,套过头部,整理(图 10-18)	• 建议患者穿宽松的套头衫
(4) 脱套头上衣:先将衣身上拉至胸部以上,再用健手拉住衣服背部,从头转到前面,使衣服从头后方向前脱出,先脱健手,后脱患手(图 10-19)	
4. 穿脱裤子(图 10-20)	
(1) 穿裤:患者取坐位,用健肢将患腿屈髋屈膝放置于健侧腿上。用健手穿患侧裤腿,拉至膝盖以上,放下患腿,全脚掌着地。穿健侧裤腿并尽可能拉至臀部附近,抬臀或站起向上拉至腰部,整理系紧	• 衣服宜宽松
(2) 脱裤:站立,松开腰带,裤子自然落下后,坐下,先抽出健腿,后抽出患腿,健腿从地上挑起裤子,整理好待用	• 平衡较好者,取坐站式,平衡较差者,取坐卧式

续表

步骤	要点与说明
5. 穿脱鞋袜(图 10-21) (1)将患腿提起交叉放于健腿上,将患脚穿进袜里和鞋里,再用健侧手指钩上鞋跟,系上鞋带或粘上魔术贴 (2)放下患腿,穿上健侧脚的袜子和鞋子 (3)脱鞋(袜)和穿鞋(袜)的顺序相反	• 建议鞋不要太重或太硬,用魔术贴松紧鞋代替普通系带鞋
6. 整理:协助患者整理衣物	

图 10-17　穿开襟上衣方法

图 10-18　穿套头上衣方法

图 10-19　脱套头上衣方法

图 10-20 穿裤子方法

图 10-21 穿脱鞋/袜方法

协助患者穿脱衣操作流程：

穿脱衣：核对解释→取稳定坐姿→先穿患侧→再穿健侧→先脱健侧→再脱患侧→整理

【注意事项】

1. 协助患者穿脱衣物前，要了解患者肢体活动情况和病情，对于肌肉、关节存在疼痛及留置引流管、导管的患者，动作应尽量轻柔，以免加重疼痛、造成急性损伤或导管脱出。

2. 尽量选择宽松、有弹性、合身的衣物，衣袖和裤腿不能过长，以免影响患者活动。

3. 协助患者坐位穿、脱鞋。若不便坐下时，可指导患者缓慢蹲下降低身体重心，增加体位的稳定性后穿、脱鞋；若弯腰或半蹲位穿、脱鞋时，指导患者扶住身边的人或物以免跌倒。

【评价】

1. 患者理解操作目的,愿意配合。

2. 操作过程中患者能主动配合训练,患者感觉舒适。

3. 穿脱衣过程中无意外发生,患者有安全感。

(二) 协助患者进食

【目的】

帮助上肢关节活动受限和肌力低下者自己拿起并握住餐具(碗、筷子、勺等)、食品及各种饮料杯(罐),将水和食物送到口中吞咽。

【评估】

1. 患者的一般情况,如年龄、性别、文化程度、意识、疾病类型、视力、心理状态、合作程度等。

2. 了解患者有无进食禁忌、肢体肌力、患侧手功能、吞咽功能等。

【计划】

1. 护士准备　衣帽整洁,修剪指甲,洗手。

2. 环境准备　环境整洁、安静,光线充足,室温适宜。

3. 患者准备

(1) 患者了解操作目的及配合方法,体位舒适,情绪稳定。

(2) 适当使用适应性辅助用具或设备。

【实施】

步骤	要点与说明
1. 核对:床号、姓名	• 确认、评估患者
2. 解释:向患者及家属做好解释,说明操作的目的、方法及配合要点	• 取得患者的配合
3. 协助进食 (1) 饮水:协助患者用防滑垫或患手稳定水杯。协助患者往水杯里盛水。患者用健手或双手(如果可能)握住水杯直接饮水或用吸管饮水	• 注意水温,避免烫伤
(2) 吃固体 / 半固体食物:协助患者坐稳,患侧上肢放到桌上,放置食物及餐具。患者自行伸手或由护士协助拿起餐具(筷子、匙),将餐具放入有食物的碗\碟中,夹住食物并送到口中,进食过程中注意观察有无呛咳等情况	• 如果患者不能坐在桌边,应帮助患者在进食期间从床上坐起或坐在床边 • 将患侧上肢放在桌上可较好地稳定肘部,从而有助于患手握住碗,或借助身体使碗更加稳定
4. 整理:饮食完毕,放回饮水杯或餐具,协助患者取舒适卧位,整理床单位	

协助患者进食操作流程:

饮水:核对解释→取稳定姿势→盛水→直接饮水或用吸管饮水→整理

吃固体 / 半固体食物:核对解释→取稳定姿势→拿起食具→夹取食物→咀嚼与吞咽→整理

【注意事项】

1. 注意餐具的长短大小应适宜、餐盘最好隔热,以免影响患者抓握餐具,进而影响进食;食物应尽可能放在患者近处,以方便拿取。

2. 对于利手存在障碍的患者,若病情允许,鼓励患肢在耐受范围内尽可能参与进食;同时鼓励患者健肢积极辅助进食。

3. 对于进口进食存在障碍的患者,应采用鼻饲进食;存在吞咽障碍的患者,进食宜缓慢,进食时需注意观察患者的面色、表情、眼神等,以及时发现误吸或呛咳。

【评价】

1. 患者理解操作目的,愿意配合。

2. 操作过程中患者能主动配合,饮食过程中无呛咳,患者感觉舒适。

3. 饮食后,患者口中无食物残存。

4. 就餐过程中患者无意外发生,有安全感。

🔍 知识链接

日常生活活动量表

日常生活活动量表(activity of daily living scale,ADL)由 Lawton 和 Brody 于 1969 年制定,量表包括 2 部分 14 项内容,即基础性日常生活活动(basic activities of daily living,BADL)和工具性日常生活活动(instrumental activities of daily living scale,IADL),主要用于评定受试者的日常生活能力。常用的标准化的 BADL 评定方法有 Barthel 指数(Barthel index,BI)、Katz 指数、PULSES、修订的 Kenny 自理评定等。

我国自 20 世纪 80 年代后期,在日常生活活动能力评定时普遍采用 BI。BI 由 Mshoney 和 Barthel 于 1965 年制定,用于评估个人基本/躯体日常生活能力。该工具共 10 项内容,每项根据人的自理能力赋分(0、5、10、15 分),总分为 0~100 分,得分越高独立性越高。

(庞晓丽 吴彩琴)

复习思考题

1. 患者,男性,65 岁。因慢性心力衰竭入院,在安静休息状态下亦有明显症状,体力活动完全受限,需卧床休息。

请回答:长期卧床对患者的呼吸系统、心血管系统、肌肉骨骼系统、消化系统及心理社会方面将产生哪些影响?

2. 在护理工作中如何正确应用人体力学原理?

3. 患者,男性,42 岁。因交通意外致伤,神志昏迷,入院诊断为颈椎骨折,右下肢骨折。行右下肢石膏固定,留置尿管,静脉输液。

请回答:为患者翻身时,应注意哪些问题?

4. 患者,男性,79 岁,因"突发左侧肢体活动障碍 2 小时"急诊入院。查体:生命体征平稳,神志清楚,左上肢能在床面移动但不能抬起,左下肢肌肉可轻微收缩但不能移动。患者既往有高血压病史 9 年,慢性心力衰竭病史 1 年。

请回答:

(1) 患者左上肢、左下肢的肌力分别为几级?

(2) 为患者进行 ROM 练习的目的是什么?注意事项有哪些?

5. 患者,女性,65 岁,因"双膝关节疼痛、肿胀、活动受限 10 年,保守治疗无效"行双侧人工膝关节置换术。术后使用止血带、留置引流管。

请回答:术后护士在指导患者穿衣过程中,有哪些注意事项?

扫一扫
测一测

第十一章

患者的营养与饮食护理

笔记栏

PPT 课件

学习目标

识记:

1. 能简述各营养素的种类及其主要功能。

2. 能正确陈述鼻饲法的适应证、禁忌证及注意事项。

理解:

1. 能正确描述下列概念:基本饮食、治疗饮食、试验饮食、要素饮食、肠外营养。

2. 能对比不同种类治疗饮食的适用范围、饮食原则及用法。

3. 能对比不同种类试验饮食的适用范围、饮食原则及用法。

4. 能理解要素饮食的适应证及注意事项。

5. 能理解肠外营养的适应证及并发症。

运用:

1. 能全面地评估患者的营养状态。

2. 能灵活地为患者提供一般饮食护理。

3. 能规范地实施鼻饲法,操作过程中动作轻柔、关爱患者。

案例导入

徐某,男性,48 岁。患慢性乙肝 10 余年,反复出现肝功能异常,长期服中药及护肝药治疗。1 年前自觉腹胀,下肢水肿,B 超示肝硬化伴腹水,曾住院行护肝、补充蛋白及利尿治疗。病情未见好转,纳差、乏力,肝功能异常,持续腹水,经门诊诊断为肝硬化失代偿期,住院治疗。

查体:一般情况欠佳,慢性肝病面容,巩膜、皮肤轻度黄染,可见肝掌及蜘蛛痣,腹部膨隆,无压痛,高度腹水,双下肢明显凹陷性水肿。

辅助检查:肝功能:ALT 89U/L,AST 102U/L,TBIL 39μmol/L,白蛋白 25g/L,球蛋白 39g/L。乙肝小三阳,HBV DNA 9.2×10^5 copies/ml。B 超:肝硬化大量腹水。

请思考:

1. 如何对该患者进行营养评估?

2. 应给予该患者何种饮食? 为什么?

3. 如何做好该患者的饮食健康教育?

营养作用指一个有机体摄入、消化、吸收、输送及利用营养素的过程。食物是营养的来源,营养是健康的保证。合理饮食与营养不仅能维持各种生理功能,提高机体免疫力和抵抗力,而且能够预防疾病,增进健康,促进康复。因此,护士必须掌握营养原则和食物成分的知识,明确营养与健康和疾病恢复的关系,准确评估患者营养状况,根据患者的需要和其对食物的喜好及饮食习惯提供不同的饮食,对其进行科学指导,并向其提供有效的营养方法,以满足患者对营养的需要。

第一节 营养的基本知识

一、人体对营养的需要

人体为了维持生命与健康,保障生长发育和活动能力,每天必须通过饮食摄取足够量的营养物质。食物被人体消化、吸收和利用的成分称营养素(nutrient)。人体需要的营养素主要有六大类,即蛋白质、脂肪、碳水化合物、矿物质、维生素、水,其中水是构成人体最重要的成分。此外,膳食纤维也是一种营养素,常称之为"第七营养素"。营养素的主要功能为供给热能、构成和修补组织、调节生理功能。合理的饮食与营养还可以减轻患者的焦虑、不安,稳定其情绪,维持良好的心理状态。

二、热能

人体进行各种生命活动所需要消耗的能量称为热能(energy)。人体所需要的热能是由食物在体内经酶的作用进行生物氧化所释放出来的能量提供的,通常以焦耳(J)或 kcal 表示,1kcal=4.18kJ。蛋白质、脂肪和碳水化合物是提供热能的主要营养素,故又称为"产热营养素",它们的产热量分别为蛋白质 16.7kJ/g(4kcal/g),脂肪 37.6kJ/g(9kcal/g),碳水化合物 16.7kJ/g(4kcal/g)。人体由于年龄、性别、生长速率、体积大小、劳动强度、环境等因素的不同对热能的需要量各异。人体热能的需要是与其热能的消耗相一致的,能量的需要包括基础代谢、体力活动和食物特殊动力作用的能量消耗。对处于正常生长发育阶段的儿童,还需要增加生长发育所需要的能量。孕妇、产妇、乳妇每天所需的热量比同龄女性增加15%~25%,老年人较成年人减少 10% 左右。对体重低或居住在平均气温较高地区的居民,热能供给量可适当降低。根据中国营养学会推荐的标准,我国成年男子的热量供给量为9.41~12.55MJ/d,成年女子为 7.53~10.04MJ/d。

三、营养素

(一) 蛋白质

蛋白质(protein)是维持生命的重要物质基础,正常人体内 16%~19% 是蛋白质。蛋白质是人体氮的唯一来源。与人体有关的 20 余种氨基酸中,其中一部分可在人体内合成或从其他氨基酸转变而来,称为非必需氨基酸;另有 8 种氨基酸在体内不能合成或合成速度不能满足机体需要,而必须从饮食中获得,称为"必需氨基酸";组氨酸为婴儿所必需,因此婴儿的必需氨基酸为 9 种。必需氨基酸多来自植物,包括谷物、豆荚类、种子和干果类。蛋白质供给的能量占总能量的 10%~15%,儿童、孕妇、乳母适当增加。中国营养学会推荐的蛋白质摄入量成年男性为 65g/d,成年女性为 55g/d。若饮食中没有足够的脂肪和碳水化合物供给热量,则饮食中的蛋白质可以有 58% 被氧化。蛋白质主要来源于肉类、水产类、乳类、蛋类、豆类等。蛋白质的主要生理功能是构成和修复人体细胞、组织,协助制造重要物质(如酶、激素、免疫物质等),维持胶体渗透压,调节生理功能,供给热能。

(二)脂肪

脂肪(fat)也称脂类或脂质,是人体组织细胞的重要组成成分,在体内分解可产生大量热能,其供给的能量占总能量的 20%~30%,不宜超过 30%。脂肪分为中性脂肪和类脂质。中性脂肪是由甘油和脂肪酸组成的,亦称甘油三酯。类脂质是溶于脂肪或脂肪溶剂的物质。食物脂肪的来源包括植物性和动物性食物。植物性食物的脂肪来源是各种植物油和坚果,如核桃、花生、芝麻、葵花籽及豆类等。植物油含不饱和脂肪酸多。动物性食物来源主要有猪、羊、牛等的脂肪、骨髓、乳类及蛋黄等,它们主要提供饱和脂肪酸、磷脂和胆固醇等。胆固醇是膳食脂肪中的一个主要形式,在蛋黄、肝脏等动物脏器及奶油中含量丰富。脂肪的主要生理功能是提供热能,储存能量,参与构成机体组织,供给必需脂肪酸,促进脂溶性维生素的吸收和利用,供给胆固醇、维持人体体温,保护肝脏,也是细胞膜的重要成分。

(三)碳水化合物

碳水化合物(carbohydrate)是人体热量的主要来源,其需要量取决于个体饮食习惯、生活水平和劳动强度。碳水化合物供给的能量占总能量的 50%~65%。碳水化合物主要来源于谷类、水果和根茎类中的薯类及其他植物,少量来自食糖。每日膳食中最重要的碳水化合物是淀粉。大多数食物中的碳水化合物是以多糖及双糖形式存在,但它们必须先转变为单糖(主要是葡萄糖)才能被吸收。碳水化合物的主要功能为提供热能、促进脂肪氧化、节省蛋白质、维持心脏和神经系统的正常活动、护肝解毒,也是膳食纤维的来源。

(四)维生素

维生素(vitamin)是人体必需的一类有机营养素。大部分维生素在体内不能合成或合成量不足,必须从食物中摄取。根据溶解性,维生素可分为两大类:脂溶性维生素(如维生素 A、维生素 D、维生素 E、维生素 K)和水溶性维生素(如维生素 C、B 族维生素)(表 11-1)。其中,B 族维生素包括维生素 B_1、维生素 B_2、维生素 B_6、维生素 B_{12}、烟酸、泛酸、叶酸等,这些 B 族维生素是推动体内代谢,把糖、脂肪、蛋白质等转化成热量时不可缺少的物质。如果缺少 B 族维生素,则细胞功能降低,引起代谢障碍,这时人体会出现怠滞和食欲缺乏。通常可以从每天的饮食中获得足够的维生素,但在非寻常情况下(如虚弱、生病、酗酒、药物治疗、严重的热量限制等),只靠饮食中的维生素不能满足机体的需要,必须补充维生素制剂。

表 11-1 维生素的生理作用、缺乏症、食物来源和成人每日需要量

名称	生理作用	缺乏症	食物来源	成人每日需要量
维生素 A	参与正常视觉活动和上皮生长与分化,促进骨骼发育,过量可致中毒	夜盲症、皮肤干燥、毛囊角化	动物肝脏、未脱脂奶及奶制品、禽类、胡萝卜、绿叶蔬菜、水果等	男性:800μgRAE/d 女性:700μgRAE/d
维生素 D	调节钙磷代谢,促进钙磷吸收,过量可致中毒	佝偻病、家族性低磷酸盐血症	鱼肝油、海鱼、动物肝脏、蛋黄、奶油等	10μg/d
维生素 E	抗氧化作用,保持红细胞完整性,参与 DNA、辅酶 Q 的合成,促进毛细血管增生,改善微循环,防止动脉硬化及其他心血管疾病,抑制血栓形成	溶血性贫血、生育受损	油料种子、植物油、谷类、坚果类、绿叶蔬菜	14mg α-TE/d
维生素 K	参与凝血因子的合成,促进凝血	出血	菠菜、白菜及肠道菌群合成	80μg/d

续表

名称	生理作用	缺乏症	食物来源	成人每日需要量
维生素 B_1	构成辅酶,参与糖代谢,参与支链氨基酸代谢,调节神经生理活动,维持心脏、神经及肌肉的正常功能	脚气病	动物内脏、肉类、豆类、花生及未加工的谷类	男性:1.4mg/d 女性:1.2mg/d
维生素 B_2	构成体内多种氧化酶,激活维生素 B_6,与糖、脂肪尤其是蛋白质的代谢有关	口角炎、皮肤病和眼病	动物肝、肾、心,乳类、蛋类、豆类、蔬菜	男性:1.4mg/d 女性:1.2mg/d
维生素 B_6	构成多种辅酶,参与物质代谢	脂溢性皮炎、高半胱氨酸血症、黄尿酸尿症	畜禽肉及其内脏、鱼类等	1.4mg/d
维生素 B_{12}	形成辅酶,提高叶酸利用率,促进红细胞的发育与成熟	恶性贫血	肉类、鱼类、禽类、蛋类、贝壳类	2.4μg/d
叶酸	参与各种代谢,促进红细胞的生成,参与 RNA、DNA、蛋白质合成	巨幼红细胞贫血、舌炎、腹泻	新鲜绿叶蔬菜、肝、肾、蛋、牛肉、菜花及土豆等	400μgDFE/d
维生素 C	促进胶原、神经递质、抗体合成,参与胆固醇代谢,保护细胞膜,治疗贫血,促进铁吸收,提高铁利用率	维生素 C 缺乏病	新鲜蔬菜、水果	100mg/d

（五）矿物质

矿物质(mineral)也称无机盐,占体重的 2.2%~4.3%,包括碳、氢、氧、氮以外的各种元素,其中含量较多的有钙、镁、钾、钠、磷、硫、氯等,被称为常量元素。另外,铁、碘、铜、锌、锰、钴、钼、硒、铬、镍、锡、硅、氟、矾等 14 种元素含量极微,占人体总重量万分之一以下或日需要量(摄入量)在 100mg 以下,称微量元素,也是人体必需的。此外,还有第三种分类,生理作用尚不清楚的矿物质,如铝、硼、硒、镉、矾。矿物质广泛存在于食物之中,大多能满足机体需要,常见缺乏的矿物质是钙和铁,儿童、青少年、孕妇和乳妇、老年人应酌情补充。矿物质是人体的重要组成部分,对调节和维持正常的生理功能起主要作用。

（六）水

水(water)是构成人体组织的重要成分,占体重的 50%~60%。机体水的来源有内生水、饮水和食物。成人每天需要量约为 2 500ml,每天需水量因季节、气候、劳动强度和饮食习惯不同而异。水是维持生命必需的物质,其主要生理功能为构成人体组织、维持体温、参与体内新陈代谢、溶解和运送营养素和代谢物,维持消化吸收功能等。

（七）膳食纤维

膳食纤维(dietary fiber)是植物和食物中含有的一些不能被人体消化酶所分解的物质。它们不能被机体吸收,但是维持身体健康所必需的。膳食纤维有很多种,以纤维素、半纤维素、果胶、藻胶、树胶、黏液等各种形式广泛存在于粗粮、豆类、蔬菜、水果、海藻、食用菌、马铃薯等天然植物中。膳食纤维有的是细胞壁的组成成分,有的是植物分泌的多糖,各有不同的作用,其每日所需量应根据个体情况而定。膳食纤维主要的生理功能为促进肠蠕动,防止便秘、痔疮和肠道憩室病;预防大肠癌;部分阻断胆固醇和胆汁酸的肝肠循环,预防冠心病和胆石症;延缓糖类的吸收,减轻糖尿病患者对胰岛素和药物的依赖性;增加食物的体积,防止能量过剩,控制肥胖;降低龋齿和牙周病的发病率;减轻某些化学物质、药物或食物添加剂的有害作用。因其在胃肠道健康方面的功效突出,常被誉为"肠道清洁夫"。目前,多数国家对于膳食纤维的建议摄入量为每人每日 25~35g 总膳食纤维。

四、与满足营养有关的上消化道的结构与功能

上消化道由口腔、咽、食管、胃、十二指肠组成。它们各自具有相应的结构特点,也赋予相应的功能。

(一)口腔

1. 结构 由口唇、颊、腭、牙、舌、咽峡和大唾液腺(包括腮腺、下颌下腺和舌下腺)组成。

2. 功能 受到食物的刺激后,口腔内腺体即分泌唾液,嚼碎后的食物与唾液搅和,借唾液的滑润作用通过食管,唾液中的淀粉酶能部分分解碳水化合物,将淀粉分解成麦芽糖。

(二)咽

1. 结构 是呼吸道和消化道的共同通道,依据与鼻腔、口腔和喉等的通路,可分为鼻咽部、口咽部、喉咽部三部。

2. 功能 咽的主要功能是完成吞咽这一复杂的反射动作。

(三)食管

1. 结构 食管是一长条形的肌性管道,上接咽部下口,下至贲门,全长 25~30cm,门齿距贲门长度约 40cm。食管走行于颈、胸骨后,是消化道中最狭窄的部分,可分为颈、胸、腹三段。食管全长的口径大小不一,其中有三个明显狭窄。第一个狭窄在食管起始端,距中切牙约 15cm;第二个狭窄在大支气管交叉处,距中切牙约 25cm;第三个狭窄在膈的食管裂孔处,距中切牙约 40cm。这三个狭窄处易滞留异物、形成瘢痕,也是食管癌的好发部位。

2. 功能 食管的主要功能是运送食物入胃。

(四)胃

1. 结构 分为贲门、胃底、胃体和幽门四部分,胃的总容量为 1 000~3 000ml。胃壁黏膜中含大量腺体,可以分泌胃液,胃液呈酸性,其主要成分有盐酸、钠、钾的氯化物、消化酶、黏蛋白等,胃液的作用很多,其主要作用是消化食物、杀灭食物中的细菌、保护胃黏膜及润滑食物,使食物在胃内易于通过等。胃液中的胃蛋白酶将蛋白质初步消化,胃能吸收部分水、无机盐和乙醇。

2. 功能 胃的主要功能是容纳和消化食物。由食管进入胃的食团,经胃内机械性消化和化学性消化后形成食糜,食糜借助胃的运动逐次被排入十二指肠。

(五)十二指肠

1. 结构 十二指肠是上消化道的管道部分,为小肠的起始段,长度相当于本人 12 个手指的指幅(25~30cm),因此而得名。十二指肠呈 C 形弯曲,包绕胰头,可分为上部、降部、下部和升部四部分。

2. 功能 十二指肠的主要功能是分泌黏液、刺激胰消化酶和胆汁的分泌,为蛋白质的重要消化场所。

五、饮食与健康

食物是人类赖以生存的物质基础,合理的饮食在提供能量、促进生长发育、参与机体组成和调节机体功能等多方面发挥着重要作用。相反,饮食不当会造成营养素比例失调,损害健康,并影响疾病的发生、发展和转归。

食品添加剂、有机食品、营养补充品、素食是日常生活中经常提及的名词,人们对其认识

笔记栏

常存在一些误区,现简单介绍如下:

(一)食品添加剂

食品添加剂是用以改善食物的颜色、味道、硬度或稳定性的物质。近年来,实验研究表明摄入过量的添加剂,会导致实验动物发生肿瘤,部分添加剂对人体的影响目前尚不清楚,至今尚无确凿的证据显示添加剂是危险的。虽然合理使用防腐剂可延长食品的保存效果,但尽量避免使用不必要的食品添加剂。

(二)有机食品

有机食物是在没有使用化学杀虫剂和肥料的环境中生长,或用未加以任何化学品的饲料来喂养,或未注射任何药物以促使其生长发育的动植物。新鲜的有机食物通常在外观上优于标准的"新鲜食物",但在营养价值上却不一定更好。

(三)营养补充品

有些营养品是高蛋白食品,有些添加了维生素和矿物质。如果饮食中蛋白质已经足够,而又另外补充时,多余的蛋白质就会被分解生热,或变成脂肪储存起来。营养不良而确需增加蛋白质摄取者,最好选择可接受的蛋白质食物,并且在合理的计划下食用。

维生素制剂有特定的功效,但不可滥用,大量服用有中毒的可能,甚至会造成严重的结构和生理上的问题,尤其是脂溶性维生素 A、维生素 D、维生素 K 摄入过多时,不能通过尿液直接排出体外,容易在体内蓄积引起中毒。水溶性维生素可随尿液排出体外,毒性较小,但大量服用维生素 C、维生素 B_6 仍可对人体造成损害。

(四)素食

合理的素食必须经过仔细的计划才能完整、均衡。素食者所能选用的食物比一般饮食者少,而且单一种类的植物食品不能供给完全的蛋白质,因此必须配合其他植物性食品或奶制品、蛋,以提供完全的蛋白质。

当不吃肉类食品时,必须注意下列几点:

1. 必须摄取植物性蛋白质,并且要摄取奶制品,以获得完全的蛋白质。
2. 增加豆荚类、干果、坚果的摄取,以获得蛋白质和铁。
3. 增加奶制品的摄取,以获得钙、蛋白质和维生素 B_{12}。
4. 增加全麦类面包和麦片的摄取,以获得 B 族维生素。
5. 增加水果、蔬菜的摄取,以获得维生素 A、维生素 C 和矿物质。
6. 至少减少一半"无意义的热量"(糖、浓缩糖、脂肪)的摄取。

📖 知识链接

中国居民膳食指南(2016)

2016 年,新版《中国居民膳食指南》发布,其推荐内容的要点如下:

推荐一:食物多样,谷物为主。

推荐二:吃动平衡,健康体重。

推荐三:多吃蔬果、奶类、大豆。

推荐四:适量吃鱼、禽、蛋、瘦肉。

推荐五:少盐少油,控糖限酒。

推荐六:杜绝浪费,兴新时尚。

为了方便理解平衡膳食的理念,指南还发布了膳食宝塔(图 11-1)。

盐	<6克
油	25~30克
奶及奶制品	300克
大豆及坚果类	25~35克
畜禽肉	40~75克
水产品	40~75克
蛋类	40~50克
蔬菜类	300~500克
水果类	200~350克
谷薯类	250~400克
全谷物和杂豆	50~150克
薯类	50~100克
水	1 500~1 700毫升

每天活动6 000步

图 11-1 中国居民平衡膳食宝塔(2016)

六、营养评估

(一)影响食物摄取因素的评估

1. 生理因素

(1)年龄:年龄不同,对食物的喜好、每天所需的食物量及对特殊营养素的需求均有所差异。生长发育速度较快者(如婴幼儿和青少年)需摄入足够的蛋白质、各种维生素和微量元素等;老年人由于新陈代谢减慢,每天所需的热量相应减少,但对钙的需求量较成年人有所增加。此外,年龄也可影响对食物质地的选择,如婴幼儿咀嚼及消化功能尚未完善、老年人咀嚼及消化功能减退,应提供质地柔软、易于消化的食物。

(2)身高和体重:一般情况下,体格强壮、高大的人对营养素的需求量较大。

(3)活动量:活动量大的人每天所需的热能及营养素均比活动量小的人多。

(4)特殊生理状况:女性在妊娠和哺乳期对营养的需求量增加,并可能有饮食习惯的改变,如喜食口味较重的食物。

2. 心理因素 通常焦虑、忧郁、恐惧、悲哀等不良的情绪状态会使人的食欲降低、进食减少甚至厌食;而轻松、愉快的心理状态会使人食欲增加。进食的环境、食物的清洁度及色香味等皆可影响人的心理状态,从而影响对食物的选择或摄入。

3. 社会因素 经济状况的好坏直接影响人们对食物的购买力,从而影响营养状况。此外,地理位置、文化背景、宗教信仰、生活方式、饮食习惯、营养知识等的不同均会影响个人对食物的选择,从而影响营养的摄入和吸收,甚至可能导致疾病的发生。

4. 病理因素 疾病与外伤影响患者的食欲、食物摄取及食物在体内的消化、吸收;在疾病治疗期间服用某些药物可促进或抑制食欲,从而影响食物的消化和吸收;也有些疾病在治疗和服药期间有饮食的限制要求;某些人对某种特定食物过敏,食后易发生各种过敏反应,影响营养的摄入与吸收,如有些人对海产品过敏,有些人对牛奶过敏。

(二)饮食型态的评估

包括每天进餐的次数,进食方式,用餐时间的长短,摄入食物的种类、量,饮食是否有规律;有无偏食;有无烟酒等特殊嗜好;有无应用补品,补品的种类、量、服用时间等。

(三)营养状态的评估

1. 人体测量

(1) 身高、体重:身高、体重综合反映了蛋白质、热能及钙、磷等无机盐的摄入、利用及储备情况,也反映了肌肉、内脏的发育和潜在能力。测量一定时期内体重的增减是观察营养状态最常用的方法,应于清晨、空腹、排空大小便后,穿单衣裤站于体重秤中央进行测量。

我国常用的标准体重计算公式为 Broca 的改良式:

$$标准体重(kg)= 身高(cm)-105$$

按公式算出实测体重占标准体重值的百分数,计算公式为:

$$(实测体重 - 标准体重)/ 标准体重 \times 100\%$$

评价标准:实测体重占标准体重的百分数在 ±10% 范围内为正常,>10%~20% 为过重;>20% 为肥胖;<10%~20% 为消瘦;<20% 为明显消瘦。

(2) 体重指数:体重受身高的影响较大,故常用体重指数(body mass index,BMI)衡量体重是否正常。计算方法为:$BMI= 体重(kg)/ 身高^2(m^2)$。

WHO 成人评价标准:18.5~24.9 为正常,<18.5 为消瘦,25.0~29.9 为肥胖前状态,≥30 为肥胖。

我国成人评价标准:18.5~23.9 为正常,<18.5 为消瘦,≥24.0 为超重,≥28 为肥胖。

(3) 皮褶厚度:皮褶厚度可反映人体皮下脂肪的厚度,常用皮褶计测量,成人最常用的测量部位为肱三头肌部,测定 3 次取均值。正常范围为男性(13.1 ± 6.6)mm,女性为(21.5 ± 6.9)mm。

2. 体格检查　评估毛发、皮肤、指甲、骨骼、肌肉等情况。毛发浓密、有光泽,皮肤富有光泽、有弹性,黏膜红润,指甲粉色、坚实,肌肉结实、皮下脂肪丰富而有弹性,则表示营养良好。若毛发稀疏、干燥、无光泽,皮肤黏膜干燥、弹性差、肤色过浅或过深,指甲无光泽、粗糙、易断裂,肌肉松弛无力等,提示营养不良。介于良好与不良之间者为中等。

3. 生化评估　生化测定是评价个体营养状况最客观的指标。使用生化检验方法可测定血、尿中某些营养素或其他代谢产物的含量,如血、尿、便常规检验,血清蛋白、血清转铁蛋白、血脂、血清钙、pH 等测定,也可进行营养素耐量试验或负荷试验,以直接推测营养素水平。

第二节　医院饮食

为了适应不同病情患者的需要,医院饮食可分为三大类:基本饮食、治疗饮食和试验饮食。

一、基本饮食

基本饮食(basic diet)有普通饮食、软质饮食、半流质饮食和流质饮食四种(表 11-2)。基本饮食是医院中一切膳食的基本烹调形式,其他各种膳食均由这四种基本膳食变化而来。

二、治疗饮食

治疗饮食(therapeutical diet)是根据疾病治疗的需要,在基本饮食基础上适当调整总热能和某种营养素,以达到辅助治疗目的的一类饮食(表 11-3)。

表 11-2　基本饮食

类别	适用范围	饮食原则	用法
普通饮食（general diet）	病情较轻或疾病恢复期、无饮食限制、消化功能正常的患者	营养均衡、色香味俱全；易消化、无刺激的一般食物；与健康人饮食相似	每天3餐，总热能为9.2~10.88MJ/d（2 200~2 600kcal/d）蛋白质70~90g/d
软质饮食（soft diet）	低热、咀嚼不便者，老人、幼儿及术后恢复期的患者，消化吸收功能差的患者	营养均衡，食物碎、烂、软，易消化、易咀嚼，如软饭、面条、切碎煮熟的菜肉等；少油炸、少油腻、少粗纤维和刺激性的食物	每天3~4餐，总热能为9.2~10.04MJ/d（2 200~2 400kcal/d）蛋白质60~80g/d
半流质饮食（semi-liquid diet）	发热、体弱、消化道和口腔疾病、咀嚼和吞咽不便、手术后的患者	营养丰富，无刺激性，易于咀嚼、吞咽和消化，纤维含量少的食物。食物呈半流体状，如蒸鸡蛋、豆腐、肉末、稀饭、面条、菜末等	少食多餐，每天5~6餐，总热能为6.5~8.37MJ/d（1 500~2 000kcal/d）蛋白质50~70g/d
流质饮食（liquid diet）	高热、口腔疾病、各种大手术后、急性消化道疾病、危重或全身衰竭等患者	食物呈液体状，易吞咽、易消化，无刺激性，但所含热量和营养素不足，故只能短期使用。如乳类、豆浆、牛奶、米汤、稀藕粉、肉汁、菜汁、果汁等	每天6~7餐，每2~3小时1次，每次200~300ml，总热能为3.5~5.0MJ/d（836~1 195kcal/d）蛋白质40~50g/d

表 11-3　治疗饮食

饮食种类	适用范围	饮食原则	用法
高热能饮食	用于热能消耗较高的患者，如甲状腺功能亢进、结核病、大面积烧伤、肝炎、胆道疾病、体重不足、疾病恢复期等患者及产妇	在基本饮食的基础上加餐2次，可进食牛奶、豆浆、鸡蛋、藕粉、蛋糕、巧克力及甜食等	总热量为12.55MJ/d（3 000kcal/d）
高蛋白饮食	高代谢性疾病的患者，如烧伤、结核病、恶性肿瘤、贫血、甲亢等，以及低蛋白血症、孕妇、乳母等	在基本饮食的基础上增加富含蛋白质的食物，如鱼类、肉类、蛋类、乳类、豆类等	蛋白质每天每公斤体重1.5~2g，每天总量不超过120g，总热量10.46~12.5MJ/d（2 500~3 000kcal/d）
低蛋白饮食	限制蛋白质摄入者，如急性肾炎出现氮质血症及明显少尿阶段，以及尿毒症、肝性脑病等患者	供给充足的能量、维生素和矿物质。肝功能衰竭者应选择含高支链氨基酸、低芳香族氨基酸的豆类食品，避免动物类食品；肾衰竭者应尽量选择富含必需氨基酸的食物，如鸡蛋、牛奶、瘦肉等	蛋白质需要量根据肝、肾功能而定，一般每日摄入量不超过40g。限制蛋白质供给量应根据病情随时调整，病情好转后需逐渐增加摄入量，否则不利于疾病康复，尤其对生长发育期的患儿
低脂肪饮食	肝胆胰疾病、高脂血症、动脉粥样硬化、冠心病、高血压、肥胖症及腹泻等患者	少油，禁用肥肉、蛋黄、动物脑。高脂血症及动脉硬化者不必限制植物油（椰子油除外）	每天脂肪量<50g，患肝、胆、胰腺疾病者<40g，尤其限制动物脂肪

续表

饮食种类	适用范围	饮食原则	用法
低胆固醇饮食	高胆固醇血症、动脉粥样硬化、高血压、冠心病等患者	禁用或少用含胆固醇高的食物,如动物内脏和脑、肥肉、动物油、鱼子、蛋黄等	胆固醇摄入量<300mg/d
低盐饮食	心脏病、急慢性肾炎、肝硬化伴腹水、重度高血压但水肿较轻等患者	禁食腌制食品,如咸菜、皮蛋、香肠、火腿、咸肉等	每天可用食盐不超过2g,不包括食物内自然存在的氯化钠
无盐低钠饮食	心脏病、急慢性肾炎、肝硬化伴腹水、重度高血压水肿较重者	无盐饮食:除食物内自然含钠量外,不加食盐烹调;低钠饮食:除无盐外,还需控制摄入食物中自然存在的含钠量,应禁用含钠100mg/100g以上的食物和药物,如含碱食品(油条、挂面)、汽水(含碳酸氢钠)、油菜、蕹菜、芹菜和碳酸氢钠药物等	无盐饮食中食物含钠量<1g/d;低钠饮食每日控制食物含钠量在0.7g以下,病情严重时不超过0.5g
高纤维饮食	便秘、肥胖症、高脂血症、糖尿病等患者	选择含膳食纤维多的食物,如韭菜、芹菜、笋、卷心菜、粗粮、豆类等	每天膳食纤维摄入量达25~40g
少渣饮食	伤寒、肠炎、腹泻、食管静脉曲张及咽喉部、消化道手术的患者	少用含膳食纤维多的食物,不用刺激性强的调味品及坚硬带碎骨、鱼刺的食物;可食用豆腐、蒸蛋等食物	
低嘌呤饮食	痛风、高尿酸血症患者	限制嘌呤摄入量,以含嘌呤少的谷类、蔬菜为主要,或选用含核蛋白少的乳类、干酪、鸡蛋、动物血、海参等动物蛋白。每日摄入总能量应较正常人减少10%~20%,肥胖者应逐渐递减;平衡膳食并增加蔬菜和水果等碱性食物,适量多饮水	选用嘌呤含量低于150mg/100g的食物

三、试验饮食

试验饮食(test diet)亦称诊断饮食,即在特定的时间内,通过对饮食内容的调整,以协助疾病的诊断和提高实验检查结果正确性的一种饮食(表11-4)。

表11-4 试验饮食

饮食种类	适用范围	饮食原则	方法
隐血试验饮食	用于大便隐血试验(化学法检查)的准备,以协助诊断有无消化道出血。如采用免疫法检查不必限制饮食	禁食肉类、动物血、绿色蔬菜及含铁药物;应食牛奶、豆制品、土豆、白菜、米饭、面条、馒头等	试验前3天及试验期间实施

续表

饮食种类	适用范围	饮食原则	方法
胆囊 B 超检查饮食	用于需行 B 超检查有无胆囊、胆管、肝胆管疾病的患者	高脂肪餐:膳食中脂肪含量 25~50g,可进食 2 个油煎荷包蛋或高脂肪的方便餐无脂肪餐:无脂肪、低蛋白、高碳水化合物,可进食清淡的蔬菜类食物	检查前 3 天禁食牛奶、豆制品、糖类等易于发酵产气的食物,检查前 1 天晚进食无脂肪、低蛋白、高碳水化合物的饮食。检查当天早晨禁食。若胆囊显影良好,需继续了解胆囊收缩功能,则在第一次 B 超检查后,进食高脂肪餐,30~45 分钟后第二次 B 超检查观察,若效果不明显,可再等待 30~45 分钟后再次检查
肌酐试验饮食	用于协助检查、测定肾小球的滤过功能	在蛋白质限量范围内可以选用牛乳、鸡蛋和谷类食物	素食 3 天,但小麦禁用。蛋白质不超过 40g/d,主食不超过 300g/d
甲状腺摄 [131]I 试验饮食	用于甲状腺 [131]I 摄取测定,协助诊断甲状腺功能	禁食含碘食物,如海带、紫菜、海蜇、海鱼、虾、加碘食盐等	试验期间 2 周内执行
尿浓缩功能试验饮食	用于做尿浓缩功能试验的患者	禁饮水及含水量高的食物,避免进食过咸、过甜的食物,可选择馒头、米饭、豆腐干、炒鸡蛋等	试验期 1 天内控制饮食中的水分,总量在 500~600ml;蛋白质供给量为每公斤体重 1g/d

第三节 一般饮食护理

在对患者进行营养评估的基础上,对患者进行良好的饮食护理,可帮助其摄入充足和合理的营养素,促进其早日康复。

一、入院后的饮食通知

患者入院后,护士根据病区负责医生开出的患者饮食医嘱填写入院饮食通知单,送交营养室,必要时电话通知订餐人员,并填写在病区的饮食单上,以保证患者按时就餐。同时在患者床头或床尾标注相应的标记,作为分发饮食的依据。

二、患者进食前的护理

(一) 做好患者的饮食教育

护士应根据患者病情所确定的饮食种类,对患者进行解释和指导,说明选用饮食的意义、可选用及不能选用的食物、每天进餐的次数及时间等,以取得患者的合作,使患者了解建立良好饮食习惯的重要性,理解并执行饮食计划。

(二) 安排舒适的进餐环境

护士应努力为患者营造舒适的进餐环境,进餐环境应以清洁、整齐、美观、空气新鲜、气氛轻松愉快为原则。进餐前应收去床单位上不需要的用品,去除一切不良气味及不良视觉影响;避免在饭前进行令人不舒服或不愉快的治疗;如有呻吟或病危的患者,可用围帘或屏风加以遮蔽;鼓励同室患者共同进餐,创造良好的进餐环境,以促进食欲。

(三) 保证患者舒适

进餐前询问患者及同室病友是否需要排便;协助患者洗手、清洁口腔、取舒适的体位及姿势。如病情许可,可协助患者下床进食;不便下床者可取坐位或半坐位,放跨床桌进餐,卧床患者可安排侧卧位或仰卧位(头偏向一侧),并给予适当支托。必要时在取得患者同意的前提下,将治疗巾或餐巾围于患者胸前,以保护衣物和床单位清洁。

三、患者进食时的护理

(一)协助配餐员及时并准确分发食物

护士洗净双手,衣帽整洁。将热饭、热菜准确无误地发给每位患者。对禁食者应告知原因,以取得合作,并在床尾挂上标记。

(二)巡视进餐情况

在患者进餐时间,护士应加强巡视,观察患者进食情况;对实施治疗饮食、试验饮食的患者应注意检查督促;对家属带来的食物,经检查符合治疗护理原则方可食用。随时询问患者对饮食的意见和要求,以满足患者饮食的需要。

(三)协助患者进食

对能自行进食的患者,鼓励自行进食,护士可给予必要的帮助,如协助患者取合适的体位、准备餐具和食物等。

对不能自行进食的患者,应予喂食。喂食时应根据患者的进食习惯耐心喂食,并注意喂食的速度、食物的温度及每次的量,饭和菜、固体和液体食物轮流喂食。喂食时应避免催促,防止烫伤或呛咳等意外。

对双眼被遮盖或双目失明的患者,在喂食前应告知食物的类型和名称,以增加其进食的兴趣和食欲。对要求自行进食者,可按时钟平面图放置使用,并告知食物的方位和名称,如6点钟放饭,12点钟放汤、3点钟、9点钟放菜(图11-2)。

图11-2 食物放置时钟平面图

对特殊饮食或禁食的患者,应解释原因,取得配合,并悬挂提醒标记和严格交班。

四、患者进食后的护理

(一)保持餐后的清洁和舒适

及时撤去餐具,清理食物残渣,整理床单位。协助患者洗手、漱口,必要时做口腔护理,取舒适的体位。

(二)做好必要的记录和交接班工作

根据观察的情况就患者进食的时间、量、食物种类、食欲情况和进食后的反应做好记录,以评价患者的饮食是否满足营养需要。对暂需禁食或延时进食的患者应做好交接班工作。

第四节 特殊饮食护理

对于病情危重、消化道吸收功能障碍、不能经口或不愿正常进食的患者,为保证其营养素的摄取与消化吸收,维持并改善患者的营养状态、促进康复,临床多采用经肠营养饮食。根据其组成分为要素饮食、非要素饮食、组件饮食等。根据饮食的供给方式又可分为口服、管饲及肠外营养。本节主要介绍管饲饮食、要素饮食、肠外营养。

一、管饲饮食

管饲饮食（tube feeding）指通过管道将流质食物、水及药物灌入患者的胃或肠内，以提供营养支持。管道的种类包括鼻胃管、口胃管、鼻肠管、胃造瘘管和空肠造瘘管。管饲饮食的营养液在营养素组成及营养密度方面有很大不同，其种类包括标准蛋白质配方、水解蛋白质配方、特殊疾病配方等。标准蛋白质配方用于消化和吸收功能未改变者，水解蛋白质配方用于消化和吸收功能较弱者，特殊疾病的管饲饮食营养液是在某些营养素的组成或营养密度方面有所改变。几乎所有的管饲饮食营养配方都不含乳糖。鼻饲是实施管饲饮食最常用的方法。

鼻饲（nasal feeding）是将导管经鼻腔插入胃或肠内，从管内灌入流质食物、水和药物的方法，以达到营养和治疗的目的。下面以鼻胃管为例介绍。

【适应证】

1. 昏迷患者或连续 3 天及 3 天以上不能经口进食的患者。

2. 口腔疾病、口腔手术后的患者，或严重吞咽功能障碍的患者。

3. 早产儿及危重患者。

4. 其他患者，如拒绝进食的患者、牙关紧闭的破伤风患者等。

【禁忌证】

1. 食管、胃底静脉曲张者。

2. 食管癌和食管梗阻者。

【评估】

1. 患者病情、意识状态和活动能力。

2. 患者鼻腔局部情况，如鼻黏膜是否有肿胀、炎症，有无鼻腔息肉等。

3. 患者的心理状态与合作程度，既往有无鼻饲的经历，是否紧张，对插管的目的是否了解，是否愿意配合。

【计划】

1. 护士准备　衣帽整洁，修剪指甲，洗手，戴口罩。

2. 用物准备

（1）无菌鼻饲包内置：胃管、弯盘、独立包装的石蜡油棉球、纱布、50ml 注射器、手套。

（2）无菌鼻饲包外备：治疗巾、压舌板、棉签、胶布、别针、听诊器、夹子或橡皮圈、鼻饲流质（38~40℃）、温开水、清洁手套、管路标识。

3. 环境准备　环境清洁，温度适宜，必要时拉围帘，尊重患者的隐私，同时避免邻近床位患者看见插管过程引起不适感。

4. 患者准备　理解鼻饲的目的和意义，愿意合作。

【实施】

步骤	要点与说明
1. 插管	
（1）核对解释：备齐用物携至床边，核对床号、姓名，向患者和 / 或家属解释操作的目的、过程和需要配合的要求。准备固定胃管用的胶布	• 认真执行查对制度，避免差错
（2）准备体位：协助患者取坐位或半坐卧位，无法坐起者取右侧卧位，昏迷患者取去枕仰卧位，头向后仰	• 坐位或半坐卧位能减轻胃管通过鼻咽部时患者的咽反射，利于插管，一旦呕吐，也可预防窒息；根据解剖位置，右侧卧位更易使胃管进入胃内；头向后仰亦有利于昏迷患者胃管插入

续表

步骤	要点与说明
(3) 铺巾置盘:铺治疗巾于患者颌下,并放置好弯盘。如患者有活动性义齿,应先取下	• 取下义齿,防止脱落误吞
(4) 清洁鼻腔:观察鼻腔,检查是否通畅,用棉签蘸生理盐水清洁通畅的一侧鼻腔	• 观察鼻腔,了解鼻部有无疾病,如鼻中隔偏曲、鼻甲肥大、鼻息肉等
(5) 准备胃管:打开无菌鼻饲包,戴无菌或清洁手套。用空注射器注入少量空气,检查胃管是否通畅。用石蜡油棉球或纱布润滑胃管前端	• 润滑胃管前端,以减少插管时的阻力
(6) 测量长度:测量胃管插入的长度,并标记。插入长度一般为鼻尖经耳垂至胸骨剑突处,或由前额发际至胸骨剑突处的距离	• 一般成人长度为45~55cm。有误吸、反流的患者,可延长鼻胃管置入长度,保证胃管末端到达幽门后
(7) 实施插管:一手托住胃管,另一手持胃管头端,如佩戴清洁手套,可用无菌鼻饲包中的纱布持托胃管,沿选定的一侧鼻腔轻柔插入。插管时先稍向上平行再向后下缓缓插入至咽喉部(10~15cm)时嘱患者做吞咽动作,当患者吞咽时,顺势将胃管向前推进,直至预定长度。若是昏迷患者,先协助患者去枕仰卧,头后仰,当胃管插入15cm时,左手将患者头部托起,使下颌靠近胸骨柄,以增大咽喉部通道的弧度,便于胃管插入(图11-3)	• 鼻内有丰富的海绵状静脉组织,易损伤出血,所以插管动作应轻柔,并尽量避开鼻中隔前下部的"易出血区" • 吞咽动作有利于胃管顺利进入食管,并缓解不适 • 颈椎骨折患者禁用头后仰法
(8) 检查固定:检查胃管是否在胃内,常用三种方法:①连接注射器于胃管末端,回抽时有胃液;②置听诊器于胃部,用注射器快速将10ml空气从胃管注入,能听到气过水声;③将胃管末端置入水中,无气泡逸出,如有大量气泡逸出,表示误入气管。证实胃管在胃内后,用胶布固定胃管于鼻翼及面颊部	• 对胶布过敏的患者,可以用棉质系带双套结法固定胃管,并注意观察受压部位的皮肤情况,必要时可在受压部位使用减压装置
(9) 贴好管路标识	• 管路标识注明置管类型、时间、长度等信息
2. 灌食	
(1) 确认体位:鼻饲时,如病情允许应保持患者床头抬高30°~45°	• 鼻饲时床头抬高30°~45°,以预防反流或误吸,但应排除禁忌证,如患者血流动力学不稳定、脊柱损伤等特殊情况
(2) 证实连接:连接注射器于胃管末端,先回抽,见有胃液抽出,同时观察胃内是否有潴留及其他反应	• 每次鼻饲前都应确定胃管是否在胃内、是否通畅及有无胃潴留等。胃残留量>200ml时,应行床旁评估并调整鼻饲量和喂养方法
(3) 按序灌注:先注入约30ml温开水润滑、冲洗管腔,再缓慢灌注流质饮食或药液。鼻饲完毕后,再注入约30ml温开水冲洗胃管	• 首次喂食应量少、速度慢,使患者逐渐适应 • 灌注过程中,避免灌入空气,每次抽吸时,应反折胃管末端,防止胃内容物反流或空气进入造成腹胀 • 灌食结束注入温开水冲洗胃管,避免鼻饲液存积在胃管中变质,造成胃肠炎或管腔堵塞
(4) 包扎固定:关闭胃管末端开关,如无开关可将胃管末端反折,用纱布包好,用橡皮圈系紧或用夹子夹紧,用别针固定于患者衣领处或床旁	• 反折胃管末端,防止鼻饲液或胃内容物反流。对于末端有开关的胃管,无需反折
(5) 取位整理:鼻饲结束后,如病情允许,保持半卧位30分钟,并整理床单位,清理用物	• 鼻饲结束后避免搬动患者或进行可能引起误吸的操作。如果必须降低床头进行某些操作,操作结束后应尽快恢复半卧位
(6) 做好记录:脱手套,洗手,记录鼻饲液的种类、量及患者的反应	• 记录插管时间、留置刻度、鼻饲的时间及方式、营养液的种类及量、患者的反应等

续表

步骤	要点与说明
3. 拔管	
(1) 核对解释:核对床号,向患者解释,告知拔管的原因	● 一般应于末次灌入饮食后晚间拔管,次晨再从另一侧鼻腔插入
(2) 取掉胶布:戴清洁手套,放弯盘于患者颌下,揭去固定的胶布,关闭或夹紧胃管末端	● 关闭或夹紧胃管末端,防止拔管时管内液体反流
(3) 实施拔管:用纱布包裹近鼻孔处的胃管,嘱患者做深呼吸,在患者缓慢呼气时拔管,边拔边擦净胃管,到咽喉处快速拔出	● 到咽喉处快速拔出,以免液体滴入气管
(4) 整理用物:反脱手套,包住拔出的胃管,放于弯盘内,移出患者视线。清洁患者口鼻、面部,擦去胶布痕迹,协助患者漱口,取舒适的卧位,整理床单位,清理用物	● 置胃管于弯盘中,移出患者视线,防止污染床单位并避免对患者的不良感官刺激
(5) 做好记录:洗手,记录拔管的时间和患者的反应	

A　　　　　　　B

图 11-3　为昏迷患者插胃管

> 插管操作流程:
> 　核对解释→准备体位→铺巾置盘→清洁鼻腔→准备胃管→测量长度→实施插管→检查固定→贴好管路标识
> 灌食操作流程:
> 　确认体位→证实连接→按序灌注→包扎固定→取位整理→做好记录
> 拔管操作流程:
> 　核对解释→取掉胶布→实施拔管→整理用物→做好记录

【注意事项】

1. 操作前评估患者的病情、意识状态、活动能力、鼻腔局部的情况及心理反应,并向患者及其家属做好解释,消除紧张、恐惧感。

2. 插管时动作轻柔,注意插管的方向及患者的体位,以免损伤鼻腔和食管黏膜。

3. 实施插管过程中如遇以下情况,应正确处理:①如患者出现恶心、呕吐,可暂停插管,嘱患者深呼吸或张口呼吸,降低迷走神经兴奋性,减轻胃部收缩;②如患者出现呛咳、呼吸困难或发绀等现象,表明误入气管,应立即拔出,休息片刻后再重新插入;③如插入不畅时,检查口腔,了解胃管是否盘在口咽部,或将胃管抽回一小段,再慢慢插入。

4. 需翻身吸痰的患者应先翻身或吸痰,再行鼻饲喂食,以免引起呕吐或呛咳。

笔记栏

5. 鼻饲灌食时速度不可过快，每次灌食量不超过200ml，间隔时间不少于2小时。避免鼻饲液过冷或过热、灌入速度过快。新鲜果汁与奶液分开灌入，防止产生凝块。

6. 对于胃造瘘或空肠造瘘的患者，每次灌食前后都应冲洗造瘘管。切勿向造瘘管内注入酸性液体，特别是果汁等，因其可导致营养制剂中的蛋白凝固。保持造瘘口周围皮肤清洁、干燥。

7. 鼻饲药物应尽可能使用液体制剂，如为固体片剂应研成粉末，并在温水中充分摇匀。有些药物不能研碎，如缓释片、控释片、肠溶片、胶囊或胶丸、双层糖衣。管饲一种以上的药物时应分开注入，两药之间至少用5ml温开水冲洗鼻饲管。

8. 长期鼻饲的患者，一般每天进行口腔护理2次；鼻饲用物每天更换消毒；定期（或按照产品说明书）更换胃管。

【评价】

1. 患者理解插管目的，主动配合。护士顺利、安全地插入胃管。

2. 患者通过鼻饲获得基本营养、热能和水。

3. 患者通过鼻饲获得口服药物治疗。

【管饲饮食的并发症及预防、处理措施】

1. 误吸 管饲前检查管道的位置。对于卧床患者，如病情许可，在管饲时及管饲后2小时抬高床头30°~45°，采用持续、缓慢地滴注营养液或变换胃肠内营养的方式。

2. 腹泻 减慢速度和/或减少总量，同时寻找原因和对症处理。如注意检查胰腺功能是否良好、是否为抗生素相关腹泻等，用等渗、低脂肪、不含乳糖的营养液持续喂养，严格无菌操作，且营养液悬挂时间不要超过4~8小时。

3. 便秘 加强补充水分，选择含有不可溶性膳食纤维的营养配方，并注意监测患者的活动能力，与医生一起为患者制定活动计划。必要时予以通便药物、低压灌肠或其他促进排便措施。

4. 管道堵塞 护士须熟悉有关营养液的药理学知识，在给药前后用温水冲洗管道，管饲前摇匀营养液。如胃造瘘管或空肠造瘘管堵塞需更换，切勿用高压冲洗或导丝再通，否则可能损坏导管，伤及患者，甚至引发腹膜炎。

📖 知识链接

检查胃管是否在胃内的方法

检查胃管是否在胃内的传统方法有抽吸胃液、听气过水声、胃管末端置入水中观察有无气泡逸出。有时由于无法抽出胃内容物、患者昏迷、反射减弱或消失、肺内渗出液较多等原因，采用传统方法并不能准确确定胃管是否在胃内。以下介绍几种其他方法：

1. 测定胃管内抽出物的pH值 未服用胃酸抑制剂的患者如胃管内抽出物的pH值≤4，可判断胃管在胃内；服用胃酸抑制剂的患者可采用pH值≤6的标准。肉眼观察胃管内抽出物的性状并测定其pH值，可以帮助准确判断胃管是否在胃内。

2. X线检查 X线检查是确定胃管位置的金标准，但由于接触放射线、经济成本等原因，临床一般不作为常规检查方法。建议盲插的胃管在首次喂养或首次给药前进行X线检查；无法抽出胃内容物或pH试纸判断胃管位置失败时，X线是首选的检查方法。

3. 其他方法 机械通气的成人患者，推荐使用CO_2分析仪或比色式CO_2测定CO_2

的浓度，以判断胃管是否误入气管；非机械通气的患者，可采用弹簧压力测试仪，以判断胃管是否误入气道；超声检查可以判断有重力头端的胃管的位置。

二、要素饮食

要素饮食（elemental diet）又称元素膳食，是人工配制的、由符合机体生理需要的各种营养素所合成、不需消化、可被肠道直接吸收的无渣饮食。它的主要成分包括游离氨基酸、单糖、脂肪酸、维生素、无机盐和微量元素等。要素饮食可经口服、鼻饲，或经胃或空肠造瘘等方式摄入。

【目的】

用于临床营养治疗，提高危重患者能量及氨基酸等营养的摄入，促进伤口愈合，改善患者营养状况，以达到治疗目的。

【适应证】

主要用于危重患者，如各种严重营养不良、严重烧伤、低蛋白血症、大手术后胃肠功能紊乱、胃肠道瘘、急性胰腺炎、消化吸收不良、晚期癌症、短肠综合征患者。

【禁忌证】

1. 3 个月内的婴儿。

2. 消化道出血患者。

3. 糖尿病患者慎用。

4. 胃切除术后患者大量使用要素饮食会引起倾倒综合征者慎用。

【使用方法】

1. 口服法　初始剂量为 50ml/ 次，渐增至 100ml/ 次，一般每天 6~8 次，可添加菜水、肉汤等调味。

2. 分次注入　将配制好的要素饮食用注射器通过鼻饲管注入，每天 4~6 次，每次 250~400ml。此法操作方便，费用低廉，但易引起恶心、呕吐、腹胀、腹泻等消化道症状。

3. 间歇滴注　将配制好的要素饮食放入输液吊瓶内，经输注管缓慢注入，每天 4~6 次，每次 400~500ml，每次输注持续时间为 30~60 分钟。此法反应少，多数患者能接受。

4. 连续滴注　装置与间歇滴注相同，在 12~24 小时内持续滴入。浓度遵循由低到高的原则，速度开始以 40~60ml/h 逐渐递增至 120ml/h，最多可达 150ml/h。多用于经空肠造瘘喂食的患者。连续滴注建议使用肠内营养输注泵匀速控制滴速。

📖 知识链接

肠内营养输注泵

肠内营养输注泵采用微电脑自控系统使滴速控制范围更宽、更精确，自动报警装置安全可靠。使用时将营养液放于输注泵专用的容器内，其输注管嵌入输液泵内，滴注端接胃管（图 11-4）。适用于严重创伤患者、大型手术后患者等。

图 11-4 肠内营养输注泵

液晶显示屏

控制面板

泵帽

泵帽杠杆

【注意事项】

1. 根据患者的具体病情配制合适的浓度和剂量。应用一般从浓度低、剂量小、速度慢开始,待患者能耐受后,再稳定配餐标准、用量和速度。

2. 严格按无菌操作程序配制要素饮食。配制用具均需消毒灭菌。配制好的溶液应放在 4℃的冰箱中保存,并在 24 小时内用完,以防止放置时间过长被细菌污染而变质。

3. 滴注前后应用温开水冲净管腔,以防食物积滞在管腔中发生腐败变质。

4. 要素饮食的口服温度为 37℃,鼻饲、经造瘘口注入的温度为 41~42℃。

5. 滴注过程中经常观察患者的各种反应,如胃肠道反应、低血糖反应。

6. 应用期间加强疗效观察,并及时做好护理记录。

7. 拟停用要素饮食时须逐渐减量,防止骤停引起低血糖反应。

8. 要素饮食不能用于婴幼儿和消化道出血者;消化道瘘和短肠综合征患者宜先采用几天全肠外营养,逐渐过渡到要素饮食。

🔍 **知识链接**

肠内营养配方的选择

肠内营养配方的选择取决于对营养配方成分的了解及对营养支持目标的确认。

胃肠功能正常患者:首选整蛋白标准配方,有条件时选用含有膳食纤维的整蛋白标准配方。

消化或吸收功能障碍患者:选用短肽型或氨基酸型配方。

便秘患者:选用含不溶性膳食纤维配方。

限制液体入量患者:选用高能量密度配方。

糖尿病或血糖增高患者:有条件时选用糖尿病适用型配方。

高脂血症或血脂增高患者:选用优化脂肪配方。

低蛋白血症患者:选用高蛋白配方。

糖尿病或血糖增高合并低蛋白血症患者:选用糖尿病适用型配方或高蛋白配方(缓慢泵注)。

外伤或选择性上消化道手术患者:选用含免疫调节剂(精氨酸、核苷酸、ω-3脂肪酸)的配方。

烧伤患者:选用添加谷氨酰胺的配方。

病情复杂患者:根据主要临床问题进行营养配方选择。

三、肠外营养

(一)定义

肠外营养(parenteral nutrition,PN)指通过胃肠外途径提供机体代谢过程所需全部营养素的营养支持方法,目前采用的主要途径是经静脉输入,故又称静脉营养(intra-venous nutrition)。全肠外营养(total parenteral nutrition,TPN)是当患者被禁食后,营养物质全部通过静脉途径提供。

(二)种类

1. 碳水化合物 碳水化合物是非蛋白质热量的主要部分,临床常用的是葡萄糖、果糖、木糖醇和山梨糖醇等,其主要功能是供给热能。

2. 脂肪乳剂 临床上常用的脂肪乳剂有长链甘油三酯、中链甘油三酯。应用脂肪乳剂的主要目的是供能及提供必需的脂肪酸(亚油酸、亚麻酸)。成人需要量为1.0~1.5g/kg。

3. 氨基酸 氨基酸是蛋白质的基本结构。现多由结晶L氨基酸按一定的氨基酸组成模式配制成静脉输注的氨基酸液,含有各种必需氨基酸(EAA)及非必需氨基酸(NEAA)。每天氨基酸补充量为1.0~1.4g/kg,氮的补充量为0.25~0.35g/kg。

4. 电解质 成人电解质的每天需要量为:钠100~126mmol(4~9g)、钾60~80mmol(2~5g)、镁7.5~12.5mmol、钙5~10mmol、磷酸盐10mmol。

5. 微量元素 微量元素的每天需要量有多种推荐方案,如铁50μmol、锰40μmol、氟50μmol、锌20μmol、铜5μmol、碘1μmol。现已有复方微量元素制剂,含量达到每天推荐量,只需每天1支加入营养液或补液中。

6. 维生素 维生素的每天需要量有多种推荐方案,目前临床上有多种水溶性维生素制剂和脂溶性维生素制剂,这些制剂每支中的维生素含量可满足成人每天的需要量。

(三)适应证

1. 高代谢的患者,如严重创伤、严重烧伤、败血症患者。

2. 胃肠道不能进食超过5天的患者,如急性胰腺炎、肠瘘患者。

3. 肺部疾病应用机械辅助呼吸的患者。

4. 胃肠道功能减退、食欲差、进食量不足超过1周的患者。

5. 既往存在营养不良,如肝脏疾病、心力衰竭或肾功能不全等导致营养不良,又合并急性病变的患者。

(四)营养支持的时机

患者循环稳定,电解质与酸碱失衡得到初步纠正,为了维持细胞代谢与器官功能,防止进一步的营养耗损,应及早给予营养支持。一般在初期治疗后 24~48 小时开始。

(五)并发症的预防与护理

肠外营养的并发症可分为导管相关并发症和代谢相关并发症两大类。

1. 导管相关并发症

(1)气胸、血胸、大血管损伤、空气栓塞、臂丛神经损伤等:静脉穿刺可能造成动脉、静脉、胸膜、肺脏等损伤或导管扭曲和折断。护士应熟悉穿刺部位的解剖结构,熟练掌握正确的穿刺技术,并在滴注过程中加强巡视,及时发现异常情况。

(2)导管栓塞与静脉栓塞:在输液缓慢、导管扭曲、高凝状态等情况下,导管尖端及周围可形成血栓。另外,因为营养液多为高渗物,长时间输注可使静脉壁受刺激而发生静脉炎及血栓形成。因此要注意巡视,发现异常及时处理。

(3)导管相关性感染:由于导管与外界相通,因此容易使病原菌进入人体产生导管相关性感染,严重时可导致败血症。因此当发现患者突然发热而无明显诱因时,应立即更换输液器和营养液,同时分别抽血和取营养液做细菌培养,若无缓解,则应拔去导管,更换穿刺部位,同时剪下一小段原静脉内导管做培养,作为选用抗生素的参考。

2. 代谢并发症

(1)糖代谢紊乱:临床表现为高血糖症、糖尿病非酮症高渗性昏迷、低血糖。

高血糖症早期可无临床表现,血糖大于 11.1mmol/L;后期可出现尿糖、恶心、呕吐、腹泻、反应迟钝、意识障碍、头痛、嗜睡等;严重者出现抽搐、昏迷甚至死亡。

糖尿病非酮症高渗性昏迷则出现神经精神症状,表现为嗜睡、幻觉、定向障碍、偏盲、偏瘫等,最后陷入昏迷;尿糖强阳性,血糖值高至 33.3 mmol/L,无或有轻的酮症;血尿素氮及肌酐改变。

低血糖时表现为饥饿感、心慌、出冷汗、心动过速、头晕及四肢无力或颤抖,一过性黑蒙,意识障碍甚至昏迷,血糖小于 2.8mmol/L。

因此,静滴的高渗液体应均匀分配在 24 小时内输入,少量开始,视血糖、尿糖波动逐步调整;标准静脉营养液以 125ml/h 的速度输入,一般不超过 200ml/h;严密观察导管是否通畅,输注结束时用生理盐水 / 稀肝素正压封管,肠外营养输注导管内不宜输血、抽取血标本,严格交接班;切忌突然换用无糖溶液,当需停止 TPN 治疗时,应在 48 小时内逐渐减量换用;糖尿病患者应及时给予足量的外源性胰岛素,可防止糖尿病非酮症高渗性昏迷。

处理:当血糖高于 22.2mmol/L、尿量大于 100ml/h 时,需纠正脱水;已发生糖尿病非酮症高渗性昏迷时,以纠正脱水为主,降低血糖为辅,予大量低渗盐水纠正高渗状态,加用适量的胰岛素;发生低血糖时,查找原因,如营养液速度过慢,立即加快输液速度,迅速补充葡萄糖,如胰岛素使用过量,则调整胰岛素用量。

(2)必需脂肪酸缺乏:主要表现为口唇呈樱桃红色、呼吸深快、心率较快、心音较弱、血压偏低、头痛头晕、嗜睡等,严重者可发生昏迷。为此,在配制全营养混合液时,注意成分配比,脂肪和糖的比例为 1:1,血脂偏高者降低脂肪占比;持续输注葡萄糖时予小剂量胰岛素,促进糖的利用。静脉营养中注意补充脂肪乳,每周 500~1 000ml。

(3)代谢性酸中毒:主要表现为婴幼儿可见皮肤脱屑、毛发稀疏、免疫力下降、血小板减少,成人血中出现甘油三烯酸、三烯酸与花生四烯酸的比值升高。所以要密切监测水电解质及酸碱平衡;纠正电解质紊乱,恢复有效循环血量。严重酸中毒时要及时予以碱性药物治疗;酸中毒伴有高钾血症,可静脉输入高渗葡萄糖液及胰岛素,使钾离子随糖原合成进入细胞。

(4)电解质紊乱:主要表现为肌肉软弱无力,肠道功能减弱,心动过速,心悸,血压下降;低磷血症时四肢无力及关节痛,区域性或肢端麻木,言语模糊,神志不清,昏迷;低钙血症时表现为下肢肌肉痉挛或抽搐。因此,应动态监测电解质、血糖、血微量元素的变化,根据机体的丢失状况及时予以摄取和补充。使用 TPN 过程中可能会出现低磷血症等,应适时补充磷酸盐、浓维生素 A、葡萄糖酸钙等;应准确记录 24 小时出入液量。

(王　莹　马小琴)

复习思考题

1. 患者,男性,48 岁,体重 65kg,身高 1.71m,其每日应摄取的营养素有哪些? 各多少为宜?

2. 患者,男性,42 岁。因胃溃疡并发上消化道出血入院,出血已控制,Hb 1.4mmol/L(9g/dl),面色苍白,拟于 3 天后行硬化剂治疗,请为该患者制定一份饮食计划。

3. 请为下列患者制定合适的饮食并说明理由:胆囊炎、肝性脑病伴水肿、高血压、冠心病、伤寒恢复期。

4. 当遇到一位不愿意遵从治疗饮食原则的患者,你将怎么办?

5. 比较管饲饮食、要素饮食与肠外营养,试述其适应证、禁忌证、使用方法及护理要点。

扫一扫
测一测

PPT 课件

◆◆◆ 第十二章 ◆◆◆

冷、热疗法

学习目标

识记:

1. 能正确陈述冷、热疗法的生理效应和继发效应。

2. 能正确叙述影响冷、热疗法效果的因素。

3. 能正确说出冷、热疗法和继发效应的概念。

理解:

1. 能正确理解冷、热疗法的目的。

2. 能正确理解冷疗法和热疗法的禁忌。

3. 能正确理解各种冷、热疗的方法和注意事项。

运用:

运用所学知识,根据患者病情正确选择并实施冷、热疗法,操作正确、规范,充分体现以患者为中心,注重人文关怀。

案例导入

王某,女性,36 岁。以"发热、咳嗽、胸痛 3 天"为主诉入院。

查体:体温 39.5℃,脉搏 106 次 /min,呼吸 21 次 /min,血压 120/80mmHg。

处理原则:观察病情,对症治疗。医嘱予以物理降温、抗炎治疗。

请思考:

1. 护士应选择哪种物理方法降温? 为什么?

2. 行物理降温时,操作的注意事项有哪些?

　　冷、热疗法是临床常见的一种物理治疗方法,对炎症、疼痛、出血或充血、降温或保暖等均有一定治疗效果。护理人员须了解冷、热疗法的基本知识,在充分评估患者病情的基础上,正确运用冷、热疗法,并及时评价治疗效果,以达到促进疗效、减少损伤发生的目的。

第一节 冷、热疗法的基本知识

一、冷、热疗法的概念

冷、热疗法（cold and heat therapy）是用低于或高于人体温度的物质作用于体表皮肤，通过神经传导引起皮肤和内脏器官血管收缩或舒张，从而改变机体各系统体液循环和新陈代谢，达到治疗目的的方法。

人体皮肤分布着冷觉感受器和温觉感受器，冷觉感受器位于皮肤真皮上层，感受冷的刺激，引发机体的防御反应，以免机体发生冻伤；温觉感受器位于真皮下层，感受热的刺激，引发机体的防御反应，以免机体发生烫伤。冷觉感受器主要集中于躯干上部和四肢，其数量比温觉感受器多 4~10 倍，因此机体对冷刺激更敏感。

二、冷、热疗法的效应

（一）冷、热疗法的生理效应

冷、热疗法作用于机体表面而产生不同的生理效应（表 12-1）。

表 12-1 冷、热疗法的生理效应

生理指标	热疗	冷疗
血管	舒张	收缩
血流速度	增快	减慢
毛细血管通透性	增加	减少
细胞代谢率	增加	减少
需氧量	增加	减少
血液黏稠度	降低	增加
淋巴流动速度	增快	减慢
神经传导速度	增快	减慢
结缔组织伸展性	增强	减弱
体温	上升	下降

（二）冷、热疗法的继发效应

继发效应（secondary effect）指用冷疗法或热疗法超过一定时间后，所产生的与生理效应相反的作用。如冷疗使血管收缩，但持续用冷 30~60 分钟后血管扩张；热疗使血管扩张，但持续用热 30~45 分钟后血管收缩。这是机体为避免长时间用冷或用热对组织的损害而引起的防御反应。因此，使用冷、热疗法的时间一般以 20~30 分钟为宜。如需反复使用，需要间隔 1 小时，使组织有一个复原过程，防止产生继发效应而抵消生理效应。

三、影响冷、热疗法效果的因素

（一）方式

冷、热疗法的方式有干法和湿法，方式不同其效果也不同。因为水是一种良好的导体，其传导能力和渗透力比空气强，所以，在同样的温度条件下，湿冷法、湿热法的效果优于干冷法、干热法。因此，在临床护理中使用湿热法的温度应比干热法的温度低一些，而使用湿冷法的温度应比干冷法的温度高一些,防止患者用冷或用热部位发生冻伤或烫伤。

(二)温度

冷、热疗法的应用温度与机体体表的温度相差越大,机体对冷、热刺激的反应越强,反之则越弱。其次,环境温度也可影响冷热效应,如环境温度高于或等于身体温度时应用冷疗,散热作用减弱,冷效应减弱;而在环境温度低于身体温度时应用冷疗,散热作用增强,冷效应增强。

(三)部位

不同厚度的皮肤对冷、热反应的效果不同,皮肤较厚的区域,如脚底、手心,对冷、热的耐受性大,冷、热疗法效果比较差;而皮肤较薄的区域,如前臂内侧、颈部,对冷、热的敏感性强,冷、热疗法效果比较好。不同深度的皮肤对冷、热反应也不同,皮肤浅层的冷觉感受器较温觉感受器浅表且数量多,故浅层皮肤对冷较敏感。血液循环也可影响冷、热疗法的效果,血液循环良好的部位,可增强冷、热应用的效果。因此,临床上为高热患者物理降温时,将冰袋、冰囊放置在颈部、腋下、腹股沟等体表大血管流经处,以增加散热效果。

(四)面积

冷、热疗法的效果与应用面积成正相关。应用冷、热的机体表面面积越大,则冷、热疗法的效果就越强,反之则越弱。但须注意,使用面积越大,患者的耐受性越差,且会引起全身的不良反应,如大面积热疗法会导致广泛性周围血管扩张、血压下降,若血压急剧下降,患者容易发生晕厥;而大面积冷疗法则会导致血管收缩,使周围皮肤的血液分流至内脏血管,致血压升高。

(五)时间

冷、热疗法的持续时间对治疗效果有直接影响,在一定时间内,其效应随着时间的增加而增强。如果时间过长,则会产生继发效应而抵消治疗效应,甚至还可引起不良反应,如疼痛、皮肤苍白、冻伤或烫伤等。

(六)个体差异

年龄、性别、身体状况、居住习惯等影响冷、热治疗的效应。婴幼儿由于神经系统发育尚未成熟,对冷、热刺激的耐受性较低;老年人由于感觉功能减退,对冷、热刺激的敏感性降低,反应比较迟钝。女性对冷、热刺激较男性敏感。对昏迷、血液循环障碍、血管硬化、感觉迟钝等患者,因其对冷、热的敏感性降低,尤其应注意防止烫伤或冻伤。长期居住在热带地区者对热的耐受性较高,而长期居住在寒冷地区者对冷的耐受性较高。

第二节 冷、热疗法的应用

冷、热疗法是临床中常用的护理技术,且有较多的运用方式及方法。根据应用方式的不同,分为干冷、干热和湿冷、湿热;根据应用面积不同,分为局部冷、热疗法和全身冷、热疗法。局部冷疗法包括冰袋、冰囊、冰帽及冰槽、冷湿敷等;局部热疗法包括热水袋、烤灯、热湿敷及热水坐浴等;全身冷疗法包括温水擦浴、酒精擦浴。在临床工作中,护士应熟悉各种冷、热疗法的相关知识,掌握冷、热疗法的运用技术,确保患者的安全。

一、冷疗法

(一)目的

1. 减轻局部充血或出血 冷疗法可使局部血管收缩,毛细血管通透性降低,减轻局部充血;同时冷疗还可使血流减慢、血液的黏稠度增加,有利于血液凝固而控制出血。适用于局部软组织损伤的早期、扁桃体切除术后、鼻出血等。

2. 减轻疼痛　冷疗法可抑制细胞的活动,减慢神经冲动的传导,降低神经末梢的敏感性而减轻疼痛。同时,冷疗法使血管收缩、毛细血管的通透性降低、渗出减少,从而减轻由于组织肿胀压迫神经末梢引起的疼痛。适用于急性损伤早期、牙痛、烫伤等。

3. 控制炎症扩散　冷疗法可使局部血管收缩、血流减少、细胞的新陈代谢和细菌的活力降低,从而限制炎症的扩散。适用于炎症早期。

4. 降低体温　冷疗法直接与皮肤接触,通过温度的传导,使患者体温降低。高热、中暑患者头部使用冰帽可降低头部的温度,降低脑细胞的代谢,提高脑组织对缺氧的耐受性,减少脑细胞的损害,防止脑水肿。

（二）禁忌

1. 血液循环障碍　全身微循环障碍、休克、周围血管病变、水肿、神经病变等患者,用冷疗法可进一步使血管收缩,加重血液循环障碍,导致局部组织缺血缺氧而发生变性坏死。

2. 慢性炎症或深部化脓病灶　冷疗法可使局部血管收缩,血液循环速度减慢,血流量减少,减慢炎症的吸收。

3. 组织损伤、破裂或有开放性伤口处　冷疗法可致血液循环减慢,血流量减少,加重组织损伤,影响伤口愈合。

4. 对冷过敏　使用冷疗法可出现红斑、荨麻疹、关节疼痛、肌肉痉挛等过敏症状。

5. 禁忌部位

（1）枕后、耳廓、阴囊处:用冷易引起冻伤。

（2）心前区:用冷易导致反射性心率减慢、心房纤颤、心室纤颤及房室传导阻滞。

（3）腹部:用冷易引起腹痛、腹泻。

（4）足底:用冷易导致反射性末梢血管收缩,影响散热,或引起一过性冠状动脉收缩。

6. 慎用　感觉异常、昏迷、年老体弱者、婴幼儿、心脏病、关节疼痛、哺乳期产妇乳房胀痛等应慎用冷疗法。

（三）方法

冰袋（ice bag）

【目的】

降温、止血、镇痛、消炎。

【评估】

1. 患者的年龄、病情、体温、意识状态、治疗情况。

2. 患者的局部皮肤情况及活动能力。

3. 患者对使用冰袋的认识、心理状态及配合程度。

【计划】

1. 护士准备　衣帽整洁,修剪指甲,洗手,戴口罩。

2. 用物准备

（1）治疗车上层:治疗盘内备冰袋或冰囊（图 12-1）、布套、毛巾。治疗盘外备冰块、帆布

图 12-1　冰袋、冰囊

袋、木槌、勺、脸盆(内盛冷水)、手消毒液。

(2) 治疗车下层:生活垃圾桶、医疗垃圾桶。

3. 环境准备 环境清洁,温度适宜,避免对流风。

4. 患者准备 了解冰袋使用的目的、方法、注意事项和配合要点。

【实施】

步骤	要点与说明
1. 准备冰袋 (1) 化冰装袋:将冰块放入水盆,用水冲去棱角,再装入冰袋 1/2~2/3	● 冰块棱角会引起患者不适及损坏冰袋
(2) 驱气:排出袋内空气,并夹紧冰袋口。擦干冰袋外面的水渍	● 空气可加速冰的融化,且使冰袋无法与皮肤完全接触,影响治疗效果
(3) 检查:倒置冰袋,检查有无漏水	
(4) 加布套:将冰袋装入布套	● 避免冰袋与患者皮肤直接接触,布套亦可吸收冷凝水气
2. 核对解释:备齐物品,携至患者床前,核对患者床号、姓名、腕带,并解释	● 确认患者,并解释使用冰袋的目的及过程,消除顾虑,取得患者配合
3. 放置冰袋 (1) 部位:为高热患者降温,冰袋可置于前额、头顶部和体表大血管分布处,如颈部两侧、腋窝、腹股沟等处;扁桃体切除术后患者应将冰袋置于颈前颌下(图 12-2)	● 放置于前额时,应将冰袋悬吊于支架上,以减轻局部压力,但冰袋必须与前额皮肤接触
(2) 时间:不超过 30 分钟	● 防止产生继发效应
4. 观察效果与反应	
5. 操作后处理 (1) 撤去治疗用物,协助患者取舒适卧位,整理床单位	
(2) 将冰袋内的水倒空,倒挂,晾于通风阴凉处,晾干后吹入少量空气备用;冰袋布套清洁后晾干备用;整理其他用物,清洁后放回原处备用	
6. 洗手记录:记录用冷部位、时间、效果和反应	● 降温后的体温绘制在体温单上

图 12-2 冰袋的使用

冰袋使用操作流程:
准备冰袋→核对解释→放置冰袋→观察效果与反应→操作后处理→洗手记录

【注意事项】

1. 密切观察冰袋袋口是否夹紧,有无漏水现象;冰块是否融化,如融化应及时更换,保持布袋干燥。

2. 观察用冷部位情况,如局部皮肤苍白、青紫,或患者感觉皮肤麻木,须立即停止用冷,防止冻伤。

3. 如为降温,冰袋使用后 30 分钟需测体温。当体温降至 39℃以下,应取下冰袋,并将测得的体温绘制在体温单上。如患者需再次使用冰袋,须间隔 60 分钟。

【评价】

1. 患者了解使用冰袋的目的,并主动配合。操作顺利完成,安全有效。

2. 患者的症状缓解。

3. 患者局部血液循环良好,无冻伤发生。

4. 与患者沟通良好,身心舒适。

冰帽（ice cap）

【目的】

降低头部温度,预防脑水肿。

【评估】

1. 患者的年龄、病情、意识状态、治疗情况。

2. 患者局部皮肤情况及活动能力。

3. 患者对使用冰帽的认识、心理状态及配合程度。

【计划】

1. 护士准备 衣帽整洁,修剪指甲,洗手,戴口罩。

2. 用物准备

（1）治疗车上层:治疗盘内备冰帽(图 12-3)、海绵 3 块、肛表、治疗巾。治疗盘外备冰块、勺、盆(内盛冷水)、橡胶单、中单、小枕、手消毒液。

（2）治疗车下层:水桶、医疗垃圾桶、生活垃圾桶。

3. 环境准备 环境清洁,温度适宜,避免对流风。

4. 患者准备 了解冰帽使用的目的、方法、注意事项和配合要点。

图 12-3 冰帽的使用

【实施】

步骤	要点与说明
1. 准备冰帽(同冰袋)	● 可减慢冰块融化速度
2. 核对解释:备齐物品,携至患者床前,核对患者床号、姓名、腕带,并解释	● 确认患者,并解释使用冰帽的目的及过程,消除顾虑,取得患者配合
3. 铺单:去枕,将橡胶单、中单铺于患者头下,治疗巾铺于冰帽内	
4. 冰帽使用 （1）戴冰帽:将患者头部置于冰帽中,后颈部、双耳廓垫海绵,小枕垫在患者肩下,排水管放入水桶内	● 防止枕后、外耳冻伤
（2）时间:不超过 30 分钟	● 防止产生继发效应

步骤	要点与说明
5. 测量体温:每30分钟测量一次体温	● 维持体温在33℃（肛温）左右。不可低于30℃,以防止心室纤颤等并发症的发生
6. 观察效果与反应	
7. 操作后处理 （1）撤去治疗用物,协助患者取舒适卧位,整理床单位 （2）将冰帽倒空,晾于通风阴凉处;整理用物,清洁后放于原处备用	
8. 洗手、记录:记录用冰帽的时间、效果和反应	

冰帽使用操作流程:
准备冰帽→核对解释→铺单→冰帽使用→测量体温→观察效果与反应→操作后处理→洗手记录

【注意事项】

1. 随时观察冰帽有无破损、漏水现象;冰帽内的冰块是否融化,如融化应及时更换或添加。

2. 用冷时间不超过30分钟,以防产生继发效应。

3. 加强局部皮肤色泽观察,尤其避免耳廓发生冻伤。

4. 注意监测肛温,维持肛温在33℃左右。不可低于30℃,以防止心室纤颤等并发症的发生。

【评价】

1. 患者了解使用冰帽的目的,并主动配合。操作顺利完成,安全有效。

2. 患者的症状缓解。

3. 患者用冰帽期间无不良反应,局部皮肤未发生冻伤。

4. 与患者沟通良好,身心舒适。

冷湿敷法（cold moist compress）

【目的】

降温、止血、镇痛、消炎。

【评估】

1. 患者的年龄、病情、体温、意识状态、治疗情况。

2. 患者的局部皮肤情况及活动能力。

3. 患者对冷湿敷法的认识、心理状态及配合程度。

【计划】

1. 护士准备　衣帽整洁,修剪指甲,洗手,戴口罩。

2. 用物准备

（1）治疗车上层:治疗盘内备卵圆钳2把、敷布2块、凡士林、纱布、棉签、一次性治疗巾。治疗盘外备冰水及盛放的容器、手消毒液,必要时备屏风、换药用物。

（2）治疗车下层:医疗垃圾桶、生活垃圾桶。

3. 环境准备　环境清洁,温度适宜。

4. 患者准备　了解冷湿敷的目的、方法、注意事项和配合要点。

【实施】

步骤	要点与说明
1. 核对解释:备齐物品,携至患者床前,核对患者床号、姓名、腕带,并解释	• 确认患者,解释使用冷湿敷的目的及过程,消除顾虑,取得患者配合
2. 暴露患处:取舒适体位,暴露患处,将一次性治疗巾垫于患处下	• 必要时屏风遮挡,保护患者隐私 • 保护床单位
3. 涂凡士林:于患处局部涂凡士林,上盖一层纱布	• 保护皮肤
4. 冷湿敷 (1) 浸湿:将敷布浸于冰水中,用卵圆钳夹起敷布的两端拧至不滴水(图 12-4),展开,折叠敷布,敷于患处 (2) 时间:每 3~5 分钟更换一次敷布,持续时间 15~20 分钟	• 若冷湿敷部位为开放性伤口,需按无菌技术处理伤口 • 以防产生继发效应
5. 观察效果与反应	• 勤更换敷布以保证冷湿敷效果。每 10 分钟观察有无敷布移动及脱落情况、局部皮肤及患者的反应,以免发生冻伤
6. 操作后处理:用纱布擦净局部皮肤,协助患者取舒适体位,整理床单位。处理用物	
7. 洗手记录:记录冷湿敷的部位、时间、效果及患者反应	

图 12-4 冷湿敷拧敷布法

> 冷湿敷操作流程：
>
> 核对解释→暴露患处→涂凡士林→盖纱布→冷敷→观察效果与反应→操作后处理→洗手记录

【注意事项】

1. 注意观察局部皮肤情况及患者反应。
2. 用冷时间不超过 30 分钟，以防产生继发效应。
3. 敷布湿度适宜，以不滴水为度。
4. 若冷湿敷部位为开放性伤口，需按无菌技术处理伤口。
5. 若为降温，则冷湿敷 30 分钟后测量体温，并绘制于体温单上。

【评价】

1. 患者了解使用冷湿敷的目的，并主动配合。操作顺利完成，安全有效。
2. 患者的症状缓解。
3. 患者用冷湿敷期间无不良反应，局部皮肤未发生组织损伤等。
4. 与患者沟通良好，身心舒适。

温水擦浴（tepid water sponge bath）及酒精擦浴（alcohol sponge bath）

【目的】

为高热患者降温。

【评估】

1. 患者的年龄、病情、体温、意识状态、治疗情况及有无乙醇过敏史。
2. 患者局部皮肤情况及活动能力。
3. 患者对全身冷疗法的认识、心理状态及配合程度。

【计划】

1. 护士准备　衣帽整齐洁，修剪指甲，洗手，戴口罩。
2. 用物准备

（1）治疗车上层：治疗盘内备浴巾、小毛巾 2 块、热水袋及套、冰袋及套、水温计。治疗盘外备脸盆（内盛 32~34℃温水 2/3 满，或 30℃ 25%~35% 乙醇 200~300ml）、手消毒液，必要时备衣裤、屏风。

（2）治疗车下层：医疗垃圾桶、生活垃圾桶。必要时备便器。

3. 环境准备　环境清洁，温度适宜，关闭门窗。
4. 患者准备　了解全身冷疗法的目的、方法、注意事项及配合要点。

【实施】

步骤	要点与说明
1. 核对解释：备齐物品，携至患者床前，核对患者床号、姓名、腕带，并解释	● 确认患者，解释擦浴的目的及过程，消除顾虑，取得患者配合
2. 脱衣：取舒适体位，松开床尾盖被，协助患者脱去上衣	● 必要时屏风遮挡，保护患者隐私
3. 头部置冰袋	● 助降温，并防止擦浴时体表血管收缩，血液集中于头部，引起头部充血而致头痛

步骤	要点与说明
4. 足底置热水袋	• 促进足底血管扩张,减轻头部充血,使患者感到舒适
5. 擦浴 (1) 方法:将浴巾垫于擦拭部位下,小毛巾拧至半干,缠于手上呈手套状,向离心方向擦浴,以轻拍(拍拭)方式进行。拭毕,用浴巾擦干 (2) 顺序	• 保护床单位 • 避免摩擦生热
1) 上肢:协助患者取仰卧位,露出一侧上肢,擦拭颈外侧→肩→上肢外侧→手背;侧胸→腋窝→上肢内侧→手心。同法擦拭另一侧上肢 2) 腰背部:患者取侧卧位,露出背部,擦拭颈下肩部→臀部。穿上衣或根据需要更换上衣 3) 下肢:协助患者取平卧位,露出一侧下肢,擦拭外侧髂骨→下肢外侧→足背;内侧腹股沟→下肢内侧→内踝;后侧臀下→大腿后侧→腘窝→足跟。同法擦拭另一侧下肢。穿裤子或根据需要更换裤子	• 擦拭血管丰富部位时,如腋下、肘窝、掌心、腹股沟、腘窝等,稍用力并延长停留时间,以促进散热,利于降温
(3) 时间:每侧肢体及腰背部各 3 分钟,全过程不宜超过20 分钟	• 防止发生继发效应
6. 取热水袋:擦浴毕,取下热水袋	
7. 观察效果与反应	• 擦浴后 30 分钟测量体温,若体温降至 39℃ 以下,可取下头部冰袋,将体温绘制于体温单上。如患者出现寒战、面色苍白、脉搏及呼吸异常等情况,立即停止擦浴,及时处理
8. 操作后处理:协助患者取舒适卧位,整理床单位。撤去屏风,用物处理	
9. 洗手、记录:记录擦浴时间、效果及患者反应等	

温水擦浴及酒精擦浴操作流程:
核对解释→头部置冰袋→足底置热水袋→以离心方向,轻拍方式擦浴(顺序:上肢、腰背部、下肢)→取热水袋→观察效果与反应→操作后处理→洗手记录

【注意事项】
1. 密切观察患者局部皮肤情况及全身反应。
2. 用冷时间不超过 30 分钟,以防产生继发效应。
3. 擦浴时,以拍拭(轻拍)方式进行,避免用摩擦方式,因摩擦易生热。
4. 因心前区用冷可导致反射性心率减慢、心房纤颤或心室纤颤,腹部用冷易引起腹泻,足底用冷可引起反射性末梢血管收缩影响散热或引起一过性冠状动脉收缩,因此,心前区、腹部、后颈、足底为擦浴的禁忌部位。因婴幼儿用酒精擦拭皮肤易引起中毒,甚至导致昏迷和死亡,血液病患者用酒精擦浴易导致或加重出血,故婴幼儿、酒精过敏者及血液病高热患者禁用酒精擦浴。

【评价】
1. 患者了解擦浴的目的,并主动配合。操作顺利完成,安全有效。

笔记栏

2. 患者的症状缓解。

3. 患者治疗期间无不良反应,局部皮肤未发生组织损伤等。

4. 与患者沟通良好,身心舒适。

其他冷疗法

1. 化学制冷袋(chemical cold pack) 可替代冰袋,维持时间 2 小时,具有方便、实用的特点。化学制冷袋有两种:一种是一次性的,将两种化学制剂分成两部分装在特制密封的聚乙烯塑料袋内,挤压塑料袋将两种化学物质充分混匀,使其发生化学反应,温度可降至 10~26℃。另一种可反复使用,又称超级冷袋。它是内装凝胶或其他冰冻介质的冷袋,将其放入冰箱内 4 小时,其内容物由凝胶状态变为固态,使用时取出。在常温下吸热,又由固态变为凝胶状态(可逆过程)。使用后,冷袋外壁用消毒液擦拭,置冰箱内,可再次使用。

2. 冰毯机(ice blanket machine) 医用冰毯全身降温仪简称冰毯机。分为单纯降温法和亚低温治疗法两种。单纯降温法适用于高热及其他降温效果不佳者;亚低温治疗法适用于重型颅脑损伤者。使用时,在毯面上覆盖中单,协助患者脱去上衣,整个背部贴于冰毯上。冰毯机上连有肛温传感器,可设置肛温上、下限。根据肛温变化会自动切换"制冷"开关。一般单纯用于降温,上限设为 37℃,下限设为 36℃。亚低温治疗时,上限设置 35℃,下限设置 32℃。冰毯机使用过程中应注意监测患者肛温、传感器是否固定在肛门内、水槽内水量是否足够,以及患者的生命体征等。

3. 半导体降温帽 是利用半导体温差电制冷技术,造成帽内局部的低温环境,从而降低脑代谢率。多用于脑外伤、脑缺氧、脑水肿、颅内压增高等。该设备由冰帽和整流电源两部分组成,帽内温度由整流电源输出电流调节,在环境温度不高于 35℃时,帽内温度在 0~25℃范围内连续可调节。与传统冰帽比较,具有降温时间持久、操作简便、能随意控制温度等特点。

📖 **知识链接**

冷疗法在运动领域中的作用

随着基础和临床研究的进展,冷疗法现已广泛应用于运动医学领域,常作为运动员大运动量或高强度训练后的重要恢复手段。在运动领域中,冷疗的主要形式包括全身冷疗法、冷水浸泡、冰敷、冰按摩、冷喷雾等。

全身冷疗法是一种空气冷冻疗法,让人暴露在 −140~−110℃ 的室内 2~3 分钟,着装较少,并保持一定运动状态,可起到减轻软组织急性损伤症状、预防过度训练、加强心血管功能、促进肌肉激活、抑制运动诱发的红细胞溶血等作用。

冷水浸泡指人体特定部位浸泡在冷水中,通过低温刺激,缓解肿胀和疼痛的扩散,对运动员相对安全,常作为大运动量训练和比赛之后的重要恢复措施。浸泡位置可以为膝以下、腰以下和肩以下,每次浸泡时间可持续 6~15 分钟。

冰敷和冰按摩是利用冰袋和冰疗仪器对人体的局部进行按压与按摩,可降低局部组织的温度,减轻急性损伤的炎症反应,常用于急性损伤和慢性损伤急性发作期的治疗。冰敷处理急性损伤时,时间不超过 20 分钟,短时的冷敷既不会影响运动员的运动能力,又能减轻伤病带来的痛苦。

冷喷雾是填装液化氯乙烷的喷雾剂,氯乙烷的沸点只有 12.5℃,喷出的液化氯乙烷瞬间气化,从外界吸收大量热量,同时氯乙烷有麻醉作用,在经过冷却降温、轻微麻醉后,受伤部位的肿胀和疼痛便会缓解。使用冷喷雾时一般喷头与患处距离保持在20~30cm,喷射持续6~10秒。

二、热疗法

(一) 目的

1. 促进炎症的消散和局限　热疗法可使机体血管扩张,血流加速,加快组织中的毒素、废物排出;血流量增加,刺激白细胞数量增多,增强吞噬能力和促进新陈代谢,提高机体抵抗力和修复力。炎症早期用热,可促进炎症渗出物的吸收消散;炎症后期用热,可促进白细胞释放蛋白溶解酶,溶解坏死组织,使炎症局限。适用于乳腺炎、眼睑炎等。

2. 减轻深部组织充血　热疗法可使皮肤血管扩张,血流量增加,使平时呈闭锁状态的动静脉吻合支开放,全身循环血量重新分布,从而减轻深部组织充血。

3. 缓解疼痛　热疗法可降低痛觉神经兴奋性,改善血液循环,增加血管壁通透性,促进组织中的液体吸收,减轻炎性水肿,解除对神经末梢的刺激和压力,从而消除肿胀,缓解疼痛。热疗亦可使肌肉、肌腱、韧带等软组织松弛,从而缓解因肌肉痉挛、韧带僵硬、关节强直等造成的疼痛。适用于肾绞痛、腰肌劳损、胃肠痉挛等。

4. 保暖和舒适　热疗法可使肌肉松弛,缓解肌肉痉挛,消除疲劳,并有镇静作用;热疗法还可适度升高体温,使患者感觉温暖舒适。常用于危重患者、早产儿、老年人及末梢循环不良患者的保暖。

(二) 禁忌

1. 未明确诊断的急性腹痛　热疗法虽能缓解疼痛,但容易掩盖病情,贻误诊断和治疗,并有引发腹膜炎的风险。

2. 软组织损伤48小时内　热疗法可促进血液循环,加重皮下出血、肿胀和疼痛。

3. 各种脏器出血、出血性疾病　热疗法使局部血管扩张,增加脏器血流量和血管通透性,从而加重出血。

4. 面部危险三角区的化脓性感染　面部危险三角区血管丰富,静脉无静脉瓣,且与颅内海绵窦相通。热疗法可使血管扩张,血量增多,导致细菌和毒素进入血液循环,促使炎症扩散,造成严重的颅内感染和败血症。

5. 心、肝、肾功能不全者　热疗法使皮肤血管扩张,减少对内脏器官的血液供应,加重病情。

6. 皮肤湿疹　热疗法可加重皮肤受损,而且使患者增加痒感而不适。

7. 急性炎症　如结膜炎、牙龈炎及中耳炎,热疗法会使温度升高,分泌物增多,利于细菌繁殖,加重病情。

8. 恶性肿瘤部位　热疗法可使肿瘤部位细胞新陈代谢加速而加重病情,且促进血液循环使肿瘤扩散、转移。

9. 金属移植物部位　金属是热的良导体,用热易引起埋植金属部位皮肤烫伤。

10. 睾丸　热疗法会抑制精子发育,并破坏精子。

11. 慎用　感觉异常者、麻痹、年老体弱、婴幼儿等慎用热疗法。

笔记栏

（三）方法

热水袋（hot water bag）

【目的】

保暖、解痉、镇痛,使患者舒适。

【评估】

1. 患者的年龄、病情、体温、意识状态、治疗情况。

2. 患者局部皮肤情况、对热的耐受情况及活动能力。

3. 患者对热水袋的认识、心理状态及配合程度。

【计划】

1. 护士准备　衣帽整洁,修剪指甲,洗手,戴口罩。

2. 用物准备

（1）治疗车上层:治疗盘内备热水袋及布套、水温计、毛巾或纸巾。治疗盘外备热水及盛放的容器、手消毒液。

（2）治疗车下层:医用垃圾桶、生活垃圾桶。

3. 环境准备　环境清洁,温度适宜,避免对流风。

4. 患者准备　了解使用热水袋的目的、方法、注意事项及配合要点。

【实施】

步骤	要点与说明
1. 准备热水袋 （1）备热水:测水温,成人调至 60~70℃	• 儿童、老人及意识不清、循环障碍、感觉迟钝者,水温应低于 50℃
（2）装袋:放平热水袋,将热水灌入袋内至 1/2~2/3 满(图 12-5)	• 热水袋不能装得太满,以防膨胀变硬,引起患者不适
（3）驱气:手持热水袋口,缓慢放平驱除袋内空气(图 12-6),旋紧塞子。擦干热水袋外面的水渍	
（4）检查:倒提热水袋	• 以防漏水
（5）加布套:套上布套	• 避免热水袋直接接触局部皮肤,以增进舒适
2. 核对解释:备齐物品,携至患者床前,核对患者床号、姓名、腕带,并解释	• 确认患者,解释使用热水袋的目的及过程,消除顾虑,取得患者配合
3. 放置热水袋:将热水袋放置于使用部位,袋口朝向身体外侧。询问患者温度是否适宜	
4. 时间:不超过 30 分钟	• 防止产生继发效应
5. 观察效果与反应	
6. 操作后处理 （1）协助患者取舒适卧位,整理床单位 （2）倒掉袋中热水,倒挂晾干,吹入少量气体,旋紧塞子,放阴凉处。布套清洗、消毒后备用。整理其他用物,清洁后放回原处备用	
7. 洗手记录:记录用热的部位、时间、效果及患者反应等	

图 12-5　热水袋灌水

图 12-6　热水袋驱气

热水袋使用操作流程：
　准备热水袋→核对解释→放置热水袋→观察效果与反应→操作后处理→洗手记录

【注意事项】

1. 注意观察热水袋有无破损、漏水等现象，以防烫伤。

2. 密切观察热敷部位有无异常情况，如出现潮红、疼痛应停止使用，并于局部涂凡士林，保护皮肤。

3. 使用热水袋期间须严格执行交接班制度。

4. 特殊患者使用热水袋时，应在热水袋布套外再包一块大毛巾或放于两层毯子之间，以防烫伤。

【评价】

1. 患者了解使用热水袋的目的，并主动配合。操作顺利完成，安全有效。

2. 患者的症状缓解。

3. 患者治疗期间无不良反应，局部皮肤未发生烫伤等。

4. 与患者沟通良好，身心舒适。

烤灯（hot lamp）及红外线灯（infrared lamp）

【目的】

消炎、解痉、镇痛、促使创面干燥、促进肉芽组织生长。

【评估】

1. 患者的年龄、病情、意识状态、治疗情况。

2. 患者局部皮肤情况、对热的耐受情况及活动能力。

3. 患者对烤灯及红外线灯治疗的认识、心理状态及配合程度。

【计划】

1. 护士准备　衣帽整洁，修剪指甲，洗手，戴口罩。

2. 用物准备　鹅颈灯或红外线烤灯。必要时备有色眼镜、屏风。

3. 环境准备　环境清洁，温度适宜，避免对流风。

4. 患者准备　了解使用烤灯及红外线灯的目的、方法、注意事项及配合要点。

笔记栏

【实施】

步骤	要点与说明
1. 核对解释:备齐物品,携至患者床前,核对患者床号、姓名、腕带,并解释	• 确认患者,解释使用烤灯或红外线灯的目的及过程,消除顾虑,取得患者配合
2. 暴露部位:协助患者取合适体位,暴露患处,注意保暖。前胸、面颈部照射时应戴有色眼镜,以保护眼睛	• 必要时用屏风或围帘遮挡,保护患者隐私
3. 调节灯距:接通电源,打开烤灯。调节灯距为30~50cm(图12-7),手试温热为宜	• 防止烫伤
4. 时间:20~30分钟	• 防止发生继发效应
5. 观察效果与反应	• 每5分钟观察一次。皮肤出现均匀红斑为合适治疗剂量 • 注意观察有无过热、心慌、头晕,有无皮肤异常情况,如出现发红、疼痛等应停止照射
6. 操作后处理:协助患者取舒适卧位,整理床单位。清理用物。将烤灯或红外线灯擦拭消毒后备用	• 嘱患者在室内休息15分钟方可外出,防止感冒
7. 洗手记录:记录烤灯照射的部位、时间、效果及患者反应等	

图12-7 烤灯使用方法

烤灯及红外线灯操作流程:
核对解释→暴露皮肤→调节灯距→照射20~30分钟→观察效果与反应→操作后处理→洗手记录

【注意事项】

1. 根据照射部位选择不同功率的灯泡,胸、腹、腰、背选择500~1 000W,手、足部选择250W,鹅颈灯选择40~60W。

2. 眼内含有较多液体,对红外线吸收较强,一定强度的红外线直接照射,可引起白内障。因此前胸、面颈部照射时,应戴有色眼镜或用纱布遮盖。

3. 意识不清、感觉异常、血液循环障碍、瘢痕者,灯距应加大,以防烫伤。

【评价】

1. 患者了解使用烤灯及红外线灯治疗的目的,并主动配合。操作顺利完成,安全有效。

2. 患者的症状缓解。

3. 患者治疗期间无不良反应,局部皮肤未发生烫伤及皮肤损伤等。

4. 与患者沟通良好,身心舒适。

热湿敷(hot moist compress)

【目的】

消肿、消炎、解痉、止痛。

【评估】

1. 患者的年龄、病情、意识状态、治疗情况。

2. 患者局部皮肤情况、对热的耐受力及活动能力。

3. 患者对热湿敷法的认识、心理状态及配合程度。

【计划】

1. 护士准备 衣帽整洁,修剪指甲,洗手,戴口罩。

2. 用物准备

(1) 治疗车上层:治疗盘内备卵圆钳2把、敷布2块、凡士林、棉垫、纱布、棉签、水温计、一次性治疗巾。治疗盘外备暖水瓶、热水及盛放的容器、手消毒液。必要时备热水袋、屏风、浴巾、换药用物。

(2) 治疗车下层:医用垃圾桶、生活垃圾桶。

3. 环境准备 环境清洁,温度适宜,避免对流风。

4. 患者准备 了解热湿敷的目的、方法、注意事项及配合要点。

【实施】

步骤	要点与说明
1. 核对解释:备齐物品,携至患者床前,核对患者床号、姓名、腕带,并解释	• 确认患者,解释使用热湿敷的目的及过程,消除顾虑,取得患者配合
2. 暴露患处:取舒适体位,暴露患处,将一次性治疗巾垫在患处下	• 必要时用屏风遮挡,保护患者隐私 • 保护床单位
3. 涂凡士林:于患处局部涂凡士林,上盖一层纱布	• 保护皮肤
4. 热湿敷 (1) 浸湿:将敷布浸于50~60℃热水中,用卵圆钳夹起敷布的两端拧至不滴水,操作者以手腕掌侧皮肤试温,以不烫手为宜,展开,折叠敷布,敷于患处。上置棉垫保温 (2) 时间:每3~5分钟更换一次敷布,持续时间15~20分钟	• 以防产生继发效应 • 及时添加热水或更换盆内热水维持水温。勤更换敷布以保证热湿敷效果
5. 观察效果与反应	• 更换敷布时密切观察热敷部位皮肤状况,如患者感到过热可掀开敷布一角散热,以防烫伤
6. 操作后处理:用纱布轻轻擦净局部皮肤,协助患者取舒适体位,整理床单位。处理用物	• 避免摩擦皮肤引起损伤
7. 洗手记录:记录热湿敷的部位、时间、效果及患者反应	

热湿敷操作流程：

核对解释→暴露患处→涂凡士林→盖纱布→ 热敷→观察效果与反应→操作后处理→洗手记录

【注意事项】

1. 若热敷部位不禁忌压力,可将热水袋置于敷布上,再盖一浴巾予以保温。

2. 面部热湿敷者,敷后 30 分钟方可外出,以防感冒。

3. 若热湿敷部位为开放性伤口,需按无菌技术处理伤口。

【评价】

1. 患者了解使用热湿敷的目的,并主动配合。操作顺利完成,安全有效。

2. 患者的症状缓解。

3. 患者用热湿敷期间无不良反应,无烫伤发生。

4. 与患者沟通良好,身心舒适。

热水坐浴（hot site bath）

【目的】

消炎、消肿、止痛,用于会阴部、肛门疾病及手术后。

【评估】

1. 患者的年龄、病情、意识状态、治疗情况。

2. 患者局部皮肤情况、伤口状况、对热的耐受力及活动能力。

3. 患者对热水坐浴的认识、心理状态及配合程度。

【计划】

1. 护士准备　衣帽整洁,修剪指甲,洗手,戴口罩。

2. 用物准备

(1) 治疗车上层:治疗盘内备药液(遵医嘱配制)、水温计、无菌纱布、毛巾、浴巾。治疗盘外备消毒坐浴盆、暖水瓶及热水、手消毒液,必要时备屏风、换药用物。

(2) 治疗车下层:医用垃圾桶、生活垃圾桶。

(3) 另备坐浴椅。

3. 环境准备　环境清洁,温度适宜,关闭门窗,必要时用屏风或窗帘遮挡。

4. 患者准备　了解热水坐浴的目的、方法、注意事项及配合要点。

【实施】

步骤	要点与说明
1. 核对解释:备齐物品,携至患者床前,核对患者床号、姓名、腕带,并解释。协助患者排尿、排便,以免热水刺激引起排泄反射	● 确认患者,解释热水坐浴的目的及过程,用屏风或窗帘遮挡隐私,消除顾虑,取得患者配合
2. 调温:将配制的药液倒至坐浴盆 1/2 满,测水温并调至 40~45℃,置坐浴盆于坐浴椅上(图 12-8)	● 避免烫伤
3. 热水坐浴:协助患者暴露臀部,坐入盆内,嘱患者用纱布蘸药液清洗外阴部皮肤,适应水温后,使臀部全部浸入浴盆中,用浴巾覆盖双腿,维持患者舒适姿势	● 随时调节水温,防止着凉
4. 时间:持续 15~20 分钟	● 防止发生继发效应

续表

步骤	要点与说明
5. 观察效果与反应	● 若出现面色苍白、脉搏加速、眩晕、软弱无力等，应停止坐浴
6. 操作后处理：协助患者离开坐浴盆。取无菌纱布拭干坐浴部位，协助穿好裤子，安置舒适体位，整理床单位。用物消毒后备用	
7. 洗手记录：记录热水坐浴的药液、部位、时间、效果及患者反应	

图12-8 坐浴椅

热水坐浴操作流程：

核对解释→调节水温→暴露臀部坐入浴盆→遮挡保暖→ 观察效果与反应→操作后处理→洗手记录

【注意事项】

1. 热水坐浴前协助患者排尿、排便，以免热水刺激引起排泄反射。

2. 女性患者在经期、妊娠后期、产后 2 周内、阴道出血、盆腔炎急性期禁止热水坐浴，以免感染。

3. 热水坐浴部位若有伤口，应备无菌浴盆和药液，按无菌技术处理伤口。

4. 热水坐浴过程中，注意观察患者面色、脉搏及呼吸，如出现面色苍白、脉搏加速、乏力、眩晕等，应立即停止热水坐浴。

【评价】

1. 患者了解热水坐浴的目的，并主动配合。操作顺利完成，安全有效。

2. 患者的症状缓解。

3. 患者热水坐浴期间无不良反应，无烫伤、摔伤、感染等发生。

4. 与患者沟通良好，身心舒适。

温水浸泡（warm soak）

【目的】

消炎、镇痛、清洁消毒伤口。仅适用于手、足、前臂、小腿部感染。

【评估】

1. 患者的年龄、病情、意识状态、治疗情况。

2. 患者局部肢体皮肤情况、伤口状况、对热的耐受力及活动能力。

笔记栏

3. 患者对温水浸泡的认识、心理状态及配合程度。

【计划】

1. 护士准备　衣帽整洁,修剪指甲,洗手,戴口罩。

2. 用物准备

(1) 治疗车上层:治疗盘内备水温计、长镊子、纱布、药液(遵医嘱配制)。治疗盘外备浸泡盆(根据部位选用)、暖水瓶及热水、手消毒液。如有伤口,应备无菌浸泡盆、药液、纱布、换药用物。

(2) 治疗车下层:医用垃圾桶、生活垃圾桶。

3. 环境准备　环境清洁,温度适宜。

4. 患者准备　了解温水浸泡的目的、方法、注意事项及配合要点。

【实施】

步骤	要点与说明
1. 核对解释:备齐物品,携至患者床前,核对患者床号、姓名、腕带,并解释	● 确认患者,解释温水浸泡的目的及过程,消除顾虑,取得患者配合
2. 调温:将配制的药液倒至浸泡盆 1/2~2/3 满,测水温并调至 43~46℃	
3. 浸泡患处:暴露患处肢体,慢慢放入药液中(图 12-9),保持患者舒适姿势。需要时用长镊子夹纱布轻擦创面	● 若为卧床患者,则要在浸泡部位下方铺中单,容器边缘用毛巾铺垫或包裹,使患者体位舒适
4. 时间:持续 30 分钟	● 防止发生继发效应
5. 观察效果与反应	● 如皮肤有发红、疼痛等,立即停止使用
6. 操作后处理:用纱布擦干浸泡部位,撤去浸泡盆,安置舒适体位,整理床单位。用物消毒后备用	
7. 洗手记录:记录温水浸泡的药液、部位、时间、效果及患者反应	

图 12-9　温水浸泡

温水浸泡操作流程:
核对解释→调节水温→浸泡患肢→观察效果与反应→操作后处理→洗手记录

【注意事项】

1. 若浸泡部位有伤口,浸泡盆、药液必须无菌,且按无菌技术处理伤口。

2. 密切观察浸泡部位局部皮肤,倾听患者主诉,随时调节水温。如皮肤有发红、疼痛等,立即停止使用。

3. 浸泡过程中需添加热水时,应将肢体移出盆外,避免烫伤。

【评价】

1. 患者了解温水浸泡的目的,并主动配合。操作顺利完成,安全有效。

2. 患者的症状缓解。

3. 患者温水浸泡期间无不良反应,无烫伤、感染等发生。

4. 与患者沟通良好,身心舒适。

其他热疗法

1. 化学加热袋(chemical hot pack) 化学加热袋是密封的塑料袋,有两个独立部分,分别装有不同的化学物质,使用时挤压塑料袋将两种化学物质充分混匀,使其发生化学反应而产热。化学物质反应初期热温不足,之后逐渐升温并有一高峰期,最高温度可达76℃,平均温度为56℃,可持续使用2小时左右。化学加热袋的使用方法与热水袋相同,为避免烫伤,一定要加布套或包裹后使用,必要时可加双层布包裹使用。

2. 透热法(diathermy) 透热法是利用高频电流的作用使人体组织深部受热而治疗疾病的一种物理治疗方法,主要用于类风湿关节炎、变形性关节疾病、创伤、肌肉痉挛、筋膜炎等疾病。应用时需注意,不可有金属物,尤其是金属植入物等,以免烫伤。

知识链接

热疗在肿瘤治疗中的作用

肿瘤热疗指应用不同的物理因子(射频、微波、超声和激光等)提高肿瘤组织和/或全身的温度,利用高温杀伤及其继发效应治疗肿瘤的一种手段。近年来得到很大发展,它不但能直接杀死癌细胞,而且可作为放、化疗的辅助治疗方法,提高细胞对放、化疗的敏感性,从而减少治疗剂量,提高治疗效果。它是继手术、放疗、化疗及生物治疗之后的第五种肿瘤治疗手段,亦是重要的肿瘤辅助治疗方法之一,临床应用无毒、安全,被称为绿色治疗。虽然到目前为止,热疗在临床上还难以取代其他的方法,但随着科学技术的不断完善,热疗将会在肿瘤治疗领域中开辟新的天地。

(苏春香)

复习思考题

1. 患者,男性,42岁。因踢足球发生急性右踝部损伤,疼痛不能行走,被工友送入单位医务科。查体:右踝轻微肿胀。

请回答:

(1) 在患者的损伤部位应使用冷疗法还是热疗法?为什么?

(2) 应用该治疗方法的作用有哪些?

(3) 如何指导患者自行使用冷、热疗法?为什么?

2. 患者,女性,32岁,诊断为大叶性肺炎。患者面色潮红,皮肤灼热,胸痛,体温39.8℃。为该患者实施降温的方法有哪些?

3. 患者,男性,70岁。浅度昏迷,既往有糖尿病病史10年。家属想用热水袋给患者保暖。

请回答:

(1) 结合患者病情,在使用热水袋时可能遇到哪些问题?

(2) 请制定实施热水袋保暖计划。

扫一扫
测一测

◆◆◆ 第十三章 ◆◆◆

药 物 疗 法

📖 学习目标

识记:

1. 能简述药物的种类和医院常用给药的外文缩写与中文译意。

2. 能正确陈述给药原则、给药途径、口服给药法的目的。

3. 能正确陈述注射原则、各种注射法的目的、常用部位及注意事项。

4. 能简述不同雾化吸入法的目的、超声雾化吸入器的操作要点及注意事项。

5. 能正确陈述青霉素过敏反应的临床表现、青霉素过敏性休克的抢救知识和不同过敏试验的结果。

理解:

1. 能准确描述口服给药法、注射法、皮内注射法、皮下注射法、肌内注射法、静脉注射法、不同雾化吸入法的概念。

2. 能举例说明药物保管的要求。

3. 能根据药物不同性能进行正确用药指导。

4. 能解释静脉注射失败的原因、过敏反应及破伤风抗毒素脱敏注射法的概念。

运用:

1. 给药能做到认真负责、严格查对、方法正确、解释合理、过程完整、无差错发生。

2. 能正确完成发药操作、各种药物抽吸及各种注射法、不同雾化吸入法的操作。

3. 能正确配制不同的皮试液并正确判断试验结果。

🩺 案例导入

案例1

李某,女性,68岁。患糖尿病13年,常规使用胰岛素4U,餐前30分钟,H,tid。

请思考:

1. "H"和"tid"的中文译意是什么?

2. 可选择哪些注射部位?

3. 如何做到无痛注射?

案例2

高某,男性,21岁。体温38.8℃,脉搏110次/min,呼吸20次/min,咽喉疼痛。诊断:急性扁桃体炎。医嘱:青霉素皮试。

1. 请思考：配制青霉素皮试液时，其皮内注射剂量是多少？

皮试后 3 分钟，患者突然出现胸闷、气急伴濒死感，烦躁不安、面色苍白、出冷汗，脉细弱，血压 68/48mmHg。

2. 请思考：

(1) 该患者发生了什么情况？

(2) 应如何处理？

给药即药物治疗，是临床最常用的一种治疗方法。临床护理工作中，护士在备药、给药、观察患者用药后的疗效与反应及药品的管理等方面承担着重要的职责。为了确保合理、准确、安全、有效地给药，护士必须了解相关的药理学知识，掌握正确的给药方法和技术，准确评估患者用药后的疗效与反应，指导患者合理用药，以达到预防、诊断、治疗疾病的目的。

第一节　给药的基本知识

护士是给药的直接执行者，在实施药物治疗的过程中，不仅要熟悉药理学知识，还要掌握药物的种类、领取与保管方法、给药的时间与途径等，严格遵守给药原则，只有这样才能对患者进行全面、安全的给药护理，以达到药物治疗的最佳效果。

一、药物的种类、领取和保管

(一) 药物的种类

根据药物的性质和给药的途径不同可分为：

1. 内服药　分为固体剂型与液体剂型。固体剂型包括片剂、散剂、丸剂、胶囊等；液体剂型包括溶液、合剂、酊剂等。

2. 外用药　包括软膏、溶液、酊剂、粉剂、搽剂、洗剂、滴剂、栓剂、涂膜剂等。

3. 注射药　包括溶液、油剂、混悬液、结晶、粉剂等。

4. 其他剂型　包括粘贴敷片、植入慢溶药片、胰岛素泵等。

(二) 药物的领取

药物的领取必须凭医生的处方执行。门诊患者凭医生处方在门诊药房自行领取；住院患者药物的领取各医院规定有所不同，一般包括：

1. 病区内设有药柜，备有一定数量的常用药物，由专人负责管理，按期补充。

2. 贵重药物与特殊药物凭医生的处方领取。剧毒药与麻醉药，病区内有固定数量，使用后凭医生的处方和空安瓿领取补充。

3. 有的医院设有中心药房，每日的医嘱经处理查对后通过医院的局域网络发送至中心药房，中心药房的人员负责摆药，病区护士核对并取回，按时给患者服用，或中心药房对各病区实施集中配药，统一送到各科室，病区仅存少量备用药物。

(三) 药物的保管

1. 药柜放置　药柜应放在通风、干燥、光线明亮处，避免阳光直射，保持整洁，专人负责，定期检查药品质量及有效期。

2. 分类放置　药品应按内服、外用、注射、剧毒、麻醉药等分类放置，贵重药、剧毒药、麻醉药应有明显标记，加锁保管，专人负责，使用专门登记本，并实行严格交班制度。

3. **标签明显** 药瓶上应贴有明显标签,注明药名(中英文对照)、浓度、剂量。内服药标签为蓝色边,外用药为红色边,剧毒药与麻醉药为黑色边。

4. **定期检查** 药物应定期检查,如发现药物有沉淀、浑浊、异味、潮解、霉变等现象,或标签脱落、辨认不清,应立即停止使用。

5. **妥善保存** 根据药物的性质不同,采取相应的保存方法(表 13-1)。

表 13-1 药物保存方法

药物性质分类	举例	保存方法
受热易被破坏的生物制品、生化制品	抗毒血清、疫苗、胎盘球蛋白、青霉素皮试液、益生菌、干扰素等	置于 2~10℃ 低温处保存
易燃易爆的药物	乙醇、乙醚、环氧乙烷等	单独存放,密封瓶盖置于阴凉处保存,并远离明火
易挥发、潮解、风化的药物	乙醇、过氧乙酸、碘酊、糖衣片、酵母片、甘草片等	瓶装、盖紧瓶盖保存
易氧化和遇光变质的药物	氨茶碱、维生素C、盐酸肾上腺素、硝普钠等	装在有色瓶中并盖紧,针剂应放在有黑纸的纸盒内,置于阴凉处
易过期的药物	各种抗生素、胰岛素等	定期检查,按有效期先后有计划地使用
各类中药		置于阴凉干燥处,芳香类药物须盖紧瓶盖保存
		个人专用药物应单独存放,并注明床号、姓名

二、给药的原则

给药原则是一切用药的总则,在执行给药工作中必须严格遵守。

(一)根据医嘱准确给药

给药属于非独立性的护理操作,护士必须严格根据医嘱给药;护士对有疑问的医嘱,应及时向医生提出,不可盲目执行,也不得擅自更改医嘱。

(二)严格执行查对制度

严格执行"三查七对一注意",才能做到"五个准确",即将准确的药物,按准确的剂量,用准确的途径,在准确的时间,给予准确的患者。

三查:操作前、操作中、操作后查(查七对的内容)。

七对:对床号、姓名、药名、浓度、剂量、用法、时间。

一注意:注意用药后反应。

护士在执行药疗时,应认真检查药物的质量,对疑有变质或已超过有效期的药物,不可使用。

(三)安全正确给药

准确掌握给药剂量、浓度、方法和时间,药物备好后及时分发使用。给药前向患者解释,以取得合作,并给予相应的用药指导,提高患者自我合理用药的能力。对易发生过敏反应的药物,使用前应了解过敏史,必要时做过敏试验,结果阴性方可使用,使用过程中加强观察。

(四)密切观察用药后的反应

用药后护士应注意观察药物的治疗作用与不良反应,持续评估并做好记录,以便为临床护理及调整治疗计划提供重要依据。

(五)指导患者合理用药

护士应评估患者对所用药物的认知程度,对药物的信赖程度及情绪反应,有无药物依赖、滥用或不遵医嘱行为,有针对性地向患者说明药物的作用、用法及药物可能引起的不良反应,并予以相应的指导。

三、给药的途径与时间

根据药物的性质、剂型、机体组织对药物的吸收情况与治疗需要,选择不同的给药途径。常用的给药途径有口服、舌下含服、注射(皮内、皮下、肌内、静脉)、吸入、皮肤黏膜及直肠给药等。除动、静脉注射药液直接进入血液循环外,其他给药途径均有一个吸收过程,吸收速度由快至慢依次为:吸入＞舌下含服＞直肠＞肌内注射＞皮下注射＞口服＞皮肤。有些药物不同的给药途径可产生不同的药物效应,如硫酸镁,口服产生导泻、利胆作用,注射产生镇静、降压作用,而局部热湿敷则产生消炎、去肿作用。

给药的时间取决于药物的半衰期,以能维持有效血药浓度和发挥最大药效为最佳选择,同时考虑药物的特性与人体的生理节奏。医院常用给药的外文缩写见表 13-2。

表 13-2　医院常用给药的外文缩写与中文译意

外文缩写	中文译意	外文缩写	中文译意
qd	每日 1 次	ivgtt	静脉滴注
bid	每日 2 次	liq	液体
tid	每日 3 次	mist	合剂
qid	每日 4 次	sup	栓剂
qod	隔日 1 次	pulv	粉剂
biw	每周 2 次	syr	糖浆剂
qm	每晨 1 次	tr	酊剂
qn	每晚 1 次	caps	胶囊
qh	每 1 小时 1 次	tab	片剂
q2h	每 2 小时 1 次	pil	丸剂
q3h	每 3 小时 1 次	ung	软膏
q4h	每 4 小时 1 次	ext	浸膏
q6h	每 6 小时 1 次	lot	洗剂
am	上午	aa	各
pm	下午	gtt	滴,滴剂
12n	中午 12 点	ad	加至
12mn	午夜 12 点	Rp,R	处方
po	口服	Inj	注射
ac	饭前	Co	复方
pc	饭后	g	克
hs	睡前	ml	毫升
st	立即	IU	国际单位
prn	需要时(长期)	OD	右眼
sos	必要时(限用 1 次,12 小时内有效)	OS	左眼
Dc	停止	OU	双眼
ID	皮内注射	AD	右耳
H	皮下注射	AS	左耳
im	肌内注射	AU	双耳
iv	静脉注射		

笔记栏

第二节 口服给药法

口服给药（oral administration）是临床常用、方便、经济、安全、适用范围广的给药方法，药物经胃肠道黏膜吸收，达到局部治疗或全身治疗的目的。但由于口服给药吸收较慢且不规则，易受胃肠功能及胃肠内容物的影响，药物产生疗效的时间较长，故不适用于急救、意识不清、呕吐频繁、禁食等患者。

【目的】

协助患者安全、正确地服用药物，达到减轻症状、治疗疾病、维持正常生理功能、协助诊断、预防疾病的目的。

【评估】

1. 患者的身体状况　患者的病情、年龄、意识状态、治疗情况及自理能力等。

2. 患者的吞咽能力　有无口腔或食管疾病及恶心、呕吐等问题，程度如何。

3. 患者的合作程度　患者对治疗的态度，对所用药物的认知程度、配合程度等。

4. 药物的评估　药物的质量、批号、有效期等。

【计划】

1. 护士准备　衣帽整齐，修剪指甲，洗手，戴口罩。

2. 药物与用物准备

（1）药物准备：患者所需的口服药物由中心药房负责准备，病区护士负责把药盘或服药车送至中心药房，中心药房药剂师根据病区发送的药物信息进行摆药、核对，由病区护士再次核对后取回。

（2）用物准备：发药车（药盘）、服药本、小药卡、水壶（内盛温开水）、饮水管等。

3. 环境准备　环境整洁、安静、光线充足。

4. 患者准备　了解用药的目的、方法、注意事项及配合要点，取舒适体位。

【实施】

步骤	要点与说明
1. 核对药物 （1）检查操作物品是否齐全 （2）洗手、戴口罩，将所需物品放于适宜的位置 （3）根据服药本和小药卡，核对患者的床号、姓名、药名、浓度、剂量、时间	● 发药前需经另一人核对，确保药物准确无误
2. 发药 （1）洗手，在规定时间携带服药本、药盘、温开水，送药至患者床前 （2）核对床号、姓名、腕带，并让患者自己说出姓名，或扫描条形码，核对无误后方可发药 （3）协助患者取舒适体位，解释用药的目的与注意事项 （4）提供温开水或使用饮水管，协助患者服药，确认服下，再次核对	● 若患者不在或因特殊检查、手术需禁食者，暂不发药，应将药物带回保管，适时再发或交班 ● 若患者发生呕吐，应查明原因后再行处理 ● 同一患者的药物应一次取出，不同患者的药物不可同时取出，以免发生差错 ● 取得合作，并建立安全感 ● 宜用 40~60℃ 温开水送服，不用茶、牛奶、果汁替代 ● 增加或停用某药物时，应及时告知患者；如患者提出疑问，应虚心听取，重新核对后再发药

续表

步骤	要点与说明
	• 对危重与不能自行服药的患者应喂药;鼻饲患者应将药物碾碎,用水溶解后从胃管注入,再以少量温开水冲洗胃管
(5) 根据药物特性进行用药指导	
3. 发药后处理	
(1) 协助患者取舒适卧位,整理床单位	
(2) 整理、清洁药盘,药杯或药袋按要求分类处理	• 防止交叉感染
(3) 洗手,观察患者服药后的反应,必要时记录	• 若有异常,及时与医生联系,酌情处理

口服给药操作流程:
遵医嘱备药→核对药物→发药→整理记录

【注意事项】

1. 严格执行查对制度和无菌操作原则。

2. 健胃药与增进食欲的药物宜饭前服用。

3. 助消化药及对胃黏膜有刺激性的药物宜饭后服用。

4. 催眠药在睡前服,驱虫药宜在空腹或半空腹时服用。

5. 止咳糖浆对呼吸道黏膜起安抚作用,服用后不宜立即饮水,如同时服用多种药物,应最后服止咳糖浆。

6. 对牙齿有腐蚀作用的药物(如酸类或铁剂)或使牙齿染色的药物,应用吸水管吸服,服药后及时漱口以保护牙齿。

7. 服用强心苷类药物前应先测脉率(心率)与节律,脉率低于60次/min或节律不齐时,应暂停服用并报告医生。

8. 缓释片、肠溶片、胶囊吞服时不可嚼碎。

9. 服用磺胺类药物后应嘱患者多饮水,以免因尿少析出结晶,导致肾小管堵塞。

10. 增加或停用某种药物时,应及时告知患者。

11. 注意药物之间的配伍禁忌。

【评价】

1. 护患沟通有效、情绪稳定,配合护士操作。

2. 患者或家属了解药物的相关知识,能说出药物的服用方法及注意事项。

3. 给药准确,达到效果。

📖 **知识链接**

全自动摆药机

随着计算机网络系统的发展,医药学领域的自动化管理也有了长足的进步,尤其在医院住院部药房中引进的全自动片剂摆药机代替人工摆药,能够按照医嘱自动分药、打印、封装成单位剂量的口服药袋,大大提高摆药时的卫生化、准确化、高效化。摆药机控制系统接收到服务器传送的信息后,自动操控摆药机开始摆药。将患者1次服用的药品包入一个袋中,并在药袋上打印出患者的姓名、病历号、药品名称、药品规格、包装的药量和服用时间等信息。

第三节 注射给药法

注射给药法(administering injection)是将一定量的无菌药液或生物制剂注入体内,达到预防、诊断与治疗疾病目的的给药方法。注射给药法的特点是药物吸收快、血药浓度升高迅速、剂量准确,因此适用于需要药物迅速发挥作用或因各种原因不能经口服给药的患者。但注射给药法可能造成一定程度的组织损伤,引起疼痛、感染等并发症,又由于药物吸收快,某些药物的不良反应出现迅速,处理相对困难,故应密切观察和及时处理。常用的注射给药法有皮内注射、皮下注射、肌内注射、静脉注射及动脉注射。

一、注射原则

(一)严格遵守无菌操作原则

1. 护士操作前修剪指甲、洗手、戴口罩、衣帽整洁,必要时戴手套。

2. 操作环境空气清洁,无尘埃飞扬,符合无菌操作要求。

3. 按无菌原则夹取或拿取无菌注射器。注射器空筒内壁、活塞体、乳头、针头的针尖、针梗及针栓内壁必须保持无菌。

4. 按要求对注射部位皮肤消毒,并保持无菌。

皮肤消毒方法:取无菌棉签蘸取 2% 碘酊,以注射点为中心,由内向外螺旋式涂擦,消毒直径应大于 5cm,待干后,用 75% 乙醇以同样方法脱碘,待干后即可注射。

安尔碘原液或 0.5% 碘伏消毒法:取无菌棉签蘸取安尔碘原液或 0.5% 碘伏,以注射点为中心,由内向外螺旋式均匀涂擦 2 遍,待干后即可注射。

(二)严格执行查对制度

1. 严格执行"三查七对",并观察患者用药后的反应;对某些易引起过敏反应的药物,用药前应先询问过敏史,然后做过敏试验,以确保安全。

2. 按医嘱正确准备注射药物,仔细检查药物质量,如发现药液有变质、沉淀、浑浊、超过有效期,以及安瓿或密封瓶有裂痕、密封瓶盖有松动等现象,则不可使用。

3. 同时注射数种药物时,应注意药物有无配伍禁忌。

(三)严格执行消毒隔离制度

1. 注射时做到一人一针,一人一垫枕,一人一止血带。

2. 所有用物及一次性物品按消毒隔离制度和医疗废物处理规范处置,不可随意丢弃。

(四)选择合适的注射器和针头

1. 根据药液量、黏稠度和刺激性的强弱选择合适的注射器和针头。

2. 注射器应完整无裂缝,不漏气;针头应锐利,型号合适,无钩,无弯曲;注射器和针头衔接必须紧密;一次性注射器包装应密封并在有效期内。

(五)选择合适的注射部位

1. 注射部位应避开神经、血管处(动、静脉注射除外),不可在炎症、硬结、瘢痕及皮肤受损处进针。

2. 对需长期注射的患者,应经常更换注射部位。

3. 静脉注射时选择血管应从远心端到近心端。

(六)注射药液现配现用

药液在规定注射时间临时抽取,即时注射,以防放置时间过长,药物被污染或药物效价降低。

（七）注射前排尽空气

注射前应排尽注射器内空气,尤其是静脉注射,以防空气进入血管形成空气栓塞。排气时防止浪费药液。

（八）掌握合适的进针角度和深度

1. 各种注射法有不同的进针角度和深度,要求护士熟练掌握。

2. 进针时不可将针梗全部刺入注射部位,以防不慎断针时增加处理的难度。

（九）注药前检查回血

1. 进针后注射药液前,应抽动活塞,检查有无回血。

2. 动、静脉注射必须见有回血后方可注入药液。

3. 皮下、肌内注射无回血方可注射,如发现有回血,应拔出针头重新进针,不可将药液注入血管内。

（十）应用无痛注射技术

1. 做好解释,消除患者的思想顾虑,分散其注意力。

2. 指导患者取舒适体位,使肌肉松弛,便于进针。

3. 注射时做到"二快一慢加匀速",即进针快、拔针快,推药速度缓慢并均匀。

4. 注射刺激性较强的药物时,应选用细长针头,且进针要深,以免引起疼痛和硬结。如需同时注射几种药物时,一般应先注射无刺激性或刺激性弱的药物,再注射刺激性强的药物,以减轻疼痛。

二、注射前准备

（一）用物准备

1. 治疗车上层

（1）注射盘:①皮肤消毒液:安尔碘或0.5%碘伏或2%碘酊、75%乙醇。②无菌持物镊:放于无菌持物罐内。③无菌棉签、砂轮、弯盘、启瓶器、静脉注射时备止血带、一次性垫巾、小垫枕等。

（2）注射器和针头（图13-1）:①注射器:注射器由空筒和活塞两部分组成。空筒前端为乳头,空筒表面有刻度,活塞分为活塞体、活塞轴、活塞柄。注射器规格及主要用途见表13-3。②针头:针头由针尖、针梗和针栓三部分组成。针头规格及主要用途见表13-4。③一次性注射器要包装严密并在有效期内。

图 13-1　注射器与针头构造

表 13-3　注射器规格及主要用途

规格	主要用途
1ml	皮内试验、注射小剂量药液
2ml、5ml	肌内注射、皮下注射、静脉采血
10ml、20ml、30ml、50ml、100ml	静脉注射、各种穿刺

笔记栏

表13-4 针头规格及主要用途

规格	主要用途
$4\frac{1}{2}$ 号	皮内注射
5号	皮内注射、皮下注射
6号、7号	肌内注射、静脉注射
8号、9号	静脉注射
12号	静脉输血、采血及进行各种穿刺
16号	静脉输血、采血及进行各种穿刺

(3) 注射药物:根据医嘱准备。

(4) 注射本或注射单(卡):根据医嘱准备注射本或注射单,作为注射给药的依据。

(5) 无菌盘。

(6) 手消毒液。

2. 治疗车下层 锐器盒、生活垃圾桶和医疗垃圾桶。

(二) 药液抽吸法

【目的】

从安瓿或密闭瓶中抽吸药液,为注射做准备。

【评估】

药物名称、有效期、外包装及有无沉淀、浑浊、变色等现象。

【计划】

1. 护士准备 衣帽整洁,修剪指甲,洗手,戴口罩。

2. 用物准备 同上。

3. 环境准备 环境整洁、安静、光线适宜,符合无菌操作原则要求。

【实施】

步骤	要点与说明
1. 核对药物	● 严格执行查对制度,认真核对药物名称、浓度、剂量、有效期及药品质量
2. 铺无菌盘	● 在治疗盘内铺无菌治疗巾,保持抽吸药液的注射器不被污染
3. 抽吸药液 (1) 自安瓿内抽吸药液 1) 消毒及折断安瓿:将安瓿尖端药液弹至体部,在安瓿颈部划一锯痕,用消毒棉球或棉签消毒后折断安瓿	● 安瓿颈部若有蓝色标记,则不须划痕,用消毒棉球或棉签消毒颈部后折断
2) 抽吸药液:选择合适的注射器并检查。持注射器,将针头斜面向下置入安瓿内的药液中,手持活塞柄,抽动活塞,抽吸药液(图13-2) (2) 自密封瓶内抽吸药液 1) 消毒瓶塞:用启瓶器除去密闭瓶盖中心部分,常规消毒瓶塞,待干	● 针头不可触及安瓿外口,针尖斜面向下,利于吸药 ● 抽药时不可触及活塞体部,以免污染药液
2) 注入空气:选择合适的注射器并检查。注射器内吸入与所需药液等量的空气,示指固定针栓,将针头插入瓶内,注入空气 3) 抽吸药液:倒转药瓶,使针头在液面下,吸取药液至所需剂量,以示指固定针栓,拔出针头(图13-3)	● 以增加瓶内压力,利于吸药

续表

步骤	要点与说明
4. 排尽空气:将针头垂直向上,轻拉活塞,使针头中的药液流入注射器,并使气泡集于乳头口,轻推活塞,驱出气体	• 排气时不可浪费药液,以免影响药量的准确性 • 如注射器乳头偏向一侧,排气时,使注射器乳头向上倾斜,使气泡集中于乳头根部,驱出气体
5. 保持无菌:排气毕,将空安瓿或药瓶套在针头上,再次核对无误后放入无菌盘内备用。也可套上护针帽针头套,但须将安瓿或药瓶放于一边,以便查对	
6. 洗手	

A   **B**

图 13-2 自安瓿内抽吸药液

A. 自小安瓿内抽吸药液;B. 自大安瓿内抽吸药液

注空气入瓶内   倒转瓶抽吸药液   按住针栓拔出针头

图 13-3 自密封瓶内抽吸药液

药液抽吸操作流程:

核对药物→铺无菌盘→抽吸药液→排尽空气→保持无菌→洗手

【注意事项】

1. 严格执行无菌操作原则和查对制度。

2. 根据药液的性质抽吸药液。混悬剂摇匀后立即抽吸;抽吸结晶、粉剂药物时,用无菌生理盐水或注射用水或专用溶媒将其充分溶解后抽吸;油剂可稍加温或双手对搓药瓶(药液易被热破坏者除外)后,用稍粗针头抽吸。

笔记栏

3. 药液应现用现配,以免药液污染及效价降低。

4. 用完的药液安瓿或密封瓶不可立即丢弃,以备注射时查对。

【评价】

1. 严格执行查对制度和无菌操作原则。

2. 药物剂量准确、无浪费,无差错。

三、常用注射法

(一)皮内注射

皮内注射(intradermal injection,ID)是将少量药液或生物制品注射于表皮与真皮之间的方法。

【目的】

1. 进行药物过敏试验,以观察有无过敏反应。

2. 预防接种。

3. 局部麻醉的起始步骤。

【评估】

1. 患者用药史、药物过敏史及家族史。

2. 患者的病情、年龄、意识状态、心理状况、对用药的认知及合作程度。

3. 注射部位的皮肤状况。

【计划】

1. 护士准备　衣帽整洁,修剪指甲,洗手,戴口罩,必要时戴手套。

2. 用物准备

(1) 治疗车上层:注射盘、无菌盘、1ml 注射器、$4\frac{1}{2}$ 号针头、注射卡、医嘱用药物。如做药物过敏试验,应另备 0.1% 盐酸肾上腺素,2ml 一次性注射器。手消毒液,必要时备手套。

(2) 治疗车下层:锐器盒、生活垃圾桶、医疗垃圾桶。

3. 环境准备　环境整洁、安静,光线适宜,符合无菌操作原则要求。

4. 患者准备

(1) 向患者和家属解释皮内注射的目的、操作过程及相关知识,取得配合。

(2) 根据病情取适宜体位并暴露注射部位。

【常用注射部位】

1. 药物过敏试验　常选取前臂掌侧下段,因此处皮肤较薄易于注射,且肤色较淡,易于观察局部反应。

2. 预防接种　常选取上臂三角肌下缘部位注射。

3. 局部麻醉　需实施局部麻醉处的局部皮肤。

【实施】

步骤	要点与说明
1. 按医嘱抽吸药液:在治疗室内铺无菌盘,核对注射卡,按医嘱抽吸药液,放入无菌盘内	● 严格执行查对制度和无菌操作原则
2. 核对解释:携用物至患者床旁,核对患者床号、姓名、腕带,向患者解释目的和方法	● 操作前查对,确认患者;建立信任与安全感,以取得合作
3. 选择注射部位:根据治疗目的选择注射部位,以 75% 乙醇消毒皮肤	● 忌用碘类消毒剂,以免影响局部反应的观察
4. 二次核对、排气:二次核对患者,并排尽注射器内空气	● 操作中查对,安全给药

步骤	要点与说明
5. 穿刺、推药:左手绷紧局部皮肤,右手以平执式持注射器,针尖斜面向上,与皮肤呈 5°角刺入皮内,待针尖斜面全部进入皮内后,放平注射器,左手拇指固定针栓,右手缓慢推注药液 0.1ml,使局部隆起形成一皮丘(图 13-4)	• 进针角度不能过大,否则易刺入皮下 • 注入剂量准确 • 皮丘呈半球状,皮肤变白并显露毛孔 • 若需做对照试验,则用另一注射器及针头,在另一侧前臂相应部位注入 0.1ml 生理盐水,20 分钟后对照结果
6. 拔针:注射完毕迅速拔针,勿按压针眼,看表计时	• 嘱患者勿按揉或搔抓注射部位,以免影响结果的观察,且 20 分钟内勿离开病室或注射室,如有不适及时报告
7. 再次核对	• 操作后查对,确保无误
8. 操作后处理 (1) 协助患者取舒适体位,整理床单位 (2) 清理用物 (3) 洗手	• 按消毒隔离原则处理用物
9. 观察记录:20 分钟后观察结果,记录并签全名	• 将过敏试验结果记录在病历等相关医疗文件上,阴性用蓝笔标记"-",阳性用红笔标记"+"

图 13-4　皮内注射

皮内注射操作流程:
　　评估解释→核对备药→核对患者→选择部位→核对排气→穿刺推药→拔针→再次核对→清洁整理→观察记录

【注意事项】
1. 严格执行无菌操作原则和查对制度。
2. 做药物过敏试验前,护士应详细询问患者的用药史、过敏史及家族史,如患者对需要注射的药物有过敏史,则不可做皮试,应及时与医生联系,更换其他药物。
3. 皮试液要现配现用,浓度与剂量必须准确。
4. 做药物过敏试验消毒皮肤时忌用含碘消毒剂,以免着色影响对局部反应的观察与碘过敏反应相混淆。
5. 在为患者做药物过敏试验前,要备好急救药品,以防发生意外。
6. 药物过敏试验结果如为阳性反应,应告知患者或家属,不能再用该种药物,并记录在病历上。

【评价】

1. 护患沟通有效,患者情绪稳定,愿意接受并积极配合。

2. 患者或家属能说出药物的相关知识、治疗目的、注意事项等。

3. 注射过程中严格遵守注射原则,未发生感染。

(二) 皮下注射

皮下注射(subcutaneous injection,H)是将少量药液或生物制品注入皮下组织的方法。

【目的】

1. 需在一定时间内产生疗效,且不能或不宜经口服给药时。

2. 预防接种。

3. 局部麻醉用药。

【评估】

1. 患者的病情、治疗情况、用药史、过敏史、年龄、意识状态及肢体活动能力。

2. 注射部位的皮肤状况。

3. 患者对用药的认知及合作程度。

【计划】

1. 护士准备　衣帽整洁,修剪指甲,洗手,戴口罩,必要时戴手套。

2. 用物准备

(1) 治疗车上层:注射盘、无菌盘、1~2ml 一次性无菌注射器、$5\frac{1}{2}$~6 号针头、注射卡、医嘱用药物、手消毒液,必要时备手套。

(2) 治疗车下层:锐器盒、生活垃圾桶、医疗垃圾桶。

3. 环境准备　环境整洁、安静,光线适宜,符合无菌操作原则要求。

4. 患者准备

(1) 向患者和家属解释皮下注射的目的、操作过程及相关知识,取得配合。

(2) 根据病情取适宜体位并暴露注射部位。

【常用注射部位】

常选择的注射部位有上臂三角肌下缘、腹部、后背、大腿前侧和外侧等(图 13-5)。

图 13-5　皮下注射部位

【实施】

步骤	要点与说明
1. 按医嘱抽吸药液:在治疗室内铺无菌盘,核对注射卡,按医嘱抽吸药液,放入无菌盘内	• 严格执行查对制度和无菌操作原则 • 药液少于 1ml 时,应选用 1ml 注射器
2. 核对解释:携用物至患者床旁,核对患者床号、姓名、腕带,向患者解释目的和方法	• 操作前查对,确认患者;建立信任与安全感,以取得合作
3. 选择注射部位:根据治疗目的选择合适的注射部位,常规消毒皮肤,待干	
4. 二次核对、排气:二次核对患者,并排尽注射器内空气	• 操作中查对,安全给药
5. 穿刺、推药:左手绷紧局部皮肤,右手以平执式持注射器,示指固定针栓,针尖斜面向上,与皮肤呈 30°~40° 角,快速刺入皮下,松开绷紧皮肤的手,抽动活塞,如无回血,缓慢推注药液(图 13-6)	• 进针角度不宜超过 45°,以免刺入肌层 • 一般将针梗的 1/2~2/3 刺入皮下,勿全部刺入,以免不慎断针增加处理的难度
6. 拔针、按压:注射毕,用无菌干棉签轻压针刺处,快速拔针,按压至不出血为止	
7. 再次核对	• 操作后查对,确保无误
8. 操作后处理 (1) 协助患者取舒适体位,整理床单位 (2) 清理用物 (3) 洗手、记录,签全名	• 按消毒隔离原则处理用物 • 记录注射时间、药物名称、浓度、剂量、患者全身及局部情况

图 13-6 皮下注射

皮下注射操作流程:

评估解释→核对备药→核对患者→选择部位→核对排气→穿刺推药→拔针按压→核对观察→整理记录

【注意事项】

1. 严格执行查对制度和无菌操作原则。

2. 刺激性强的药物不宜做皮下注射。

3. 对过于消瘦者,护士可捏起局部组织,适当减小穿刺角度。

4. 对需长期注射者,应有计划地轮流交替更换注射部位,以促进药液充分吸收。

【评价】

1. 护患沟通有效,患者情绪稳定,愿意接受并积极配合。

2. 患者或家属能说出药物的相关知识、治疗目的、注意事项等。

3. 进针角度及操作方法正确,无危险发生。

4. 注射过程中严格遵守注射原则,未发生感染。

(三) 肌内注射

肌内注射(intramuscular injection,IM)是将一定量的药液注入肌肉组织的方法。

【目的】

1. 药物不宜或不能静脉注射,且要求比皮下注射更迅速发挥药效时采用。

2. 注射刺激性较强或剂量较大的药物。

【评估】

1. 患者的病情、治疗情况、用药史、过敏史、年龄、意识状态及肢体活动能力。

2. 注射部位的皮肤及肌肉组织状况。

3. 患者对用药的认知及合作程度。

【计划】

1. 护士准备　衣帽整洁,修剪指甲,洗手,戴口罩,必要时戴手套。

2. 用物准备

(1) 治疗车上层:注射盘、无菌盘、2~5ml 一次性无菌注射器、6~7 号针头、注射卡、医嘱用药物、手消毒液,必要时备手套。

(2) 治疗车下层:锐器盒、生活垃圾桶、医疗垃圾桶。

3. 环境准备　环境整洁、安静,温度适宜,光线明亮,符合无菌操作原则要求,必要时备屏风或拉帘遮挡。

4. 患者准备

(1) 向患者和家属解释肌内注射的目的、操作过程及相关知识,取得配合。

(2) 根据病情取适宜体位并暴露注射部位。

1) 侧卧位:上腿伸直、放松,下腿稍弯曲。

2) 俯卧位:足尖相对,足跟分开,头偏向一侧。

3) 仰卧位:身体自然放松,双腿伸直。常用于危重及不能翻身的患者。

4) 坐位:为门诊患者接受注射时的常用体位,可供上臂三角肌和臀部肌内注射,臀部注射时患者要稍坐高一些,便于操作。

【常用注射部位】

一般选择肌肉丰厚且距大血管与神经较远处,最常用的部位为臀大肌,其次为臀中肌、臀小肌、股外侧肌及上臂三角肌。

1. 臀大肌注射定位法　臀大肌起自髂后上棘与尾骨尖之间,肌纤维平行向外下方止于股骨上部。坐骨神经起自骶丛神经,自梨状肌下孔出骨盆至臀部,在臀大肌深部,约在坐骨结节与大转子之间中点处下降至股部。其体表投影为自大转子尖至坐骨结节中点向下至腘窝,注射时注意避免损伤坐骨神经。臀大肌定位方法有两种:

(1) 十字法:从臀裂顶点向左侧或右侧划一水平线,然后从髂嵴最高点做一垂线,将一侧臀部分为四个象限,其外上象限并避开内角(髂后上棘与股骨大转子连线)即为注射区(图 13-7A)。

(2) 连线法:髂前上棘与尾骨连线的外上 1/3 处为注射部位(图 13-7B)。

图 13-7 臀大肌注射定位法

A. 十字法；B. 连线法

2. 臀中肌、臀小肌注射定位法

（1）构角法：以示指尖和中指尖分别置于髂前上棘和髂嵴下缘处，这样在髂嵴、示指、中指之间构成一个三角形区域，此区域即为注射部位（图 13-8）。

（2）三横指法：髂前上棘外侧三横指处（以患者自己的手指宽度为准）。

3. 股外侧肌注射定位法　大腿中段外侧，一般成人可取髋关节下 10cm、膝关节上 10cm，宽约 7.5cm 的范围。此处大血管、神经干很少通过，且注射范围较广，可供多次注射（图 13-9）。

4. 上臂三角肌注射定位法　上臂外侧，肩峰下 2~3 横指处（图 13-10）。此处肌肉较薄，只可小剂量注射。

图 13-8 臀中肌、臀小肌注射定位法

图 13-9 股外侧肌注射定位法

图 13-10 上臂三角肌注射定位法

【实施】

步骤	要点与说明
1. 按医嘱抽吸药液：在治疗室内铺无菌盘，核对注射卡，按医嘱抽吸药液，放入无菌盘内	● 严格执行查对制度和无菌操作原则

笔记栏

续表

步骤	要点与说明
2. 核对患者:携用物至患者床旁,核对患者床号、姓名、腕带,向患者解释目的和方法	• 操作前查对,确认患者;建立信任与安全感,以取得合作
3. 选择注射部位:拉隔帘,协助患者取舒适卧位,选择注射部位且定位正确,常规消毒皮肤,待干	• 提供私密环境
4. 二次核对、排气:二次核对患者,并排尽注射器内空气	• 操作中查对,安全给药
5. 穿刺、推药:左手拇指、示指绷紧局部皮肤,右手持注射器如持笔式,以中指固定针栓,用手臂带动腕部发力,将针梗的 1/2~2/3 迅速垂直刺入皮肤,松开绷紧皮肤的手,抽动活塞,如无回血,缓慢推注药液	• 切勿将针梗全部刺入,以防针梗从根部衔接处折断,难以取出
6. 拔针、按压:注射毕,用无菌干棉签轻压针刺处,快速拔针,按压至不出血为止(图 13-11)	
7. 再次核对	• 操作后查对,确保无误
8. 操作后处理 (1)协助患者取舒适体位,整理床单位 (2)清理用物 (3)洗手、记录,签全名	• 按消毒隔离原则处理用物 • 记录注射时间、药物名称、浓度、剂量、患者全身及局部情况

A. 绷紧皮肤　　　　　　　　B. 进针　　　　　　　　C. 抽回血

D. 推药　　　　　　　　　　E. 拔针

图 13-11　肌内注射

肌内注射操作流程：

评估解释→核对备药→核对患者→选择体位→确定部位→消毒皮肤→核对排气→穿刺推药→拔针按压→核对观察→整理记录

【注意事项】

1. 严格执行查对制度和无菌操作原则。

2. 两种或两种以上的药物同时注射时,应注意配伍禁忌。

3. 对 2 岁以下婴幼儿不宜选用臀大肌注射,因其臀大肌尚未发育良好,注射时有损伤坐骨神经的危险,最好选用臀中肌、臀小肌和股外侧肌注射。

4. 消瘦者及儿童进针深度酌减。

5. 注射过程中若针头折断,应先稳定患者情绪,并嘱患者保持原位不动,固定局部组织,以防断针移位,同时尽快用无菌血管钳夹住断端取出;如断端全部埋入肌肉,应速请外科医生处理。

6. 对长期注射的患者,应交替更换注射部位,并选用细长针头,以避免或减少硬结的发生。如因长期多次注射出现局部硬结时,可采用热敷、理疗或外敷活血化瘀中药(如金黄散)等方法予以处理。

【评价】

1. 护患沟通有效,患者情绪稳定,愿意接受治疗并积极配合。

2. 患者或家属能说出药物的相关知识、治疗目的、注意事项等。

3. 注射过程中严格遵守注射原则,未发生感染。

4. 护士熟练掌握技术,无过失,无危险发生。

(四)静脉注射

静脉注射(intravenous injection,IV)是自静脉注入无菌药液的方法。

【目的】

1. 用于药物不宜口服、皮下注射、肌内注射,或需迅速发挥药效时。

2. 用于特殊的诊断和检查。

3. 用于静脉输液、输血和营养治疗。

【评估】

1. 患者的病情、治疗情况、用药史、过敏史、年龄、意识状态及肢体活动能力。

2. 患者对静脉注射给药的认识程度及合作程度。

3. 穿刺部位的皮肤状况、静脉充盈度及管壁弹性。

【计划】

1. 护士准备　衣帽整洁,修剪指甲,洗手,戴口罩,必要时戴手套。

2. 用物准备

(1) 治疗车上层:注射盘、无菌盘、注射器(按药量备)、针头或头皮针头(6~9 号)、止血带、一次性垫巾、小垫枕、注射卡或医嘱本、医嘱用药液、手消毒液,必要时备胶布(输液贴)、手套。

(2) 治疗车下层:锐器盒、生活垃圾桶、医疗垃圾桶。

3. 环境准备　环境整洁、安静,温度适宜,光线明亮,符合无菌操作原则要求,必要时备屏风或拉隔帘遮挡。

4. 患者准备

(1) 向患者和家属解释静脉注射的目的、操作过程及相关知识,取得配合。

（2）根据病情取适宜体位并暴露注射部位。

【常用注射部位】

1. 四肢浅静脉　上肢常用肘部浅静脉（贵要静脉、肘正中静脉、头静脉）、腕部及手背静脉；下肢常用大隐静脉、小隐静脉及足背静脉（图 13-12）。

图 13-12　四肢浅静脉

2. 头皮静脉　小儿头皮静脉极为丰富，分支甚多，互相沟通交错成网且静脉表浅易见，易于固定，方便患儿肢体活动，故儿童静脉注射多选取头皮静脉，常用额静脉、颞浅静脉、耳后静脉、枕静脉（图 13-13）。

3. 股静脉　股静脉位于股三角区，在股神经和股动脉的内侧（图 13-14）。

图 13-13　小儿头皮静脉分布　　　　图 13-14　股动脉、股静脉的解剖位置

【实施】

步骤	要点与说明
1. 四肢静脉注射	
(1) 按医嘱抽吸药液:在治疗室内铺无菌盘,核对注射卡,按医嘱抽吸药液,放入无菌盘内	• 严格执行查对制度和无菌操作原则
(2) 核对患者:携用物至患者床旁,核对患者床号、姓名、腕带,向患者解释目的和方法	• 操作前查对,确认患者;建立信任与安全感,以取得合作
(3) 选择血管:选择合适的静脉,以手指探明静脉方向及深浅。在穿刺部位下方放置一次性垫巾与小垫枕,在穿刺部位上方(近心端)约6cm处扎止血带,常规消毒皮肤,待干,嘱患者握拳,使静脉充盈	• 选择粗直、弹性好、易于固定的静脉,避开关节与静脉瓣 • 止血带末端向上,以防污染无菌区域
(4) 二次核对、排气:二次核对患者,并排尽注射器内空气	• 操作中查对,安全给药
(5) 穿刺:嘱患者轻轻握拳,以左手拇指绷紧静脉下端皮肤,使其固定,右手持注射器,示指固定针栓(若使用头皮针,手持头皮针小翼),针尖斜面向上,与皮肤呈15°~30°角自静脉上方或侧方刺入皮下,再沿静脉走向滑行刺入静脉(图13-15)	穿刺时应沉着,切勿乱刺,一旦出现局部血肿,应立即拔出针头,按压局部,更换针头,另选其他静脉重新穿刺
(6) 推药:见回血后再沿静脉走向进针少许。松开止血带,嘱患者松拳,固定针头(如为头皮针,用胶布或输液贴固定),缓慢注入药液,注药过程中要试抽回血,以检查针头是否仍在静脉内(图13-16)	
(7) 拔针、按压:注射毕,用无菌干棉签轻压针刺处,快速拔出针头,按压至不出血为止或嘱患者屈肘	
(8) 再次核对	• 操作后查对,确保无误
(9) 操作后处理	
1) 协助患者取舒适体位,整理床单位	
2) 清理用物	• 按消毒隔离原则处理用物
3) 洗手、记录,签全名	• 记录注射时间、药物名称、浓度、剂量、患者全身及局部情况
2. 小儿头皮静脉注射	
(1) 同四肢静脉注射(1)~(2)	
(2) 选择静脉:选择合适的静脉,常规消毒皮肤,待干	• 患儿取仰卧或侧卧位,必要时剃去注射部位毛发 • 婴幼儿用75%乙醇消毒2次或用碘伏消毒
(3) 二次核对、排气:二次核对患者,并排尽注射器内空气	• 操作中查对,安全给药
(4) 穿刺、推药:由助手固定患儿头部,操作者左手拇、示指固定静脉两端,右手持头皮针小翼,沿静脉向心方向平行刺入,见回血后推药少许,如无异常,用输液贴固定针头,缓慢推注药液	• 注药过程中注意约束患儿,防止其抓拽注射部位 • 注药过程中要试抽回血,以检查针头是否仍在静脉内。如有局部疼痛或肿胀隆起,回抽无回血,提示针头滑出静脉,应拔出针头,更换部位重新穿刺 • 头皮静脉注射时,注意与头皮动脉的鉴别(表13-5)
(5) 拔针、按压:注射毕,用无菌干棉签轻压针刺处,快速拔出针头,按压至不出血为止	
(6) 同四肢静脉注射(8)~(9)	

续表

步骤	要点与说明
3. 股静脉注射 （1）同四肢静脉注射（1）~（2） （2）体位：协助患者取仰卧位，下肢伸直略外展外旋 （3）消毒：常规消毒局部皮肤，待干，同时消毒操作者左手示指和中指 （4）二次核对、排气：二次核对患者，并排尽注射器内空气 （5）穿刺、推药：用左手示指于腹股沟扪及股动脉搏动最明显部位并予固定，右手持注射器，针头与皮肤呈 90° 或 45° 角，在股动脉内侧 0.5cm 处刺入，抽动活塞见有暗红色血，提示针头已进入股静脉，固定针头，注入药液 （6）拔针、按压：注射毕，拔出针头，局部用无菌纱布加压止血 3~5 分钟，然后用胶布固定 （7）同四肢静脉注射（8）~（9）	● 操作中查对，安全给药 ● 以免引起出血或形成血肿

图 13-15
A. 注射器进针法；B. 头皮针进针法

图 13-16　静脉注射

表 13-5　头皮静脉与动脉的鉴别

特征	头皮静脉	头皮动脉
颜色	微蓝色	皮肤颜色或淡红色
管壁	薄，易受压变形	厚，不易压瘪
搏动	无	有
活动度	不易滑动	易滑动
血流方向	向心	离心
回血颜色	暗红	鲜红
注药	阻力小	阻力大，局部血管呈树枝状突起，颜色苍白

静脉注射操作流程：

评估解释→核对备药→核对患者→选择血管→消毒皮肤→核对排气→穿刺推药→拔针按压→核对观察→整理记录

【注意事项】

1. 严格执行查对制度和无菌操作原则。

2. 需长期静脉给药者,应有计划地由远心端到近心端选择静脉。

3. 注射对组织有强烈刺激性的药物,应另备抽有生理盐水的注射器和头皮针,注射穿刺成功后,先注入少量生理盐水,证实针头确在静脉内,再换上抽有药液的注射器进行推药,以免药液外溢而致组织坏死。

4. 股静脉注射时如抽出鲜红色血液,提示刺入股动脉,应立即拔出针头,用无菌纱布紧压穿刺处5~10分钟,直至无出血为止。

5. 根据患者年龄、病情及药物性质,掌握注入药液的速度,并随时听取患者主诉,观察注射局部情况及病情变化。

6. 若需长时间、微量、均匀、精确注射药物,可选用微量注射泵。

【评价】

1. 护患沟通有效,患者情绪稳定,愿意接受治疗并积极配合。

2. 患者或家属能说出药物的相关知识、治疗目的、注意事项等。

3. 严格遵守注射原则,未发生感染。

4. 达到预期效果,患者无不良反应。

【特殊患者的静脉穿刺要点】

1. 肥胖患者皮下脂肪多,静脉位置较深,表面不明显,但相对固定,穿刺时,可消毒手指,摸清血管走向后由静脉上方进针,进针角度稍加大(30°~40°)。

2. 消瘦患者皮下脂肪少,静脉较易滑动,但静脉较明显,穿刺时可固定静脉的上下端,从正面或侧面刺入。

3. 水肿患者由于水肿静脉不明显,穿刺时可沿静脉走行的解剖位置,用手按揉局部,以暂时驱散皮下水分,使静脉充分显露后再行穿刺。

4. 脱水患者静脉萎陷,充盈不良,可局部热敷、按摩,待血管扩张充盈后再穿刺。

5. 老年患者皮肤松弛,静脉多硬化,血管较脆且易滑动,针头难以刺入或易穿破血管。穿刺时,可用手指分别固定穿刺段静脉上下两端,在静脉上方直接刺入。

【静脉注射失败的常见原因】（图13-17）

1. 针头未刺入血管内　针头刺入太浅,或因静脉滑动,针头未刺入血管内,表现为抽吸无回血,推注药液局部隆起并有痛感。

2. 针头(尖)未完全进入血管内　针尖斜面部分在血管内,部分尚在皮下,表现为抽吸有

图13-17　静脉注射失败的常见原因

回血,但推注药液时溢至皮下,局部隆起并有痛感。

3. 针头(尖)穿破对侧血管壁 针尖斜面一半穿破对侧血管壁,抽吸有回血,推注少量药液,局部可无隆起,但因部分药液溢出至深层组织,患者有痛感。

4. 针头(尖)穿透对侧血管壁 针头刺入过深,穿透对侧血管壁,表现为抽吸无回血。

(五)动脉注射

动脉注射(intra-arterial injection)是将无菌药液加压注入动脉的方法。

【目的】

1. 用于抢救重度休克,尤其是创伤性休克的患者。通过动脉(通常为股动脉)加压输入高渗葡萄糖溶液及血液,以增加冠状动脉与颈动脉血流量,从而使心及脑部血流改善,使血压回升。

2. 施行某些特殊检查,如脑血管造影、下肢动脉造影等。

3. 注射抗癌药物做区域性化疗。

【评估】

1. 患者的病情、治疗情况、用药史、过敏史、年龄、意识状态及肢体活动能力。

2. 患者对动脉注射给药的认识程度及合作程度。

3. 穿刺部位的皮肤及血管状况。

【计划】

1. 护士准备 衣帽整洁,修剪指甲,洗手,戴口罩,必要时戴手套。

2. 用物准备

(1) 治疗车上层:注射盘、无菌盘、按需要准备合适的注射器及针头、注射卡或医嘱本、医嘱用药液、无菌纱布、手消毒液,必要时备无菌手套。

(2) 治疗车下层:锐器盒、生活垃圾桶、医疗垃圾桶。

3. 环境准备 环境整洁、安静,温度适宜,光线明亮,符合无菌操作原则要求,必要时备屏风或拉隔帘遮挡。

4. 患者准备

(1) 患者了解动脉注射的目的、操作过程及相关知识,取得配合。

(2) 取仰卧位,显露注射部位。股动脉为最常用部位,患者大腿稍分开,穿刺侧大腿外展,以沙袋垫高穿刺处,使腹股沟展平,显露注射部位。新生儿股动脉垂直进针易损伤髋关节,因此常选用桡动脉。

【常用注射部位】

常用动脉有股动脉、桡动脉、颈总动脉、锁骨下动脉。

【实施】

步骤	要点与说明
1. 按医嘱抽吸药液:在治疗室内铺无菌盘,核对注射卡,按医嘱抽吸药液,放入无菌盘内	• 严格执行查对制度和无菌操作原则
2. 核对患者:携用物至患者床旁,核对患者床号、姓名、腕带,向患者解释目的和方法	• 操作前查对,确认患者;建立信任与安全感,以取得合作
3. 体位:协助患者取舒适体位,暴露注射部位	• 桡动脉穿刺点为前臂掌侧腕关节上2cm动脉搏动明显处;股动脉穿刺点在腹股沟动脉搏动明显处
4. 消毒:常规消毒局部皮肤,消毒范围大于5cm,待干,同时消毒操作者左手示指和中指	• 保证穿刺点及周围皮肤的无菌状态,防止感染

续表

步骤	要点与说明
5. 二次核对、排气:二次核对患者,并排尽注射器内空气	● 操作中查对,安全给药
6. 穿刺、推药:左手示指和中指扪及股动脉搏动最明显处并固定,右手持注射器在两指间垂直或沿动脉走向呈40°角刺入动脉,见有鲜红色回血缓慢推注药液	● 推注时注意询问,观察局部情况及病情变化
7. 拔针、按压:注射毕拔出针头,局部用无菌纱布加压按压5~10分钟	● 防止出血或血肿
8. 再次核对	● 操作后查对,确保无误
9. 操作后处理 (1) 协助患者取舒适体位,整理床单位 (2) 清理用物 (3) 洗手、记录,签全名	 ● 按消毒隔离原则处理用物 ● 记录注射时间、药物名称、浓度、剂量、患者全身及局部情况

动脉注射操作流程:

评估解释→核对备药→核对患者→安置体位→消毒皮肤→核对排气→穿刺推药→拔针按压→核对观察→整理记录

【注意事项】
1. 严格执行无菌操作原则和查对制度。
2. 熟悉局部血管解剖,掌握进针的方向与角度。
3. 穿刺过程中防止空气进入。
4. 穿刺结束后局部用无菌纱布加压按压5~10分钟,防止局部血肿、出血等意外和并发症发生。
5. 有出血倾向的患者慎用动脉注射。

【评价】
1. 护患沟通有效,患者情绪稳定,愿意接受治疗并积极配合。
2. 患者或家属能说出药物的相关知识、治疗目的、注意事项等。
3. 严格遵守注射原则,未发生感染。
4. 达到预期效果,患者无不良反应。

第四节 雾化吸入法

雾化吸入法是利用雾化装置将药液雾化成细小雾滴,通过鼻或口腔吸入呼吸道,达到湿化气道、预防和治疗相关疾病目的的给药方法。由于吸入给药优先作用于局部,奏效快、剂量小、不良反应少,故临床上应用广泛。常用的雾化吸入方法有超声雾化吸入法、氧气雾化吸入法、压缩雾化吸入法、手压式雾化吸入法四种。

一、超声雾化吸入法

超声雾化吸入法(ultrasonic atomizing inhalation)是应用超声波声能,使药液变成细微的气雾(直径 5μm),通过导管跟随者患者呼吸吸入的方法。药液可随深而慢的吸气到达终末支气管和肺泡,治疗效果好。

【目的】

1. 湿化呼吸道　常用于呼吸道湿化不足、呼吸道黏膜干燥者,也是气管切开术后患者的常规护理方法。

2. 促进痰液排出　常用于痰液黏稠、气道不通畅者,通过雾化吸入药物可稀释痰液,帮助痰液咳出。

3. 解除支气管痉挛　保持气道通畅,常用于支气管哮喘等患者。

4. 预防和控制感染　减轻呼吸道炎症反应和黏膜水肿,常用于胸部手术前后的患者。

【评估】

1. 患者的病情,呼吸道是否通畅,有无感染及口腔黏膜状况。

2. 患者的意识,对雾化吸入治疗的认知,患者的心理反应、自理能力、合作程度。

3. 雾化吸入药物的性质、作用、禁忌证和不良反应。

4. 患者的用药史和过敏史。

【计划】

1. 护士准备　衣帽整洁,修剪指甲,洗手,戴口罩。

2. 用物准备　超声雾化吸入器、水温计、药液、冷蒸馏水。

(1) 常用药物

1) 抗生素:消除炎症,控制呼吸道感染,常用卡那霉素、庆大霉素。

2) 解痉平喘药:可扩张支气管,缓解支气管痉挛,改善呼吸,如氨茶碱、沙丁胺醇。

3) 祛痰药:稀释痰液,帮助祛痰,如 α-糜蛋白酶、乙酰半胱氨酸等。

4) 糖皮质激素:减轻呼吸道黏膜水肿,改善通气,如地塞米松等,常与抗生素联合使用增强抗炎效果。

(2) 超声雾化吸入器

1) 结构:①操作面板:有电源、雾量调节开关、指示灯和定时器;②超声波发生器:通电后可输出高频电能;③水槽与晶体换能器:水槽盛冷蒸馏水,其底部的晶体换能器接受发生器输入的高频电能,使其转化为超声波声能;④雾化罐与透声膜:雾化罐盛药液,底部是一半透明的透声膜,声能透过此膜作用于罐内药液产生雾滴喷出;⑤螺纹管和口含嘴(或面罩)(图 13-18)。

图 13-18　超声雾化吸入器

2) 原理:超声波发生器通电后输出的高频电能使水槽底部的晶体换能器转换成超声波声能,声能震动并透过雾化罐底部的透声膜作用于罐内药液,破坏药液表面的张力形成细微雾滴,经通道导管随者患者深吸气进入呼吸道。

3. 环境准备　清洁、安全、光线明亮。

4. 患者准备　患者理解雾化吸入的目的,能积极配合;取舒适卧位,将一次性治疗巾铺于患者颈前。

【实施】

步骤	要点与说明
1. 核对解释:向患者解释目的和注意事项以取得合作	● 确认患者并做好解释工作
2. 检查连接:检查雾化器,连接雾化器主件与附件	● 使用前检查雾化器各部件是完好,有无松动、脱落等异常情况
3. 加水:水槽内加冷蒸馏水,水量视不同类型的雾化器而定,浸没雾化罐底部的透声膜	● 水槽底部的晶体换能器和雾化罐底部的透声膜薄而质脆,易破碎,操作中注意不要损坏(忌加热水或温水损坏晶片,水槽排空时忌开机,以免损坏机器)
4. 加药:药液用生理盐水稀释至 30~50ml 倒入雾化罐内,检查无漏水后,将雾化罐放入水槽,盖紧水槽盖	
5. 核对解释:携用物至患者床旁,二次核对患者床号、姓名、腕带、药名、浓度、剂量、给药时间、给药方法等。并做好解释工作	● 确认患者
6. 选择体位:协助患者取坐位、半坐位或侧卧位,患者颌下铺治疗巾	● 一般每次治疗时间为 15~20 分钟
7. 调节雾量:打开电源开关(指示灯亮),预热 3~5 分钟,调整定时开关至所需时间	● 水槽内要保持足够的冷水,如水温超过 50℃或者水量过少,应关机更换或者加冷蒸馏水,确认患者
8. 雾化吸入:协助患者将口含嘴或面罩位置放好,面罩应遮住口鼻,口含嘴放入口中,三次核对	
9. 治疗结束:取下口含嘴,关雾化开关,再关电源开关	● 注意先关雾化开关,再关电源开关,以防损坏电子管。连续使用时间隔半小时
10. 整理记录:擦净患者面部,协助其取舒适卧位,整理床单位及用物,倒掉水槽内的水,擦干水槽,将口含嘴、雾化罐、螺纹管浸泡于消毒液内 1 小时,再洗净晾干备用	● 记录雾化时间以及患者的反应和治疗效果 ● 防止交叉感染

超声雾化吸入操作流程:

评估解释→检查连接→加水→加药→核对解释→选择体位→调节雾量→雾化吸入→治疗结束→整理记录

【注意事项】

1. 操作者熟悉雾化器性能,水槽内应保持足够的水量,水温不宜超过 50℃。

2. 雾化罐底部的透声膜和水槽底部的晶体换能器均易损坏,在操作及清洗过程中动作要轻,防止损坏。

3. 教给患者深呼吸的方法及用深呼吸配合雾化的方法,观察患者痰液排出是否困难,若因黏稠的分泌物经湿化后膨胀致痰液不易咳出时,应予以拍背以协助痰液排出,必要时吸痰。

4. 治疗过程需加入药液时,不必关机,直接从盖上添加即可;若要加水入水槽,必须关机操作。

【评价】

1. 护患有效沟通,患者积极配合。

2. 护士操作正确,患者症状减轻。

3. 患者能够学会深呼吸的方法及用深呼吸配合雾化的方法。

二、氧气雾化吸入法

氧气雾化吸入法(oxygen atomization inhalation)是借助高速氧气气流,使药液形成气雾状,随吸气进入呼吸道以达到治疗目的的方法。

【目的】

1. 预防、控制、治疗呼吸道感染,消除炎症。

2. 减轻咳嗽,稀释痰液以利于排出。

3. 解除支气管痉挛,改善通气功能。

【评估】

1. 患者的病情,呼吸道是否通畅,有无感染及口腔黏膜状况。

2. 患者的意识,对雾化吸入治疗的认知,患者的心理反应、自理能力、合作程度。

3. 雾化吸入药物的性质、作用、禁忌证和不良反应。

4. 患者的用药史和过敏史。

【计划】

1. 护士准备 衣帽整洁,修剪指甲,洗手,戴口罩。

2. 用物准备 氧气雾化吸入器(图 13-19)、吸氧装置1套、弯盘、药液。常用药物同超声雾化吸入法。

3. 环境准备 清洁、安全、安静、光线明亮。

4. 患者准备 患者理解雾化吸入的目的,能积极配合;取舒适卧位,将一次性治疗巾铺于患者颈前。

图 13-19 氧气雾化吸入器

【实施】

步骤	要点与说明
1. 核对解释:向患者解释目的和注意事项以取得合作	• 确认患者并做好解释工作
2. 注药连接:核对药液并将所需的药液注入储药瓶内,T形管、吸入嘴安装好,连接氧气输气管与雾化器底部的进气口	• 使用前确保雾化吸入器连接紧密,无漏气 • 氧气湿化瓶中勿放水,以免雾滴稀释药液
3. 调节流量:取下氧气装置上的湿化瓶,调整氧气流量	• 氧流量一般为 6~8L/min
4. 核对解释:携用物至患者床旁,二次核对患者床号、姓名、腕带、药名、浓度、剂量、给药时间、给药方法等	• 认真执行"三查七对"制度
5. 吸入药液:协助患者取合适体位并漱口,指导其手持雾化器,把吸入嘴放入口中,紧闭口唇深吸气,用鼻呼气,如此反复进行,直至药液雾化吸入完毕,三次核对	• 教会患者深吸气,使药液充分到达肺内,屏气1~2秒,再慢慢呼气。使用过程中注意远离烟火和易燃品
6. 治疗结束:先移去雾化器,再关闭氧气开关	• 操作后再次确认患者

续表

步骤	要点与说明
7. 观察反应	
8. 整理记录:整理用物,清洁雾化器,在消毒液中浸泡30分钟后冲净擦干备用。观察并记录	● 协助患者漱口,取舒适卧位,观察并记录治疗效果与反应 ● 按规定消毒处理备用。记录雾化时间及患者的反应和治疗效果

氧气雾化吸入操作流程:

评估解释→注药连接→调节流量→核对解释→吸入药液→治疗结束→观察反应→整理记录

【注意事项】

1. 正确使用供氧装置,注意用氧安全,室内应避免火源。

2. 氧气湿化瓶内勿盛水,以免液体进入雾化器内使药液稀释影响疗效。

3. 注意观察患者痰液排出情况,如痰液仍未咳出,可予以拍背、吸痰等方法协助排痰。

【评价】

1. 治疗后达到预期目标,无不良反应。

2. 患者理解氧气雾化吸入的目的,愿意接受并正确配合雾化吸入。

3. 护士操作正确,患者感觉轻松、症状缓解。

三、压缩雾化吸入法

压缩雾化吸入法(compression atomizing inhalation)是将空气压缩使其作用于药液,将药液变成细微的雾粒(直径 3μm 以下),随吸气进入呼吸道的治疗方法。

【目的】

1. 湿化呼吸道　常用于呼吸道湿化不足、呼吸道黏膜干燥者,也是气管切开术后患者的常规护理方法。

2. 促进痰液排出　常用于痰液黏稠、气道不通畅者,通过雾化吸入药物可稀释痰液,帮助痰液咳出。

3. 解除支气管痉挛　保持气道通畅,常用于支气管哮喘等患者。

4. 预防和控制感染　减轻呼吸道炎症反应和黏膜水肿,常用于胸部手术前后的患者。

【评估】

1. 患者的病情,呼吸道是否通畅,有无感染及口腔黏膜状况。

2. 患者的意识,对雾化吸入治疗的认知,患者的心理反应、自理能力、合作程度。

3. 雾化吸入药物的性质、作用、禁忌证和不良反应。

4. 患者的用药史和过敏史。

【计划】

1. 护士准备　衣帽整洁,修剪指甲,洗手,戴口罩。

2. 用物准备　压缩雾化吸入器、药液、纱布、弯盘、治疗巾、电源插座。常用药物同超声雾化吸入法。

(1) 压缩雾化吸入器构造:①压缩机:面板上有电源开关、过滤器、空气导管接口等,接通电源后可将空气压缩;②喷雾器:包括空气导管(接口可与压缩机相连)、进气活瓣、带有呼气活瓣的口含嘴,中间部分为药皿,用以盛放药液。

(2) 压缩雾化吸入器作用原理:利用压缩机将空气压缩形成较强气流,冲击喷雾器内的药液,使其表面张力遭到破坏而形成细微气雾,通过面罩或口含嘴随患者的呼吸进入呼吸道。

3. 环境准备 清洁、安全、安静、光线明亮。

4. 患者准备 患者理解雾化吸入的目的,能积极配合;取舒适卧位,将一次性治疗巾铺于患者颈前。

【实施】

步骤	要点与说明
1. 核对解释:向患者解释目的和注意事项以取得合作	• 确认患者并做好解释工作
2. 注药连接:检查压缩雾化吸入器,取下喷雾器上半部分及进气活瓣,遵医嘱注入药液(药量不超过规定刻度)后再安装好;安装口含嘴或面罩;连接压缩机和喷雾器。若使用面罩,则不安装进气活瓣	• 使用前确保雾化吸入器连接紧密无漏气
3. 核对解释:携用物至患者床旁,二次核对患者床号、姓名、腕带、药名、浓度、剂量、给药时间、给药方法等	• 认真执行"三查七对"制度
4. 雾化吸入:协助患者取合适体位,铺治疗巾于患者颌下,接通电源,打开压缩机,调节雾量,将口含嘴放入患者口中或将面罩妥善固定,指导患者做深呼吸,三次核对	• 通常治疗 10~15 分钟。妥善固定面罩,指导患者学会用鼻深吸气,确保药液充分吸入 • 确认患者
5. 治疗结束:取下口含嘴或面罩	• 先关雾化开关,再关闭电源开关
6. 观察反应:协助患者漱口,取舒适卧位,观察反应	• 根据病情协助患者翻身拍背,有效的咳嗽咳痰
7. 整理记录:整理用物,拆下压缩雾化器配件并清洗,在消毒液中浸泡 1 小时后冲净擦干备用。记录雾化时间、患者反应及治疗效果	

压缩雾化吸入操作流程:
评估解释→注药连接→核对患者→雾化吸入→治疗结束→观察反应→整理记录

【注意事项】

1. 使用前检查雾化器各部件是否完好,有无松动、脱落等异常情况,确保无漏气。

2. 教患者深呼吸的方法,并指导患者用深呼吸配合压缩雾化吸入。

3. 注意观察患者痰液排出情况,如痰液仍未咳出,可予以拍背、吸痰等方法协助排痰。

【评价】

1. 护患沟通有效,患者积极正确地配合治疗,达到治疗效果,无不良反应。

2. 护士操作正确。

3. 患者感觉舒适,症状减轻。

四、手压式雾化吸入法

手压式雾化器(hand pressure atomizer)(图13-20)是将药液预置于雾化器内的送雾器中,用拇指按压雾化器顶部,使药液从喷嘴喷出,形

图13-20 手压式雾化器

成雾滴,随吸气作用于口腔及咽部气管、支气管黏膜的治疗方法。

【目的】

此给药法主要用于吸入拟肾上腺素类药、氨茶碱或沙丁胺醇等支气管解痉药,解除支气管痉挛,改善通气功能。用于支气管哮喘和喘息性支气管炎的对症治疗。

【评估】

1. 患者目前的病情与治疗情况、意识状态、呼吸道通气情况及口腔局部黏膜情况。

2. 患者的自理程度及合作程度。

3. 患者对有关知识的认识和理解程度,有无紧张、焦虑等心理反应。

4. 药物的性能。

【计划】

1. 护士准备　衣帽整洁,修剪指甲,洗手,戴口罩。

2. 用物准备　手压式雾化器、按医嘱准备的药物(如拟肾上腺素类药、氨茶碱或沙丁胺醇等支气管解痉药)。

3. 环境准备　清洁、安全、安静、光线明亮。

4. 患者准备　患者理解雾化吸入的目的,能积极配合;取舒适卧位,将一次性治疗巾铺于患者颈前。

【实施】

步骤	要点与说明
1. 核对解释:向患者解释目的和注意事项以取得合作	● 确认患者并做好解释工作
2. 准备药液	
3. 核对解释:携用物至患者床旁,二次核对患者床号、姓名、腕带、药名、浓度、剂量、给药时间、给药方法等	● 认真执行"三查七对"制度
4. 吸入药液:协助患者取合适体位,教会患者使用。取下雾化器保护盖,充分摇匀药液。将雾化器倒置,接口端放入双唇间,平静呼气;吸气开始时按压气雾瓶顶部,每次喷 1~2 下,尽可能延长屏气(最好能坚持 10 秒左右),然后呼气	● 根据医嘱准备用物和药液。嘱患者闭紧双唇,使药液充分进入呼吸道,保证充分雾化,尽可能延长屏气时间,然后再呼气
5. 观察反应:协助患者漱口,取舒适卧位,观察反应,三次核对患者	● 确认患者
6. 整理记录:整理用物,喷雾剂使用后用温水清洁塑料外壳后放在阴凉处保存。记录雾化时间、患者反应及治疗效果	● 两次使用的间隔不少于 3~4 小时

手压式雾化器操作流程:
评估解释→核对备药→核对患者→安置体位→雾化吸入→观察记录→整理用物

【注意事项】

1. 喷雾器使用后放在阴凉处(30℃以下)保存。其塑料外壳应定期用温水清洁。

2. 使用前检查雾化器各部件是否完好,有无松动、脱落等异常情况。

3. 每次 1~2 喷,两次使用间隔时间不少于 3~4 小时。

4. 教会患者评价疗效,当疗效不满意时,不随意增加或减少用量或缩短用药间隔时间,

笔记栏

以免加重不良反应。

【评价】

1. 护患有效沟通,患者或家属清楚治疗目的及注意事项,学会使用雾化器。

2. 护士操作正确,患者感觉舒适。

3. 治疗后达到预期目标,无不良反应。患者症状减轻。

第五节 其他给药方法

一、栓剂给药法

栓剂是药物与适宜的基质制成的供腔道给药的固体制剂,其融化温度约37℃,放入体内后可慢慢融化发挥药效。常用栓剂包括直肠栓剂和阴道栓剂。

(一)直肠栓剂置入法

直肠栓剂置入法是将药物直接插入直肠内,由黏膜吸收,达到局部或全身的治疗效果。

【目的】

1. 解热镇痛 如解热镇痛栓剂。

2. 软化粪便以利排出 如直肠甘油栓剂。

【评估】

1. 患者目前的病情和治疗情况、意识状况及配合程度、肛门及肛周皮肤情况。

2. 患者有无紧张、焦虑、害羞等情况。

【计划】

1. 护士准备 衣帽整洁,修剪指甲,洗手,戴口罩。

2. 用物准备 直肠栓剂、指套或手套、手纸,必要时备屏风。

3. 环境准备 病室整洁、安静、明亮,温度适宜。必要时需用屏风遮挡。

4. 患者准备

(1)向患者和家属解释直肠栓剂置入的目的、操作过程及相关知识,取得配合。

(2)取侧卧位,膝部弯曲,暴露肛门括约肌。

【实施】

步骤	要点与说明
1. 核对患者:备齐用物携至床旁,核对患者床号、姓名、腕带、药名、浓度、剂量、给药时间、给药方法等,让患者明确用药的作用和方法	• 认真执行"三查七对"制度
2. 准备体位:协助患者取侧卧位,膝部弯曲,充分暴露肛门,注意保护患者,避免着凉	• 使肛门括约肌松弛
3. 置入栓剂:戴指套或手套,嘱患者张口深呼吸,尽量放松,二次核对患者,将栓剂插入肛门,并用示指将栓剂沿直肠壁向脐部方向送入6~7cm(图13-21)	• 避免栓剂滑脱,确保药效,再次确认患者
4. 保留栓剂:置入栓剂后,嘱患者保持侧卧位15分钟,以防栓剂滑脱或融化后渗出肛门	
5. 观察处理:整理用物,观察药效。三次核对患者。洗手,必要时记录	• 不能下床者将便器及纸巾放于患者易取用处。确认患者,注意观察药效

图 13-21　直肠栓剂置入法

直肠栓剂置入操作流程：
评估解释→核对患者→安置体位→置入栓剂→保留栓剂→观察整理

【注意事项】

1. 严格执行查对制度。

2. 注意保护患者隐私部位。

3. 指导患者放松及配合的方法,采取提高用药效果的措施。

4. 教会患者自行操作的方法,在置入药物后确保患者至少平卧 15 分钟。

【评价】

1. 护患有效沟通,患者积极配合工作。

2. 给药方法正确,达到预期效果;患者感觉舒适,症状减轻。

（二）阴道栓剂置入法

【目的】

自阴道插入栓剂,起到局部治疗的作用。

【评估】

1. 患者的病情及用药情况。

2. 患者对阴道栓剂置入法的认识程度及合作程度。

【计划】

1. 护士准备　衣帽整洁,修剪指甲,洗手,戴口罩。

2. 用物准备　阴道栓剂、栓剂置入器或手套、卫生棉垫,必要时备屏风。

3. 环境准备　病室整洁,温度适宜。必要时需用屏风遮挡。

4. 患者准备

（1）向患者和家属解释阴道栓剂置入的目的、操作过程及相关知识,取得配合。

（2）取仰卧位,两腿分开,屈膝略外展或躺在检查床上,支起双腿。

【实施】

步骤	要点与说明
1. 核对解释:备齐用物携至床旁,核对患者床号、姓名、腕带、药名、浓度、剂量、给药时间、给药方法等,让患者明确用药的作用、方法和注意事项以取得合作	● 认真执行"三查七对"制度
2. 安置体位:协助患者取仰卧位,两腿分开,屈膝外展暴露会阴部,便于操作,铺橡胶单及治疗巾于会阴下。注意保暖,避免着凉。二次核对患者	● 注意保护患者隐私 ● 确认患者

笔记栏

步骤	要点与说明
3. 置入栓剂：操作者一手戴手套或用栓剂置入器将阴道栓剂沿阴道下后方轻轻送入，达到阴道穹窿（图 13-22）。注意保护患者隐私，操作轻柔，以免引起疼痛	● 避免污染手指 ● 避免误入尿道 ● 成年女性须置入 5cm 以上深度，以防滑出
4. 保留栓剂：置入后，嘱患者平卧 15 分钟以上，外阴部可垫卫生棉垫	
5. 整理记录：整理用物，观察药效。三次核对患者。洗手，必要时记录	● 确保用药效果 ● 指导患者治疗期间避免性生活确认患者。观察用药后的效果，了解阴道分泌物的性状及患者的主观感觉等 ● 如患者愿意自己操作，可教其自行操作

图 13-22 阴道栓剂置入法

> 阴道栓剂置入操作流程：
> 核对解释→安置体位→置入栓剂→保留栓剂→整理记录

【注意事项】
1. 严格执行查对制度。
2. 注意保护患者隐私部位。
3. 准确判断阴道口，必须置入足够深度。
4. 教会患者自行操作的方法，在置入药物后确保患者至少平卧 15 分钟。
【评价】
1. 护患有效沟通，患者积极配合工作。
2. 给药方法正确，患者感觉舒适，症状减轻。

二、舌下给药法

舌下给药法通过舌下丰富的毛细血管吸收药物，可避免胃肠刺激、吸收不全及首过消除作用，且生效快。
【评估】
1. 患者目前病情和治疗情况。
2. 患者对舌下给药的认识及自行用药情况。
【计划】
1. 护士准备 衣帽整洁，修剪指甲，洗手，戴口罩。

2. 用物准备　舌下含服药,目前最常用的是硝酸甘油片剂。

3. 环境准备　病室整洁安静,温度适宜。

4. 患者准备　向患者和家属解释舌下给药的目的、操作过程及相关知识,取得配合。

【实施】

将药片放于舌下,使药片自然溶解,不可嚼碎咽下,否则会影响药效。一般教会患者自行用药。

【评价】

1. 护患有效沟通,患者积极配合工作。

2. 给药方法正确,达到预期效果;患者感觉舒适,症状减轻。

三、皮肤用药

将药物直接涂于皮肤,以起到局部治疗作用的一种用药法。临床应用的皮肤用药有多种剂型,如溶液、油膏、粉剂、糊剂等。护理人员不仅要掌握有关用药的原则,还需指导患者正确使用的方法 . 以取得最佳的疗效。

【评估】

1. 患者全身及局部皮肤的完整性。

2. 患者对治疗的态度、心理反应及需求。

【计划】

1. 护士准备　衣帽整洁,修剪指甲,洗手,戴口罩。

2. 用物准备

(1) 皮肤用药、棉签、弯盘,必要时备清洁皮肤用物。

(2) 根据病情及医嘱选用皮肤药。

3. 环境准备　病室整洁安静,温度适宜。必要时备屏风或围帘遮挡。

4. 患者准备

(1) 患者了解皮肤用药的目的、使用相应剂型的注意事项,取得配合。

(2) 涂搽前先用温水和中性肥皂清洁皮肤,皮炎患者仅用清水清洁即可,如皮肤无破损可指导患者自行清洁。

(3) 根据需要采取合适体位,暴露局部皮肤,必要时用屏风遮挡保护。

【实施】

1. 溶液　通常为非挥发性药物的水溶液,如3%硼酸溶液、依沙吖啶溶液等,用于清洁、收敛、消炎,主要针对急性皮炎伴大量渗液或脓液者。将油布、治疗巾垫于患处下面,将药液浸湿棉球,用钳子夹持棉球洗抹患部,清洁后用干棉球擦干。亦可用湿敷法。

2. 糊剂　含有多量粉末的半固体制剂,如氧化锌糊、甲紫糊等,适用于亚急性皮炎有少量渗液或轻度糜烂者,用于保护皮损、吸收渗液、收敛和消炎。用棉签蘸药糊直接涂于患处,药糊不宜得太厚。亦可先将糊剂涂在纱布上,然后贴于皮损处,外加包扎。

3. 软膏　药物与适宜基质制成的适当稠度的膏状制剂,如硼酸软膏、硫黄软膏,针对慢性增厚性皮损,用于保护、润滑和软化痂皮。用搽药棒或棉签蘸软膏涂于患处,不需过厚,如为角化过度的皮损,需略加摩擦,除用于溃疡或大片糜烂皮损外,一般不需包扎。有携带方便、贮存简单的优点。

4. 乳膏剂　为药物与乳剂型基质制成的软膏,具有保护、消炎、润肤、止痒等作用。分霜剂和脂剂两种,如樟脑霜、尿素脂,禁用于渗出较多的急性皮炎。这类药贮存简单,用棉签将乳膏剂涂于患处即可。

5. 酊剂和醑剂　不挥发性药物的乙醇溶液为酊剂,挥发性药物的乙醇溶液为醑剂,如碘酊、樟脑醑,针对慢性皮肤病的苔藓样变。因药物有刺激性,不宜用于有糜烂面的急性皮炎、黏膜,以及眼、口的周围。用于杀菌、消毒、止痒。用棉签蘸药液直接涂于患处即可。

6. 粉剂　一种或数种药物的细粉均匀混合制成的干燥粉末样制剂,具有保护、收敛作用,如滑石粉、痱子粉等,针对急性或亚急性皮炎而无糜烂渗液的皮损,用于干燥、保护皮肤。便于携带,吸收较快,较为节省药材。将药粉均匀地扑撒在皮损上。注意粉剂多次应用后常有粉块形成,可用温生理盐水湿润后去除。

【评价】

1. 护患有效沟通,患者积极配合工作。

2. 给药方法正确,达到预期效果;患者感觉舒适,症状减轻。

四、滴入给药

滴入给药是将药液滴入眼、耳、鼻等处,达到局部或全身的治疗作用。包括滴眼药法、滴耳药法及滴鼻药法三种方式。

第六节　药物过敏试验

某些药物可引起不同程度的过敏反应(anaphylactic response),有时甚至发生过敏性休克(anaphylactic shock)危及生命。药物过敏反应一般发生于再次使用药物的过程中。首次用药后药物刺激机体产生特异性抗体,使其处于致敏阶段,再次用药时抗原与抗体结合则发生过敏反应。因此,药物过敏反应一般不会发生于首次用药。对药物过敏者,不论药物剂量或给药途径如何,均可发生过敏反应。药物过敏反应是在用法、用量都正确的情况下发生的,与药理反应或毒性反应无关,而与人的体质有关。因此,过敏反应是一些特异体质的人对某些药物"质"的过敏而不是"量"的中毒。故在使用某些药物之前,除需详细询问用药史、过敏史、家族史外,还必须做药物过敏试验。而在做药物过敏试验的过程中,要准确配制药液,严格执行操作标准,认真观察患者反应,正确判断试验结果,并随时做好急救准备。

一、青霉素过敏试验

青霉素是目前经常使用的抗生素之一,具有疗效高、毒性低的优点,但易发生不同程度的过敏反应。临床上青霉素主要用于敏感的革兰氏阳性球菌、阴性球菌和螺旋体感染。其过敏反应的发生率在各种抗生素中最高,为3%~6%,并且各种类型的变态反应(Ⅰ、Ⅱ、Ⅲ、Ⅳ型)都有可能出现,但以皮肤过敏反应和血清样反应较常见。皮肤过敏反应主要表现为荨麻疹,严重时会发生剥脱性皮炎;血清样反应一般会于用药后7~14天出现,其临床表现与血清病相似,有发热、荨麻疹、关节肿痛、腹痛、淋巴结肿大等。上述反应经常发生,多数不严重,停药或使用H_1受体阻断剂后即可恢复。而属Ⅰ型变态反应的过敏性休克虽然临床少见,但发生迅猛,患者多因抢救不及时而死于呼吸困难和循环衰竭。

(一)青霉素过敏反应的原因

青霉素过敏反应系抗原和抗体在致敏细胞上相互作用而引起的。青霉素本身不具有抗原性,其制剂中所含有的高分子聚合体(6-氨基青霉烷酸)、青霉素降解产物(青霉烯酸、青霉噻唑酸等)作为半抗原进入机体后可与蛋白质或多糖、多肽类分子结合而形成全抗原,使T淋巴细胞致敏,继而刺激B淋巴细胞分化增殖而产生特异性抗体IgE。IgE附着于某些组织

(如皮肤、鼻、支气管黏膜、声带等)的微血管壁周围的肥大细胞和血液中的嗜碱性粒细胞表面上,使机体处于致敏状态。当机体再次接受类似的变应原刺激时,抗原即与上述细胞表面的特异性抗体 IgE 相结合,导致细胞破裂,释放组胺、白三烯、缓激肽、慢反应物质、5- 羟色胺等血管活性物质,当这些物质分别作用于效应器官时,引起平滑肌收缩、毛细血管扩张,血管壁通透性增高、腺体分泌增多,从而产生一系列过敏反应的临床表现,如荨麻疹、哮喘、喉头水肿、休克等。因此,在使用各种青霉素制剂前,必须做药物过敏试验,并且试验结果为阴性时方可用药(图 13-23)。

图 13-23　青霉素过敏反应(Ⅰ型)原理

💻 **知识链接**

青霉素的发现

1928 年,英国细菌学家亚历山大·弗莱明(AlexaIlder Fleming,1881—1955)发现青霉素是微生物学研究中偶然性的经典事例。1881 年 8 月 6 日弗莱明出生于苏格兰西南部艾尔郡,1906 年从伦敦圣玛丽医学院毕业后进入圣玛丽医院担任外科医生,后来进入圣玛丽医院的细菌实验室工作。1913 年第一次世界大战爆发,由于没有有效治疗病菌感染的药物,导致许多士兵因细菌感染引发败血症而死亡。这让弗莱明下定决心找出一种新药来消灭细菌。1928 年,弗莱明在研究金黄色葡萄球菌的菌落形态时,偶然发现青霉菌落周围的金黄色葡萄球菌菌落被明显溶解。而后他有意识地在金黄色葡萄球菌和其他细菌平板上接种这种特异青霉菌,证实了特异青霉菌对葡萄球菌的许多细菌均有裂解作用。他进一步研究发现,不仅这种青霉菌具有强烈的杀菌作用,而且过滤除菌后的特异青霉菌培养液也有较好的杀菌能力。1929 年,弗莱明在《英国实验病理学杂志》上发表了自己的发现。此后,随着磺胺类药物的出现,人们普遍对青霉素的报告不再感兴趣,青霉素因此被埋没了 10 年。而青霉素真正被运用于临床治疗是在 20 世纪 40 年代。后来他对青霉素进行提取和纯化,最终得到了 100mg 纯度可满足人体肌内注射的黄色粉末状的青霉素。弗莱明因为在青霉素研究方面的杰出贡献获得了诺贝尔生理学或医学奖。

（二）青霉素过敏试验

青霉素过敏试验是用试验液行皮内注射,根据皮丘变化及患者的全身反应来判断试验的结果,过敏试验结果为阴性方可使用。

【目的】

通过青霉素过敏试验,确定患者的过敏性,保证患者用药安全,预防过敏性休克的发生。

【评估】

1. 患者的用药史、过敏史及家族过敏史,如有青霉素过敏史者则停止该项试验。

2. 是否停药3天后再次使用,是否在使用过程中更换不同生产批号的药物。

3. 患者的局部皮肤情况,患者的意识状态及心理状态,对青霉素过敏试验的认识及合作程度。

【计划】

1. 护士准备　衣帽整洁,修剪指甲,洗手,戴口罩,必要时戴手套。

2. 用物准备

（1）治疗车上层:注射盘、无菌盘、1ml注射器、2~5ml注射器、$4^1/_2$~5号针头、注射卡、80万U青霉素、生理盐水、手消毒液。另备0.1%盐酸肾上腺素等急救用物,必要时备手套。

（2）治疗车下层:锐器盒、生活垃圾桶、医疗垃圾桶。

3. 环境准备　环境整洁、安静,光线适宜,符合无菌原则要求。

4. 患者准备

（1）皮试前不宜空腹,以免出现头晕、恶心,易与过敏反应相混淆。

（2）让患者了解皮试的目的、方法及过敏时可能出现的症状。

【实施】

1. 试验液配制　青霉素试验液以每毫升含青霉素200~500U为标准配制,注入剂量为20~50U(0.1ml)。配制方法见表13-6。

表13-6　青霉素试验液的配制方法

青霉素钠	加生理盐水(ml)	青霉素钠含量(U/ml)	要点与说明
80万U	4	20万	• 溶解
取0.1ml上液	0.9	2万	• 混匀
取0.1ml上液	0.9	2 000	• 混匀
取0.1ml或0.25ml上液	0.9或0.75	200~500	• 混匀后换接$4^1/_2$号针头,妥善放置

2. 试验方法　按皮内注射法在患者前臂掌侧下段注射青霉素试验液0.1ml(含青霉素20~50U),20分钟后观察结果,判断并记录。

3. 试验结果判断

（1）阴性:皮丘大小无改变,周围无红肿,无红晕,无自觉症状,无不适表现。

（2）阳性:局部皮丘隆起增大,出现红晕硬结,直径大于1cm或周围有伪足、伴痒感,可有头晕、心慌、恶心,严重时可出现过敏性休克。

4. 记录结果　如试验结果为阳性,应禁用青霉素,并记录在体温单、医嘱单、病例、床头卡、门诊单、注射卡,要求用红笔标明"青霉素阳性";将结果告知患者及家属。对可疑阳性患者,应在对侧手臂皮肤相同部位皮内注射0.1ml生理盐水以作对照,20分钟后观察,如出现同样结果,则说明不是阳性。须确认青霉素结果为阴性后方可用药。

【注意事项】

1. 试验前必须详细询问患者的用药史、过敏史及家族过敏史,如有青霉素过敏史禁做皮试,并与告知医生更换药物。

2. 皮试液应现配现用,保证配制浓度、剂量准确。

3. 皮试液注入皮内的剂量应准确,并在规定的时间内观察结果。

4. 消毒皮肤时忌用碘酊或碘伏,且注射部位不可按揉摩擦,以免影响结果观察。

5. 皮肤试验期间不可搔抓或按揉皮丘,20分钟内不可随意走动外出,如有不适时立即告知医护人员。若为首次注射,注射后需观察30分钟。

(三)过敏反应的临床表现

1. 过敏性休克 属Ⅰ型过敏反应,多在注射后5~20分钟内发生。特点是反应迅猛、强烈,有时呈闪电式,消退也快。还有极少数患者发生在连续用药的过程中。主要表现如下:

(1)呼吸系统症状:由喉头水肿、肺水肿、支气管痉挛引起,表现为胸闷、气促、哮喘,伴窒息感、呼吸困难。

(2)循环系统症状:由于周围血管扩张导致有效循环血量不足,表现为面色苍白、发绀、出冷汗、脉搏细弱、血压下降、尿少。

(3)中枢神经系统症状:由脑组织缺氧所致,可表现为头晕、四肢麻木、烦躁不安、抽搐、意识丧失、大小便失禁等。

2. 血清病型反应 一般发生于用药后7~12天,属于Ⅲ型过敏反应。表现为荨麻疹、淋巴结肿大、腹痛、发热、关节肿痛、皮肤瘙痒。

3. 器官或组织的过敏反应

(1)皮肤过敏反应:可出现瘙痒、荨麻疹,严重时可发生剥脱性皮炎。

(2)呼吸道过敏反应:可引起过敏性哮喘或促发原有的哮喘。

(3)消化道过敏反应:可引起过敏性胃肠炎,以腹痛和便血为主要症状。

(四)过敏性休克的处理

1. 立即停药,协助患者平卧,就地抢救,也可采用中凹卧位,注意保暖。

2. 立即皮下注射0.1%盐酸肾上腺素1ml,儿童酌情减量。如症状不缓解,可每隔半小时再皮下或静脉注射0.5ml,直至脱离危险。盐酸肾上腺素是抢救过敏性休克的首选药物,具有收缩血管、升高血压、兴奋心肌、松弛支气管平滑肌等作用。

3. 给予氧气吸入,改善缺氧症状。当呼吸受抑制时,应立即进行口对口人工呼吸,并肌内注射尼可刹米或洛贝林等呼吸兴奋剂。喉头水肿导致窒息时,应立即行气管插管控制呼吸或配合施行气管切开术。

4. 根据医嘱立即静脉注射地塞米松5~10mg,或将氢化可的松200~400mg加入5%~10%葡萄糖溶液500ml内静脉滴注;纠正酸中毒;给予抗组胺类药,如肌内注射盐酸异丙嗪25~50mg或苯海拉明40mg。

5. 及时静脉滴注10%葡萄糖溶液或平衡溶液以扩充血容量,如血压仍不回升,可遵医嘱给予多巴胺或去甲肾上腺素静脉滴注。

6. 如发生心跳呼吸骤停,立即施行体外心脏按压,同时施行人工呼吸等急救措施。

7. 密切观察患者的神志、生命体征、尿量及其他病情变化,并做好病情动态记录。不断评价治疗和护理效果。患者未脱离危险期间,不宜搬动。

二、链霉素过敏试验

链霉素主要用于抗革兰氏阴性细菌及结核杆菌,但其具有损害第八对脑神经的毒性作

笔记栏

用,也可导致发热、荨麻疹、皮疹等过敏反应。其过敏性休克发生率虽较青霉素低,但死亡率较高,因此在使用前务必确保药物过敏试验为阴性。

（一）链霉素过敏试验

【目的】

通过链霉素过敏试验,确定患者的过敏性,保证患者用药安全,预防过敏性休克的发生。

【评估】

1. 患者的用药史、过敏史、家族过敏史。

2. 患者的局部皮肤情况,患者的意识状态及心理状态,对链霉素过敏试验的认识及合作程度。

【计划】

1. 护士准备 衣帽整洁,修剪指甲,洗手,戴口罩。

2. 用物准备

（1）治疗车上层:注射盘、无菌盘、1ml 注射器、2~5ml 注射器、$4^1/_2$~5 号针头、注射卡、链霉素制剂 1 支、生理盐水、手消毒液。另备 5% 氯化钙或 10% 葡萄糖酸钙等急救用物,必要时备手套。

（2）治疗车下层:锐器盒、生活垃圾桶、医疗垃圾桶。

3. 环境准备 环境整洁、安静,光线适宜,符合无菌原则要求。

4. 患者准备

（1）皮试前不宜空腹。

（2）让患者了解皮试的目的,方法及过敏时可能出现的症状,清楚皮试观察期间不可随意离开病房,如有不适时立即告知医护人员。

【实施】

1. 试验液配制 链霉素试验液以每毫升含链霉素 2 500U 为标准配制。以链霉素 1 瓶为 1g（100 万 U）为例,具体配制方法见表 13-7。

表 13-7 链霉素试验液的配制方法

链霉素	加生理盐水（ml）	链霉素含量（U/ml）	要点与说明
100 万 U	3.5	25 万	● 溶解
取 0.1ml 上液	0.9	2.5 万	● 混匀
取 0.1ml 上液	0.9	2 500	● 混匀后换接 $4^1/_2$ 号针头,妥善放置

2. 试验方法 按皮内注射法在患者前臂掌侧下段注射链霉素试验液 0.1ml（含链霉素 250U）,20 分钟后观察结果,判断并记录。

3. 结果判断

（1）阴性:皮丘大小无改变,周围无红肿,无红晕,无自觉症状,无不适表现。

（2）阳性:局部皮丘隆起增大,出现红晕硬结,直径大于 1cm 或周围有伪足、伴痒感,可有头晕、心慌、恶心,严重时可出现过敏性休克。

（二）链霉素过敏反应及处理

1. 过敏反应 链霉素过敏反应表现与青霉素过敏反应大致相同,但较少见。链霉素的毒性反应比过敏反应更常见和严重。患者可出现全身麻木、肌肉无力、耳鸣耳聋等症状。

2. 处理 发生过敏反应时,可遵医嘱静脉注射 10% 葡萄糖酸钙或 5% 氯化钙。患者若出现肌肉无力、呼吸困难,可遵医嘱注射新斯的明。其他处理同青霉素过敏反应。

三、破伤风抗毒素过敏试验及脱敏注射法

破伤风抗毒素（tetanus antitoxin，TAT）是破伤风类毒素马的免疫血清，是一种异种蛋白，具有抗原性，注射后易出现过敏反应，故用药前必须做过敏试验。若皮试结果为阴性，可一次性将所需剂量注射完。若皮试结果为阳性，需采用脱敏疗法或注射人破伤风免疫球蛋白。注射过程需全程密切观察。临床常用于潜在的有破伤风危险的外伤者，作为被动免疫的预防注射或用于救治破伤风患者，以控制病情发展。若患者以前曾注射过 TAT，但停药时间超过 1 周，需重新做过敏试验。

（一）破伤风抗毒素过敏试验

【目的】

通过破伤风抗毒素过敏试验，确定患者的过敏性，保证患者用药安全，预防过敏性休克的发生。

【评估】

1. 患者的用药史、过敏史及家族过敏史。

2. 患者以前注射 TAT 的情况。

3. 患者的局部皮肤情况，患者的意识状态及心理状态，对过敏试验的认识及合作程度。

【计划】

1. 护士准备　衣帽整洁，修剪指甲，洗手，戴口罩。

2. 用物准备

（1）治疗车上层：注射盘、无菌盘、1ml 注射器、2~5ml 注射器、$4\frac{1}{2}$~5 号针头、注射卡、TAT 制剂、生理盐水、手消毒液。另备 0.1% 盐酸肾上腺素等急救用物，必要时备手套。

（2）治疗车下层：锐器盒、生活垃圾桶、医疗垃圾桶。

3. 环境准备　环境整洁、安静，光线适宜，符合无菌原则要求。

4. 患者准备　同青霉素过敏试验。

【实施】

1. 试验液配制　取每毫升含 TAT 1 500U 的药液 0.1ml，加生理盐水稀释至 1ml（每毫升含 TAT 150U），即为皮试试验液。

2. 试验方法　皮内注射 TAT 0.1ml（内含 TAT 15U），20 分钟后判断皮试结果。

3. 结果判定

（1）阴性：局部无变化，全身无异常反应。

（2）阳性：局部皮丘红肿有硬结，硬结直径大于 1.5cm，红晕范围直径超过 4cm，有时出现伪足、有痒感。

如皮试结果为阴性，可把所需剂量一次性注射完。如皮试结果为阳性，需采用脱敏注射法。

（二）TAT 脱敏注射法

脱敏注射法是当患者过敏试验结果为阳性但又必须注射时，可采用少量、短时间、连续多次注射，注射时剂量逐渐增加，直至治疗量。小剂量注射可致生物活性物质的释放量减少，不会引发临床症状；短时间内多次注射可以渐渐消耗体内已产生的 IgE，保证过程中不会发病。机体逐渐适应后，即可不发生严重过敏反应。脱敏注射步骤见表 13-8。

每隔 20 分钟注射 TAT 一次，注射后密切观察，直至完成全部注射。如发现患者有面色苍白、气促、发绀、头晕、荨麻疹等或发生过敏性休克时，应立即停止注射并配合医生抢救。如反应轻微，待症状消退后，可酌情减少注射剂量、增加注射次数，全程密切观察，保证脱敏顺利。

表13-8 破伤风抗毒素脱敏注射法

次数	破伤风抗毒素（ml）	加生理盐水（ml）	注射途径
1	0.1	0.9	肌内注射
2	0.2	0.8	肌内注射
3	0.3	0.7	肌内注射
4	余量	稀释至 1ml	肌内注射

四、普鲁卡因过敏试验

普鲁卡因（procaine）是一种常用的局部麻醉药，多用于浸润麻醉、传导麻醉、腰椎麻醉等，极少数患者可突然出现胸闷、休克等过敏反应，偶可引起轻重不一的过敏反应。凡首次应用普鲁卡因或注射普鲁卡因青霉素者均需做药物过敏试验，确定为阴性后方可使用。

（一）普鲁卡因过敏试验方法

取 0.25% 普鲁卡因溶液 0.1ml 皮内注射，20 分钟后观察结果并记录。

（二）结果的判断和过敏反应的处理

同青霉素过敏试验判断和过敏反应的处理。

五、头孢菌素类药物过敏试验

头孢菌素类药物是一类抗菌谱广、低毒、杀菌力强而应用广泛的抗生素，临床主要用于耐药金黄色葡萄球菌、肺炎球菌、溶血性链球菌等细菌感染，可引起过敏反应，临床常见表现有荨麻疹、皮疹、药物热等，偶可发生过敏性休克，故用药前需做药物过敏试验。另外，头孢菌素类药物与青霉素之间可有交叉过敏反应，10%~30% 对青霉素过敏者对头孢菌素过敏，而对头孢菌素过敏者绝大多数对青霉素过敏。

【目的】

通过头孢菌素类药物过敏试验，确定患者的过敏性，保证患者用药安全，预防过敏性休克的发生。

【评估】

1. 患者的用药史、过敏史及家族过敏史。

2. 是否曾使用过头孢菌素类药物，是否停药 3 天后再次使用，或是否在使用过程中更换不同生产批号的药物。

3. 患者的局部皮肤情况，患者的意识状态及心理状态，对过敏试验的认识及合作程度。

【计划】

1. 护士准备 衣帽整洁，修剪指甲，洗手，戴口罩。

2. 用物准备

（1）治疗车上层：注射盘、无菌盘、1ml 注射器、2~5ml 注射器、4$\frac{1}{2}$~5 号针头、注射卡、头孢菌素类药物、生理盐水、手消毒液。另备 0.1% 盐酸肾上腺素等急救用物，必要时备手套。

（2）治疗车下层：锐器盒、生活垃圾桶、医疗垃圾桶。

3. 环境准备 环境整洁、安静，光线适宜，符合无菌原则要求。

4. 患者准备 同青霉素过敏试验。

【实施】

1. 试验液配制 以头孢氨苄为例，以每毫升含头孢氨苄 500μg 为标准配制，注入剂量为 0.1ml（含 50μg 头孢氨苄）。具体配制方法见表 13-9。

表 13-9 头孢氨苄皮试液的配制方法

头孢氨苄钠	加生理盐水（ml）	浓度单位	要点与说明
0.5g	2	250mg/ml	● 溶解
取上液 0.2ml	0.8	50mg/ml	● 混匀
取上液 0.1ml（排出 0.9ml）	0.9	5mg/ml	● 混匀
取上液 0.1ml（排出 0.9ml）	0.9	500μg/ml	● 混匀后换接 $4\frac{1}{2}$ 号针头,妥善放置

2. 试验方法　按皮内注射法在患者前臂掌侧下段注射头孢氨苄试验液 0.1ml（含头孢氨苄 50μg）,30 分钟后观察结果,判断并记录。

有关皮试的注意事项及过敏反应的处理,参阅青霉素过敏反应判断及处理有关内容。

六、碘过敏试验

碘化物是临床常用的造影剂,多用于肾脏、胆囊等造影检查,此类药物也可发生过敏反应。因此,对于首次应用碘化物进行造影检查者,需在检查前 1~2 天做过敏试验,试验方法包括口服、皮内注射及静脉注射法,结果为阴性时方可做碘造影检查。

（一）试验方法

1. 口服法　口服 5%~10% 碘化钾 5ml,每天 3 次,共 3 天,观察结果。

2. 皮内注射法　取 0.1ml 碘造影剂皮内注射,20 分钟后观察结果。

3. 静脉注射法　取 1ml 碘造影剂（30% 泛影葡胺）缓慢静脉注射,5~10 分钟后观察结果。在静脉造影前需先做皮内注射,然后行静脉注射,结果为阴性方可做碘造影。

（二）结果判断

1. 口服患者若出现口麻、头晕、心慌、恶心呕吐、流泪、流涕及荨麻疹则为阳性。

2. 皮内注射患者若出现局部红肿、硬块,直径超过 1cm 为阳性。

3. 静脉注射患者若出现血压、脉搏、呼吸及面色的变化为阳性。

有少数患者过敏试验虽呈现阴性,但在注射碘造影剂时发生过敏反应,因此在注射前仍要备好急救药物,过敏反应处理方法同青霉素过敏。

● （肖洪玲　郑丽维）

复习思考题

1. 在口服给药过程中,如何做到安全、有效、准确给药?

2. 特殊患者静脉穿刺的要点有哪些?

3. 患者,女性,56 岁。1 周来发热伴恶心、食欲下降,门诊以"发热待查"收入院。护士遵医嘱给予肌内注射。

请回答:

（1）臀大肌注射的定位方法有哪些?

（2）注射过程中,如何与患者沟通以减轻其紧张、焦虑?

4. 患者,男性,62 岁。慢性支气管炎急性发作,咳嗽、痰黏稠,呼吸困难,医嘱给予超声雾化吸入治疗。

请回答:

（1）雾化罐内可加入哪些药物? 为什么?

（2）如何正确指导患者进行超声雾化吸入

扫一扫
测一测

◇◇◇ 第十四章 ◇◇◇

静脉输液与输血的护理

📝 学习目标

识记:

1. 能正确陈述静脉输液的目的、常用溶液的种类及其作用。

2. 能正确陈述静脉输血的目的、适应证及禁忌证、血液制品的种类及用途。

3. 能正确说出静脉输血的原则、输血前的准备。

理解:

1. 能正确解释血型种类及分类依据。

2. 能正确说明成分输血的概念及特点。

3. 能正确阐释常见输液反应及输血反应的原因、症状处理及护理。

4. 能正确比较静脉输液与静脉留置针输液的异同点。

5. 能正确阐释静脉输液与静脉输血的注意事项。

运用:

1. 能独立完成密闭式周围静脉输液术,做到态度认真、关心患者、动作连贯、操作规范、过程完整、效果确切。

2. 能独立完成间接静脉输血术,做到查对严格、步骤完整、效果确切。

3. 能独立处理输液或输血过程中的常见故障,保证治疗顺利进行。

🔖 案例导入

刘某,男性,49 岁,因外伤致上腹部疼痛 2 小时急诊入院。

入院查体:体温 36.5℃,脉搏 115 次/min,呼吸 26 次/min,血压 86/54mmHg,神志清楚,面色苍白,四肢湿冷,腹部外形正常,腹部肌紧张,上腹部压痛明显,腹部未触及包块,其余检查未见明显异常。

处理原则:密切注意病情变化,输血、输液、抗休克治疗,积极术前准备。

请思考:

1. 为该患者补液的主要目的是什么? 如何选择静脉血管?

2. 应对患者进行哪些输血前健康教育? 输血前应做好哪些准备?

3. 输液过程中,如何评估患者的体液需求情况?

静脉输液和输血是临床用于纠正人体内电解质紊乱及酸碱平衡失调、恢复内环境稳定并维持机体正常生理功能的重要措施。通过静脉输注药物,还可达到治疗疾病的目的。因此,护理人员必须熟练掌握有关静脉输液和输血的理论知识及操作技能,以便在治疗疾病、保证患者安全和挽救患者生命的过程中发挥积极、有效的作用。

第一节 体液平衡的基本知识

体内的水及溶于水的无机盐、有机物等构成的水溶液称为体液。体液是细胞生活的外环境,也是细胞内物质代谢的主要场所。体液中的无机盐、蛋白质和有机酸等常以离子状态存在,故称为电解质。正常情况下,人体内水、电解质、酸碱度均保持在一定范围内,以维持机体内环境的相对平衡状态,保证机体正常的生理功能。但在疾病和创伤状态下,水电解质及酸碱平衡会发生紊乱,对机体产生各种不利影响,严重时可危及生命。

一、水与电解质

(一) 水

1. 水的含量 正常成年人体液总量约占体重的60%,其中细胞外液占20%(血浆占5%,细胞间液占15%),细胞内液占40%。人体内的含水量随着年龄、性别和胖瘦的不同而存在差异。年龄越小,体液占体重的百分比越大,新生儿期约占体重的80%,婴儿期占70%~75%,学龄期约占65%。而老年人体液总量则降至体重的50%。人体不同组织的水分含量差别也很大,如肌肉组织含水量为75%~80%,而脂肪组织含水量较少,仅为10%~30%。

2. 水的代谢

(1) 水的摄入:人体每天所需的水量约为2 500ml,主要来源于饮水、食物水、代谢水(也称内生水)。

(2) 水的排出

1) 肾排水:正常成人每天尿量为1 000~2 000ml,但受饮水量和其他途径排水量影响较大。

2) 消化道排水:各种消化腺平均每天分泌进入胃肠道的消化液约800ml,其中含有大量水和电解质。正常情况下,这些消化液大部分被肠道重吸收,只有150ml左右随粪便排出体外。

3) 肺排水:呼吸时以水蒸气的形式排出水,成人每天由肺蒸发的水约350ml。肺排水量变化取决于呼吸的深度和频率,如高热时呼吸加深、加快,排水量增多。

4) 皮肤排水:皮肤排水有两种形式:一是非显性出汗,即体表水分的蒸发,成人每天蒸发水约500ml;二是显性出汗,为皮肤汗腺活动分泌的汗液。

3. 水的生理功能 水不仅是人体组织和细胞不可缺少的组成成分,而且在运输代谢物质、调节生理功能及促进体内化学反应方面均有重要的作用。

(1) 构成组织的重要成分:水在维持组织器官一定形状、硬度和弹性上起着重要作用,大部分以与蛋白质、黏多糖等结合的形式存在。因此,体内某些组织含水量虽多(如心脏含水量约79%),但仍具有坚实的结构。

(2) 调节和维持体温的恒定:水的比热值大,1g水从15℃升高至16℃需4.2kJ热量,比同量固体或液体需要的热量多。水蒸发需要的热量高,1g水在37℃时完全蒸发需要吸收热2.4kJ热量,需要失去或获得较多的热能才能使水的温度明显下降或升高,因而体温不易因外界温度的变化而有显著的改变,不断循环的血液能使全身各部分温度维持均匀。

(3) 参与体内物质代谢和运输养分:水可直接参与体内的水解、水化及加水脱氢等代谢反应;体内许多物质都能溶于水,便于消化、吸收及代谢废物的运送;由于溶解的物质较易发生化学反应,故水对体内的许多化学变化具有促进作用。

(4) 润滑作用:水在体内有良好的润滑作用。如关节液能减少活动时的摩擦,口腔内的唾液可使食物易于吞咽,眼内的泪液有润滑眼球、防止眼球干燥的功能,胸膜腔和腹膜腔内浆液、呼吸道和胃肠道的黏液都有良好的润滑作用。

(二) 电解质

1. 电解质的含量与分布　体液中的电解质主要包括阳离子(Na^+、K^+、Ca^{2+}、Mg^{2+}等)和阴离子(Cl^-、HCO_3^-、HPO_4^{2-}、蛋白质负离子等)。电解质在维持体液分布和动态平衡上起着重要作用。细胞内外液主要电解质分布概况详见表14-1。

表14-1　细胞内外液主要电解质分布

项目	阳离子	阴离子
细胞内液	K^+(占总量98%)	HPO_4^{2-}、蛋白质
细胞外液	Na^+(占总量90%)	Cl^-、HCO_3^-、蛋白质

(1) 钠、氯:人体内钠含量为40~50mmol/kg(0.9~1.1g/kg)体重。其中约40%结合于骨骼的基质,约50%存在于细胞外液,约10%存在于细胞内液。血清钠浓度平均为142mmol/L。氯主要存在于细胞外液,血清氯浓度平均为103mmol/L。

(2) 钾:人体内钾的含量为31~57mmol/kg(1.2~2.29g/kg)体重。其中约98%分布于细胞内,约2%存在于细胞外液。血清钾浓度为3.5~5.5mmol/L,细胞内液钾浓度为150mmol/L。Na^+、K^+在细胞内、外分布极不均匀,主要依赖于细胞膜上钠泵的作用,此外还受物质代谢和酸碱平衡等的影响。

2. 电解质的代谢

(1) 钠、氯代谢:人体的钠与氯主要来自食盐(NaCl),成人每天NaCl的需要量为4.5~9.0g;低盐饮食NaCl每天的摄入量也不应少于0.5~1.0g;Na^+、Cl^-主要经肾随尿排出;肾对Na^+排出有很强的调控能力,即"多吃多排,少吃少排,不吃不排"。此外,汗液和粪便亦可排出极少量的Na^+、Cl^-,但如大量出汗或腹泻,丢失的Na^+、Cl^-也不容忽视。

(2) 钾代谢:体内钾主要来自食物,90%被消化道吸收,未被吸收的部分随粪便排出体外。80%~90%的钾经肾由尿排出,肾对钾的排泄特点是"多吃多排,少吃少排,不吃也排"。此外,汗液也可排出少量钾。

3. 电解质的生理功能

(1) 构成组织与体液的成分:钙和磷构成的骨盐是骨骼和牙齿中的主要无机盐。所有的组织细胞中都含有无机盐成分,体液无机盐的重要组分是Na^+、K^+、Cl^-、HPO_4^{2-}、HCO_3^-等。

(2) 维持体液的渗透压:Na^+、Cl^-是维持细胞外液渗透压的主要离子;K^+、HPO_4^{2-}是维持细胞内液渗透压的主要离子。当体液中的电解质浓度发生改变时,细胞内、外液的渗透压也发生变化,进而影响水的分布及细胞的功能。

(3) 维持体液的酸碱平衡:体液中的电解质(如HCO_3^-、HPO_4^{2-}等)及其相应的酸可形成缓冲对,是维持体液酸碱平衡的重要物质。

(4) 维持神经、肌肉的兴奋性:神经、肌肉兴奋性的维持与体液中多种无机离子的浓度和比例有关,其关系式如下:

$$神经、肌肉兴奋性 \propto \frac{[Na^+]+[K^+]+[OH^-]}{[Ca^{2+}]+[Mg^{2+}]+[H^+]}$$

(5) 参与物质代谢:某些无机盐是酶的辅助因子或激活剂,以维持酶的活性,从而影响体内物质代谢,如Na^+参与小肠对葡萄糖的吸收。有些无机盐参与组成体内有特殊功能的化合物,如碘参与甲状腺激素的组成。

（三）水与电解质代谢的调节

水与电解质代谢的调节主要在中枢神经系统的控制下,通过神经 - 内分泌和肾脏进行调节。体液失衡时,多先通过下丘脑 - 垂体 - 抗利尿激素系统恢复和维持体液的正常渗透压,然后再通过肾素 - 血管紧张素 - 醛固酮系统恢复和维持血容量。但在血容量锐减时,人体将优先保证和恢复血容量,使重要器官的灌注得到保证。

二、体液失衡

（一）体液失衡的常见类型

临床常见的体液失衡有脱水、水肿、低钾血症、高钾血症、低钙血症和高钙血症。

1. 脱水（dehydration）　水和钠从体内丢失的现象称为脱水。根据水和钠丢失的比例不同,可将脱水分为 3 种类型:

（1）高渗性脱水（hypertonic dehydration）:体液中水的丢失量大于盐的丢失量,致使血浆渗透压高于正常,又称缺水性脱水。主要原因是进水量不足或排水量过多,如大量出汗、严重呕吐或腹泻等。

（2）低渗性脱水（hypotonic dehydration）:体液中失盐多于失水,致使血浆渗透压低于正常,又称缺盐性脱水。主要原因是在严重腹泻、呕吐、大面积烧伤等情况下,只补充水而未及时补盐。

（3）等渗性脱水（isotonic dehydration）:又称混合性脱水,体液中盐和水成比例丢失。主要由剧烈呕吐或腹泻等引起。

2. 水肿（edema）　体液在组织间隙过多地潴留称为水肿。主要原因是心力衰竭时,毛细血管压力增大,组织间液回流障碍,发生水肿;肾病综合征由于大量蛋白尿导致低蛋白血症而发生水肿;严重肝病致血浆清蛋白合成减少,使血浆胶体渗透压降低,导致细胞间液回流减少而发生水肿。

3. 低钾血症与高钾血症

（1）低钾血症（hypokalemia）:血钾浓度低于 3.5mmol/L 时称为低钾血症。主要原因是钾的摄入不足,见于禁食、摄食障碍;严重呕吐或腹泻导致钾的排出量过多;某些原因引起细胞外钾大量移入细胞内等。低钾血症时可出现四肢无力、腱反射减弱或消失、倦怠、反应迟钝、心律紊乱等症状,甚至导致心力衰竭。

（2）高钾血症（hyperkalemia）:血钾浓度高于 5.5mmol/L 时称为高钾血症。主要原因是静脉输入含钾的溶液过多或过快;肾排钾障碍,如肾衰竭;细胞内的钾不正常地向细胞外转移,如酸中毒。高钾血症时可出现极度疲乏、肌肉酸痛、嗜睡、心动过缓等症状,严重时可致心跳停止于舒张期。

4. 低钙血症和高钙血症

（1）低钙血症（hypocalcemia）:血清钙低于 2.25mmol/L 表示有低钙血症。一般血清钙低于 1.7mmol/L 时出现临床症状,主要表现为神经 - 肌肉兴奋性增强,口周、手脚麻木,易激动,继之手足抽搐,严重时有喉头痉挛和呼吸困难等。

（2）高钙血症（hypercalcemia）:血清钙高于 2.75mmol/L 表示有高钙血症。早期症状有疲乏、四肢无力、厌食、恶心、呕吐和体重下降;病情较重时可出现严重头痛、背和四肢疼痛、口渴和多尿等。

（二）体液失衡的评估

1. 健康史　患者的年龄、体重、生活习惯、疾病史及治疗史等;有无腹泻、呕吐、高热、饮食差等引起脱水、电解质紊乱、低钾、低钙发生的因素或诱因;有无慢性疾病、糖尿病、消化道梗阻等病史。

2. 身体状况 口渴、皮肤黏膜、生命体征、尿量、意识、体重及出入液量等情况;有无局部外伤、腹痛、皮肤弹性降低、口唇干燥、肢体乏力、腱反射减低或亢进、痉挛、抽搐等发生;有无体温升高、血压不稳、精神异常、感觉异常、呼吸节律或方式改变等;有无血液浓缩、电解质异常等。

3. 辅助检查 了解血液浓缩或稀释的程度,血清钠、氯、钾浓度和渗透压的改变,血液酸碱度等。

4. 心理社会状况 了解患者和家属对疾病及其伴随症状的认知程度,评估其心理承受能力和心理反应情况。

第二节 静 脉 输 液

静脉输液(intravenous infusion)是利用大气压和液体静压形成的输液系统内压高于人体静脉压的原理,将一定量的无菌溶液或药液直接输入静脉的技术。是临床上快速救治患者的重要措施之一。

一、静脉输液的基本知识

(一)静脉输液的目的

1. 补充水分及电解质,纠正水电解质紊乱和酸碱失衡 常用于各种原因引起的脱水、代谢紊乱,或因某些原因不能进食者,如禁食、剧烈呕吐、严重腹泻、大手术前后等。

2. 增加血容量,维持血压,改善微循环 常用于严重烧伤、大出血、休克等患者。

3. 输入药物,治疗疾病 常用于各种感染、组织水肿,以及各种需经静脉输入药物而达到治疗目的的患者,如严重感染、脑水肿、癌症化疗等。

4. 补充营养,供给热量,促进组织修复,增加体重,维持正氮平衡 常用于慢性消耗性疾病、胃肠道吸收障碍及不能经口进食的患者,如昏迷、口腔疾病、晚期癌症等。

(二)静脉输液的原理及条件

静脉输液利用大气压和液体静压形成的输液系统内压高于人体静脉压的原理,将一定量的无菌溶液或药液直接输入静脉。无菌溶液或药液自输液容器经输液管通过穿刺针输入静脉内应具备的条件包括:

1. 液体必须有一定的高度,即需要具有一定的水柱压。

2. 液面上方必须与大气相通(软包装液体袋除外),使液面受到大气压的作用。

3. 输液管道通畅,不扭曲,不受压,针头不堵塞,并确保穿刺针在静脉血管内。

(三)静脉输液常用溶液的种类及作用

临床常用的液体种类较多,应根据病情需要选择补液的种类。

1. 晶体溶液 分子量小,在血管内存留时间短,对维持细胞内外水分的相对平衡、纠正体内的水电解质紊乱效果显著。

(1)葡萄糖溶液:用于补充水分和热量,减少组织分解,防止酮体产生,减少蛋白消耗及促进钠(钾)离子进入细胞内。每克葡萄糖在体内氧化可产生 16.480kJ(4kcal)热量。葡萄糖进入人体后迅速分解,一般不产生高渗和利尿作用,常用作静脉给药的载体和稀释剂。临床常用 5% 葡萄糖溶液和 10% 葡萄糖溶液。

(2)等渗电解质溶液:用于补充水分和电解质,维持体液和渗透压平衡。体液丢失时常伴有电解质紊乱,血液中钠离子水平与血浆容量密切相关,钠离子缺少时,血浆容量也下降。因此,补液时应兼顾水与电解质的平衡。临床常用0.9%氯化钠溶液、复方氯化钠溶液(林格氏等渗溶液)及5%葡萄糖氯化钠溶液。

(3)碱性溶液:用于纠正酸中毒,维持酸碱平衡。

1)碳酸氢钠溶液:碳酸氢钠进入人体后,解离成Na^+和HCO_3^-,HCO_3^-可接受体液中过剩的H^+生成碳酸,最终以二氧化碳和水的形式排出体外。此外,碳酸氢钠还可直接提高血中二氧化碳结合力。其优点为补碱迅速,且不易加重乳酸血症。但碳酸氢钠在中和酸以后生成的碳酸,须以二氧化碳形式经肺呼出,因此对呼吸功能不全的患者不宜使用。临床常用5%碳酸氢钠溶液和1.4%碳酸氢钠溶液。

2)乳酸钠溶液:乳酸钠进入人体后,可解离为Na^+和乳酸根离子,Na^+在血液中与HCO_3^-结合形成碳酸氢钠。乳酸根离子可接收H^+生成乳酸。但休克、肝功能不全、缺氧、右心衰竭的患者或新生儿,由于对乳酸的利用能力差,易加重乳酸血症,故不宜使用。临床常用11.2%乳酸钠溶液和1.84%乳酸钠溶液。

(4)高渗溶液:用于利尿脱水,可迅速提高血浆渗透压、回收组织水分进入血管内,消除水肿;同时可降低颅内压,改善中枢神经系统的功能。临床常用20%甘露醇、25%山梨醇及25%~50%葡萄糖溶液。

2. 胶体溶液 分子量大,在血管内存留时间长,能有效维持血浆胶体渗透压,增加血容量,改善微循环,升高血压。

(1)右旋糖酐:为水溶性多糖类高分子聚合物,临床常用中分子右旋糖酐(平均相对分子量为7.5万左右)和低分子右旋糖酐(平均相对分子量为4万左右)。中分子右旋糖酐能提高血浆胶体渗透压,扩充血容量;低分子右旋糖酐能降低血液黏稠度,减少红细胞凝聚,改善血液循环和组织灌注量,防止血栓形成。

(2)羟乙基淀粉(706代血浆):为化学合成的多糖类聚合物,作用与低分子右旋糖酐相似,扩容作用良好,输入后使循环血量和心输出量增加,在体内停留时间较右旋糖酐长,且过敏反应少,急性大出血时可与全血共用。

(3)明胶类代血浆:是由各种明胶与电解质组合的血浆代用品,分子量为1万左右,能有效增加血浆容量,改善微循环,防止组织水肿。由于其具有良好的血液相容性,即使大量输注也不影响凝血功能和纤维蛋白溶解系统,故安全性高于右旋糖酐。临床常用尿联明胶与琥珀明胶。

(4)血液制品:能提高胶体渗透压,增加循环血量(1g蛋白吸收20~25ml水),补充蛋白质和抗体,有助于组织修复和增强机体免疫力。临床常用5%白蛋白和血浆蛋白。

3. 肠外营养液 凡不能经消化道供给营养或营养摄入不足者,均可用静脉输注肠外营养液的方法来维持营养的供给。肠外营养液能供给热量,补充蛋白质,维持正氮平衡,且能补充各种维生素和矿物质。其成分主要为氨基酸、脂肪酸、维生素、矿物质、高浓度葡萄糖或右旋糖酐及水。根据患者的不同需要新鲜配制,配制时必须严格执行无菌技术操作,且在溶液内不得添加与营养素无关的物质。临床常用复方氨基酸、脂肪乳等。

(四)静脉补液的原则

根据患者体液失衡的程度制定补液计划,一般遵照"先盐后糖""先晶后胶""先快后慢""宁少勿多""补钾四不宜"的原则。

1. 先盐后糖,先晶后胶 溶液中的糖经体内代谢后成为低渗液,其扩容作用相对减小,故应先输入盐类溶液。输入晶体溶液,使血液适当稀释,迅速达到扩充血容量的效果,但扩容作用持续时间较短;胶体溶液分子量大、不易透过血管壁,比晶体溶液扩容作用持久,故在输入晶体溶液后再输入胶体溶液,能更好地达到扩容的作用。若在缺水状态下输入胶体溶液,可使血液黏稠度增加,容易形成微血栓,不利于微循环;且在体液不足的情况下如先输入胶体溶液,其产生的胶体渗透压可吸收水分入血,进一步加重组织缺水。因此,在补液过程中一般按先盐后糖、先晶后胶的原则。

2. 先快后慢　早期输液宜快,待病情基本稳定后逐步减慢。一般在开始 4~8 小时内输入补液总量的 1/3~1/2,余量在 24~48 小时内补足。根据药物的性质及患者的病情、年龄、心肺肾功能调节输液速度。

3. 宁少勿多　无论何种电解质紊乱和酸碱平衡失调,都不可能一次准确补足。一般先初步纠正已经丢失量,然后在 1~2 天内继续补液直至完全纠正。监测每小时尿量和尿比重,评价补液量是否足够。尿量在 30~40ml/h、尿比重在 1.018,表示补液量恰当。

4. 补钾四不宜　输液时,注意补钾的"四不宜"原则,即:不宜过早,见尿后补钾;不宜过浓,浓度不超过 0.3%;不宜过快,成人 30~40 滴 /min,小儿酌减;不宜过多,成人每天不超过 5g,小儿每天不超过 0.1~0.3g/kg 体重。

（五）静脉输液部位

静脉输液时,应根据患者病情缓急、所输药物的性质和量、病程长短及患者的年龄、神志、体位、即将进行的手术部位、合作程度等情况选择合适的静脉输液部位。对于需长时间输液的患者,应先从四肢远心端静脉开始穿刺,逐渐向近心端移动,有计划地选择静脉穿刺部位。常用的输液部位有:

1. 周围浅静脉

（1）上肢浅静脉:常用的有肘正中静脉、头静脉、贵要静脉、手背静脉网。其中,手背静脉网是成人输液的首选部位,肘正中静脉、头静脉和贵要静脉可以用来采集血标本、静脉推注药液或作为经外周静脉穿刺的中心静脉导管（PICC）的穿刺部位。

（2）下肢浅静脉:常用的有大隐静脉、小隐静脉和足背静脉网。因下肢静脉有静脉瓣,容易形成血栓,有增加静脉栓塞和血栓性静脉炎的危险,故下肢浅静脉不作为静脉输液时的首选部位。

2. 头皮静脉　小儿头皮静脉分支甚多,互相沟通,交错成网,且表浅易见,不易滑动,便于固定,因此常用于小儿静脉输液。较大的头皮静脉有颞浅静脉、额静脉、耳后静脉及枕静脉。

3. 颈内外静脉、锁骨下静脉　需要长期持续输液或需要肠外营养的患者多选择此类静脉。此类静脉管径粗大、不易塌陷,硅胶管插入后保留时间长。

二、常用静脉输液方法

静脉输液按照输入的液体是否与大气相通,可分为开放式静脉输液法和密闭式静脉输液法;按照血管通路器材所到达的位置,可分为周围静脉输液法和中心静脉输液法。

开放式静脉输液法是将药液倒入开放式输液瓶内进行输液的方法。其优点是能灵活更换液体的种类和数量,并可随时添加药物;缺点是药液易被污染且不可加压输液,现临床已较少应用。密闭式静脉输液法是将无菌输液器插入原装密封输液瓶或输液袋中进行输液的方法,其因密闭污染机会显著减少,目前临床广泛应用。

（一）密闭式周围静脉输液法

【目的】

同静脉输液。

【评估】

1. 患者的年龄、病情、心肺功能、过敏史、用药情况、意识状态及营养状况等。

2. 患者的心理状态及配合程度。

3. 穿刺部位的皮肤、血管状况及肢体活动度。

【计划】

1. 护士准备　服装整洁,修剪指甲,洗手,戴口罩。

2. 用物准备　一次性无菌注射器、输液器、输液贴、透明敷贴、药物及溶液(按医嘱)、皮肤消毒液、无菌棉签、止血带、弯盘、砂轮、启瓶器、小垫枕、瓶套(吊篮)、输液卡、输液巡视卡、笔及治疗本、手表、手消毒剂;污物桶、锐器盒;输液架。必要时备夹板、绷带、棉垫、输液泵。采用静脉留置针输液法需另备外周静脉留置针、无菌透明敷贴、封管液。

3. 环境准备　环境整洁、安静、舒适、安全、光线充足,必要时关闭门窗。

4. 患者准备

(1) 了解静脉输液的目的、方法、注意事项及配合要点。

(2) 输液前排尿或排便。

(3) 取舒适卧位。

【实施】

1. 头皮针静脉输液法

步骤	要点与说明
1. 核对检查:核对药物名称、浓度、剂量、给药时间、给药方法;检查药物是否在有效期内、瓶盖有无松动、瓶身有无裂痕;将输液瓶上下摇动,对光检查药液有无混浊、沉淀及絮状物等;核查输液器、注射器包装有无破损,是否在有效期内	● 根据医嘱严格执行查对制度,严防差错
2. 填写、粘贴输液卡:填写输液卡,并双人核对;将填写好的输液卡倒贴于输液瓶上	● 输液卡勿覆盖原输液瓶标签
3. 配制药物:开启输液瓶口包装,消毒瓶塞,遵医嘱加入药物,加药后摇匀,再次检查输液瓶内溶液的透明度,有无混浊、颗粒等。检查完毕签全名	● 静脉药物的配制应在洁净的环境中完成
4. 连接输液器:再次消毒瓶塞,检查输液器质量,无问题后取出,插入密闭式输液器,并关闭调节器	● 连接时避免污染,保持无菌
5. 操作前核对:备齐物品携至患者床前,核对床号、姓名,再次核对所用药液、给药时间及给药方法。向患者解释。消毒手,备输液贴	● 解释输液目的、过程及注意事项,消除患者顾虑,取得配合 ● 检查输液贴外包装和有效期
6. 排气:将输液瓶挂于输液架上,倒置茂菲氏滴管,上举,打开调节器开关,当药液平面达茂菲氏滴管 1/2~2/3 满时,迅速转正滴管,使液体缓缓下降,待液体流入头皮针内(图 14-1)且输液管道下段无气泡时关闭调节器。将输液管末端放入输液器包装袋内,置于治疗盘中	● 避免输液装置被污染
7. 选择静脉:将小垫枕置于穿刺肢体下,铺治疗巾,在穿刺部位上方 6cm 处扎止血带(图 14-2),根据选择静脉的原则选择静脉	● 如静脉充盈不良,可采用嘱患者反复握、松拳几次,按摩或轻拍血管处,敷温毛巾于皮肤表面等方法 ● 宜选择上肢静脉作为穿刺部位,避开静脉瓣、关节部位及有瘢痕、炎症、硬结等的静脉;接受乳房根治术和腋下淋巴结清扫术的患者应选健侧肢体进行穿刺
8. 消毒皮肤:常规消毒皮肤,消毒范围直径大于 5cm,待干	● 待消毒液自然干燥后再进行穿刺,保证穿刺点及周围区域无菌

续表

步骤	要点与说明
9. 操作中核对:再次核对患者床号、姓名、药名、浓度、剂量、给药时间、给药方法	
10. 静脉穿刺:再次排气,确保输液管内无气泡;嘱患者握拳,取下针帽,左手绷紧皮肤,右手持针,以 15°~30°角沿静脉走向进针,见回血后将针头与皮肤平行再进入少许,使针头斜面全部进入血管内(图 14-3)	• 再次排气时注意保持针头无菌,再次检查输液管内有无气泡 • 握拳可使静脉充盈
11. 三松:用拇指固定针柄,松止血带、嘱患者松拳,打开调节器	• 使静脉血流恢复通畅
12. 固定:见输液通畅、患者无不适后固定。先固定针柄,再用敷贴覆盖针眼,然后将针头附近的输液管环绕后固定(图 14-4),避开针头及血管走向,必要时外固定或物理制动	• 敷贴覆盖穿刺部位防止污染 • 对意识障碍等不合作患者,可行物理制动,制动后应保证肢体血液循环良好,并且不影响输液方式、速度和导管固定。记录制动原因、种类、部位、患者反应、有无并发症
13. 调节滴速:根据病情、年龄、药物性质调节滴速	• 输液速度一般成人为 40~60 滴/min,儿童为 20~40 滴/min
14. 操作后核对:核对患者床号、姓名、药名、浓度、剂量、给药时间、给药方法,填写输液巡视卡。	• 在输液巡视卡上记录输液开始的时间、药液的种类、滴速、患者的全身及局部状况,并签全名
15. 操作后处理:协助患者取舒适卧位,对患者进行健康教育,嘱患者不可随意调节滴速,注意保护输液部位,将呼叫器置于患者易取处,并告知如有肿胀、疼痛等异常或不适及时使用呼叫器。整理床单位及用物。用物分类处理,洗手记录	• 输液过程中加强巡视,观察输液是否通畅、穿刺部位情况及有无输液反应,一旦发生异常,及时处理
16. 更换液体:输液中加强巡视,需要更换液体时,常规消毒瓶塞后,从第一瓶中拔出输液管插入第二瓶中,确认滴管高度合适、输液管内无气泡、输液通畅,在输液记录卡上记录第二瓶输液内容、液量、滴速,签名后方可离去	• 记录输液开始时间、药物、滴速、患者反应,并签全名 • 更换时严格无菌操作,防止污染
17. 拔针及用物处置:确认患者输液已完毕,关闭输液器,轻揭输液贴,轻压敷贴穿刺点,快速拔针,按压 1~2 分钟不出血。协助患者取舒适体位,整理床单位,处置用物,洗手记录	• 嘱患者切忌按揉穿刺部位 • 记录输液结束时间,输入液总量,用药疗效及患者反应

A. 倒置茂菲滴管　　　　B. 转正茂菲滴管

图 14-1　静脉输液排气法

图 14-2 扎止血带

图 14-3 静脉穿刺

A

B

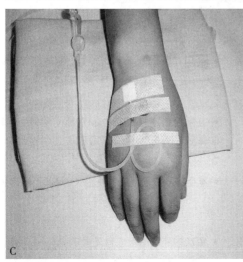

C

图 14-4 固定
A. 固定针柄;B. 固定针眼处;C. 针头附近的
输液管环绕后固定

头皮针静脉输液操作流程：

核对检查→填写、粘贴输液卡→配制药物→连接输液器→操作前核对→排气→选择静脉→消毒皮肤→操作中核对→静脉穿刺→三松→固定→调节滴速→操作后核对→操作后处理→更换液体→拔针及用物处置

2. 静脉留置针输液法

步骤	要点与说明
1. 同头皮针静脉输液法步骤 1~6	● 准备输液贴和无菌透明敷贴 ● 检查留置针有效日期和包装质量后打开外包装，检查针头斜面有无倒钩、导管边缘是否粗糙
2. 连接：检查并打开静脉留置针、肝素帽或可来福接头外包装，手持外包装将肝素帽或可来福接头对接在留置针的侧管上，将输液器连接于肝素帽或可来福接头上，将留置针放回原针盒内	● 连接时避免污染
3. 选择静脉：将小垫枕置于穿刺肢体下，铺治疗巾，在穿刺点上方 10cm 处扎止血带，根据选择静脉的原则选择静脉	● 有血栓病史和血管手术史的静脉不应进行置管；长期输液者，注意合理使用和保护静脉，一般从远心端静脉开始穿刺
4. 消毒皮肤：常规消毒皮肤，消毒范围直径 8cm 以上，待干	● 待消毒液自然干燥后再进行穿刺，保证穿刺点及周围区域无菌
5. 操作中核对：再次核对患者床号、姓名、药名、浓度、剂量、给药时间、给药方法	
6. 静脉穿刺：取下针套，旋转松动外套管（转动针芯）（图 14-5），再次排气；嘱患者握拳，左手绷紧皮肤，右手持针，以 15°~30° 角沿静脉走向进针，见回血后压低进针角度，沿静脉走行继续进针 0.2cm	● 避免刺破血管，并确保外套管在血管内
7. 送套管：左手持外套管 Y 形接口处，右手后撤针芯 0.5cm，持针座将针芯和外套管一起送入静脉内	● 动作轻稳，避免针刺伤
8. 撤针芯：左手固定针座，右手快速撤出针芯，放于锐器收集器中	
9. 三松：松止血带、嘱患者松拳、打开调节器	
10. 固定：用无菌透明敷贴以穿刺点为中心做密闭式固定，并注明置管时间；用输液贴固定留置针延长管、肝素帽内的头皮针（图 14-6）	● 使用无菌透明敷贴能避免穿刺点及周围被污染，且便于观察穿刺点及周围情况
11. 同头皮针静脉输液法步骤 13~16	● 注意保护穿刺侧肢体，留置期间避免经穿刺侧肢体测量血压，避免长时间下垂，避免提重物等动作，以防血液回流阻塞针头
12. 封管：关闭调节器，将抽有封管液的注射器与输液针头相连，向静脉内缓慢推注封管液，边推注边退针，直至针头完全退出。	● 常用封管液为无菌生理盐水或稀释肝素溶液
13. 再次输液：打开延长管上的开关，常规消毒肝素帽，将输液针头插入肝素帽内并固定	● 每次输液前后检查有无异常情况：透明敷料固定是否妥善，局部静脉有无红、肿、热、痛及硬化，询问有无不适，如有异常情况及时处理

续表

步骤	要点与说明
14. 拔管:关闭输液器,撕下小敷贴,揭去透明敷贴,用无菌棉签轻压穿刺点,快速拔针,按压至不出血	• 嘱患者切忌按揉穿刺部位
15. 操作后处理:协助患者取舒适体位,整理床单位,确认患者无其他需要后离开病室。处置用物,洗手记录	

图 14-5 松动外套管(转动针芯)

图 14-6 静脉留置针固定

静脉留置针输液操作流程:

核对检查→填写、粘贴输液卡→配制药物→连接输液器→操作前核对→连接留置针及肝素帽→排气→选择静脉→消毒皮肤→操作中核对→静脉穿刺→送套管→撤针芯→三松→固定→调节滴速→操作后核对→操作后处理→更换液体→封管→再次输液→拔管

【注意事项】

1. 严格执行查对制度和无菌操作,预防感染及差错事故的发生。

2. 注意药物配伍禁忌,输入刺激性药物或某些特殊溶液,如化疗药物、血液等,应先用生理盐水进行静脉穿刺输液,确定针头在血管内且无局部渗出方可输入。

3. 确保输液管道内无气泡,输液前排尽输液管及针头内的空气,药液滴尽前要及时更换输液瓶或拔针,严防造成空气栓塞。

4. 严格掌握输液速度,对有心肺疾病、老年、婴幼儿及输注高渗、含钾或升压药液的患者要适当减慢输液速度;对严重脱水、心肺功能良好者可适当加快输液速度。

5. 输液过程中应加强巡视,耐心听取患者的主诉,密切观察患者局部及全身反应,及时处理输液故障,预防与处理输液反应。

6. 需长期输液者,应注意保护和合理使用静脉,穿刺静脉应选择粗直、弹性好及相对固定的血管,避开关节和静脉瓣,一般从远心端小静脉开始;持续输液24小时以上者,需每天更换输液器,如怀疑被污染或完整性受损时立即更换。

7. 静脉留置针一般可保留3~5天,不超过7天,如疑有污染、出现并发症时,应立即拔除。

8. 患者肢体移动、为患者更衣或执行其他护理操作时,注意保护穿刺部位,防止因过分牵拉导致针头脱出;留置针留置过程中,留针肢体不可用力过大;对昏迷等不合作的患者,可适当用绷带、夹板等约束固定。

9. 不可自静脉输液的肢体抽取血液化验标本或测量血压。

【评价】

1. 操作者无菌观念强,动作轻柔、熟练、准确,输液顺畅。

2. 患者痛感较小,无不良反应。

3. 巡视及时,故障处理正确、有效。

4. 护患沟通有效,患者或家属能理解静脉输液的目的、了解药物的作用,积极配合。

（二）颈外静脉穿刺置管输液法

颈外静脉是颈部最大的浅静脉,在下颌角后方垂直下降,越过胸锁乳突肌后缘,于锁骨上方穿过深筋膜,最后汇入锁骨下静脉。其行径表浅,且位置较固定,易于穿刺。颈外静脉穿刺置管输液法适用于需长期输液而周围静脉不易穿刺的患者;长期静脉内滴注高浓度、刺激性强的药物,或行肠外营养的患者;周围循环衰竭的危重患者,用以测量中心静脉压。然而由于颈外静脉毗邻血管丰富,分支多,下行过程中形成角度差异较大,置入导管时容易发生送管困难或异位。

【目的】

1. 同静脉输液。

2. 测量中心静脉压。

【评估】

1. 患者的年龄、病情、意识状态及营养状况等。

2. 穿刺部位的皮肤、血管状况及肢体活动度。

【计划】

1. 护士准备　服装整洁,修剪指甲,洗手,戴口罩。

2. 用物准备

（1）同头皮针静脉输液。

（2）无菌穿刺包:内置穿刺针(长约 6.5cm、内径 2mm、外径 2.6mm)2 只、硅胶管(长 25~30cm、内径 1.2mm、外径 1.6mm)2 条、平针头、尖头刀片、5ml 和 10ml 注射器各 1 支、6 号针头、镊子、纱布、洞巾、弯盘。

（3）另备:利多卡因溶液、0.9% 氯化钠溶液、0.4% 枸橼酸钠生理盐水或肝素稀释液、无菌手套、肝素帽、无菌透明敷贴。

3. 环境准备　环境整洁、安静、舒适、安全、光线充足,必要时关闭门窗。

4. 患者准备

（1）了解颈外静脉穿刺置管输液的目的、方法、注意事项及配合要点。

（2）输液前排尿或排便。

【实施】

步骤	要点与说明
1. 同头皮针静脉输液法步骤 1~6	● 准备输液贴和无菌透明敷贴
2. 安置体位:协助患者取去枕平卧位,头转向对侧,肩下垫一薄枕,使头低肩高、颈部伸直,充分暴露穿刺部位	
3. 准确定位:术者站在患者头端,选择穿刺点并定位,即下颌角与锁骨上缘中点连线的上 1/3 处,颈外静脉外侧缘(图 14-7)	● 准确定位穿刺点,位置不可过高或过低,过高因近下颌角而妨碍操作,过低易损伤锁骨下胸膜及肺尖而导致气胸
4. 消毒皮肤:常规消毒穿刺部位皮肤,范围大于 10cm,打开无菌穿刺包,戴无菌手套,铺洞巾	● 铺洞巾布置一个无菌区,便于操作,避免污染

步骤	要点与说明
5. 局部麻醉:由助手协助,术者用 5ml 注射器抽吸利多卡因溶液,在预定穿刺处做局部麻醉	
6. 穿刺固定 (1) 用 10ml 注射器抽吸生理盐水,以平针头连接硅胶管,排尽空气备用 (2) 视静脉粗细,选取相应穿刺针,左手拇指绷紧穿刺点上方皮肤,助手用手指按压颈静脉三角处 (3) 穿刺前先用刀片尖端刺破穿刺部位皮肤,再手持穿刺针与皮肤呈 45°角进针,进入皮肤后改为 25°角沿颈外静脉方向穿刺 (4) 见回血后,立即抽出穿刺针内芯,左手拇指用纱布按住针栓孔,右手持备好的硅胶管由针孔插入 10cm 左右,插管时助手持注射器,一边抽回血一边缓慢注入生理盐水;观察导管是否在血管内,并防止凝血 (5) 确定硅胶管在血管内后,缓慢退出穿刺针 (6) 退出穿刺针后,再次抽回血,注入生理盐水,检查导管是否在血管内,确定无误撤去洞巾,接肝素帽及输液器,输入液体 (7) 用无菌透明敷贴覆盖穿刺点并固定硅胶管、针栓及肝素帽	• 按压颈静脉三角处,阻断血流时静脉充盈,便于穿刺 • 刺破穿刺部位皮肤可减少进针时皮肤阻力 • 插管动作应轻柔,防止盲目插入使硅胶管在血管内打折或硅胶管过硬刺破血管发生意外 • 固定牢固,防止硅胶管脱出
7. 同头皮针静脉输液法步骤 13~16	• 向患者讲解如何保护穿刺部位及护理要点,如更衣、沐浴时避免导管滑出或折曲等
8. 暂停输液的处理 (1) 暂停颈外静脉输液时,用无菌生理盐水或肝素稀释液封管,并妥善固定 (2) 无菌透明敷料应至少每 7 天更换一次,无菌纱布敷料应至少每 2 天更换一次。穿刺部位发生渗血、渗液时应及时更换敷料,敷料发生松动、污染等完整性受损应立即更换。更换时严格无菌操作,用碘伏或 0.9% 过氧乙酸溶液擦拭消毒硅胶管、消毒穿刺点与周围皮肤	• 如发现硅胶管内有凝血,应用注射器将凝血块抽出,切忌推入血管造成栓塞
9. 再次输液:再次输液时,先检查导管是否在静脉内,再常规消毒肝素帽,连接输液装置	
10. 拔管按压 (1) 停止输液需拔管时,在硅胶管末端接注射器,边抽吸边拔管,切忌将血凝块推入血管。拔管后局部加压数分钟,最后用酒精棉签消毒穿刺局部,覆盖无菌纱布 (2) 协助患者取舒适卧位,整理床单位,清理用物;洗手、记录	• 拔管后,检查硅胶管的完整性

图 14-7　颈外静脉穿刺点定位

颈外静脉穿刺置管输液操作流程：

核对检查→填写、粘贴输液卡→配制药液→连接输液器→核对→排气→安置体位→准确定位→消毒皮肤→局部麻醉→穿刺固定→调节滴速→操作后核对→操作后处理→更换液体→暂停输液的处理→再次输液→拔管按压

【注意事项】

1. 输液过程中应加强巡视，如发现硅胶管内有回血，应及时用生理盐水或肝素稀释液冲注，以免阻塞；如发现滴入不畅，应检查硅胶管是否弯曲或滑出血管。

2. 长期输液者每天观察穿刺点及周围皮肤的完整性，用碘伏或 0.9% 过氧乙酸溶液擦拭消毒硅胶管，不可使用 75% 乙醇消毒硅胶管，以防硅胶管老化。一旦出现皮肤受损或红、肿、热、痛等炎症表现，及时处理。穿刺部位发生渗液、渗血及敷料松动、污染等情况时应立即更换。

3. 置管期间每天早、晚用肝素生理盐水冲管，冲管时应选用 20ml 注射器，以防止冲管时压力过大，导致导管破损折断。

4. 嘱患者避免剧烈的头颈部运动，防止挤压置管部位；向患者讲解如何保护穿刺部位及护理要点，如更衣、沐浴时避免导管滑出或折曲等。

【评价】

1. 操作者无菌观念强，动作轻柔、熟练、准确，输液顺畅。

2. 患者痛感较小，无不良反应。

3. 每天常规消毒穿刺点与周围皮肤，保持穿刺点周围皮肤无潮湿。

4. 巡视及时，故障处理正确、有效。

5. 护患沟通有效，患者或家属能理解颈外静脉穿刺置管输液的目的，了解药物的作用，积极配合。

（三）锁骨下静脉穿刺置管输液法

锁骨下静脉位于胸锁关节的后方，与颈内静脉汇合成无名静脉，左右无名静脉汇合成上腔静脉入右心房。此静脉较粗大，成人的管腔直径可达 1~2cm，位置虽然不很表浅，但常处于充盈状态，周围又有结缔组织固定，使血管不易塌陷，也较易穿刺，硅胶管插入后，可保留较长时间。另外，锁骨下静脉距离右心房较近，血量多，当输入大量高浓度溶液或刺激性较强的药物时，注入的药物随即被稀释，对血管壁的刺激性较小。因此，锁骨下静脉穿刺置管输液法适用于长期不能进食或丢失大量液体，需补充大量高热量、高营养液体及电解质的患者；各种原因所致的大出血，需迅速输入大量液体，以纠正血容量不足、升高血压的患者；需较长时间输入刺激性较强的抗癌药物，接受化疗的患者；需紧急放置心内起搏导管或测定中心静脉压的患者。

【目的】

1. 同静脉输液。

2. 测量中心静脉压（CVP）。

3. 紧急放置心内起搏导管。

【评估】

1. 患者的年龄、病情、意识状态及营养状况等。

2. 穿刺部位的皮肤、血管状况及肢体活动度。

【计划】

1. 护士准备　服装整洁，修剪指甲，洗手，戴口罩。

2. 用物准备

(1) 同头皮针静脉输液。

(2) 无菌穿刺包:内有穿刺针(20号)2只、硅胶管2条、射管水枪1个、平针头(8~9号)2只、5ml注射器1支、纱布2块、镊子1把、结扎线1卷、弯盘1个、无菌洞巾2块。

(3) 另备:利多卡因溶液、0.4%枸橼酸钠生理盐水、1%甲紫、无菌手套、肝素帽、无菌透明敷贴。

3. 环境准备　环境整洁、安静、舒适、安全、光线充足,必要时关闭门窗。

4. 患者准备

(1) 了解锁骨下静脉穿刺置管输液的目的、方法、注意事项及配合要点。

(2) 输液前排尿或排便。

【实施】

步骤	要点与说明
1. 同头皮针静脉输液法步骤1~6	● 操作前先叩诊两侧背部肺下界,并听诊两侧呼吸音,以便在穿刺术后不适时作为对照
2. 安置体位:协助患者取去枕平卧位,将头部移向床边,并转向对侧,肩下垫一薄枕,使头低肩高,充分暴露穿刺部位	
3. 定位、消毒:术者立于床头,选择穿刺点,即胸锁乳突肌的外侧缘与锁骨所形成的夹角的平分线上,距顶点0.5~1cm处(图14-8),并用1%甲紫标记进针点及胸锁关节;常规消毒皮肤	
4. 开包铺巾:打开无菌穿刺包,戴无菌手套,铺洞巾	
5. 备水枪及硅胶管:准备好射管水枪及硅胶管,并抽吸0.4%枸橼酸钠生理盐水,连接穿刺针头(图14-9)	
6. 局部麻醉:由助手协助,术者用5ml注射器抽吸利多卡因溶液,在预定穿刺处做局部麻醉	
7. 穿刺:将针头指向胸锁关节,与皮肤呈30°~40°角进针,边进针边抽回血,直至穿刺成功。一般成人进针2.5cm左右达锁骨下静脉	
8. 射管 (1) 术者持射管水枪,按试穿方向刺入锁骨下静脉,在穿刺的同时抽取回血,如抽出暗红色血液,表明进入锁骨下静脉 (2) 嘱患者屏气,术者一手按住射管水枪上的圆孔和硅胶管末端,另一手快速推动活塞,硅胶管随液体进入锁骨下静脉。一般右侧射入12~15cm,左侧射入16~19cm (3) 将射管水枪与穿刺针头分离,术者以左手示指压住穿刺针顶端硅胶管,右手将穿刺针平稳退出;待针头退出皮肤后,左手捏住硅胶管,轻轻从水枪中抽出	● 射管时,一定要用手压住水枪圆孔处及硅胶管末端,以免硅胶管全部射入体内。另外,射管时推注水枪活塞应迅速,使水枪内压力猛增而射出硅胶管,如果缓慢推注,即使水枪内的液体注完,仍不能射出硅胶管 ● 退针时切忌来回转动针头,以防止针头斜面割断硅胶管 ● 穿刺针未退出血管时,不可放开按压圆孔处的手指,防止硅胶管吸入
9. 连接输液器:将已备好的输液器导管连接平针头插入硅胶管内,进行静脉输液	● 如滴入不畅,可用急速负压抽吸,不可用力推注液体,以防将管内血凝块冲入血管形成血栓。输液不畅的可能原因:硅胶管弯曲受压或滑出血管;头部位置不当;固定硅胶管的缝线结扎过紧

续表

步骤	要点与说明
10. 固定:在距穿刺点约1cm处,将硅胶管缝合固定在皮肤上,覆盖无菌透明敷贴	
11. 同颈外静脉穿刺置管输液法步骤7~10	● 其余同颈外静脉穿刺置管输液法7~10的要点与注意事项

图14-8　锁骨下静脉穿刺点定位　　　图14-9　射管水枪

> 锁骨下静脉穿刺置管输液操作流程:
> 核对检查→填写、粘贴输液卡→配制药液→连接输液器→核对→排气→安置体位→定位、消毒→开包铺巾→备水枪及硅胶管→局部麻醉→穿刺→射管→连接输液器→固定→调节滴速→操作后核对→操作后处理→更换液体→暂停输液的处理→再次输液→拔管按压

【注意事项】

1. 准确选择穿刺点,在铺洞巾前对确定好的穿刺点及穿刺方向进行标记,避免因进针方向过度向外偏移而刺破胸膜发生气胸。

2. 输液过程中加强巡视,如发现硅胶管内有回血,应及时用生理盐水或肝素稀释液冲注,以免血块阻塞硅胶管。

3. 若发现硅胶管内有凝血,应用注射器将凝血块抽出,切忌将凝血块推入血管造成栓塞。

4. 穿刺点上的敷料应每天更换,潮湿后要立即更换,并按正确的方法进行消毒。更换敷料时应注意观察局部皮肤有无红肿,一旦出现红、肿、热、痛等炎症表现,应抗炎处理。

【评价】

1. 操作者无菌观念强,动作轻柔、熟练、准确,射管时推注水枪迅速、准确,输液顺畅。

2. 每天常规消毒穿刺点与周围皮肤,保持穿刺点周围皮肤无潮湿。

3. 巡视及时,故障处理正确、有效。

4. 护患沟通有效,患者或家属能理解锁骨下静脉穿刺置管输液的目的、了解药物的作用,积极配合。

(四) 外周中心静脉导管输液法

外周中心静脉导管(peripherally inserted central venous catheter, PICC)输液法是将输液导管由外周静脉(贵要静脉、肘正中静脉、头静脉)导入至导管末端进入中心静脉的深静脉置管技术。其优点是:①保护患者静脉,避免因反复穿刺而造成血管损伤,减轻痛苦;②血管选择

的范围较大,不需要手术放置,可在床旁由护士操作,穿刺成功率高,护理相对简单;③保持畅通的静脉通道,便于治疗和抢救。

【目的】

1. 适用于不同年龄及各种患者,是重要的急救途径。

2. 为中心静脉压(CVP)监测与施行完全肠外营养(TPN)的重要通道。

3. 广泛应用于静脉化疗、长期输入高渗性液体和刺激性药物的患者,可保护血管。

【评估】

1. 患者的年龄、病情、意识状态、营养状况、血液循环状况、自理能力、心理状态及治疗情况等。

2. 穿刺部位的皮肤、血管状况及肢体活动度。

【计划】

1. 护士准备 着装整洁,戴口罩、帽子,洗手,术中戴无菌手套,穿无菌手术衣,熟悉操作程序与要点,了解患者用药史。

2. 用物准备

(1) 同头皮针静脉输液法。

(2) PICC 穿刺包及穿刺套件、20ml 注射器、0.9% 氯化钠溶液、无菌透明敷贴、皮尺、可来福无针密闭输液接头或肝素帽、无菌手套、无菌脱敏胶布,其余物品视需要准备。

3. 环境准备 环境整洁、安静、舒适、安全、光线明亮,符合无菌操作要求。

4. 患者准备 充分告知患者及家属 PICC 输液的目的、优点及可能风险、配合要点等相关事宜,签署知情同意书并做好输液前的准备。

【实施】

步骤	要点与说明
1. 同头皮针静脉输液法步骤 1~6	● PICC 穿刺前除核对置管医嘱外,还应查看相关化验报告,并确认已签署知情同意书
2. 安置体位并选择静脉:协助患者取平卧位,手臂外展呈 90°,选择穿刺静脉,一般首选右侧贵要静脉,其次为肘正中静脉、头静脉	● 宜选择肘部或上臂静脉作为穿刺部位,避开肘窝、感染及有损伤的部位;新生儿还可选择下肢静脉、头部静脉和颈部静脉
3. 测量:用皮尺测量置管侧的预置长度及双侧上臂围(图 14-10)	● 自穿刺点到右胸锁关节内缘,向下反折至第 3 肋间 ● 测量肘横纹上 10cm 的双侧臂围
4. 开包铺巾:打开无菌穿刺包,戴无菌手套,铺治疗巾于手臂下	● 建立最大化无菌屏障
5. 消毒:消毒范围以穿刺点为中心,直径≥20cm,两侧至臂缘;先用 75% 乙醇清洁脱脂,待干后用碘伏消毒 3 遍,每次消毒方向与上次相反。换无菌手套,铺无菌巾	
6. 备管 (1) 检查并用无菌生理盐水预冲导管及湿化导丝,撤出导丝至比预计长度短 0.5~1cm 处 (2) 按预计导管长度剪去多余部分导管 (3) 剥开导管护套 10cm 左右以方便使用 (4) 助手扎止血带,使静脉充盈 (5) 按需进行穿刺点局部浸润麻醉	

步骤	要点与说明
7. 穿刺、送管 （1）去除穿刺针上的保护帽,活动套管,以 15°~30° 角进针,见回血后降低角度,再进针 3~6cm,确保导引套管的尖端进入血管 （2）从导引套管内取出穿刺针,左手示指固定导引套管,避免移位,中指压在套管尖端所处的血管上,减少血液流出,松开止血带 （3）用平镊夹住导管尖端,以轻柔匀速的动作将导管逐渐送入静脉 （4）置入导管 10~15cm 后退出针管,指压套管端静脉以固定导管,继续缓慢送导管至预计长度（上腔静脉）,拔出导丝,连接注射器,抽回血,如无回血可退导管 2~4cm（置入过长）,见回血通畅以无菌生理盐水冲管,接可来福无针密闭输液接头或肝素帽	
8. 固定:再次消毒穿刺点及周围皮肤,穿刺点上方放置无菌纱布块,妥善固定导管,无张力覆盖无菌透明敷贴。用已注明时间、操作者签名的胶带固定透明敷贴下缘,再用无菌脱敏胶布固定延长管。最后一次查对	
9. 拍片确认:通过拍摄 X 线片确定导管尖端位置适宜	
10. 连接输液器、调节滴速:连接输液装置,观察滴注是否通畅,调节滴速	
11. 整理、记录:协助患者取舒适卧位,整理用物。记录相关内容	• 记录穿刺者姓名及 PICC 放置日期、PICC 类型、导管型号、导管尖端位置、插入长度及外露长度、臂围、所穿刺静脉名称、操作过程等
12. 封管:输液结束,关闭调节器,将抽有封管液的注射器与输液针头相连,向静脉内缓慢推注封管液,边推注边退针确保正压封管,直至针头完全退出	• 脉冲式正压封管
13. 导管维护:穿刺后每天观察穿刺点及周围皮肤的完整性,第一个 24 小时更换无菌透明敷料,以后至少每 7 天更换一次。穿刺部位发生渗液、渗血时应及时更换敷料;穿刺部位的敷料发生松动、污染等完整性受损时应立即更换。每次导管维护前,先确认导管的体外长度,测量双侧上臂围,询问患者有无不适,再抽回血确定导管位置。消毒范围以穿刺点为中心直径 8~10cm,用 75% 乙醇和碘伏各消毒 3 遍	
14. 拔管:停止输液时,关闭调节器,揭开胶布和无菌透明敷贴,沿静脉走向轻柔拔出导管,拔出后立即按压穿刺点,局部覆盖无菌敷料,协助患者取舒适卧位,整理床单位,清理用物,洗手、记录	• 检查拔出后的导管有无损伤、断裂、缺损

A. 测量导管预置长度

B. 测量上臂围

图 14-10　测量 PICC 导管预置长度及上臂围

外周中心静脉导管输液操作流程：

核对检查→填写、粘贴输液卡→配制药液→连接输液器→核对→排气→安置体位并选择静脉→测量预置长度及臂围→开包铺巾→消毒→备管→穿刺、送管→固定→拍片确认→连接输液器、调节滴速→整理、记录→封管→导管维护→拔管

【注意事项】

1. 置管完毕后,经 X 线确认导管在预定位置后方可进行输液。

2. 应使用 10ml 及以上注射器或一次性专用冲洗装置给予脉冲式正压封管,以防止药液残留管壁和血液反流进入导管。

3. 拔管时注意预防空气栓塞和静脉炎,指压法压迫穿刺点直至止血,用无菌纱布块覆盖伤口,再用透明敷贴覆盖 24 小时。

【评价】

1. 置管前对患者全身情况进行评估。

2. 置管中严格执行无菌技术操作原则。

3. 操作程序符合要求,医生开医嘱后进行置管,选择血管正确,置管前进行患者教育,患者签署知情同意书,准备用品齐全,进行置管操作时行置管中教育,X 线片确定导管尖端位置,进行置管后患者教育,按规定进行文件记录。

4. 液体滴速合适,导管固定牢固,正确选择冲管用注射器,正确使用冲、封管液及冲、封管技术,留置时间符合要求。

5. 有无送导管困难,有无导管异位、阻塞、脱出移位,有无误伤动脉、神经,是否发生心律失常,是否发生机械性静脉炎、化学性静脉炎、细菌性静脉炎及导管感染,有无穿刺处渗血、渗液及导管内自发反血,有无血栓形成,有无接触性皮炎,是否按规定观察穿刺部位,有无预防并发症的措施。

知识链接

植入式静脉输液港

植入式静脉输液港(implantable venous access port, IVAP)简称输液港,是一种可植入皮下长期留置在体内的静脉输液装置。主要由供穿刺的注射座和静脉导管系统组成,可用于输注各种药物、补液、营养支持治疗、输血、血样采集等。其优点是减少反复静脉穿刺的痛苦和难度,防止刺激性药物对外周静脉的损伤,留置时间长;增加患者日常生活自由度,不需换药,可以沐浴,提高生活质量;减轻护士的工作量及穿刺难度,保证治疗顺利完成。缺点是价格相对昂贵。

知识链接

静脉治疗血管通路工具选择的原则与标准

应根据患者的年龄、病情、过敏史、静脉治疗方案、药物性质等选择合适的输注途径和静脉治疗工具。静脉治疗血管通路工具选择应遵循满足治疗需要、损伤最小、穿刺次数最少和风险最小的原则。目前遵循的标准主要为《静脉治疗护理技术操作规范》(WS/T 433—2013)和美国INS《输液治疗实践标准》。血管通路工具选择的具体原则包括:

1. 在满足治疗需要的前提下,尽量选择最细、较短的导管。

2. 短期或单次的非腐蚀性药物给药可选择一次性静脉输液钢针。

3. 外周静脉留置针宜用于短期(≤6日)静脉治疗,不宜用于腐蚀性药物等持续性静脉输注。

4. PICC宜用于中长期静脉治疗,可用于任何性质的药物输注,不用于高压注射泵注射造影剂和血流动力学监测(耐高压导管除外)。

5. 中心静脉导管(CVC)可用于任何性质的药物输注、血流动力学检测,不应用于高压注射泵注射造影剂(耐高压导管除外)。

6. IVAP可用于任何性质的药物输注,不应使用高压注射泵注射造影剂(耐高压导管除外)。

选用的各种血管通路工具均应在患者自愿的基础上实施,其中CVC、PICC和IVAP需要在患者签字后方可操作。

三、输液速度与时间的计算

在输液过程中,每毫升溶液的滴数(滴/ml)称该输液器的点滴系数。常用静脉输液器的点滴系数有10、15、20三种型号,以生产厂家在输液器袋上标明的点滴系数为准。静脉点滴的速度和时间可按下列公式计算。

（一）已知每分钟滴数与液体总量,计算输液所需的时间

$$输液时间(h) = \frac{液体总量(ml) \times 点滴系数}{每分钟滴数 \times 60(min)}$$

例如:某患者需输入1 000ml液体,每分钟滴数为50滴,所用输液器的点滴系数为15,

需用多长时间输完?

$$输液时间(h)=\frac{1\,000\times15}{50\times60}=5(小时)$$

（二）已知输入液体总量与计划需用时间,计算每分钟的滴数

$$每分钟滴数=\frac{液体总量(ml)\times点滴系数}{输液时间(min)}$$

例如:某患者需输液体 1 000ml,要求 5 小时输完,所用输液器的点滴系数为 15,每分钟滴数应为多少?

$$每分钟滴数=\frac{1\,000\times15}{5\times60}=50(滴/min)$$

四、常见输液故障及处理方法

（一）液体不滴

1. 针头滑出血管　患者主诉局部疼痛,并能观察到注射局部肿胀,如针头一半滑出血管,可见回血。处理:将针头拔出,更换针头另选血管重新穿刺。

2. 针头斜面紧贴血管壁　患者未诉局部不适,观察注射局部无明显肿胀,有时可见回血。处理:调整针头位置或适当改变肢体位置,直到输液通畅。

3. 针头阻塞　患者未诉局部不适,逆行挤压输液管,松手后未见回血消失,挤压输液管有阻力感,表示针头已阻塞。处理:拔出针头另选静脉穿刺,切忌强行挤压导管或冲洗,以免凝血块进入静脉造成栓塞。

4. 压力过低　患者未诉不适,局部无明显肿胀,将调节器完全开放也未见滴速增快,可见回血。处理:适当抬高输液瓶或放低穿刺部位的肢体,以增加液体静压。

5. 静脉痉挛　患者主诉局部不适,局部无明显肿胀,有回血,但滴入不畅。可能由于穿刺肢体在冷环境中暴露时间过长或输入液体温度过低所致。处理:局部热敷可缓解痉挛,输液时,尤其冬季要注意肢体保暖。

（二）茂菲氏滴管液面过高

1. 滴管侧壁有调节孔　夹住滴管上端的输液管,打开调节孔,待滴管内液体降至露出液面见到点滴时,关闭调节孔,松开上端的输液管即可。

2. 滴管侧壁无调节孔　将输液瓶从输液架上取下,倾斜输液瓶,使瓶内的针头露出液面,但须保持输液管点滴通畅,待滴管内液面缓缓下降,直至滴管露出液面,再将输液瓶挂于输液架上继续输液。

（三）茂菲氏滴管液面过低

滴管内液面过低易发生滴管下端的输液管中存在空气,导致空气栓塞。可夹住滴管下端的输液管,用手挤压滴管,迫使液体下流至滴管内,当液面升至 1/2~2/3 高度时,停止挤压,松开滴管下端输液管,检查下端输液皮管中无空气,方可继续输液。

（四）茂菲氏滴管液面自行下降

输液过程中,若滴管内液面自行下降,应检查滴管上端输液管和滴管的衔接是否松动、有无漏气或裂隙,必要时更换输液器。

（五）茂菲氏滴管下端输液管内有空气

滴管下端的输液管中如有空气存在,可随液体一起进入患者的血管,如空气量大可造成空气栓塞。如为少量空气,可将滴管下端输液管拉直,一手在气泡下端轻弹输液管,使空气向上浮动进入茂菲氏滴管内,直至排尽输液管内空气(图 14-11);若空气量较大,可从空气下

端用笔或手指缠绕皮管,迫使输液管内空气挤压入滴管内,然后按滴管内液面过低处理(图14-12);如空气接近输液管下端则松开输液管和针头连接处,直接将空气排出。

图14-11　小气泡排气法　　　　　　图14-12　较多空气排气法

五、输液微粒与预防

输液微粒(infusion particle)指输入液体中的非代谢性颗粒杂质,其直径一般为1~15μm,大的可达50~300μm,其中50μm以上的微粒肉眼可见。输入溶液中微粒的多少决定液体的透明度,由此可判断液体的质量。输液微粒污染指在输液过程中,输液微粒随液体进入体内,对机体造成严重危害的过程。输液剂中的微粒有橡胶塞屑、炭粒、碳酸钙、氧化锌、黏土、纸屑、纤维素、玻璃屑、细菌、药物微晶等。

(一)输液微粒的来源

1. 药液生产制作工艺环节不完善或管理不严格,使异物与微粒混入,如空气、水、原材料的污染等。

2. 盛装药液的容器不洁净或液体存放时间过长,容器内壁和橡胶塞被药液浸泡时间过长,腐蚀剥脱而形成输液微粒。

3. 输液器与注射器不洁净。

4. 输液前准备工作中的污染,如切割安瓿、开瓶塞未除尘除屑,反复穿刺溶液瓶橡胶塞致橡胶塞碎裂及输液环境不洁净等。

(二)输液微粒污染对人体的危害

输液微粒对人体的危害主要取决于微粒的大小、形状、化学性质、阻塞血管的部位、血流阻断的程度及人体对微粒的反应。肺、脑、肝、肾等是最易受损的脏器。输液微粒污染对人体产生的危害如下:

1. 直接堵塞血管,造成局部供血不足、组织缺血、缺氧,甚至坏死。

2. 微粒随液体进入血管后,红细胞聚集在微粒上形成血栓,引起血管栓塞和静脉炎。

3. 微粒本身是抗原,可引起过敏反应和血小板减少症。

4. 微粒进入肺毛细血管,可引起巨噬细胞增殖,包围微粒形成肺内肉芽肿。

5. 微粒刺激组织而产生炎症或形成肿块。

（三）输液微粒污染的防护措施

1. 制剂生产方面 严格控制制剂生产过程中的各个环节,保证出厂制剂合格。如严格遵守制剂生产的操作规程;改善生产车间卫生条件,安装空气净化装置,防止空气中悬浮尘粒与细菌污染;工作人员穿工作服、工作鞋,戴口罩、帽子,必要时戴手套;选用优质原材料;采用先进生产工艺;提高检验技术,确保药液质量。

2. 输液操作方面

(1) 选用含过滤器的密闭式一次性医用输液(血)器,可有效防止输液微粒污染,是解决输液微粒危害的理想措施。

(2) 输液前认真检查药液质量,注意药液的瓶签、有效期、透明度、溶液瓶有无裂痕、瓶盖有无松动等。

(3) 净化治疗室空气。在治疗室安装空气净化装置,定期消毒,有条件者可在超净工作台进行配药或添加药物。

(4) 严格执行无菌操作技术,遵守操作规程,输入的药液应现用现配,避免久置污染。

(5) 对监护病房、手术室、产房、婴儿室等进行空气消毒,或安装空气净化装置,有条件的医院在一般病室内也应安装空气净化装置,以减少病原微生物和尘埃的数量,创造洁净的输液环境。

六、常见输液反应与防治

（一）发热反应

1. 原因 输入致热物质(致热原、死菌、游离的菌体蛋白、药物成分不纯等)所致。多由于输液瓶清洁灭菌不彻底,输入的溶液或药物制剂不纯、消毒灭菌保存不良、有效期已过,输液器消毒不严或被污染,输液过程中未能严格遵守无菌技术操作原则等所致。

2. 临床表现 多发生于输液后数分钟至 1 小时。患者表现为发冷、寒战和高热。轻者体温在 38℃左右,停止输液后数小时内体温可自行恢复正常;重者初起寒战,继之高热,体温可达 41℃,并伴有头痛、恶心、呕吐、脉速等全身症状。

3. 预防和护理

(1) 输液前认真检查药液的标签、有效期、外包装及药液质量;严格检查输液器的生产日期、有效期及外包装有无破损与漏气;严格执行无菌技术操作原则。

(2) 发热反应轻者,可减慢点滴速度或停止输液,及时通知医生,并注意保暖;重者应立即停止输液,并保留剩余药液和输液器,以便进行检测,查找反应的原因。

(3) 对高热患者给予物理降温,密切观察生命体征的变化,必要时遵医嘱给予抗过敏药物或激素治疗。

（二）循环负荷过重

1. 原因 输液速度过快,或患者原有心肺功能不良,尤其是急性左心功能不全者,在短时间内输入过多液体,使循环血量急剧增加,致心脏负荷过重而引起。

2. 临床表现 在输液过程中,患者突然出现呼吸困难、胸闷、咳嗽、咯粉红色泡沫样痰,严重时痰液可从口鼻涌出,听诊肺部布满湿啰音,心率快且节律不齐。

3. 预防和护理

(1) 输液过程中密切观察患者情况,严格控制输液速度和输液量,对老年人、婴幼儿及心肺功能不良者更需注意。

(2) 一旦出现上述症状,应立即停止输液并通知医生,进行紧急处理。如病情允许,可协助患者取端坐位,双腿下垂,以减少下肢静脉回流,减轻心脏负荷。

笔记栏

（3）给予高流量氧气吸入，一般氧流量为 6~8L/min，以提高肺泡内氧分压，增加氧的弥散，改善低氧血症；同时在湿化瓶内盛 20%~30% 乙醇溶液，以降低肺泡内泡沫的表面张力，使泡沫破裂、消散，从而改善肺部气体交换，减轻缺氧状态。

（4）遵医嘱给予镇静剂、平喘、强心、利尿和扩血管药物，以扩张周围血管，加速液体排出，减少回心血量，减轻心脏负荷。

（5）必要时进行四肢轮扎。用止血带或血压计袖带适当加压四肢以阻断静脉血流，但动脉血仍可通过。每 5~10 分钟轮流放松一个肢体上的止血带，减少回心血量。待症状缓解后，逐渐解除止血带。

（6）也可静脉放血以缓解循环超负荷状况，每次放血量为 200~300ml，但应慎用。

（7）安慰患者，以解除其紧张情绪。

（三）静脉炎

1. 原因　长期输入高浓度、刺激性较强的药液，静脉内放置刺激性大的留置管或置管时间过长，引起局部静脉壁发生化学炎性反应；也可因输液过程中无菌操作不严，导致局部静脉感染。

2. 临床表现　沿静脉走向出现条索状红线，局部组织发红、肿胀、灼热、疼痛，有时伴有畏寒、发热等全身症状。

3. 预防和护理

（1）严格执行无菌操作，对血管壁有刺激性的药物应充分稀释后再应用，并减慢点滴速度，防止药液溢出血管；同时注意保护静脉，有计划地更换输液部位；静脉内置管时，应选择无刺激性或刺激性小的导管，留置时间不宜过久。

（2）立即停止在此部位输液，抬高患肢并制动，局部用 95% 乙醇溶液或 50% 硫酸镁溶液行热湿敷，每天 2 次，每次 20 分钟。

（3）行超短波理疗，每天 1 次，每次 15~20 分钟。

（4）可用中药如意金黄散加醋调成糊状，局部外敷，每天 2 次，达到收敛、消炎及止痛的作用。

（5）如合并感染，根据医嘱予以抗生素治疗。

（四）空气栓塞

1. 原因　输液前输液管内空气未排尽，输液导管连接不紧密，或有裂缝；连续输液过程中，更换溶液瓶后未排尽空气；加压输液、输血时无人守护，液体输完未及时拔针；拔出较粗的、近胸腔的深静脉导管后，未严密封闭穿刺点等，均可导致空气进入静脉，发生空气栓塞。

进入静脉的空气形成气栓，随血流首先进入右心房，然后进入右心室。如空气量少，则随着心脏的收缩被右心室压入肺动脉并分散到肺小动脉内，最后经毛细血管吸收，因而对身体损害较小；如空气量大，则空气在右心室内阻塞肺动脉入口（图 14-13），使血液不能进入肺内，气体交换发生障碍，引起机体严重缺氧，甚至导致死亡。

2. 临床表现　患者感到胸部异常不适或胸骨后疼痛，随即出现呼吸困难和严重发绀，有濒死感。心前区听诊可闻及响亮、持续的水泡声，心电图表现为心肌缺血和急性肺源性心脏病改变。

图 14-13　空气在右心室内阻塞肺动脉入口

3. 预防和护理

（1）输液前应仔细检查输液器的质量，并排尽输液管内的空气。

（2）输液过程中应加强巡视，及时更换输液瓶或添加药物；输液完毕及时拔针；加压输液、输血时，应有专人守护。

（3）拔出较粗的、近胸腔的深静脉导管后，必须立即严密封闭穿刺点。

（4）发现上述表现，应立即停止输液，通知医生并配合抢救，置患者于左侧头低足高位。此体位在吸气时可增加胸内压力，减少空气进入静脉，同时使肺动脉的位置处于右心室的下部，利于气泡向上漂移至右心室尖部，避开肺动脉入口（图14-14），随着心脏的舒缩，较大的气泡破碎成泡沫，分次小量进入肺动脉内，逐渐被吸收。

肺动脉未被阻塞

气泡向上飘移避开肺动脉口

图 14-14　置患者于左侧头低足高位，使气泡避开肺动脉入口

（5）给予高流量氧气吸入，提高患者的血氧浓度，纠正缺氧状态。

（6）严密观察患者病情变化，发现异常及时处理。

（7）有条件者，可通过中心静脉导管抽出空气。

七、输液泵的应用

输液泵（infusion pump）是机械或电子的输液控制装置，通过作用于输液导管达到控制输液速度或输液量的目的。它能将药液均匀、精确、持续地输入患者体内，临床上常用于需严格控制输入液量的患者，如危重患者、心血管疾病患者的抢救与治疗，应用升压药物、抗心律失常药物、婴幼儿静脉输液和静脉麻醉等。

图 14-15　微量注射泵

（一）输液泵的分类与特点

按输液泵的控制原理可将其分为活塞型注射泵和蠕动滚压型输液泵，后者又可分为容积控制型（ml/h）和滴数控制型（滴/min）两种。

1. 活塞型注射泵　又称微量注射泵（图14-15），其特点是输注药液流速平稳、均衡、精确，调节幅度为 0.1ml/h，且体积小、方便携带、充电系统好、便于急救中使用。主要用于危重患者、心血管疾病患者及儿童的抢救与治疗，也应用于注入避光的、半衰期极短的药物。

2. 蠕动滚压型输液泵

（1）容积控制型输液泵（图14-16）：它只

图 14-16　容积控制型输液泵

测实际输入的液体量,不受溶液的浓度、黏稠度及导管内径的影响,输注剂量准确。速率调节幅度为 1ml/h,速度控制范围在 1~90ml/h。实际工作中只需选择所需输液总量及每小时的速率,输液泵便自动按设定的方式工作,并能自动进行各参数的监控。

(2)滴数控制型输液泵:利用控制输液的滴数调整注入的输液量,可以准确计算滴数,但液滴的大小受输注溶液的黏稠度、导管内径的影响,故输入量不够精确。

(二)输液泵的应用方法

输液泵的种类很多,其主要组成和功能大致相同,现对输液泵的应用方法做简单介绍:

1. 将输液泵通过托架固定在输液架上或放置于床旁桌上。

2. 接通电源,打开电源开关。

3. 按密闭式输液法准备液体,排净输液管内的空气。

4. 打开输液泵门,将与之相配套的输液管安装在输液泵的管道槽中,关闭泵门。

5. 遵医嘱设定输液量、速度及其他参数。

6. 按输液法穿刺静脉,穿刺成功后,将输液针与输液泵连接。

7. 确认输液泵设置无误后,按压"开始 / 停止"键,启动输液。

8. 当输液量接近预先设定值时,输液量显示键闪烁,提示输液即将结束。

9. 输液结束时,再次按压"开始 / 停止"键,停止输液。

10. 按压"开关"键,关闭输液泵,打开泵门,取出输液管。

11. 输液泵清洁消毒,存放于固定地点备用。

(三)应用输液泵的注意事项

1. 应了解输液泵的工作原理,熟练掌握其应用方法。

2. 应用输液泵过程中,应加强巡视。如输液泵出现报警,应及时查找可能的原因,如有空气、输液管堵塞或输液结束、电量不足、注射器或输液器安装不当等,并能做出相应的处理。

3. 对患者或家属进行正确指导

(1)输液泵出现报警,应及时呼叫护士,以便及时处理。

(2)不要随意搬动输液泵,防止输液泵电源线因牵拉而脱落。

(3)输液肢体不要剧烈活动,防止输液管道因牵拉而脱出。

(4)告知患者如需如厕,可呼叫护士帮助,暂时拔掉电源线。

4. 应定期检测输液泵的性能、流量、容量和堵塞压力测试。

第三节 静 脉 输 血

静脉输血(venous transfusion)是将全血或成分血通过静脉输入体内的技术,是急救和疾病治疗的重要手段之一。

近年来,输血理论与技术进展迅速,无论是在血液的保存和管理、血液成分的分离,还是献血员的检测及输血器材的改进等方面,都有了明显的进步,为临床安全、合理、有效用血提供了保障。

一、静脉输血的基本知识

(一)静脉输血的目的

1. 补充血容量 增加有效循环血量,改善全身血液灌流与心肌功能,升高血压,促进血液循环。常用于失血、失液导致的血容量减少或休克患者。

2. 补充血红蛋白 提高血液携氧能力,纠正贫血。常用于严重贫血患者。

3. 补充抗体、补体 增加机体免疫力,提高机体抗感染能力。常用于严重感染的患者。

4. 补充白蛋白 纠正低蛋白血症,维持血浆胶体渗透压,减少组织渗出和水肿。常用于低蛋白血症的患者。

5. 补充各种凝血因子和血小板 改善凝血功能,有助于止血,预防及控制出血。常用于凝血功能障碍的患者。

6. 促进骨髓系统和网状内皮系统功能 常用于再生障碍性贫血、白血病等。

7. 排除有害物质,改善组织器官缺氧状况 用于一氧化碳、苯酚等化学物质中毒。此外,溶血性输血反应及重症新生儿溶血时,可采用换血法,也可采用换血浆法以达到排除血浆中自身抗体的目的。

（二）静脉输血的原则

1. 输血前必须做血型鉴定及交叉配血试验,无论输全血或输成分血,均应选用同型血。输血前应征得患者或家属的同意,并签署临床输血治疗知情同意书。

2. 在紧急情况下,如无同型血,则可用 O 型血输给患者,AB 型者可接受其他血型的血液,但要求直接交叉配血试验不凝集,而间接交叉配血试验可以凝集。因为输入的量少,输入的血清中的抗体可被受血者体内大量的血浆稀释,而不足以引起受血者的红细胞凝集,故不出现反应。因此,在这种特殊情况下,必须一次少量输入,最多不超过 400ml,且要缓慢输入,但需在 24 小时内输入体内。

3. 患者如果需再次输血,则必须重新做交叉配血试验,以排除机体已产生抗体的情况。

（三）血液制品的种类

1. 全血 指未经任何加工而全部保存备用的血液。全血根据保存时间可分为新鲜血和库存血两类。

（1）新鲜血:指在 4℃冰箱内冷藏,保存时间不超过 1 周的血液。它基本保留了血液中原有的所有成分,可补充各种血细胞、凝血因子和血小板,主要适用于血液病患者。

（2）库存血:指保存在 4℃冰箱内,有效期 2~3 周的血液。库存血虽含有血液的所有成分,但其有效成分随着保存时间的延长而发生变化。其中白细胞、血小板、凝血酶等成分破坏较多,钾离子含量增多,酸性增加,因此,大量输注库存血可导致高钾血症和酸中毒。主要适用于各种原因引起的大出血。

2. 成分血 常用的成分血有:

（1）血浆:指全血经分离后所得的液体部分。其主要成分是血浆蛋白,不含血细胞,无凝集原,且保存期较长。输血时无需做血型鉴定和交叉配血试验。

1）新鲜血浆:含正常量的所有凝血因子,适用于凝血因子缺乏的患者。

2）保存血浆:适用于血容量和血浆蛋白较低的患者。

3）普通冰冻血浆:保存在 -30℃低温下,有效期为 1 年。使用时放于 37℃温水中融化,并在 6 小时内输入。

4）干燥血浆:是冰冻血浆在真空装置下加以干燥制成的,有效期为 5 年,使用时可加适量的 0.9% 氯化钠溶液或 0.1% 枸橼酸钠溶液溶解。

（2）红细胞

1）浓缩红细胞:是新鲜全血去除血浆后余下的部分,仍含有少量血浆,可直接输入。适用于携氧功能缺陷和血容量正常而需补充红细胞的贫血患者。

2）洗涤红细胞:红细胞经 0.9% 氯化钠溶液洗涤 3 次后,再加入适量 0.9% 氯化钠溶液而成。适用于免疫性溶血性贫血患者、对血浆蛋白有过敏反应的贫血患者、器官移植术后及需反复输血的患者。

3) 红细胞悬液:全血经离心提取血浆后的红细胞加入等量红细胞保养液制成。适用于战地急救及中小手术患者。

(3) 白细胞浓缩悬液:新鲜全血离心后取其白膜层的白细胞,于4℃环境下保存,48小时内有效。适用于粒细胞缺乏伴严重感染的患者。

(4) 血小板浓缩悬液:是新鲜全血离心所得,22℃保存,24小时内有效。适用于血小板减少或血小板功能障碍所致的出血患者。

(5) 各种凝血制剂:如凝血酶原复合物、抗血友病因子、浓缩Ⅷ、Ⅺ因子等,适用于各种原因引起的凝血因子缺乏的出血性疾病。

(6) 其他血液制品

1) 白蛋白液:从血浆中提纯所得,临床上常用的是5%白蛋白液,可提高血浆胶体渗透压,增加血浆蛋白。适用于营养性水肿、肝硬化或其他原因所致的低蛋白血症患者。

2) 纤维蛋白原:适用于纤维蛋白缺乏症和弥散性血管内凝血(DIC)患者。

3) 抗血友病球蛋白浓缩剂:适用于血友病患者。

(四) 静脉输血的适应证与禁忌证

1. 适应证

(1) 各种原因引起的大出血:成人一次出血量<500ml时,不需输血;出血量>1 000ml时,应及时输血,补充血容量,预防和治疗休克。

(2) 贫血或低蛋白血症:血液系统疾病引起的严重贫血、某些慢性消耗性疾病或严重烧伤导致的低蛋白血症等。

(3) 严重感染:如细胞或体液免疫缺乏、感染性休克等患者。

(4) 凝血功能障碍:各种出血性疾病导致的凝血功能异常,如血友病等。

(5) 一氧化碳中毒、苯酚等化学物质中毒。

2. 禁忌证 急性肺水肿、充血性心力衰竭、肺栓塞、恶性高血压、真性红细胞增多症、肾功能极度衰竭及对输血有变态反应者。

(五) 血型和交叉配血试验

1. 血型(blood type) 指红细胞膜上特异性抗原的类型。由于此类抗原能促成红细胞凝集,又称为凝集原(agglutinogen)。根据红细胞所含的凝集原不同,将人的血型分为若干类型。临床上主要应用的是ABO血型系统和Rh血型系统。

(1) ABO血型系统:人的红细胞膜上含有A、B两种类型的凝集原,根据红细胞膜上所含凝集原的不同,将血液分为A、B、AB、O四型。A型血的红细胞含有A凝集原;B型血的红细胞含有B凝集原;AB型血的红细胞含有A与B两种凝集原;O型血的红细胞不含A与B凝集原。红细胞中的抗原,在血清中产生相应的抗体,这种抗体通常称为凝集素(agglutinin)。A型血的血清中含有抗B凝集素;B型血的血清中含有抗A凝集素;O型血的血清中含有抗A和抗B两种凝集素;AB型血的血清中不含抗A和抗B两种凝集素(表14-2)。

表14-2 ABO血型系统

血型	红细胞内抗原(凝集原)	血清中抗体(凝集素)
A	A	抗B
B	B	抗A
AB	A和B	无
O	无	抗A和抗B

（2）Rh 血型系统：人类红细胞除含有 A、B 抗原外，还有 C、c、D、d、E、e 六种抗原，称为 Rh 抗原（Rh 因子）。其中 D 抗原的抗原性最强，故临床意义最为重要。凡红细胞含有 D 抗原者称为 Rh 阳性，汉族人中 99% 为 Rh 阳性，1% 为 Rh 阴性。Rh 阴性的人输入 Rh 阳性者的血液，或 Rh 阳性胎儿的红细胞从胎盘进入 Rh 阴性的母体，就会使 Rh 阴性者产生抗 Rh 抗体，当再次输入 Rh 阳性血液时，就会出现不同程度的溶血反应。

2. 交叉配血试验　为了确保输血安全，输血前除了做血型鉴定外，还必须将供血者与受血者的血液做交叉配血试验。其目的是检查两者之间有无不相容抗体。

（1）直接交叉配血试验：用供血者红细胞和受血者血清进行配合试验。检查受血者血清中有无破坏供血者红细胞的抗体。

（2）间接交叉配血试验：用供血者血清和受血者红细胞进行配合试验。检查供血者血清中有无破坏受血者红细胞的抗体。

如果直接交叉与间接交叉配血试验结果均没有凝集反应，即为配血相容，才可进行输血（表 14-3）。

表 14-3　交叉配血试验

	直接交叉配血试验	间接交叉配血试验
供血者	红细胞	血清
受血者	血清	红细胞

二、常用静脉输血方法

（一）输血前的准备

1. 备血　根据医嘱抽取患者血标本 2ml，与填写完整的输血申请单及配血单一起送交血库，做血型鉴定和交叉配血试验。采血时禁止同时采集两个患者的血标本，以免发生混淆。

2. 取血　根据输血医嘱，护士凭提血单到血库取血，并与血库工作人员共同认真做好"三查八对"，确认无误后护士在交叉配血单上签全名，方可提取使用。

（1）三查：即查血液的有效期、血液的质量、输血装置是否完好。血液的质量检查应注意：正常库存血分为两层，上层为血浆，呈淡黄色，半透明；下层为血细胞，呈均匀暗红色，两者界线清楚，且无凝血块。如血浆变红或混浊，血细胞呈暗紫色，两者界线不清，或有明显凝血块等，说明血液可能变质，不能输入。

（2）八对：即核对患者床号、姓名、住院号、血袋（瓶）号、血型、交叉配血试验结果、血液的种类和剂量。

3. 取出后　血液从血库取出后勿剧烈震荡，以免红细胞大量破坏而造成溶血。切勿将血液加温，以免血浆蛋白凝固变性而导致输血反应，如为库存血，可在室温下放置 15~20 分钟后再输入。取出后的血液一般应在 4 小时内输完。

4. 核对　输血前，应与另一名护士再次进行核对，确定无误后方可进行输血。

5. 知情同意　输血前应取得患者的理解并征求患者的同意，签署知情同意书。

（二）静脉输血

【评估】

1. 患者的病情、年龄、心肺功能、治疗情况、心理状态与对输血相关知识的了解程度、活动能力及配合能力。

2. 患者的血型、输血史与过敏史。

3. 穿刺部位皮肤及血管情况。一般采用四肢浅静脉，急症输血时多采用肘静脉，周围

笔记栏

循环衰竭时可采用颈外静脉或锁骨下静脉。

【计划】

1. 护士准备 服装整洁,修剪指甲,洗手,戴口罩。

2. 用物准备

(1) 间接静脉输血法:一次性无菌注射器、一次性输血器、输液贴、透明敷贴、生理盐水、血液制品、皮肤消毒液、无菌棉签、止血带、弯盘、启瓶器、小垫枕、瓶套(吊篮)、输液卡、输液巡视卡、笔及治疗本、手表、手消毒剂;污物桶、锐器盒;输液架。

(2) 直接静脉输血法:同静脉注射法,另备50ml一次性无菌注射器及针头数只(根据输血量多少而定)、3.8% 枸橼酸钠溶液、血压计袖带。

3. 环境准备 环境清洁、安静、舒适、安全、光线充足。

4. 患者准备

(1) 向患者解释输血的目的、方法、注意事项及配合要点,取得患者及其家属对执行该操作的知情同意。

(2) 做好输血前准备,如采集血标本,做血型鉴定和交叉配血试验、签署输血知情同意书。

(3) 排空大小便,取舒适体位。

【实施】

1. 间接输血法 将抽出的血液按静脉输液法输给患者的方法。

步骤	要点与说明
1. 核对、检查:携用物至床旁,与另一名护士一起再次核对、检查	• 输血前需两名护士核对,避免差错事故发生,按取血时"三查八对"的内容逐项进行,确保无误
2. 开放静脉通道:按密闭式周围静脉输液法操作,穿刺成功后,先输入少量生理盐水	
3. 摇匀血液:以手腕旋转动作将血袋内的血液轻轻摇匀	• 避免剧烈震荡,以防止血细胞被破坏
4. 连接血袋:常规消毒输血袋连接部位,将生理盐水输液瓶(袋)上的输血管针头拔出,插入上述已消毒部位,缓慢将血袋倒挂于输液架上	
5. 控制和调节滴速:开始滴入速度宜慢,观察15分钟,无不良反应后,再根据病情调节滴数	• 开始滴速不超过20滴/min,无不良反应后调节滴速,成人一般40~60滴/min,小儿酌减。年老体弱、严重贫血、心衰等特殊情况者,滴速宜慢
6. 操作后核对:再次核对患者床号、姓名、住院号、血袋(瓶)号、血型、交叉配血试验结果、血液的种类和剂量	
7. 操作后处理:整理床单位,协助患者取舒适卧位;对患者及家属进行健康教育,嘱不可自行调节滴速,告知常见输血反应的症状等,并将呼叫器放于易取处,以便不适时及时呼叫护士	• 输血过程中应加强巡视,密切观察患者有无局部疼痛与输血反应,询问有无不适等。如出现严重输血反应,应立即停止输血,及时通知医生,并保留余血以备检查分析原因
8. 整理记录:整理用物,洗手;在输血记录卡上记录输血的时间、种类、血量、血型、血袋号(储血号)、滴速、患者的反应等,并签全名	
9. 续血的处理:如需连续输入2袋以上血液时,应在上一袋血液即将输完时,输入少量生理盐水加以间隔,然后再按与输入第一袋血相同的方法连接血袋,继续输血	• 两袋血制品之间输入生理盐水间隔,可避免两袋血之间产生反应

续表

步骤	要点与说明
10. 输血完毕后处理:输血结束后,继续滴入少量生理盐水,尽可能将输血器内的血液全部输完后拔针,按压至无出血。用物处理同密闭式静脉输液,洗手并记录患者有无输血反应等	• 输完血的储血袋要保留 24 小时,以备一旦发生输血反应时查找原因

间接输血法操作流程:
再次核对、检查→开放静脉通道→摇匀血液→连接血袋→控制和调节滴速→操作后核对→操作后处理→整理记录→续血的处理→输血完毕后处理

2. 直接输血法　将供血者的血液抽出后,立即输给患者的一种技术。常用于婴幼儿、少量输血或无血库而患者急需输血者。

步骤	要点与说明
1. 取卧位:请供血者和患者分别卧于相邻的两张床上,露出一侧手臂	• 便于操作
2. 核对:认真核对供血者和患者的姓名、血型及交叉配血试验结果	• 严格执行查对制度,避免差错事故发生
3. 抽取抗凝剂:用备好的注射器抽取一定量的抗凝剂	• 避免抽出的血液凝固,一般 50ml 血中需加入 3.8% 枸橼酸钠溶液 5ml
4. 抽、输血液:操作由 3 人协作共同完成,一人抽血,一人传递,另一人做静脉推注。将血压计袖带缠于供血者上臂并充气,压力维持在 13.3kPa(100mmHg)左右,使静脉充盈。选择穿刺静脉,常规消毒皮肤后用加入抗凝剂的注射器抽取供血者血液,然后立即静脉注射给受血者	• 一般选择粗大的静脉,常用肘正中静脉 • 从供血者血管内抽血时不可过急、过快,注意观察其面色、血压等变化,并询问有无不适 • 为受血者推注时速度不可过快,随时观察其反应 • 如连续抽血,可更换注射器而不需拔出针头,在抽血间期放松袖带,并用手指压住穿刺点前端静脉,减少出血
5. 输血后处理:输血结束后拔针,按压至无出血。整理床单位,协助患者取舒适卧位。整理用物,洗手并记录	• 记录输血时间、血型、血量、有无输血反应等

直接输血法操作流程:
取卧位→核对→抽取抗凝剂→抽、输血液→输血完毕后处理

【注意事项】
1. 在取血和输血过程中,应严格执行查对制度和无菌操作原则。
2. 血液自血库取出后,须认真检查血液的质量,正常血液分为两层,上层血浆呈黄色,下层血细胞呈暗红色,两者之间界线清楚,无凝块。如血浆变红,血细胞呈暗紫色,两者界限不清,提示可能溶血,不能使用。
3. 血液自血库取出后勿剧烈震荡,以免红细胞被破坏而引起溶血。库存血不能加温,以免血浆蛋白凝固变性而引起输血反应。如为库存血,需在室温下放置 15~20 分钟后再输入。

笔记栏

4. 血液内不可随意加入其他药品,如钙剂、酸性或碱性药物、高渗或低渗溶液,以防血液变质,出现血液凝集或溶血。

5. 多次输血或输入多个人的血液时,输血前按医嘱给予抗过敏药。

6. 加压输血时,必须有专人守护,以防血液输完后导致空气栓塞。

7. 全血、成分血和其他血液制品从血库取出后应在 30 分钟内输注,1 个单位的全血或成分血应在 4 小时内输完。输血器宜 4 小时更换 1 次。

【评价】

1. 严格执行无菌技术操作原则。

2. 备血、取血、输血过程中严格执行查对制度,无差错出现。

3. 操作规范,穿刺一次成功。

4. 穿刺局部无肿胀、疼痛,未出现并发症。

5. 通过输血,患者达到预期治疗目的。

6. 护患沟通有效,患者理解输血的目的,积极配合。

(三) 自体输血

自体输血指采集患者体内血液或手术中收集自体失血,经过洗涤、加工,再回输给患者的方法,即回输自体血。自体输血是较安全的输血方法,其优点是节省血源、无需做血型鉴定和交叉配血试验、不会产生过敏反应,避免了因输血而引起的疾病传播,不仅减少了发生输血并发症的危险,而且减少甚至消除了输血者对异体输血的需求,对一时无法获得同型血的患者也是唯一的血源。

1. 适应证

(1) 胸腔或腹腔内出血,如脾破裂、异位妊娠输卵管破裂出血者。

(2) 估计出血量在 1 000ml 以上的大手术,如肝叶切除术。

(3) 手术后引流血液回输。

(4) 体外循环或深低温下进行心内直视手术。

(5) 患者血型特殊,难以找到供血者时。

2. 禁忌证

(1) 血液受胃肠道内容物、消化液或尿液污染。

(2) 血液可能受肿瘤细胞污染。

(3) 合并心脏病、阻塞性肺部疾病、肝肾功能不全或原有贫血者。

(4) 脓毒血症和菌血症患者。

(5) 凝血因子缺乏者。

(6) 胸腹腔开放性损伤达 4 小时以上者。

3. 自体输血形式及方法

(1) 预存式自体输血:即术前抽取患者的血液,在血库低温下保存,待手术时再回输给患者。适用于符合自身输血条件的择期手术患者,估计术中出血量较大需要输血者。在术前1 个月开始采集自体血,每 3~4 天一次,每次 300~400ml,直至手术前 3 天为止,以利机体应对因采血引起的失血,恢复正常的血浆蛋白水平。术前自体血预存者应每天补充铁剂、维生素 C、叶酸和给予营养支持。

(2) 稀释式自体输血:手术开始前从患者一侧静脉采血,同时从另一侧静脉输入采血量3~4 倍的电解质溶液或适量血浆代用品以维持血容量。采血量取决于患者状况和术中可能的失血量,每次可采 800~1 000ml,以血细胞比容不低于 25%、白蛋白 30g/L 以上、血红蛋白100g/L 左右为限。采血速度约每 5 分钟 200ml,采得的血液备术中回输用。待手术中失血量超过 300ml 即可开始回输自体血。一般应先输最后采的血,因为最先采集的血液中含红细胞和凝血因子最多,宜在最后输入。

(3) 回收式自体输血:即术中失血回输,是将收集到的创伤后体腔内积血或手术过程中的失血,经抗凝、滤过、洗涤后再回输给患者。适用于外伤性脾破裂、异位妊娠输卵管破裂等造成的腹腔内出血,大血管、心内直视手术及门静脉高压症手术时的失血回输等。目前多采用血液回收机收集失血,经自动处理后去除血浆和有害物质,得到浓缩红细胞,然后再回输。

(四) 成分输血

1. 成分输血(component transfusion)　指输入血液的某种成分。它是根据血液成分比重不同,应用血液分离技术,将新鲜血液快速分离成各种成分,然后根据患者的需要,输注一种或数种成分。由于患者很少需要输入血液的所有成分,因此只输入机体所需要的血液成分是十分有意义的。这种疗法又称"血液成分疗法",起到一血多用、减少输血反应的作用。特定的成分血,如红细胞、血小板、血浆、白细胞、白蛋白和凝血制剂等常被用于血液中缺乏这些成分的患者。

2. 血液成分分离方法

(1) 连续自动单采分离法:血液从供血者的一侧肢体静脉流出,通过自动分离器把所需的血液成分分离出来,其余部分再从另一侧肢体静脉输回供血者体内,如此反复循环,采集适量成分血保存。这种方法安全可靠,效果好。

(2) 非连续手工分离法:采集 200ml 全血后,置于有血液保存液的血袋中,再通过分离器,将血液成分分离,并分类保存。

3. 成分输血的特点

(1) 成分血中单一成分少而浓度高,除红细胞制品以每袋 100ml 为 1 个单位外,其余制品,如白细胞、血小板、凝血因子等,每袋规格均以 25ml 为 1 个单位。

(2) 成分输血每次输入量为 200~300ml,即需要 8~12 单位(袋)的成分血,这意味着一次给患者输入 8~12 单位供血者的血液。

(3) 有的成分血,如白细胞、血小板等,存活期短,为确保成分血的效果,以新鲜血为宜,且应在 24 小时内输入体内。

4. 成分输血的注意事项

(1) 成分输血时,护士应全程守护在患者身边,进行严密监护,不能擅自离开患者,以确保输血安全。

(2) 成分输血时,由于一次输入多个供血者的成分血,故在输血前应根据医嘱给予抗过敏药物,以免发生过敏反应。

(3) 除血浆和清蛋白制剂外,其他各种成分血在输入之前,均应进行血型鉴定和交叉配血试验。

(4) 成分血(如白细胞、血小板浓缩液等)存活期短,必须使用专用输血器,并在有效期内输完。

(5) 若患者在输成分血的同时还需输全血,则应先输入成分血,再输全血,以保证成分血能发挥最好的效果。

三、输血反应

(一) 发热反应

发热反应是输血反应中最常见的,发生率为 2%~10%。

1. 原因

(1) 致热原：血液、保养液、贮血袋或输血器等被致热原污染，导致致热原进入血液，输血后发生发热反应。

(2) 细菌污染：输血过程中，操作者违反无菌操作原则，造成血液或血液制品等被细菌污染而引起发热反应。

(3) 免疫反应：多次输血后，受血者血液中产生白细胞抗体和／或血小板抗体，当再次输血时发生抗原 - 抗体反应而引起发热反应。

2. 临床表现　可发生在输血过程中或输血后 1~2 小时内。开始患者有发冷、寒战，继之出现高热，体温可达 38~41℃，持续时间不等，可伴有皮肤潮红、头痛、恶心、呕吐、心悸等全身症状，轻者 1~2 小时后逐渐缓解，严重者可出现呼吸困难、血压下降、抽搐，甚至昏迷。

3. 预防和处理

(1) 预防：去除致热原，严格管理血液制品和输血用具；严格执行无菌技术操作原则，防止污染。

(2) 处理

1) 反应轻者，可减慢输血速度或暂停输血，一般症状可自行缓解；反应严重者应立即停止输血，开放静脉通道，及时通知医生，以便处理。

2) 给予对症处理，寒战者注意保暖，给予热饮或加盖衣被；高热者给予物理降温，必要时根据医嘱给予解热镇痛药、抗过敏药或肾上腺皮质激素等。

3) 严密观察病情，监测生命体征变化。

4) 保留余血和输血装置送检，以便查明原因。

(二) 过敏反应

过敏反应多发生在输血数分钟后，也可在输血中或输血后发生，发生率约为 3%。

1. 原因

(1) 患者为过敏体质，对输入血液中的某些成分过敏。输入血液中的异体蛋白质与患者机体的蛋白质结合形成全抗原而使机体致敏。

(2) 输入的血液中含有致敏物质，如供血者在采血前服用过可致敏的药物或食物等。

(3) 多次输血的患者，体内已产生过敏性抗体，当再次输血时，抗原与抗体相互作用而导致过敏反应发生。

(4) 供血者血液中的变态反应性抗体输入患者体内，一旦与相应的抗原作用则发生过敏反应。

2. 临床表现　过敏反应多发生于输血后期或即将结束输血时，反应程度轻重不一，通常与症状出现的早晚有关，症状出现越早，反应越严重。轻者表现为局限性或全身性皮肤瘙痒或荨麻疹，也可出现血管神经性水肿，多见于颜面部，表现为眼睑、口唇水肿；严重者可因喉头水肿、支气管痉挛而导致呼吸困难，两肺听诊可闻及哮鸣音，甚至发生过敏性休克。

3. 预防和处理

(1) 预防

1) 加强对供血者的选择、管理及教育。如选用无过敏史的供血者；供血者在采血前 4 小时内，不宜进食富含蛋白质和脂肪的食物，可饮用糖水或少量清淡饮食，且不宜服用易致敏的药物，以免血中含有致敏物质。

2) 对有过敏史的患者，输血前根据医嘱给予抗过敏药物。

(2) 处理

1) 轻者减慢输血速度，密切观察；严重者应立即停止输血，开放静脉通道，及时通知医生。

2）根据医嘱给药,可皮下注射 0.1% 盐酸肾上腺素 0.5~1ml,或给予异丙嗪、苯海拉明、地塞米松、氢化可的松等抗过敏药物。

3）呼吸困难者给予氧气吸入,严重喉头水肿者协助医生行气管切开;出现循环衰竭者,应立即进行抗休克治疗。

4）严密观察病情与生命体征变化。

5）保留余血与输血装置送检,以便查明原因。

（三）溶血反应

溶血反应是输入血中的红细胞或受血者的红细胞发生异常破坏或溶解而引起的一系列临床症状,是输血反应中最严重的一种,死亡率高达 20%~60%。按照发病急缓可分为急性溶血反应和迟发性溶血反应。

1. 急性溶血反应

（1）原因:急性溶血反应主要是血管内溶血,主要原因如下:

1）输入异型血:即供血者与患者 ABO 血型系统不符而造成的溶血。反应发生快,一般输入 10~15ml 血液即可出现症状,后果严重。

2）输入变质血:即输血前红细胞已被破坏,发生溶解变质,如血液贮存过久、保存温度过高、受到剧烈震荡、被细菌污染等。

3）血液中加入高渗或低渗溶液,或能影响血液 pH 的药物,导致红细胞大量破坏溶解。

（2）临床表现:急性溶血反应发生迅速,临床表现可分为 3 个阶段。

1）第一阶段:受血者血浆中凝集素和输入血中红细胞的凝集原发生凝集反应,使红细胞凝集成团,阻塞部分小血管,造成组织缺血缺氧。患者出现头部胀痛、四肢麻木、胸闷、心前区压迫感、恶心、呕吐、腰背部剧烈疼痛等症状。

2）第二阶段:凝集的红细胞发生溶解,大量血红蛋白释放到血浆中,患者出现黄疸和血红蛋白尿（尿呈酱油色）,同时伴有寒战、高热、呼吸困难、发绀和血压下降等。

3）第三阶段:大量的血红蛋白从血浆进入肾小管中,遇酸性物质后形成结晶,阻塞肾小管。此外,由于抗原与抗体的相互作用,又可引起肾小管内皮细胞缺血、缺氧而坏死脱落,进一步加重肾小管阻塞,导致急性肾衰竭,表现为少尿或无尿、管型尿和蛋白尿、高钾血症、酸中毒,严重者可致死亡。

（3）预防和处理

1）预防:①加强责任心,认真做好血型鉴定与交叉配血试验;②严格执行"三查八对"制度,认真履行操作规程,杜绝差错事故的发生;③严格执行血液采集、保存制度,防止血液变质。

2）处理:①立即停止输血,通知医生紧急处理,并保留余血,采集患者血标本,重新做血型鉴定和交叉配血试验;②维持静脉输液通道,遵医嘱给予升压药物或其他药物治疗;③碱化尿液:静脉滴注 5% 碳酸氢钠 250ml,使尿液碱化,促使血红蛋白结晶溶解,防止肾小管阻塞;④给予氧气吸入,双侧腰部封闭,并用热水袋在双侧肾区热敷,以解除肾血管痉挛,保护肾脏;⑤严密观察生命体征和尿量,对于少尿、无尿患者按照紧急肾衰竭处理;⑥若出现休克,根据医嘱进行抗休克治疗。

2. 迟发性溶血反应

（1）原因:迟发性溶血反应主要为血管外溶血,多由 Rh 因子所致。Rh 阴性患者首次接受 Rh 阳性的血液不会发生溶血反应,但 2~3 周后其血清中产生抗 Rh 阳性抗体。当再次输入 Rh 阳性的血液时,即可发生溶血反应。

(2) 临床表现:一般在输血后 1 周或更长时间出现,表现为原因不明的发热、黄疸、血红蛋白下降及血胆红素升高。多数情况下症状轻微,但严重者也可危及生命。

(3) 预防和处理

1) 预防:①每次输血前严格进行 RhD 抗原鉴定;②对有输血史的患者,除用盐水交叉配血外,须用免疫法配血。

2) 处理:轻者对症处理,重者按照急性溶血反应处理。

(四) 与大量输血有关的反应

大量输血指 24 小时内紧急输血量大于或相当于患者的血液总量。常见的反应有循环负荷过重、出血倾向、枸橼酸钠中毒、酸中毒及高钾血症。

1. 循环负荷过重 即肺水肿,其原因、临床表现、预防和护理与静脉输液反应相同。

2. 出血倾向

(1) 原因:长期反复输入库存血或短时间内输入大量库存血所引起。由于库存血中的血小板已基本破坏、凝血因子不足,使凝血功能障碍,导致出血。

(2) 临床表现:皮肤、黏膜出现瘀点或瘀斑,穿刺部位、手术切口、伤口处渗血,牙龈出血,严重者出现血尿。

(3) 预防和处理

1) 预防:如输入大量库存血,应间隔输入新鲜血液、血小板浓缩悬液或凝血因子,以防发生出血。

2) 处理:密切观察患者有无出血倾向,尤其注意皮肤黏膜及伤口处有无渗血,同时注意观察生命体征与意识状态的变化。

3. 枸橼酸钠中毒

(1) 原因:大量输血使枸橼酸钠大量进入体内,如果患者的肝功能受损,枸橼酸钠不能完全氧化与排出,而与血中的游离钙结合,使血钙浓度降低。

(2) 临床表现:手足抽搐,出血倾向,血压下降,心电图显示 Q-T 间期延长,心率缓慢,心室纤维颤动,甚至发生心搏骤停。

(3) 预防和处理

1) 预防:在输入库存血 1 000ml 时,可遵医嘱给予 10% 葡萄糖酸钙 10ml 或氯化钙 10ml 静脉注射,以补充钙离子,预防低血钙的发生。

2) 处理:密切观察病情变化及患者输血后的反应。

4. 酸中毒和高钾血症

(1) 原因:库存血随保留时间的延长,会出现酸性增加、钾离子浓度升高,故大量输入库存血,可导致酸中毒和高钾血症。

(2) 临床表现:高钾血症有 T 波高尖、P-R 间期延长、QRS 波增宽等心电图改变,严重时可诱发心搏骤停。

(3) 预防和处理

1) 预防:在条件允许的情况下,尽量选用新鲜血。

2) 处理:患者若出现高钾血症心电图改变时,应立即停止输血,并静脉注射钙剂;必要时使用 5% 碳酸氢钠、葡萄糖及胰岛素,并密切观察病情变化。

(五) 其他反应

1. 空气栓塞 其原因、临床表现、预防和处理与静脉输液反应相同。

2. 细菌污染 任何环节不遵守无菌操作规程,均可导致血液被细菌污染。

3. 输血传染的疾病 即供血者的某些疾病通过输血传播给受血者,如病毒性肝炎、疟疾、艾滋病、梅毒等。其主要的防治措施是净化血源,对供血者进行严格筛选与管理,提高检测技术,严格检测血液,以保证血液质量,减少疾病的传播。

　　总之,预防上述输血反应的关键措施是加强对采血、贮血和输血操作等环节的管理,层层严格把关,以确保患者输血安全。

🔍 知识链接

献血相关知识

　　献血类型主要分为捐献全血和成分血两种,献全血的时间间隔为 6 个月,献成分血的时间间隔为半个月。年龄 18~55 岁,男性体重 ≥ 50kg,女性体重 ≥ 45kg 的成年人均为献血适宜人群,一次献血量为 200~400ml。献血前应主动学习献血相关知识,做好身心准备,消除紧张心理。献血前日和献血当日不饮酒,避免高脂肪饮食,保证充足的睡眠,不做剧烈运动,可进食清淡食物,如面包、粥等。献血后需在血站设立的休息点休息片刻方可离开,献血后可能会出现短时头晕、出冷汗、虚弱、穿刺部位淤青等,应注意休息,避免剧烈运动和高空作业;不需要刻意进食补品,正常饮食即可,适当补充奶、蛋、瘦肉、绿叶蔬菜等营养物质。

● (庞晓丽　吴彩琴)

复习思考题

　　1. 患者,男性,68 岁。因慢性支气管炎急性发作入院,给予生理盐水 500ml 加青霉素 800 万 U 静脉点滴治疗。在输液过程中患者突然出现气急、咳嗽、咯粉红色泡沫痰。

　　请回答:

　　(1) 患者可能发生了何种情况?

　　(2) 护士发现后应如何护理?

　　2. 患者,男性,32 岁,因大量呕血急诊入院。初步诊断为"胃溃疡,失血性休克"。查体:血压 70/50mmHg,心率 130 次/min,脉搏细弱,面色苍白,出冷汗,表情淡漠。遵医嘱立即输血 400ml。当输血 300ml 时,患者出现皮肤瘙痒,眼睑、口唇水肿,呼吸困难等症状。

　　请回答:

　　(1) 该患者输血的目的是什么?

　　(2) 该患者输血后可能发生了什么情况?

　　(3) 作为护士应如何处理?

扫一扫
测一测

◇◇◇ 第十五章 ◇◇◇

患者排泄的护理

📝 学习目标

识记:

1. 能正确陈述与排尿、排便有关的解剖和生理知识。

2. 能正确陈述尿液、粪便观察的主要内容。

理解:

1. 能陈述并解释以下概念:多尿、少尿、无尿、膀胱刺激征、尿潴留、尿失禁、导尿术、便秘、腹泻、排便失禁、灌肠法及肛管排气。

2. 能说明影响排尿、排便的因素。

3. 能解释导致排尿、排便异常的原因。

4. 能理解留置导尿术患者的护理要点。

运用:

1. 能独立完成导尿术、留置导尿术、大量不保留灌肠和保留灌肠的操作技术,做到态度认真、关心患者、动作连贯、操作规范、过程完整、效果确实。

2. 能选择恰当的护理措施对排尿异常及排便异常患者进行护理。

3. 能用所学知识对排尿异常和排便异常患者进行健康教育。

🩺 案例导入

于某,女性,60岁。中度肥胖,育2子1女,8年前绝经。10年前出现咳嗽、大笑、爬楼、挤公交车时漏尿,随年龄增长症状加重,出现频繁不自主漏尿,未予重视且未就医。现因害怕漏尿产生异味和不雅很少出门,感到自卑和抑郁。

请思考:

1. 患者出现了哪种排尿异常情况?

2. 排尿异常产生的可能原因是什么?

3. 针对患者的情况应如何护理?

排泄是机体将新陈代谢所产生的终末产物排出体外的过程,是人体基本生理需要和维持生命的必要条件之一。人体排泄终末产物的途径有皮肤、呼吸道、消化道、尿路,其中主要排泄途径是尿路和消化道,主要的排泄方式是排尿和排便。正常的排尿、排便活动对维持机体内环境相对稳定、保证机体正常生命活动起着重要作用,但许多健康问题会直接或间接地影响人体的排尿、排便功能,尿液和粪便的质与量也相应发生变化。因此,护士应掌握与排泄有关的护理知识和技术,帮助或指导患者维持正常的排泄功能,促进其身心健康。

第一节　排尿护理

泌尿系统由肾、输尿管、膀胱、尿道组成。肾脏是产生尿液的器官,尿液经过输尿管输送至膀胱,膀胱是贮尿器官,尿液在膀胱内存到一定量时,在神经系统的支配下经尿道排出体外。

一、与排尿有关的解剖与生理

(一)与排尿有关的解剖

泌尿系统由肾脏、输尿管、膀胱及尿道组成。

1. 肾脏

(1)肾脏的解剖:肾脏(kidney)是成对的实质性器官,呈蚕豆状。肾脏位于脊柱的两侧,第 12 胸椎和第 3 腰椎之间,紧贴腹后壁。肾实质由 170 万~240 万个肾单位组成,每个肾单位由肾小体、肾小管组成,肾小体又由肾小球、肾小囊组成。血液通过肾小球的作用生成原尿,再通过肾小管、集合管的重吸收和分泌作用生成终尿,经肾盂排向输尿管。

(2)肾脏的主要生理功能:①产生尿液,排泄人体代谢的终末产物、过剩盐类、有毒物质、药物;②调节水电解质平衡及酸碱平衡;③分泌促红细胞生成素、前列腺素、激肽类物质等。

2. 输尿管

(1)输尿管的解剖:输尿管(ureter)为连接肾脏和膀胱的细长肌性管道。成人输尿管全长 25~35cm,管径为 0.5~1cm。输尿管有三个狭窄,分别位于起始部、跨骨盆入口处、穿膀胱壁处。这三个狭窄常是输尿管结石嵌顿处。

(2)输尿管的生理功能:输送尿液。通过输尿管平滑肌的蠕动和重力作用,尿液由肾脏到膀胱,此时尿液是无菌的。

3. 膀胱

(1)膀胱的解剖:膀胱(bladder)为一贮存尿液的有伸展性的囊状肌性器官,位于小骨盆内、耻骨联合的后方。其形状、位置、大小均随尿液充盈的程度而变化。空虚时,其顶部不超过耻骨联合上缘;充盈时,膀胱体部与顶部上升,腹膜随之上移,膀胱前壁与腹前壁相贴,可在耻骨上做膀胱的腹膜外手术或耻骨上膀胱穿刺。一般膀胱内贮存尿液 300~500ml 才会产生尿意。膀胱的肌层由三层纵横交错的平滑肌组成,称膀胱逼尿肌,需靠此肌肉收缩协助完成排尿。

(2)膀胱的生理功能:贮存尿液,排泄尿液。

4. 尿道

(1)尿道的解剖:尿道(urethra)是尿液排出体外的通道。起自膀胱内的尿道内口,末端开口于体表的尿道外口。尿道内口周围有平滑肌环绕,形成膀胱括约肌(内括约肌),尿道穿过尿生殖膈处有横纹肌环绕,形成尿道括约肌(外括约肌),可随意控制尿道开闭。

男性尿道长且有两个弯曲、三个狭窄。男性尿道长 18~20cm,管径平均为 0.5~0.7cm;两个弯曲为耻骨下弯和耻骨前弯;三个狭窄为尿道内口、尿道膜部、尿道外口。耻骨下弯固定无变化,位于耻骨联合下方,凸向后下方;耻骨前弯有变化,位于耻骨联合前下方,阴茎根部与阴茎体部之间。阴茎勃起或阴茎向上提起,耻骨前弯可消失。女性尿道长 4~5cm,管径 0.8cm,较男性尿道短、直、粗,尿道外口位于阴蒂下方,与阴道口、肛门相邻,易发生感染。

(2)尿道的生理功能:排尿,男性还与生殖系统有密切关系。

（二）排尿的生理

肾脏生成尿液是一个连续不断的过程,而膀胱排尿则是间歇进行的。排尿活动是受大脑皮质控制的反射活动,当膀胱的尿量充盈时,即成人尿量 400~500ml,小儿尿量 50~200ml 或膀胱内压力达到 0.98kPa(10cmH_2O)时,刺激膀胱壁上的牵张感受器,兴奋经盆神经传入骶部脊髓排尿反射初级中枢,同时上传到脑干和大脑皮质的排尿反射高级中枢,产生尿意。如果环境许可,排尿反射继续进行,冲动沿盆神经传出,逼尿肌收缩,内括约肌松弛,尿液进入后尿道,刺激后尿道感受器,冲动沿阴部神经再次传至骶部脊髓排尿初级中枢,加强排尿,反射性抑制阴部神经,膀胱外括约肌松弛,尿液在膀胱内强大的压力作用下排出体外。排尿时,腹肌、膈肌、尿道海绵体肌的收缩均有助于尿液的排出。小儿大脑发育不完善,对初级排尿中枢控制能力较弱,所以小儿排尿次数多,且易发生夜间遗尿,一般到 2~3 岁才可随意志排尿。

二、排尿的评估

（一）影响正常排尿的因素

正常情况下,排尿受意识支配,无障碍、无痛苦,可自主随意进行。但下列因素可影响排尿的正常进行,因此,护士应观察患者的具体情况,有针对性地采取护理措施,解除患者痛苦。

1. **心理因素** 心理因素对正常排尿有很大影响,压力会影响会阴部肌肉和膀胱括约肌的放松或收缩。当个体处于紧张、焦虑、恐惧的状态时,往往会出现尿频、尿急、尿潴留的现象。另外,排尿还受暗示的影响,如听觉、视觉、其他身体感觉的刺激也可诱发排尿。

2. **排尿习惯** 大多数人潜意识里会建立一些排尿的习惯,如有人早晨起床后和晚上就寝前有排空膀胱的习惯,有人在搭乘长途车或看演出前有排空膀胱的习惯。此外,儿童期的排尿训练对成年后排尿习惯的养成具有一定的影响。

3. **社会文化因素** 社会文化的影响会形成人的一定行为规范,排尿应在隐蔽的场所进行。个体在缺乏隐蔽的环境中会产生许多精神压力,而影响正常的排尿。

4. **液体和饮食的摄入** 在其他影响体液平衡因素不变的情况下,液体量和液体种类将直接影响尿量和排尿的频率。液体摄入多,尿量就多;液体种类影响尿量,如咖啡、茶、酒、糖类饮料有利尿作用。另外,摄入食物的种类也会影响排尿,如含水量较多的水果、蔬菜可增加液体摄入,尿量增加;含盐分较高的食物会造成水钠潴留,尿量减少。

5. **气候因素** 夏季炎热,汗多使体内水分减少,血浆晶体渗透压升高,抗利尿激素分泌增加,肾脏重吸收增加,尿液浓缩、尿量减少。冬季寒冷,外周血管收缩致循环血量增加,体内水分增加,反射性抑制抗利尿激素分泌,尿量增加。

6. **治疗及检查** 手术、外伤均导致失血、失液,如果不及时补液或补液不足会导致机体脱水,尿量减少;手术中使用麻醉剂,可干扰排尿反射导致尿潴留;当输尿管、膀胱、尿道肌肉损伤不能控制排尿,也可导致尿潴留、尿失禁;诊断性检查需禁食、禁水亦可导致排尿减少;有些检查可造成尿道损伤、水肿、不适等,致排尿形态改变;某些药物直接影响排尿,如利尿剂导致尿量增加,镇痛药、镇静剂影响神经传导可干扰排尿。

7. **疾病因素** 当机体发生疾病时排尿功能会受到影响,如神经系统的损伤和病变可使排尿反射的神经传导及排尿意识控制障碍,从而导致尿失禁;肾脏病变可使尿液生成障碍,导致少尿、无尿;泌尿系统的肿瘤、结石、狭窄均可导致排尿障碍。

8. **年龄和性别** 婴儿大脑发育不完善导致排尿不受意识控制,3 岁以后才能自我控制;老年人膀胱肌张力下降导致尿频;老年男性前列腺肥大压迫尿道导致排尿困难;妇女妊娠,子宫增大压迫膀胱,排尿次数增加。

（二）尿液的评估

1. 次数及尿量　一般情况下成人白天排尿 3~5 次,夜间 0~1 次。每次尿量 200~400ml,24 小时尿量 1 000~2 000ml,平均 1 500ml。

2. 颜色　正常新鲜的尿液呈淡黄色或深黄色,由尿胆原和尿色素所致。尿液浓缩时可致尿量少、色深;尿液稀释时可致尿量多、色浅。尿液颜色还受某些食物、药物的影响,如进食大量胡萝卜或服用核黄素,尿液颜色呈深黄色。病理情况下,尿液的颜色有下列变化:

（1）血尿:尿液中红细胞异常增多,尿液呈淡红色像洗肉水样,提示每升尿液中血量超过 1ml,出血严重时尿液可呈血液状。血尿常见于急性肾小球肾炎、输尿管结石、泌尿系统肿瘤及感染。

（2）血红蛋白尿:因大量红细胞在血管内破坏,形成血红蛋白尿,尿液呈浓茶色或酱油色,隐血试验阳性。常见于溶血、恶性疟疾、阵发性睡眠性血红蛋白尿。

（3）胆红素尿:尿液中含有胆红素,呈深黄色或黄褐色,振荡后泡沫也呈黄色。见于阻塞性黄疸、肝细胞性黄疸。

（4）乳糜尿:因尿液中含有淋巴液而呈乳白色。见于丝虫病。

3. 透明度　正常新鲜尿液清澈透明,放置后可出现微量絮状沉淀物,系黏蛋白、核蛋白、盐类及上皮细胞凝结而成。蛋白尿不影响尿液的透明度,但振荡时可产生较多且不易消失的泡沫。新鲜尿液发生浑浊有以下原因:

（1）正常情况下:尿液含有大量尿盐时,冷却后可出现微量絮状沉淀物,但加热、加酸、加碱后,尿盐溶解,尿液可澄清。

（2）异常情况下:尿液中含有大量脓细胞、红细胞、上皮细胞、细菌或炎性渗出物,排出的新鲜尿液呈白色絮状浑浊,在加热、加酸、加碱后,尿液浑浊度不变,见于尿路感染。

4. 气味　正常尿液的气味来自尿内的挥发性酸,尿液久置后因尿酸分解产生氨,故有氨臭味。若新鲜尿有氨臭味,疑有尿路感染。糖尿病酮症酸中毒时,因尿中含有丙酮而呈烂苹果味;有机磷农药中毒者尿液有大蒜臭味。此外,某些食物和药物也可使尿液呈特殊气味。

5. 酸碱反应　正常人尿液呈弱酸性,pH 为 4.5~7.5,平均为 6。食物的种类和疾病可影响尿液酸碱性。如进食大量蔬菜,尿液可呈碱性;进食大量肉类,尿液可呈酸性;酸中毒患者尿液可呈强酸性;严重呕吐患者尿液可呈强碱性。

6. 比重　尿比重取决于肾脏浓缩功能,尿比重与尿量成反比。正常情况下,尿比重在 1.015~1.025 之间。若尿比重经常为 1.010,则提示肾功能严重障碍。

（三）异常排尿的评估

肾脏尿液生成包括肾小球的滤过,肾小管、集合管的重吸收,肾小管、集合管的分泌。肾小球的滤过是尿液生成的第一步,当血液流经肾小球时,血浆中的水和小分子物质滤入肾小囊的过程,称为滤过。由肾小球滤入肾小囊的液体,称为原尿。肾小球滤过量很大,24 小时可达 180L,而正常人 24 小时尿量只有 1~2L,说明滤液在流经肾小管时,99% 以上都被重吸收。而在异常情况下,排尿活动会发生下列改变:

1. 多尿（polyuria）　24 小时尿量超过 2 500ml。常见原因:①正常情况下饮用大量液体;②妊娠;③病理情况下的尿量增多,多见于糖尿病、尿崩症、急性肾功能不全（多尿期）,多由于内分泌障碍、肾小管浓缩功能不全等引起。

2. 少尿（oliguria）　24 小时尿量少于 400ml 或每小时尿量少于 17ml。少尿可分为肾前性（如血容量不足或肾血管痉挛等）、肾性（急、慢性肾衰竭等）及肾后性（如尿路梗阻等）。见于发热、液体摄入过少、休克及心脏、肾脏、肝脏功能衰竭的患者。

3. 无尿（anuria）或尿闭（uroschesis）　24 小时尿量少于 100ml 或 12 小时内无尿。见于

严重循环血量不足导致肾小球滤过率明显降低者,如严重休克、急性肾衰竭、药物中毒。

4. **膀胱刺激征** 主要表现为尿频、尿急、尿痛。

(1) 尿频(frequent micturition):单位时间内排尿次数增加,成人排尿次数昼间≥8次,夜间≥2次,平均每次尿量<200ml。由膀胱炎症或机械性刺激所致。

(2) 尿急(urgent micturition):突然有强烈尿意,不能控制需立即排尿。主要与膀胱三角或尿道受到刺激,继而排尿反射活动强烈有关,有时也与精神因素有关。

(3) 尿痛(dysuria):排尿时膀胱区及尿道疼痛。主要由于病损区域受刺激所致。

5. **尿潴留(urinary retention)** 尿液大量存留在膀胱内而不能自主排出。当严重尿潴留时,膀胱容积可达3 000~4 000ml,膀胱高度膨胀可到脐部,患者主诉下腹胀痛,排尿困难。查体可见耻骨上膨隆,扪及囊样包块,叩诊呈浊音。引起尿潴留的原因有:

(1) 机械性梗阻:见于膀胱颈部或尿道梗阻性病变。如前列腺肥大或肿瘤压迫尿道导致排尿受阻。

(2) 动力性梗阻:由于排尿功能障碍引起,而膀胱、尿道并无器质性梗阻病变。如外伤、疾病或使用麻醉剂所致脊髓初级排尿中枢活动障碍或抑制,导致不能形成排尿反射。

(3) 其他:各种原因引起的不能用力排尿或不习惯卧床排尿,包括某些心理因素,如焦虑、窘迫,使排尿不能及时进行。

6. **尿失禁(urinary incontinence)** 排尿失去意识控制或不受意识控制,尿液不由自主流出。尿失禁可分为:

(1) 真性尿失禁(完全性尿失禁):膀胱稍有一些尿便会不由自主地流出,膀胱处于空虚状态。其原因见于:①脊髓初级排尿中枢与大脑皮质之间联系受损,如昏迷、截瘫者因排尿反射活动失去大脑皮质的控制,导致膀胱逼尿肌出现无抑制性收缩;②手术、分娩者膀胱括约肌损伤或支配括约肌的神经受损,导致膀胱括约肌功能障碍;③膀胱与阴道之间有瘘管。

(2) 假性尿失禁(充盈性尿失禁):当膀胱内尿液充盈达到一定压力时,即出现不由自主地溢出少量尿液。当膀胱内压力降低时,排尿立即停止,但膀胱仍呈胀满状态,尿液不能排空。常见原因有脊髓初级排尿中枢活动受抑制、前列腺肥大、膀胱充满尿液致膀胱内压增加,迫使少量尿液流出。

(3) 急迫性尿失禁:严重的尿频、尿急,膀胱不受控制而发生排尿。通常继发于膀胱炎、神经源性膀胱及重度膀胱出口梗阻,造成膀胱不随意收缩,引发尿失禁。

(4) 压力性尿失禁:当腹肌收缩,腹内压增加时,即有少量尿液不自主排出,如在咳嗽、打喷嚏、运动时。原因是膀胱括约肌张力下降,盆底肌肉、韧带松弛或肥胖,多见于中老年女性。

三、排尿异常的护理

(一) 尿潴留患者的护理

首先分析和了解尿潴留的原因,如属机械性梗阻,需在治疗原发病的基础上给予对症处理。如系其他原因引起的尿潴留,可采用以下护理措施:

1. **心理护理** 安慰患者,消除或缓解焦虑、紧张情绪。

2. **提供良好的排尿环境** 关闭门窗、用屏风或围帘遮挡,无关人员回避,以便患者安心排尿。

3. **调整体位与姿势** 协助患者取适当体位,病情允许时尽量以习惯姿势排尿,如扶助患者坐起或抬高上身。对需绝对卧床休息或某些手术后的患者,事先应有计划地训练其床上排尿,以避免术后不适应排尿姿势的改变而造成尿潴留,增加患者痛苦。

4. **诱导排尿** 利用条件反射,如听流水声或用温水冲洗会阴,以诱导排尿。

5. 热敷按摩　可放松肌肉、促进排尿。如病情允许,可用手按压膀胱协助排尿(具体按摩方法:两掌重叠放于小腹中央,先顺时针方向转动按摩 20 次,再用掌根从小腹中央向下推按至耻骨联合上缘,如此反复)。切忌强力按压,以防膀胱破裂。

6. 药物 / 针灸　根据医嘱肌内注射卡巴胆碱。针刺中极、曲骨、三阴交等穴刺激排尿。

7. 健康教育　指导患者养成及时、定时排尿的习惯,教会患者自我放松的正确方法。

8. 上述措施处理无效,可采用导尿术。

(二) 尿失禁患者的护理

无论何种原因导致的尿失禁,都会给患者带来很大的精神压力。一方面患者常会感到羞涩、自卑;另一方面尿失禁也会给患者的生活带来诸多不便。所以对于尿失禁患者,除进行对症治疗外,还应注重如下护理:

1. 心理护理　应理解、尊重患者,热情地提供必要的帮助,以消除患者紧张、羞涩、焦虑、自卑等情绪。

2. 重建正常的排尿功能

(1) 摄入适量液体:如病情允许,指导患者每天白天摄入液体 2 000~3 000ml。因多饮水可以促进排尿反射,还可预防尿路感染。入睡前限制饮水,减少夜间尿量,以免影响患者休息。

(2) 膀胱功能锻炼:观察排尿反应,定时使用便器,建立规律的排尿习惯,刚开始时每 1~2 小时使用便器一次,夜间每隔 4 小时使用便器一次。以后间隔时间逐渐延长,以促进排尿功能的恢复。使用便器时,用手按压膀胱,协助排尿,注意用力要适度。为了增强患者训练的依从性,还可以指导患者记录排尿日记。

(3) 盆底肌训练:指导患者进行收缩和放松盆底肌肉的锻炼,以增强控制排尿的能力。方法:患者取坐位、立位或卧位,试做排尿(排便)动作,先慢慢收紧盆底肌肉,再缓缓放松,每次 10 秒左右,连续 10 遍,每天 5~10 次,以患者不感到疲乏为宜。

3. 设法接尿　应用接尿装置,女患者可用女士尿壶紧贴外阴接取尿液,男患者可将尿壶放在合适的部位接尿,或用阴茎套连接集尿袋接取尿液,但此法不宜长期使用。

4. 留置导尿　长期尿失禁患者,必要时用留置导尿管引流,可持续导尿或定时放尿。

5. 皮肤护理　尿液中含有大量的代谢终产物,会破坏皮肤的弱酸性保护膜,使皮肤产生湿疹、压力性损伤、溃疡等问题。护理时可用温水清洗会阴部及周围皮肤、保持皮肤干燥,必要时还可以涂抹一些油性护肤乳,起到隔离尿液的作用;勤换衣裤、床单、尿垫;根据皮肤情况,定时翻身,按摩受压部位,防止压力性损伤的发生。

6. 环境护理　在患者病情允许的情况下,定时通风换气,保持室内空气清新,减少异味,使患者舒适。

四、与排尿有关的护理技术

(一) 导尿术

导尿术(urethral catheterization)是在严格无菌操作下,将导尿管经尿道插入膀胱引出尿液的方法。

【目的】

1. 为尿潴留患者引流尿液,以解除患者痛苦。

2. 协助临床诊断。如留取无菌尿标本,做细菌培养;测量膀胱容量、压力及残余尿量;进行膀胱和尿道造影等。

3. 为膀胱肿瘤患者行膀胱内化疗。

笔记栏

【评估】

1. 患者的病情、临床诊断、导尿的目的。

2. 患者的意识状态、生命体征、心理状况。

3. 患者的合作、理解程度。

4. 膀胱充盈度及局部皮肤情况。

【计划】

1. 护士准备 衣帽整洁,修剪指甲,洗手,戴口罩。

2. 用物准备 治疗盘内备一次性无菌导尿包(包括初步消毒、再次消毒及导尿用物。初步消毒用物包括小方盘、袋装消毒液棉球、镊子、纱布、手套。再次消毒及导尿用物包括弯盘、气囊导尿管、袋装消毒液棉球、镊子2把、自带无菌液体的10ml注射器、袋装润滑油棉球、标本瓶、纱布、集尿袋、方盘、孔巾、手套、外包治疗巾),手消毒液,弯盘,一次性垫巾,浴巾,便盆,医疗垃圾桶,必要时准备屏风。

3. 环境准备 酌情关闭门窗,用屏风或围帘遮挡。

4. 患者准备 患者和家属了解导尿的目的、意义、过程和注意事项,并学会配合操作。如患者不能配合时,协助取适当的姿势。

【实施】

步骤	要点与说明
1. 女患者导尿术	
(1) 核对解释:核对床号、姓名,评估患者情况,向患者解释并做好准备。根据季节关门窗,用屏风或围帘遮挡。协助患者清洗外阴(自理患者可自行清洗)	• 可通过核对床头(尾)卡、腕带或询问患者等方法确认患者。解释导尿的目的、注意事项等,消除患者紧张和窘迫的心理,以取得配合
(2) 洗手备物:洗手,戴口罩。备齐用物携至患者床旁,将治疗盘放在床旁桌上,再次核对并向患者说明以取得合作	• 检查无菌导尿包是否在有效期内,有无漏气、破损、潮湿,确保无菌物品合格,预防尿路感染
(3) 安置体位:松开床尾盖被,协助患者脱对侧裤腿盖在近侧腿上,盖浴巾,将盖被斜盖在对侧腿上。协助患者仰卧屈膝,双腿外展,露出外阴。将一次性治疗巾垫于臀下,放弯盘于会阴处	• 尽量少暴露患者,以减少患者的窘迫感,注意保暖
(4) 初次消毒:打开无菌导尿包外层,将初次消毒用物放于两腿之间。将消毒棉球倒入弯盘内,左手戴手套。右手持镊子取棉球擦洗阴阜、对侧大阴唇、近侧大阴唇;左手拇、示指分开大阴唇,擦洗对侧小阴唇、近侧小阴唇、尿道口。污棉球放在弯盘内。脱手套放入弯盘内一并移至床尾(或放入治疗车下层)	• 初次消毒原则是由外向内、自上而下 • 每个棉球限用1次
(5) 再次消毒:在患者两腿之间打开无菌导尿包,戴无菌手套,铺好洞巾,使洞巾和包布内层形成一个无菌区,置弯盘于会阴部。检查导尿管气囊是否漏气,打开袋装润滑油棉球,润滑导尿管前端。打开消毒棉球袋,左手拇、示指分开小阴唇,右手持镊子取棉球依次消毒尿道口、对侧小阴唇、近侧小阴唇、尿道口	• 再次消毒原则是自上而下、由内向外。每个棉球限用1次。消毒尿道口时停留片刻,使消毒液与尿道口黏膜接触,达到消毒目的。成人选10~12号导尿管,小儿选8~10号导尿管。导尿管过粗易损伤尿道黏膜,过细尿液自尿道口漏出。润滑导尿管,便于插入尿道,减少刺激和损伤
(6) 插管导尿:嘱患者放松,张口呼吸。右手将无菌弯盘移至洞巾旁,右手持另一镊子夹导尿管对准尿道口轻轻插入尿道4~6cm,见尿液流出后再插入1~2cm。松开左手,下移固定导尿管,将尿液引流于弯盘(需要时可留取尿标本)(图15-1)	• 插管时,患者张口呼吸,减轻腹肌和尿道括约肌的紧张,有助于插管。插管动作要轻柔,避免损伤尿道黏膜

笔记栏

步骤	要点与说明
(7) 拔管整理:导尿毕,夹住导尿管,嘱患者屏气,拔出尿管置于弯盘内,用纱布擦净尿道口,撤下洞巾,脱手套,撤去用物,放于治疗车下层。协助患者穿好裤子,整理床单位。询问患者需要,酌情开窗通风,撤去屏风	
(8) 记录送检:处理用物,洗手,摘口罩。记录导尿时间、尿量、颜色、性质及患者反应等情况。如有标本及时送检	● 尿培养标本须及时送检
2. 男患者导尿术	
(1) 同女患者导尿术步骤(1)~(3)	
(2) 初次消毒:打开无菌导尿包外层,将初次消毒用物放于两腿之间。将消毒棉球倒入弯盘内,左手戴手套,右手持镊子取消毒棉球进行初步消毒,依次为阴阜、阴茎、阴囊、尿道口,在擦洗尿道口时用纱布包裹阴茎将包皮向后推,暴露尿道口,旋转擦拭消毒尿道口、龟头及冠状沟,污棉球放在弯盘内,脱手套放入弯盘内一并移至床尾(或放入治疗车下层)	● 包皮和冠状沟易留有污垢,应注意擦拭干净。每个棉球限用 1 次,确保消毒部位不受污染
(3) 再次消毒:将治疗盘放于患者两腿之间,打开无菌导尿包。戴手套,铺好洞巾,置弯盘于会阴部。打开袋装润滑油棉球,润滑导尿管前端。打开消毒棉球袋,用纱布包住阴茎将包皮向后推,暴露尿道口。用消毒棉球再次消毒尿道口、龟头及冠状沟	● 嘱患者勿移动肢体,保持原有体位,以免污染无菌区
(4) 插管导尿:移近治疗盘,固定阴茎并提起,使之与腹壁成 60° 角,嘱患者张口呼吸,用另一血管钳夹持导尿管对准尿道口轻轻插入尿道 20~22cm,见尿液流出再插入 1~2cm,将尿液引流入弯盘内(需要时可留取尿标本)(图15-2)	● 男性尿道长,且有 3 个狭窄处,插管时会略有阻力。当插管有阻力时,应稍停片刻嘱患者深呼吸,再缓慢插入导尿管;切忌用力过猛而损伤尿道。当阴茎上提时,尿道的耻骨前弯可被拉直,便于插管
(5) 拔管整理:同女患者导尿术	
(6) 记录送检:同女患者导尿术	

图 15-1 女患者导尿术

图 15-2　男患者导尿术

导尿术操作流程：

核对解释→洗手备物→安置体位→初步消毒→再次消毒→插管导尿→拔管整理→记录送检

【注意事项】

1. 严格执行查对制度和无菌技术操作原则。

2. 在操作过程中注意保护患者的隐私，并注意保暖，防止患者着凉。

3. 对膀胱高度膨胀且极度虚弱的患者，第一次放尿不得超过 1 000ml。因大量放尿后会使腹腔内压急剧下降，血液大量滞留在腹腔内，导致血压骤降而虚脱；另外，膀胱内压突然降低，还可导致膀胱黏膜急剧充血而发生血尿。

4. 为女性患者插尿管时，如导尿管误入阴道，应更换无菌导尿管后重新插管；老年女性尿道口回缩，插管时应仔细观察、辨认，避免误入阴道。

【评价】

1. 操作程序规范，符合无菌技术操作原则。

2. 患者痛苦减轻，感觉舒适和安全。

3. 护患沟通有效，患者配合得当。

（二）留置导尿术

留置导尿术（retention catheterization）是在导尿后，将导尿管保留在膀胱内，引流尿液的方法。

【目的】

1. 抢救危重、休克患者时，正确记录每小时尿量、测量尿比重，观察肾功能。

2. 为盆腔手术患者排空膀胱，使膀胱持续保持空虚状态，避免术中误伤。

3. 某些泌尿系统疾病患者留置导尿管，便于引流和冲洗，并减轻手术切口的张力，促进切口愈合。

4. 为尿失禁或会阴部有伤口的患者引流尿液，保持会阴部清洁干燥。

5. 为尿失禁患者行膀胱功能训练。

【评估】

1. 患者的病情、临床诊断、留置导尿的目的。

2. 患者的意识状态、生命体征、心理状况。

3. 患者的合作、理解程度。

4. 膀胱充盈度及局部皮肤情况。

【计划】

1. 护士准备　衣帽整洁,修剪指甲,洗手,戴口罩。

2. 用物准备　根据留置导尿的目的准备尿管,无菌硅胶导尿管分为双腔气囊导尿管、三腔气囊导尿管、三腔双气囊导尿管。

(1) 单纯留置导尿可选用双腔气囊导尿管(图 15-3)。

(2) 膀胱冲洗可选用三腔气囊导尿管(图 15-4)。

图 15-3　双腔气囊导尿管

(3) 前列腺切除术后止血导尿可选用三腔双气囊导尿管(图 15-5)。

图 15-4　三腔气囊导尿管

图 15-5　三腔双气囊导尿管

治疗盘内备无菌导尿包(包括初步消毒、再次消毒及导尿用物。初步消毒用物包括小方盘、袋装消毒液棉球、镊子、纱布、手套。再次消毒及导尿用物包括弯盘、气囊导尿管、袋装消毒液棉球、镊子 2 把、自带无菌液体的 10ml 注射器、袋装润滑油棉球、标本瓶、纱布、集尿袋、方盘、孔巾、手套、外包治疗巾),手消毒液,弯盘,一次性垫巾,浴巾,便盆及便盆巾,医疗垃圾桶,必要时准备屏风。

3. 环境准备　酌情关闭门窗,用屏风或围帘遮挡。

4. 患者准备　患者和家属了解留置导尿的目的、意义、过程和注意事项,并学会配合操作。如患者不能配合时,协助取适当的姿势。

【实施】

步骤	要点与说明
1. 消毒插管:消毒、插管方法同导尿术,在第二次消毒前检查导尿管气囊有无漏气	● 严格无菌操作
2. 固定导尿管:带气囊的导尿管插入膀胱后,见尿液流出后再插入 7~10cm,然后向气囊内注入生理盐水 8~10ml,轻拉导尿管有阻力感,即表明导尿管已固定在膀胱内(图 15-6)	● 膨胀的气囊不宜卡在尿道内口,应向内推约 2cm,以免气囊压迫造成损伤和不适
3. 连接集尿袋:将集尿袋与导尿管末端开口相连,集尿袋从大腿下穿出,固定在低于膀胱的高度处(图 15-7)。固定时引流管应留出适当的长度,防止牵拉和折叠	● 保持留置导尿管通畅,妥善固定导尿管,避免导尿管及连接管扭曲折叠,并注意观察尿液引流情况
整理记录:处理用物,洗手。记录尿量、颜色及性状	

图 15-6　双腔气囊导尿管固定法

图 15-7　集尿袋固定法

留置导尿术操作流程：

消毒插管→固定导尿管→连接集尿袋→整理记录

【注意事项】

1. 同导尿术 1~4。

2. 气囊导尿管固定时不能过度牵拉，以防膨胀的气囊卡在尿道内口，压迫膀胱壁或尿道，导致黏膜损伤。

【评价】

1. 护患沟通有效，患者情绪稳定，愿意接受导尿并积极配合。

2. 患者及家属能理解留置导尿的目的，了解留置导尿的相关知识及注意事项。

3. 严格执行操作规程，无差错事故发生，操作程序清晰、规范。

4. 患者留置导尿后护理措施及时、有效，无并发症发生。

【留置导尿患者的护理】

1. 防止泌尿系逆行感染

（1）保持尿道口清洁：女性患者用消毒棉球擦拭尿道口及外阴，男性患者擦拭尿道口、龟头及包皮，每天 1~2 次。排便后及时清洗肛门及会阴部皮肤。

（2）集尿袋的更换：注意观察并及时排空集尿袋内的尿液，并记录尿量。通常每周更换集尿袋 1~2 次，若有尿液性状、颜色改变，需及时更换。

（3）导尿管的更换：定期更换导尿管，更换的频率通常根据导尿管的材质决定，一般为 1~4 周更换 1 次。

2. 留置尿管期间，若病情允许，应鼓励患者每天摄入 2 000ml 以上水分（包括饮水和静脉输液等），达到冲洗尿道的目的。

3. 训练膀胱反射功能，可采用间歇性夹闭方式。夹闭导尿管，每 3~4 小时开放 1 次，使膀胱定时充盈和排空，促进膀胱功能的恢复。

4. 注意患者的主诉并观察尿液情况，发现尿液混浊、沉淀、有结晶时，应及时处理，每周检查尿常规 1 次。

知识链接

导尿管更换的时间选择和技巧

1. 根据导尿管材质决定更换时间,不同材质的导尿管更换时间不同

(1) 橡胶导尿管每周更换 1 次。

(2) 乳胶导尿管每 2 周更换 1 次。

(3) 硅胶导尿管每个月更换 1 次。

2. 根据病情决定导尿管更换时间

(1) 高危堵塞患者(尿液 pH>6.8)更换导尿管最佳时间间隔是 2 周。

(2) 非堵塞危险患者(尿液 pH<6.7)更换导尿管最佳时间间隔是 4 周。

(3) 若反复打开导尿管连接处,细菌可经管腔进入膀胱,引起菌尿。研究表明,每天更换导尿管 1 次,细菌培养阳性率明显高于每 3 天更换 1 次。

(三)膀胱冲洗

膀胱冲洗(bladder irrigation)是利用三通的导尿管,将溶液灌入膀胱内,再利用虹吸原理将灌入的液体引流出来的方法。

【目的】

1. 用于留置导尿管的患者,保持其尿液引流通畅。

2. 清洁膀胱,清除膀胱内的血凝块、黏液、细菌等,预防感染。

3. 治疗某些膀胱疾病,如膀胱炎、膀胱肿瘤等。

【评估】

1. 患者的病情、临床诊断、膀胱冲洗的目的。

2. 患者的意识状态、生命体征、心理状况、合作理解程度。

【计划】

1. 护士准备 衣帽整洁,修剪指甲,洗手,戴口罩。

2. 用物准备

(1) 按导尿术准备的导尿用物、无菌膀胱冲洗器 1 套、消毒液、无菌棉签、医嘱执行本。

(2) 输液架 1 个,治疗车下层放置便器及便器巾,酌情备屏风。

(3) 遵医嘱准备冲洗溶液:常用冲洗溶液有生理盐水、0.02% 呋喃西林溶液、3% 硼酸溶液、0.1% 新霉素溶液。灌入溶液的温度为 38~40℃。若为前列腺肥大切除术后患者,用冰生理盐水灌洗。

3. 环境准备 酌情关闭门窗,用屏风遮挡。

4. 患者准备 患者和家属了解膀胱冲洗的目的、过程、注意事项和配合要点

【实施】

步骤	要点与说明
1. 核对解释:核对医嘱,备齐用物。核对患者床号、姓名。垫一次性中单于患者臀下	• 确认患者,取得配合。仔细检查冲洗液有无混浊、沉淀或絮状物。除特殊需要外,冲洗液应加温至 38~40℃,以防低温刺激膀胱
2. 挂液排气:核对冲洗液并倒挂于输液架上排气(瓶内液面距离床面 60cm)	• 冲洗液瓶内液面距床面约 60cm,以产生一定的压力,利于液体流入

续表

步骤	要点与说明
3. 准备冲洗:戴手套,关闭导尿管引流,分开导尿管与尿袋引流管接头连接处,消毒导尿管口和引流管接头,将导尿管和引流管分别与Y形管的两个分管相连接。Y形管的主管连接冲洗导管(图15-8)	• 膀胱冲洗装置类似静脉输液导管,其末端与Y形管的主管连接,Y形管的一个分管连接引流管,另一个分管连接导尿管。应用三腔管导尿时,可免用Y形管
4. 冲洗膀胱:打开冲洗管,夹闭引流管,根据医嘱调节冲洗速度(60~80滴/min),待患者有尿意或滴入200~300ml溶液后,关闭冲洗管,开放引流管。将冲洗液全部引出后,再关闭引流管。持续冲洗过程中,观察患者的反应及冲洗液的量及颜色。评估冲洗液入量和出量、膀胱有无憋胀感,按需要反复冲洗	• 冲洗速度根据流出液的颜色调节。一般为60~80滴/min;如果滴入药液,需在膀胱内保留15~30分钟后再引流出体外,或根据需要延长保留时间 • 冲洗时若患者感觉不适,应减缓冲洗速度及量,必要时停止冲洗,密切观察。若患者感到腹部剧痛或引流液中有鲜血,应停止冲洗,通知医生处理
5. 冲后处理:冲洗完毕,取下冲洗管,消毒导尿管口,接集尿袋,妥善固定,位置低于膀胱,以利引流尿液,清洁外阴。脱手套,助患者取舒适卧位,整理床单位,处理用物	
6. 洗手记录	

图 15-8 膀胱冲洗术

膀胱冲洗术操作流程:
核对解释→挂液排气→准备冲洗→冲洗膀胱→冲后处理→洗手记录

【注意事项】
1. 严格执行无菌技术操作。

2. 冲洗时嘱患者深呼吸,尽量放松,以减少疼痛。若患者出现腹痛、腹胀、膀胱剧烈收缩等情况,应暂停冲洗。

3. 膀胱冲洗过程中,若引流的液体少于灌入的液体量,应考虑是否有血块或脓液阻塞,可增加冲洗次数或更换导尿管。

4. 冲洗后如出血较多或血压下降,应立即报告医生给予处理,并注意准确记录冲洗液量及性状。

【评价】

1. 操作正确、熟练,严格遵守无菌操作原则。

2. 达到治疗目的。

3. 保护患者隐私,护患沟通有效。

第二节　排便护理

排便是人体排泄废物的主要途径之一,是人体基本的生理需要。因此,护士应掌握与排便有关的护理知识和技术,帮助或指导患者维持正常的排便功能,满足患者排便的基本生理需要,促进其身心健康。

一、与排便有关的解剖与生理

(一) 大肠的解剖

人体参与排便活动的主要器官是大肠,大肠全长 1.5~1.8m,略成方框形,围绕在空肠、回肠的周围(图 15-9)。大肠起自回肠末端,止于肛门,分为盲肠、结肠、直肠、肛管。其中结肠又分为升结肠、横结肠、降结肠、乙状结肠四个部分。直肠全长 12~15cm,在矢状面上有两个弯曲:上方的弯曲与骶骨盆面的弯曲一致,凸向后,称为直肠骶曲;下方的弯曲绕过尾骨尖的前方,凸向前,称为直肠会阴曲。在临床上做直肠、乙状结肠镜检时,应注意这些弯曲,以免损伤肠壁。肛管全长 4cm,在盆膈处续于直肠,向下终止于肛门。肛管为肛门内外括约肌所包绕,肛门内括约肌为平滑肌,有协助排便的作用,肛门外括约肌为骨骼肌,是控制排便的重要肌束。

图 15-9　大肠的解剖

（二）大肠的生理功能

1. 吸收水分、电解质、维生素。

2. 形成和暂时储存粪便,并排出体外。

3. 利用肠内细菌制造维生素(结肠微生物产生维生素 B、维生素 K)。

（三）大肠的运动

大肠的运动少而慢,对刺激的反应较迟缓,其运动形式有:

1. 袋状往返运动　袋状往返运动在空腹时多见,主要由环形肌无规律的收缩所致,使结肠袋中的内容物向前后两个方向做短距离位移,并不向前推进。这种运动可使肠内容物得到充分混合。

2. 分节或多袋状推进运动　分节或多袋状推进运动是进食后较多的一种运动形式,由一个结肠袋或一段结肠收缩,将肠内容物推移至下一段肠管。

3. 蠕动　蠕动是一种推进运动,由一些稳定的收缩波组成,收缩波前面的肌肉舒张,收缩波后面的肌肉则收缩,使肠管闭合排空,蠕动对肠道排泄起重要作用。

4. 集团蠕动　集团蠕动是一种进行速度很快、向前推进距离很远的强烈蠕动,通常始于横结肠,可将肠内容物直接推至乙状结肠或直肠。此蠕动每天发生 3~4 次,最常发生在早餐后 1 小时内,一般由两种反射刺激引起,即胃 - 结肠反射和十二指肠 - 结肠反射。当食物进入胃、十二指肠后,通过内在神经丛的传递,反射性地引起结肠的集团蠕动,从而推动大肠内容物至乙状结肠和直肠,引发排便反射。

（四）排便的生理

1. 粪便的形成　当食物由口进入胃和小肠进行充分消化和吸收后,形成的食物残渣在大肠内停留可达 10 小时以上,其中大部分水分被大肠黏膜吸收,同时经过大肠内细菌的发酵和腐败作用,最后形成粪便。粪便除食物残渣外,还包括脱落的肠上皮细胞、粪胆色素、大量细菌、盐类等。

2. 排便　粪便一般贮存在乙状结肠内,一般情况下,正常人的直肠内是空的。当肠蠕动将粪便推至直肠时会刺激直肠壁内感受器,其兴奋冲动沿盆神经、腹下神经传至脊髓腰骶段的初级排便中枢,同时上传至大脑皮质,产生便意,引发排便反射。此时传出冲动沿盆神经到降结肠、乙状结肠和直肠,使其收缩,肛门内括约肌舒张。同时阴部神经冲动减少,导致肛门外括约肌舒张,使粪便排出体外。膈肌、腹肌收缩使腹内压升高,协助排便活动。

排便活动受大脑皮质控制,意识可加强或抑制排便,正常人的直肠对粪便的压力刺激有一定的阈值,达到此阈值便可以产生一定的便意。如果个体经常有意识地遏制便意,直肠逐渐失去对粪便压力的敏感性,加之粪便在大肠内停留过久,水分吸收过多而干结,造成排便困难,是导致便秘的常见原因之一。

二、排便的评估

（一）影响排便的因素

1. 心理因素　是影响排便的重要因素。精神抑郁者身体活动减少,肠蠕动减慢导致便秘;情绪紧张、焦虑可使自主神经功能失调,迷走神经兴奋,肠蠕动增加,引起消化吸收不良,导致腹泻。

2. 社会文化因素　社会文化因素影响个人的排便观念和习惯。排便是个人的隐私,当个体因排便需要医务人员或他人帮助而丧失隐私时,可能造成压抑排便而引起排便异常。

3. 年龄　年龄可影响人对排便的控制。2~3 岁以下的婴幼儿,神经肌肉系统发育不全,不能控制排便;老年人因腹壁肌张力减低、胃肠蠕动减慢、肛门括约肌松弛等原因导致肠道控制能力下降,从而出现排便异常。

4. 食物与液体的摄入　均衡饮食与摄入足量液体是维持正常排便的首要条件。富含纤维的食物,如粗粮、蔬菜、水果等,可增加粪便的容积,加速食糜通过肠道,减少水分在大肠内再吸收,使大便柔软易排出;足量液体摄入可液化肠内容物,使食物顺利通过肠道而排出。当摄食量少、食物中缺少纤维或水分不足时,因无法产生足够的粪便容积和液化食糜,食糜通过肠道速度减慢、时间延长,水分再吸收增加,从而导致粪便变硬、排便减少,引起便秘。

5. 活动　活动可维持肌张力,刺激肠道蠕动,维持正常排便。各种原因所致的长期卧床、缺乏活动患者,因肌张力降低而引起便秘。

6. 个人习惯　日常生活中,许多人有固定的排便时间和习惯,环境的改变会影响正常排便活动。

7. 疾病因素　肠道本身的疾病和其他系统的病变,均会影响正常排便。如结肠炎、菌痢可致排便次数增加,脊髓损伤、脑卒中可致便秘或排便失禁。

8. 药物因素　有些药物能治疗或预防便秘与腹泻。缓泻剂可刺激肠蠕动,减少肠道水分吸收,促使排便;止泻剂可减少肠蠕动;长时间服用抗生素,可抑制肠道正常菌群生长而导致腹泻;麻醉剂、镇痛药可使肠道运动减弱,导致便秘。

9. 治疗与检查　某些治疗和检查可影响个体的排便活动。如腹部、肛门手术后因肠壁肌肉暂时麻痹、伤口疼痛导致排便困难;胃肠 X 线造影检查常需灌肠或服用钡剂,影响排便。

（二）排便活动的评估

1. 便秘（constipation）　指正常的排便形态改变,排便次数减少,排出过干过硬的粪便,且排便不畅、困难。在某些情况下,便秘可能给患者带来危险,如心脏病患者用力排便时可能诱发心绞痛和心肌梗死,长期慢性便秘可致粪便嵌塞。

（1）原因:①某些器质性病变,如结肠肿瘤、甲状腺功能减退;②年老体弱;③排便习惯不良;④中枢神经系统功能障碍,如脑血管意外、脊髓损伤等;⑤排便时间或活动受限制;⑥强烈的情绪反应;⑦各类直肠、肛门手术;⑧某些药物使用不合理;⑨饮食结构不合理、饮水量不足;⑩滥用缓泻剂、栓剂、灌肠术;⑪长期卧床或活动减少等。上述因素均可抑制肠道活动导致便秘。

（2）症状与体征:腹痛、腹胀、消化不良、食欲不佳、舌苔变厚、粪便干硬、乏力、头痛、头昏等。触诊腹部较硬实且紧张,有时可触及包块,肛诊可触及粪块。

🔍 **知识链接**

功能性便秘的罗马Ⅳ诊断标准

功能性便秘是常见的功能性胃肠病。2016 年 5 月颁布的功能性胃肠病罗马Ⅳ标准（简称罗马Ⅳ）可用于功能性便秘的诊断。

（1）必须包括以下两项或两项以上:>25% 的排便感到费力;>25% 的排便为干球便或硬便;>25% 的排便有不尽感;>25% 的排便有肛门直肠梗阻（或堵塞）感;>25% 的排便需要手法辅助;每周自发排便 <3 次。

（2）不用泻药时很少出现稀便。

（3）不符合 IBS（肠易激综合征）的诊断标准。

诊断前症状出现至少 6 个月,且近 3 个月符合以上诊断标准。

2. 粪便嵌塞(fecal impaction) 指粪便持久滞留堆积在直肠内,坚硬不能排出。常见于难以缓解的慢性便秘者。

(1) 原因:便秘未能及时解除,粪便滞留在直肠内,水分被持续吸收,粪便变得坚硬,而从乙状结肠排下来的粪便又不断加入,最终粪便变得又大又硬不能排出。

(2) 症状和体征:患者有排便冲动,但不能排出粪便,常伴有食欲差,腹痛,直肠肛门疼痛,少量粪水从肛门渗出,直肠指检可触及粪块。

3. 腹泻(diarrhea) 指正常排便形态改变,频繁排出不成形、稀薄的粪便,甚至水样便,是消化道消化、吸收和分泌功能紊乱的表现。任何原因引起的肠蠕动增加,肠内容物迅速通过肠道,水分和营养物质不能及时在肠道内被吸收;同时由于肠道激惹,肠液分泌增加,均可使粪便变得稀薄。短时间的腹泻可帮助机体排出刺激物质和有害物质,是一种保护性反应;长期腹泻可使机体无法吸收营养,导致营养不良;持续严重的腹泻可使体内水分和大量胃肠液丧失,导致电解质紊乱和酸碱平衡失调。

(1) 原因:食物中毒或饮食不当;使用泻剂不当;情绪紧张焦虑;消化系统发育不完善;胃肠道疾病;内分泌疾病;药物的不良反应等。

(2) 症状和体征:腹痛、肠痉挛、恶心、呕吐,肠鸣音活跃、亢进,有急于排便的需要和难以控制的感觉,粪便松散,呈液体样。

4. 大便失禁(fecal incontinence) 指肛门括约肌不受意识的控制,不由自主地排便。

(1) 原因:神经肌肉系统的病变或损伤;胃肠道疾病;情绪失调、精神障碍等。

(2) 症状与体征:不由自主地排便。

5. 肠胀气(intestinal tympanites) 指胃肠道内有过量气体积聚,不能排出。一般情况下,胃肠道内气体只有150ml左右,胃内的气体通过口腔嗝出,肠道内的气体部分在小肠被吸收,其余可通过肛门排出,不会导致不适。

(1) 原因:吞入大量空气或进食产气性食物过多;肠蠕动减少;肠道梗阻及肠道手术后。

(2) 症状及体征:腹胀、痉挛性疼痛,呃逆,肛门排气过多,当肠胀气压迫膈肌和胸腔时,可出现气急和呼吸困难;腹部膨胀,叩诊呈鼓音。

(三) 粪便的评估

1. 排便次数 排便是人体的基本生理需要,排便次数因人而异。一般成人每天排便1~3次,婴幼儿每天排便3~5次。成人排便每天超过3次或每周少于3次,婴幼儿排便每天超过6次或每1~2天排便少于1次,都应视为排便异常。

2. 排便量 排便量与膳食种类、数量、摄入液体量、大便次数及消化器官的功能有关。正常成人每天排便量100~300g;进食纤维少、蛋白质多者粪便量少而细腻;进食大量蔬菜、水果、粗粮可使粪便增加;当消化器官功能紊乱时,也会出现排便量的改变。

3. 形状与软硬度 粪便的软硬度分为四种:硬便、软便、稀便、水样便。形状可分为成形、不成形等。正常人的粪便为成形软便;便秘时粪便坚硬、呈栗子样;消化不良或急性肠炎可为稀便及水样便;肠道部分梗阻或直肠狭窄,粪便常呈扁条形或带状。

4. 颜色 正常成人的粪便呈黄褐色或棕黄色,婴儿的粪便呈黄色或金黄色。正常粪便因含胆色素而呈黄褐色,久置后由于胆色素原被氧化可致颜色加深。由于摄入食物或药物种类不同,粪便颜色也会发生变化:如食用叶绿素丰富的蔬菜,粪便可呈暗绿色;摄入血、动物肝脏或服用含铁剂的药物,粪便呈无光样黑色;服钡剂后粪便呈灰白色。病理情况时,粪便颜色可有如下变化:

(1) 柏油样便:常见于上消化道出血,粪便呈暗褐色或黑色,质软富有光泽,宛如柏油。因上消化道出血,红细胞被胃肠液消化破坏后变为正铁血红素、卟啉及硫化铁,故粪便呈暗褐色或黑色;而粪便质软富有光泽宛如柏油,则因刺激小肠分泌过多黏液所致。上消化道出血 50~75ml,粪便即可呈暗褐色,此时隐血试验呈强阳性。如见柏油样便持续 2~3 天,说明出血量大于 500ml。服用动物血、肝脏或铁剂等后,也可排黑色便,但无光泽且隐血试验阴性。

(2) 暗红色便:多见于下消化道出血。

(3) 脓血便:常见于痢疾、溃疡性结肠炎、局限性肠炎、结肠或直肠癌。脓或血的多少取决于炎症的类型及程度。在阿米巴痢疾时,以血为主,血中带脓,粪便呈暗红色稀果酱样;细菌性痢疾粪便则以黏液及脓液为主,脓中带血。

(4) 鲜血便:常见于直肠息肉、直肠癌、肛裂及痔疮等。痔疮时常在排便后有鲜血滴落,其他疾病为鲜血附着于粪便的表面。

(5) 米泔样便:常见于霍乱、副霍乱,粪便呈白色淘米水样,内含黏液片块。其产生原因主要为霍乱毒素作用于肠道杯状细胞,使大量黏液微粒出现于粪便中,形成米泔水样便。

(6) 白色陶土样便:常见于阻塞性黄疸,粪便呈黄白色陶土样。由于各种原因引起的胆道梗阻,进入肠道的胆红素减少或阙如,以致粪胆素相应减少或阙如所致。行钡餐造影后,亦可因排出硫酸钡而粪便呈黄白色。

5. 内容物 粪便内容物主要为食物残渣、脱落的大量肠上皮细胞、细菌及机体代谢后的废物,如胆色素衍生物和钙、镁、汞等盐类。正常粪便中混入少量黏液,肉眼不易看见;小肠炎症时,增多的黏液均匀混入粪便中;大肠病变时,黏液因粪便成形而附着在粪便表面;若粪便中混入或粪便表面附有血液、脓液、肉眼可见的黏液,提示消化道有感染或出血;肠道寄生虫感染患者的粪便中,可查见蛔虫、蛲虫等。

6. 气味 粪便的气味是由食物残渣与结肠中细菌发酵而产生的,并与食物种类及肠道疾病有关。正常粪便因含有蛋白质分解产物靛基质及粪臭素等而有臭味。正常时粪便的气味因膳食种类而异,强度由腐败菌的活性及动物蛋白质的量而定。食肉多者味重,素食者味轻。病理情况下,严重腹泻患者因未消化的蛋白质与腐败菌作用,粪便呈碱性反应,气味极臭;下消化道溃疡、恶性肿瘤患者粪便呈腐败臭;上消化道出血的柏油便有腥臭味;消化不良、乳儿因糖类未充分消化或吸收脂肪酸产生气体,粪便呈酸性反应,气味呈酸败臭。

三、排便异常的护理

(一) 便秘患者的护理

1. 健康教育 帮助患者和家属认识维持正常排便习惯的重要意义及获得排便的有关知识。

2. 帮助患者建立正常的排便习惯 指导患者选择适合其排便的时间,一般以早餐后为宜,此时胃 - 结肠反射和十二指肠 - 结肠反射较强,每天固定时间排便,并长期坚持,无便意时可稍等,以形成条件反射。

3. 合理安排膳食 多摄取可促进排便的食物和饮料,指导患者多食蔬菜、水果、粗粮等高纤维食物;餐前提供温水、柠檬汁等热饮,以促进肠蠕动,刺激排便反射;适当提供轻泻食物,如梅子汁等,促进排便;适当食用油脂类食物;鼓励患者多饮水,在病情允许的情况下,每天液体摄入量不少于 2 000ml。

4. 鼓励患者适当运动 根据患者的病情和个体需要制订运动计划并协助完成,如散步、做操、打太极拳等,卧床患者可进行床上运动。此外,可指导患者锻炼腹肌和盆底肌肉,以增强肠蠕动和肌张力,促进排便。

5. 提供适当的排便环境 给患者提供单独隐蔽的环境和充裕的排便时间,避开查房、治疗护理和进餐时间。

6. 选取适当的排便姿势 床上使用便盆时除非有特殊禁忌,最好采取坐姿或抬高床头,利用重力作用增加腹内压,以促进排便。病情允许的情况下让患者下床如厕排便。手术患者术前应有计划地训练床上使用便器排便。

7. 腹部环形按摩 排便时用手自右沿结肠解剖位置向左环行按摩,促进降结肠内容物向下移动,增加腹内压促进排便。方法:用示、中和环指稍用力按压腹部,从右下腹盲肠部开始,沿结肠蠕动方向,经升结肠、横结肠、降结肠、乙状结肠做环形按摩,或在乙状结肠处向下按摩。此外,指端轻压肛门后端也可促进排便。

8. 遵医嘱给予口服缓泻药物 缓泻剂可使粪便中的水分含量增加,刺激肠蠕动,加速肠内容物运行,起到导泻作用。老人、儿童应选择缓和的泻剂;慢性便秘以膨胀性泻剂为宜,仅在必要时选择刺激性泻剂(如蓖麻油、番泻叶、酚酞、大黄);急性便秘可以选择盐类泻剂(如硫酸镁)、刺激性泻剂及润滑剂,但时间不要超过1周,长期使用容易造成依赖,也是慢性便秘发生的主要原因。

9. 以上方法均无效时,遵医嘱给予灌肠术。

(二) 粪便嵌塞患者的护理

1. 润肠 早期可外用栓剂、口服缓泻剂润肠通便。

2. 灌肠 必要时,先行油类保留灌肠,2~3小时后再做清洁灌肠。

3. 人工取便 灌肠无效时可根据医嘱进行人工取便。由于人工取便易刺激迷走神经,心脏病、脊椎损伤者慎用。若患者出现心悸、头晕,应立刻停止操作。

4. 健康教育 向患者及家属讲解有关排便的知识,形成合理的饮食结构。协助患者建立并维持正常的排便习惯,防止便秘的发生。

(三) 腹泻患者的护理

1. 去除原因 如为肠道感染,可遵医嘱给予抗生素治疗;若为食物不洁导致腹泻,应立即停止食用。

2. 卧床休息 嘱患者卧床休息以减慢肠蠕动,注意腹部保暖。对不能自理的患者及时给予便盆,消除焦虑不安情绪,使之达到身心舒适。

3. 调理膳食 鼓励患者多饮水,酌情给予清淡的流质或半流质食物,避免油腻、辛辣、高纤维食物。严重腹泻时可暂禁食。

4. 防止电解质紊乱 遵医嘱给予止泻剂,口服补盐液或静脉输液。

5. 皮肤护理 做好肛周皮肤护理,特别是年老体弱、婴幼儿,便后应用软纸轻擦肛门,温水清洗,并在肛门周围涂油膏保护局部皮肤。

6. 密切观察病情 记录排便的性质、次数等,注意有无脱水指征,必要时留取标本送检。病情危重者注意观察生命体征变化。若疑为传染病,应按肠道隔离原则护理。

7. 心理支持 主动关心患者,给予心理支持和安慰。及时更换被粪便污染的衣裤、床单、被套;协助患者清洗沐浴。开窗通风,保持室内空气清新,使患者感到舒适。

8. 健康教育 宣讲腹泻知识,指导患者注意饮食卫生,养成良好的卫生习惯。

(四) 大便失禁患者的护理

1. 心理护理 大便失禁患者心情紧张而窘迫,常感到自卑、忧郁,期望得到理解和帮助。护理人员应尊重理解患者,给予心理安慰与支持,帮助其树立信心,配合治疗与护理。

2. 保护皮肤 床上垫一次性中单或一次性尿垫,每次便后温水洗净肛门周围皮肤,必要时涂擦软膏,注意观察骶尾部皮肤,定时按摩,预防压疮。保持床褥、衣服清洁,及时更换污染潮湿的衣裤、被单等。

3. 帮助患者重建排便的能力　了解患者的排便时间,掌握规律,定时给予便盆,促使患者按时排便。遵医嘱定时应用导泻剂或栓剂,以刺激定时排便。教会患者进行肛门括约肌和盆底肌肉收缩训练:指导患者取立位、坐位或卧位,试做排便动作,先慢慢收缩盆底肌肉,然后慢慢放松,每次 10 秒左右,连续 10 次,每次锻炼 20~30 分钟,每天数次,以患者感觉不疲劳为宜。

4. 如无禁忌,保证患者每天摄入足够液体。

5. 保持室内空气清新,定时开窗通风。

6. 协助患者实施排便功能训练计划。

(五) 肠胀气患者的护理

1. 指导患者养成细嚼慢咽的良好饮食习惯。

2. 勿食产气食物和饮料,治疗肠道疾病。

3. 鼓励卧床患者做床上运动或变换体位,以促进肠蠕动。

4. 轻微胀气时,可行腹部热敷、按摩或针刺疗法。严重胀气时,可使用药物治疗,如用中药大黄等敷于脐部、口服四磨汤、肌注新斯的明或肛管排气等。

四、与排便有关的护理技术

(一) 灌肠术

灌肠术是将一定量的液体由肛门经直肠灌入结肠,以帮助患者清洁肠道、排便、排气或由肠道供给药物,达到确定诊断和治疗目的的方法。根据灌肠目的,可分为保留灌肠、不保留灌肠两种。不保留灌肠又分为大量不保留灌肠和小量不保留灌肠。大量不保留灌肠反复使用称为清洁灌肠。

大量不保留灌肠术

【目的】

1. 刺激肠蠕动,软化和清除粪便,排出肠内积气,减轻腹胀。

2. 清洁肠道,为手术、检查和分娩做准备。

3. 稀释和清除肠内有害物质,减轻中毒。

4. 灌入低温液体,为高热患者降温。

【禁忌证】

1. 孕妇。

2. 急腹症患者。

3. 消化道出血患者。

4. 严重心血管疾病患者。

【评估】

1. 患者的年龄、病情、意识状态及肛门部位皮肤、黏膜情况。

2. 患者的自理能力、合作及耐受程度、排便习惯。

3. 患者的心理反应。

4. 环境是否隐蔽。

【计划】

1. 护士准备　衣帽整洁,修剪指甲,洗手,戴口罩。

2. 用物准备

(1) 治疗盘:内备一次性灌肠袋 1 套或灌肠筒 1 个、24~26 号肛管 1 根、弯盘、润滑剂、棉签、卫生纸、治疗巾或一次性中单、水温计、量杯(大小各 1 个)、手套 1 双。

(2) 灌肠溶液:0.1%~0.2% 肥皂溶液或生理盐水。溶液量:成人每次用量为 500~1 000ml;儿童每次用量为 200~500ml;1 岁以下小儿每次用量为 50~100ml。溶液温度:一般为 39~41℃;降温时用 28~32℃生理盐水;中暑者用 4℃生理盐水。

(3) 其他:输液架、屏风,必要时备便盆、便盆巾。

3. 环境准备　关闭门窗,用屏风或围帘遮挡。

4. 患者准备　了解灌肠的目的、过程和注意事项,并配合操作。

【实施】

步骤	要点与说明
1. 核对解释:核对床号、姓名,评估患者情况,向患者或家属做好解释。必要时准备便盆	● 确认患者,避免差错;消除紧张、恐惧心理,取得配合
2. 洗手备物:洗手,戴口罩。在治疗室配制灌肠液,测量水温。备齐用物携至患者床旁,再次核对床号、姓名。向患者解释,以取得合作。关门,酌情关窗,用屏风遮挡患者	● 保护患者隐私,使之心理放松
3. 安置体位:松床尾盖被,协助患者取左侧卧位,双膝屈曲,脱裤至膝部暴露臀部,臀部移至床缘。垫治疗巾或一次性中单于臀下,置弯盘于臀边。盖好被子,只暴露臀部	● 左侧卧位使乙状结肠、降结肠处于下方,利用重力作用使灌肠液顺利流入乙状结肠和降结肠 ● 防止患者受凉,维护患者自尊
4. 挂袋排气:取出灌肠袋,关闭引流管上的开关,将灌肠液倒入灌肠袋内,再将灌肠袋挂于输液架上,袋内液面高于肛门 40~60cm。戴手套,连接肛管,润滑肛管前端,排气,关闭开关	● 使肛管易于插入,避免引起直肠疼痛和损伤 ● 排尽气后插管防止气体进入直肠
5. 插管灌液:一手分开臀部显露肛门,嘱患者深呼吸,另一手将肛管轻轻插入直肠,成人 7~10cm(小儿 3~6cm)。松钳,扶住肛管,使液体缓缓流入(图 15-10)	● 深呼吸可使肛门外括约肌放松,转移注意力,便于插入肛管 ● 插管时应顺应直肠生理弯曲,勿用强力,以防损伤肠黏膜。如插入受阻,可退出少许,旋转肛管再插
6. 观察:灌入液体过程中,密切观察灌肠袋内液面情况及患者有无病情变化	● 如液体流入受阻,可前后旋转移动肛管或挤捏肛管
7. 拔管处理:待灌肠液即将流尽时夹管,用卫生纸包裹肛管轻轻拔出,分离肛管放入弯盘内,擦净肛门。撤去弯盘,脱手套	
8. 协助排便及记录:协助患者取舒适卧位,嘱其尽量将灌肠液在体内保留 5~10 分钟后再排便。不能下床的患者给予便盆,将卫生纸及呼叫装置放于易取处。排便后擦净肛门,及时取出便盆及一次性治疗巾,协助患者穿裤。观察大便性质、颜色及量。处理用物,洗手,摘下口罩。整理床单位,嘱患者卧床休息。记录	● 降温灌肠,液体应保留 30 分钟,排便 30 分钟后,测量体温并记录 ● 在体温单大便栏内记录灌肠结果,如灌肠后排便 1 次为 1/E ● 记录灌肠时间,灌肠液的种类、量,患者的反应

图 15-10　大量不保留灌肠术

> 大量不保留灌肠术操作流程：
> 　　核对解释→洗手备物→安置体位→挂袋排气→润滑肛管 →插管灌液→观察→拔管处理→协助排便并记录

【注意事项】

1. 伤寒患者灌肠时溶液不超过 500ml,灌肠筒内液面不得高于肛门 30cm。

2. 肝性脑病患者禁用肥皂液灌肠;充血性心力衰竭、水钠潴留患者禁用生理盐水灌肠。

3. 灌肠时应注意观察患者的病情变化,如患者感到腹胀或有便意,可告知属正常感觉,嘱患者张口深慢呼吸,放松腹肌并适当降低灌肠筒的高度,减慢流速或夹管暂停灌肠 30 秒,再缓慢进行灌肠。如患者出现面色苍白、出冷汗、剧烈腹痛、心慌气急、脉速,应立即停止灌肠,与医生联系给予处理。

【评价】

1. 操作方法和步骤正确、熟练。

2. 灌肠液选择正确,灌肠筒的高度及肛管插入深度适宜。

3. 达到灌肠目的,减轻患者不适。

4. 护患沟通有效,患者能够配合。

小量不保留灌肠术

适用于腹部或盆腔手术后患者及危重患者、年老体弱、小儿及孕妇等。

【目的】

1. 软化粪便,解除便秘。

2. 排出肠道内的气体,减轻腹胀。

【评估】

1. 患者的病情、临床诊断,灌肠的目的。

2. 患者的意识状态、生命体征、心理状况和排便状况。

3. 患者的自理能力及合作、理解程度。

4. 肛门皮肤、黏膜的情况。

【计划】

1. 护士准备　衣帽整洁,修剪指甲,洗手,戴口罩。

2. 用物准备

(1) 治疗盘:内备注洗器(图 15-11)或小量灌肠筒 1 个、22~24 号肛管 1 根、血管钳 1 把、弯盘、润滑剂、棉签、卫生纸、治疗巾或一次性中单、水温计、量杯、温开水 5~10ml、手套 1 双。

图 15-11　注洗器

(2) 灌肠溶液:"1、2、3"溶液(50% 硫酸镁 30ml、甘油 60ml、温开水 90ml);甘油或液体石蜡 50ml 加等量温开水;各种植物油 120~180ml。溶液温度:一般为 38℃。

(3) 其他:输液架、屏风,必要时备便盆、便盆巾。

3. 环境准备　关闭门窗,用屏风或围帘遮挡。

4. 患者准备　了解灌肠的目的、过程和注意事项,并配合操作。

【实施】

步骤	要点与说明
1. 核对解释:核对床号、姓名,评估患者情况,向患者做好解释。必要时准备便盆	• 确认患者,避免差错;消除紧张、恐惧心理,取得配合
2. 洗手备物:洗手,戴口罩。在治疗室配制灌肠液,测量水温。备齐用物携至患者床旁,再次核对床号、姓名。向患者解释,以取得合作。关门,酌情关窗,用屏风遮挡患者	• 保护患者隐私,使之心理放松
3. 安置体位:松床尾盖被,协助患者取左侧卧位,双膝屈曲,脱裤至膝部暴露臀部,臀部移至床缘。垫治疗巾或一次性中单于臀下,置弯盘于臀边。盖好被子,只暴露患者臀部	• 左侧卧位使乙状结肠、降结肠处于下方,利用重力作用使灌肠液顺利流入乙状结肠和降结肠 • 防止患者受凉,维护患者自尊 • 使肛管易于插入,避免引起直肠疼痛和损伤
4. 抽液排气:戴手套,连接肛管,润滑肛管前端,用注洗器抽吸药液,排气夹管(若为小量灌肠筒,则同大量不保留灌肠术)	• 取下注洗器时,要防止空气进入肠道
5. 插管灌液:一手分开臀裂显露肛门,嘱患者深呼吸,另一手将肛管轻轻插入直肠 7~10cm,松钳,扶住肛管,缓缓注入液体(图 15-12)。注毕,夹管,取下注洗器再吸取溶液,松钳后再行灌注,如此反复,直至溶液注完为止,在灌注过程中密切观察患者病情变化	• 使灌肠液有足够的作用时间,以软化粪便
6. 拔管处理:注入温开水 5~10ml 并抬高肛管尾端,使管内溶液全部灌入,夹紧或反折肛管,按大量不保留灌肠术拔除肛管,擦净肛门。协助患者取舒适卧位,并嘱患者保留 10~20 分钟再排便	• 记录内容同大量不保留灌肠

续表

步骤	要点与说明
7. 协助排便并记录:不能下床的患者给予便盆,将卫生纸及呼叫装置放于易取处。排便后擦净肛门,及时取出便盆及一次性治疗巾,协助患者穿裤。观察大便性质、颜色及量。处理用物,洗手,摘下口罩。整理床单位,嘱患者卧床休息。记录	

图 15-12 小量不保留灌肠

小量不保留灌肠术操作流程:

核对解释→洗手备物→安置体位→抽液排气→润滑肛管 →插管灌液→拔管处理→协助排便并记录

【注意事项】

1. 灌肠溶液注入不得过快过猛,以免刺激肠黏膜,引起排便反射,造成溶液难以保留。

2. 如用小容量灌肠筒,液面距肛门低于 30cm(图 15-12B),灌肠液注入的速度不得过快。

【评价】

同大量不保留灌肠术。

保留灌肠术

将药液灌入直肠或结肠内,通过肠黏膜吸收达到治疗的目的。

【目的】

1. 镇静、催眠和治疗肠道感染。

2. 慢性盆腔炎可用中药保留灌肠。

【评估】

1. 患者的病情、肠道及盆腔病变部位、临床诊断。

2. 患者的意识状态、生命体征、心理状况。

3. 患者的自理能力和合作、理解程度。

【计划】

1. 护士准备 衣帽整洁,修剪指甲,洗手,戴口罩。

2. 用物准备

(1) 治疗盘:注洗器、治疗碗(内盛遵医嘱准备的灌肠溶液)、肛管 1 根(20 号以下)、血管钳 1 把、弯盘、润滑剂、棉签、卫生纸、治疗巾或一次性中单、温开水 5~10ml、手套 1 双。

(2) 灌肠溶液:根据治疗目的不同可有多种药物及剂量,遵医嘱准备灌肠溶液。镇静催眠用 10% 水合氯醛;肠道抗感染用 2% 小檗碱、0.5%~1% 新霉素或其他抗生素溶液;中药汤剂。溶液量:200ml 以内。溶液温度:一般为 38℃。

3. 环境准备 关闭门窗,用屏风或围帘遮挡。

4. 患者准备 了解灌肠的目的、过程和注意事项,并配合操作。

【实施】

步骤	要点与说明
1. 核对解释:同大量不保留灌肠,嘱患者在灌肠前排便排尿	• 肛门、直肠、结肠等手术后及大便失禁的患者,不宜做保留灌肠。肠道、盆腔疾病在晚间睡眠前进行为宜 • 排便排尿以减轻腹压,利于药物保留。肠道排空有利于药液吸收,排便后休息 30~60 分钟,再行灌肠
2. 洗手备物:同小量不保留灌肠	
3. 安置体位:根据病情为患者安置不同的卧位,并将臀部抬高 10cm	• 抬高臀部可防止药液溢出,利于药物保留,提高疗效
4. 抽液排气:戴手套,连接肛管,润滑肛管前端,用注洗器抽吸药液,排气,夹管	
5. 插管灌液:一手分开臀裂显露肛门,嘱患者深呼吸,另一手将肛管轻轻插入直肠 15~20cm,松钳,扶住肛管,缓缓注入液体。在灌注过程中密切观察患者病情变化	
6. 拔管处理:药液注入完毕,注入温开水 5~10ml 并抬高肛管尾端,使管内溶液全部灌入,夹紧或反折肛管,按大量不保留灌肠术拔除肛管,擦净肛门。协助患者取舒适卧位,并嘱患者尽量保留 1 小时再排便	• 使药液充分被吸收
7. 协助排便并记录:同大量不保留灌肠术	

保留灌肠术操作流程:

核对解释→洗手备物→安置体位→抽液排气→润滑肛管 →插管灌液→拔管处理→协助排便并记录

【注意事项】

1. 保留灌肠前嘱患者排便,肠道排空有利于药液吸收。

2. 根据病情选择不同卧位。慢性细菌性痢疾病变多在直肠或乙状结肠,取左侧卧位;阿米巴痢疾病变多在回盲部,取右侧卧位。

3. 保留灌肠时,肛管宜细,插入宜深,压力要低,速度宜慢,量宜少,防止气体进入肠道。

4. 直肠、结肠和肛门等手术后及大便失禁的患者禁忌保留灌肠。

【评价】

同大量不保留灌肠术。

（二）口服高渗溶液清洁肠道

通过口服高渗溶液,在肠道内形成高渗环境,使肠道内水分大量增加,从而软化粪便,刺激肠蠕动,加速排便,达到清洁肠道的目的。适用于直肠、结肠检查和手术前肠道准备。

【常用溶液】

甘露醇、硫酸镁、聚乙二醇电解质溶液。

【方法】

1. 甘露醇法　患者在术前 3 日进半流质饮食,术前 1 日进流质饮食,术前 1 日下午 2:00~4:00 口服甘露醇溶液 1 500ml (20% 甘露醇 500ml+5% 葡萄糖 1 000ml 混匀)。一般服用后 15~20 分钟反复自行排便。

2. 硫酸镁法　患者术前 3 日进半流质饮食,每晚口服 50% 硫酸镁 10~30ml。术前 1 日进流质饮食,术前 1 日下午 2:00~4:00 口服 25% 硫酸镁 200ml (50% 硫酸镁 100ml+5% 葡萄糖盐水 100ml),再饮温开水 1 000ml。一般服后 15~30 分钟反复自行排便,2~3 小时内可排便 2~5 次。

3. 聚乙二醇电解质溶液法　检查前 2 小时口服聚乙二醇电解质溶液 1.5L (每升含聚乙二醇 40g、氯化钠 2.92g、氯化钾 0.38g、碳酸氢钠 1.45g)。渗透压为 300mmol/L,pH 值 7.48。以 500ml/8~10 分钟的速度服完,排尽大便后行检查。

使用上述溶液清洁肠道,护士应观察患者的一般情况、排便次数及粪便的性状,评估是否达到清洁肠道的目的(排出液为清水样),并记录。

（三）简便通便法

是一种采用通便剂协助患者排便的简单易行、经济有效的技术。其目的是通过简便、经济有效的措施,帮助患者解除便秘。适用于老年、儿童、体弱和久病卧床便秘者。

【评估】

1. 患者的病情、临床诊断及排便情况。

2. 患者的意识状态、生命体征、心理状况。

3. 患者的合作、理解程度。

【实施】

1. 开塞露法　开塞露是用甘油或山梨醇制成,装在塑料容器中。使用时将封口端剪去,先挤出少许润滑开口处。患者取左侧卧位,放松肛门外括约肌,将开塞露的前端轻轻插入肛门,再将药液全部挤入直肠内,尽量保留 5~10 分钟后排便(图 15-13)。

2. 甘油栓法　甘油栓是用甘油和明胶制成的栓剂。使用时手垫纱布或戴手套,捏住甘油栓底部,由肛门轻轻插入至直肠内,抵住肛门处轻轻按摩,保留 5~10 分钟排便(图 15-14)。

图 15-13　开塞露简易通便术

3. **肥皂栓法**　将普通肥皂削成圆锥形（底部直径约 1cm、长 3~4cm），使用时手垫纱布或戴手套，将肥皂栓蘸热水后轻轻插入直肠内。肛门黏膜溃疡、肛裂及肛门剧烈疼痛者，不宜使用肥皂栓通便。

图 15-14　甘油栓简易通便术

（四）人工取便术

人工取便术是将手指插入直肠，破碎并取出嵌顿粪便的方法。常用于粪便嵌塞患者采用灌肠等通便术无效时，以帮助患者排便，解除痛苦。

【目的】

用人工的方法将嵌塞在肛门的粪便破碎取出，以缓解患者痛苦。

【评估】

1. 患者的意识状态、自理能力。

2. 患者的心理状况及配合程度。

【计划】

1. 护士准备　衣帽整洁，修剪指甲，洗手，戴口罩。

2. 用物准备　治疗盘内备手套 1 双、利多卡因、润滑剂适量、弯盘 1 个、卫生纸、治疗巾或一次性尿垫，另备便盆、屏风。

3. 环境准备　关闭门窗，用屏风或围帘遮挡。

4. 患者准备　了解操作目的、过程和注意事项，并配合操作。

【实施】

步骤	要点与说明
1. 核对解释：核对患者床号、姓名，解释操作目的，以取得患者配合。关闭门窗，用屏风或围帘遮挡	• 确认患者，避免差错。注意保暖，维护患者自尊，使之心理放松 • 肛门黏膜溃疡、肛裂及肛门剧烈疼痛者禁用
2. 洗手备物：洗手，备齐用物携至床旁	
3. 安置体位：帮助患者取左侧卧位，双腿弯曲，背向护士。用毛毯遮盖患者，暴露肛门。臀下垫治疗巾或一次性尿垫，便盆放于床旁	
4. 润滑手指：戴清洁手套，右手示指上倒 1~2ml 利多卡因，插入肛门停留 5 分钟，以减轻肛门疼痛。再于右手示指涂润滑油	
5. 插肛取便：嘱患者张口呼吸，右手示指轻轻插入肛门，沿直肠壁进入直肠，手指轻轻摩擦，碾松粪块，取出粪块，放入便器，反复进行（图 15-15）	
6. 观察病情：取便过程中注意观察患者的生命体征和反应，如发现患者面色苍白、出汗等应暂停，休息片刻	
7. 取毕处理：取便毕，清洗并擦干肛门和臀部，病情允许时行热水坐浴	
8. 洗手记录：整理消毒用物，洗手并记录	

图 15-15 人工取便术

人工取便术操作流程：

核对解释→洗手备物→安置体位→润滑手指→插肛取便 →观察病情→便毕处理→洗手记录

【注意事项】

1. 动作轻柔,避免损伤肠黏膜或引起肛门周围水肿。

2. 勿使用器械掏取粪便,以避免误伤肠黏膜而造成损伤。

3. 取便时注意观察,如果患者出现心悸、头晕则立刻停止。

4. 人工取便易刺激迷走神经,故心脏病、脊髓损伤者慎用。

【评价】

1. 注意维护患者自尊,患者精神放松。

2. 动作轻柔,未损伤肠道黏膜或引起肛周水肿。

3. 患者感觉舒适。

五、肛管排气术

肛管排气术是将肛管从肛门插入直肠,以排出肠腔内积气的方法。

【目的】

帮助患者排出肠腔内积气,减轻腹胀。

【评估】

1. 患者的腹胀情况、临床诊断。

2. 患者的意识状态、生命体征、心理状况。

3. 患者合作、理解程度。

【计划】

1. 护士准备 衣帽整洁,修剪指甲,洗手,戴口罩。

2. 用物准备 治疗盘内备消毒肛管(26 号)、橡胶管、玻璃接头、玻璃瓶(内盛水 3/4 满,瓶口系带)、手套 1 双、棉签、胶布、润滑剂适量、弯盘 1 个、卫生纸、治疗巾或一次性尿垫,根据需要另备便盆、屏风。

3. 环境准备 关闭门窗,用屏风或围帘遮挡。

4. 患者准备 了解操作目的、过程和注意事项,并配合操作。

【实施】

步骤	要点与说明
1. 核对解释:核对患者床号、姓名,解释操作目的,以取得患者配合。关闭门窗,用屏风或围帘遮挡患者	● 确认患者,避免差错。注意保暖,维护患者自尊,使之精神放松
2. 洗手备物:洗手,戴口罩,备齐用物携至患者床旁,再次核对床号、姓名	
3. 安置体位:帮助患者取左侧卧位,暴露肛门,注意及时遮盖	
4. 插管排气:将瓶系于床边,橡胶管一端插入水中,玻璃接头与肛管连接,戴手套,润滑肛管前端后插入直肠15~18cm,以胶布交叉固定于臀部,橡胶管需留出足够长度,供患者翻身	● 减少肛管对直肠黏膜的刺激,使肛门括约肌松弛
5. 观察排气:观察有无气泡排出,如排气不畅,可帮助患者转换体位、按摩腹部,以助气体排出(图15-16)	● 气体排出时,可见瓶内液面下有气泡逸出
6. 保留肛管:保留肛管一般不超过20分钟	
7. 拔管处理:拔管后清洁肛门,处理用物	
8. 洗手记录	

15~18cm

图 15-16　肛管排气术

肛管排气术操作流程:
核对解释→洗手备物→安置卧位→插管排气→观察排气 →保留肛管→拔管处理→洗手记录

【注意事项】
1. 保留肛管时间不超过20分钟,长时间留置肛管会降低肛门括约肌的反应,甚至导致肛门括约肌永久松弛。必要时2~3小时后再行肛管排气。
2. 在留置肛管期间,注意防止空气进入直肠内,加重腹胀。

【评价】

1. 操作方法和步骤正确、熟练。

2. 肛管插入的深度合适,留置时间正确。

3. 完成操作后患者感觉舒适。

(严　璐　张璐璐)

复习思考题

1. 简述尿潴留患者的护理。

2. 比较男、女患者导尿的异同点。

3. 比较各种灌肠术的异同点。

4. 患者,男性,48 岁。因外伤导致尿失禁,现遵医嘱为其进行留置导尿。

请回答:

(1) 为该患者留置导尿的主要目的是什么?

(2) 导尿管插入的深度是多少?

(3) 插导尿管时,为使耻骨前弯消失,应提起阴茎与腹壁成多少度?

(4) 为避免尿路感染和尿盐沉积阻塞尿管,在患者病情允许的情况下,每天应摄入足够的水分使尿量维持多少毫升?

5. 患者,男性,45 岁。因外伤瘫痪致尿失禁,采用留置导尿术,引流通畅,但尿色黄、浑浊。

请回答:

(1) 患者出现了什么问题?

(2) 护士应如何做好该留置导尿术后患者的护理?

扫一扫
测一测

第十六章

临床观察及危重患者的抢救与护理

学习目标

识记：

1. 能正确陈述临床观察的内容及方法。

2. 能正确陈述呼吸心搏骤停的原因及临床表现。

3. 能正确描述洗胃的目的、常用洗胃溶液。

理解：

1. 能正确描述下列概念：意识障碍、吸痰术、氧气疗法、心肺复苏、洗胃术。

2. 能正确解释意识障碍的种类。

3. 能正确进行格拉斯哥昏迷评分分级。

4. 能分析和说明吸氧、吸痰及 CPR 的注意事项。

5. 能理解洗胃的注意事项。

运用：

1. 能运用所学知识正确实施吸痰及吸氧操作。

2. 能运用所学知识及时而准确地实施 CPR。

3. 能运用正确的原则和方法完成洗胃操作。

案例导入

葛某,男性,62 岁,因高血压、脑出血至急诊就诊。

查体:体温 37.3℃,脉搏 78 次 /min,呼吸 28 次 /min,血压 190/100mmHg。呼吸急促,闻及明显痰鸣音;检查意识状态,强刺激后醒来,答非所问,刺激解除后又迅速入睡;双侧瞳孔 3mm,等大等圆,对光反射灵敏。

请思考:

1. 接诊护士需立即对患者做哪些处置?

2. 患者的意识状况处于哪种程度?

3. 如何保持患者呼吸道通畅?

4. 遵医嘱给氧,宜采用何种吸氧方法? 适宜流量如何?

5. 如何保证该患者安全?

6. 患者发生呼吸、心搏骤停,急救程序如何?

临床观察是护理工作的重要内容,通过及时、细致、准确地观察病情,可为临床诊断、治疗、护理疾病提供依据,临床护士应掌握临床观察的内容、方法和技巧。在抢救和护理危重患者的过程中,必须熟悉相应的抢救程序,能及时准确地实施吸痰、吸氧、心肺复苏、洗胃等抢救技术,配合医生以保证抢救工作的有效进行。

第一节 临床观察的基本知识

临床观察是一项系统工程,是护士在掌握了扎实的专业基础理论知识及实践技能的基础上对患者进行仔细查看的过程。对患者的观察应从生理、病理变化和心理反应等方面全面细致地进行,并且应贯穿于患者疾病发生、发展及转归的全过程。

一、临床观察的概念及意义

临床观察(clinical observation)又称病情观察,是医务人员在诊疗和护理工作中运用感觉器官及辅助工具获得患者信息的过程。在实施临床观察中要求医务人员熟悉观察内容,并主动及时、全面细致且突出重点地进行观察,以对患者的病情变化做出准确的判断,为临床诊疗及护理提供有价值的依据。

临床观察具有重要的临床意义:

(一)为临床诊断和护理提供依据

机体在患病后会产生不同的生理及心理反应,护士通过观察患者的临床表现等,可以准确发现和预见病情变化,为医生诊断疾病和确定治疗方案提供信息,为确定护理问题、制定护理目标与措施提供依据。

(二)及时发现危重症状和并发症

患者在接受治疗、护理的过程中,随时可能出现病情的变化或发生各种严重并发症。护士应严密观察,随时捕捉其先兆表现,及时做出准确的病情判断,并积极配合医生进行抢救和采取有效的护理措施。

(三)了解治疗效果和药物反应

在疾病的治疗、护理过程中,护士通过临床观察可以了解治疗、护理方案实施后的效果,观察患者用药后的治疗效果、药物的不良反应等。

(四)预测疾病的发展趋势和转归

疾病的轻重与患者的病情关系密切,因此临床观察有助于预测疾病的发展趋势和转归。如患者在原有疾病症状与体征的基础上,出现新的或加重的症状与体征,说明病情恶化。

在临床观察过程中,护士应具备严谨的工作作风,做到“五勤”,即勤巡视、勤观察、勤询问、勤思考、勤记录。通过有目的、有计划、认真细致的观察,及时、准确地掌握或预见病情变化,为抢救危重患者赢得时间。

二、临床观察的方法

临床观察患者病情的方法很多,护士可以运用感觉器官(视、触、叩、听、嗅)及与患者、家属的交流中获得病情信息,必要时还可利用相应的辅助仪器,监测患者病情变化的指标。同时,还可通过交接班、阅读病历、检验报告及会诊报告等方法获得相关病情资料信息。

(一)视诊

视诊是最基本的临床观察方法之一,即用视觉来观察患者局部和全身状态,如观察患者的年龄、性别、营养状态等。在患者住院治疗、护理全过程中,通过连续或间断的观察,了解患者的意识状态、面部表情、姿势体位、肢体活动情况,呼吸、循环、皮肤状况,排泄物、分泌物性状,以及与疾病相关的症状、体征等一系列情况,并随时观察患者的反应及病情变化,调整观察的重点。

(二) 触诊

触诊是通过手的感觉来感知患者身体某部位有无异常的检查方法。如用触觉了解所触及体表的温度、湿度、光滑度、柔软度、弹性,以及脏器的外形、大小、软硬度、移动度和波动感等。

(三) 叩诊

叩诊是通过手指叩击或手掌拍击被检查部位体表,使之震动而产生音响,根据震动和听到的音响特点来了解被检查部位脏器的形状、大小、位置及密度的方法,如确定肝下界、肺下界、心界大小、有无腹水等。

(四) 听诊

听诊是利用耳直接或借助听诊器或其他仪器听取患者身体各部位发出的声音,分析判断声音所代表的不同含义的方法。如听到咳嗽,可以根据咳嗽的不同声音、音调、剧烈程度及持续时间等,分析患者疾病的状态。借助听诊器可以听到患者的心音、呼吸音及肠鸣音等。

(五) 嗅诊

嗅诊是利用嗅觉来判断患者的各种气味,并辨别各种气味与健康状况的关系。患者的气味可来自皮肤、黏膜、呼吸道、胃肠道,以及呕吐物、分泌物、排泄物等。

三、临床观察的内容

(一) 一般情况的观察

1. **发育与体型** 发育是否正常,通常以年龄、智力和体格成长状态(身高、体重及第二性征)之间的关系来判断。正常成人发育状态指标一般为:头长等于身高的 1/8~1/7,胸围约为身高的 1/2,双上肢展开的长度约等于身高,坐高等于下肢的长度。体型是身体各部发育的外观表现,包括骨骼、肌肉的成长与脂肪分布的状态等。临床上把成人的体型分为三种类型:①均称型(正力型):即身体各部分均匀适中;②瘦长型(无力型):身体瘦长,颈长肩窄,胸廓扁平,腹上角 <90°;③矮胖型(超力型):身短粗壮,颈粗肩宽,胸廓宽厚,腹上角 >90°。

2. **饮食与营养** 饮食与营养和健康及疾病的关系密切,并且饮食在疾病诊断治疗中占有重要地位。护士应注意观察患者的食欲、食量、饮食习惯和进食后反应等情况。营养状态可以通过观察皮肤的光泽度和弹性、毛发指甲的润泽程度、皮下脂肪的丰满程度、肌肉的发育状况等综合判断。营养状态是判断机体健康状态、疾病程度及转归的重要指标之一,临床上一般分为良好、中等和不良。

3. **皮肤与黏膜** 皮肤、黏膜常可反映某些全身疾病的状况。主要观察的内容有颜色、温度、湿度、弹性及有无出血、皮疹、水肿、皮下结节、囊肿等情况。如休克患者皮肤湿冷;严重脱水、甲状腺功能减退患者,皮肤弹性差;心源性水肿,表现为下肢和全身水肿;肾性水肿,多见于晨起眼睑、颜面水肿;肝胆疾病患者常有巩膜黄染;肺心病、心力衰竭等缺氧患者的口唇、面颊、鼻尖等部位发绀;贫血患者的口唇、结膜、指甲苍白。

4. **面容与表情** 健康人表情自然、神态安怡,而患病后可表现为痛苦、忧虑、烦躁或疲惫等面容与表情。某些疾病发展到一定程度时,可出现特征性面容与表情,提示病情轻重缓急和转归。临床上常见的典型面容有:

(1) 急性病容:面色潮红、鼻翼扇动、呼吸急促、口唇疱疹、表情痛苦,见于急性热病,如大叶性肺炎。

（2）慢性病容：面容憔悴、面色灰暗或苍白、目光黯淡，见于慢性消耗性疾病，如恶性肿瘤、肝硬化等。

（3）甲亢面容：面容惊愕、眼裂增大、眼球凸出、兴奋、烦躁等，见于甲状腺功能亢进。

（4）贫血面容：面色苍白、唇舌色淡、表情疲惫乏力，见于各种贫血。

（5）二尖瓣面容：面色晦暗、双颊紫红、口唇轻度发绀，见于风湿性心脏病。

（6）满月面容：面圆如满月、皮肤发红，常伴痤疮和小须，见于肾上腺皮质功能亢进及长期使用肾上腺皮质激素的患者。

（7）病危面容：面色苍白或铅灰、面容枯槁、表情淡漠、目光无神、眼眶凹陷等，见于大出血、严重休克、急性腹膜炎、脱水及临终患者等。

5. 姿势与体位　姿势指举止的状态，依靠骨骼、肌肉的紧张度来保持，并受精神状态和健康状态的影响。健康成人躯干端正，肢体活动灵活自如。患病时可以出现特殊的姿势，如腹痛时患者捧腹而行。人走动时所表现的姿势为步态，年龄及是否受过训练等会影响一个人的步态。某些疾病可导致人的步态发生改变。常见的具有特征性的异常步态有：①蹒跚步态：见于佝偻病、大骨节病及进行性肌营养不良等；②醉酒步态：见于小脑疾病、酒精中毒或巴比妥中毒；③共济失调步态：见于脊髓疾病；④慌张步态：见于帕金森病；⑤跨阈步态：见于腓总神经麻痹；⑥剪刀式步态：见于脑性瘫痪与截瘫；⑦间歇性跛行：见于高血压、动脉硬化。

体位指身体在休息时所处的状态。临床常见的体位有自主体位、被动体位及被迫体位。患者的体位与疾病有着密切联系，不同的疾病可使患者采取不同的体位，体位可反映病情的轻重缓急，有时对某些疾病的诊断具有一定的意义。如昏迷或极度衰竭的患者，由于不能自行调整或变换肢体位置，呈被动卧位；哮喘患者采取端坐位等。

（二）生命体征的观察

生命体征是临床观察的重要内容，是衡量机体身心状况的可靠指标。体温、脉搏、呼吸、血压均受大脑皮质的控制和神经、体液的调节，当机体患病时，生命体征变化最为敏感，有助于对患者进行疾病的诊断及病情轻重的判断。如体温不升多见于大出血休克患者；脉搏节律改变多为严重心脏病、药物中毒、电解质紊乱等原因所致；出现周期性呼吸困难多为呼吸中枢兴奋性降低引起；收缩压、舒张压持续升高，应警惕发生高血压危象。详细内容见第六章。

（三）意识状态的观察

意识状态是大脑功能活动的综合表现，是对内外环境的知觉状态。正常人表现为意识清晰，反应敏捷、准确，语言流畅、准确，思维合理，情感活动正常，对人物、时间、地点的判断力和定向力正常。意识障碍（disturbance of consciousness）是个体对外界环境刺激缺乏正常反应的一种特殊状态。凡影响大脑功能活动的疾病均会引起不同程度的意识障碍，主要表现为思维紊乱、兴奋不安、情感活动异常、语言表达能力减退或失常、无意识动作增加等。根据意识障碍的程度一般可分为：

1. 嗜睡（somnolence）　是最轻的意识障碍，患者处于持续睡眠状态，能被唤醒，醒后能正确回答问题和做出各种反应，刺激去除后很快又入睡。

2. 意识模糊（mental confusion）　其程度较嗜睡深，表现为思维和语言不连贯，对人物、时间和地点的定向力完全或部分发生障碍，可有躁动不安、错觉、幻觉等。

3. 昏睡（lethargy）　患者处于熟睡状态，不易唤醒。压迫眶上神经、摇动身体等强烈刺激可被唤醒，醒后回答问题含糊或答非所问，停止刺激后即又进入熟睡状态。

4. 昏迷（coma）　是最严重的意识障碍，按程度可分为：

（1）浅昏迷：意识大部分丧失，无自主运动，对声、光刺激无反应，对疼痛刺激（如压迫眶上神经)可有痛苦表情及躲避反应。瞳孔对光反射、角膜反射、眼球运动、吞咽反射及咳嗽反射等可存在。呼吸、心率、血压无明显改变,可有大小便失禁或潴留。

(2)深昏迷:意识完全丧失,对各种刺激均无反应。全身肌肉松弛,肢体呈弛缓状态,深浅反射均消失,呼吸不规则、血压可下降,大小便失禁或便秘、尿潴留。

临床上可以使用格拉斯哥昏迷量表(Glasgow coma scale,GCS)对患者的意识障碍及其严重程度进行观察与测定。GCS包括睁眼反应、语言反应、运动反应三个子项目(表16-1),使用时分别测量三个子项目并统计分值。GCS总分范围为3~15分,15分表示意识清楚,13~14分为轻度意识障碍,9~12分为中度意识障碍,3~8分为重度意识障碍,8分以下为昏迷,低于3分者为深昏迷。

表16-1　格拉斯哥昏迷量表

子项目	状态	分数
睁眼反应	自发性的睁眼反应	4
	声音刺激有睁眼反应	3
	疼痛刺激有睁眼反应	2
	任何刺激均无睁眼反应	1
语言反应	对人物、时间、地点等定向问题清楚	5
	对话混淆不清,不能准确回答有关人物、时间、地点等定向问题	4
	言语不流利,但可分辨字意	3
	言语模糊不清,对字意难以分辨	2
	任何刺激均无语言反应	1
运动反应	可按指令动作	6
	能确定疼痛部位	5
	对疼痛刺激有肢体退缩反应	4
	疼痛刺激时肢体过屈(去皮质强直)	3
	疼痛刺激时肢体过伸(去大脑强直)	2
	疼痛刺激时无反应	1

(四)瞳孔的观察

瞳孔变化是许多疾病病情变化的一个重要指征,特别是处于昏迷状态、药物中毒或患有颅内疾病的患者,需严密观察瞳孔的变化。护士在临床观察时必须注意两侧瞳孔的形状、大小、对称性、边缘及对光反射等情况。

1. 瞳孔的形状、大小和对称性　正常情况下,瞳孔呈圆形,两侧等大等圆,位置居中,边缘整齐,在自然光线下直径一般为2~5mm,对光反射两侧相等。在病理情况下,瞳孔的形状及大小可出现一些变化。

(1)形状改变:常可因眼部疾病引起,如瞳孔呈椭圆形并伴散大,常见于青光眼等;呈不规则形,常见于虹膜粘连。

(2)大小改变

1)变小:瞳孔变小指直径小于2mm,如果瞳孔直径小于1mm称为针尖样瞳孔。单侧瞳孔缩小常见于同侧小脑幕裂孔疝早期;双侧瞳孔缩小常见于有机磷农药、吗啡、氯丙嗪等中毒。

2)变大:瞳孔直径大于5mm称为瞳孔散大。一侧瞳孔扩大、固定,常提示同侧颅内血肿或脑肿瘤等颅内病变致小脑幕裂孔疝的发生;双侧瞳孔散大,常见于颅内压增高、颅脑损伤、颠茄类药物中毒及濒死状态。

2. 瞳孔对光反射 正常情况下,瞳孔对光反射灵敏,光亮处瞳孔收缩,昏暗处瞳孔扩大。瞳孔对光反射迟钝或消失常见于危重或深昏迷患者。

（五）心理状态的观察

注意观察患者的语言与非语言行为,观察患者的感知情况、认知能力、思维能力、情绪状态是否正常,如有无记忆力减退、思维混乱、反应迟钝、言语和行为异常等,有无焦虑、紧张、恐惧、绝望、抑郁等情绪反应。

（六）特殊检查及药物治疗的观察

1. 特殊检查的观察 为明确诊断,临床常进行一些专科特殊检查,如胃镜、腹腔镜、冠状动脉造影、胆囊造影、腰穿、腹穿、胸穿及骨穿等,这些都会造成不同程度的创伤,护士应掌握检查前后的注意事项并对患者进行有针对性的指导,注意观察患者对检查的反应,密切观察生命体征及并发症的发生。

2. 药物治疗的观察 护士应注意观察患者使用药物治疗后的疗效及不良反应。

（七）呕吐物及排泄物的观察

1. 呕吐物 呕吐可将胃内有害物质排出,因而有一定的保护作用,但剧烈而频繁的呕吐可引起电解质紊乱、酸碱平衡失调及营养障碍等。护理人员应注意患者呕吐的方式及呕吐物的性状、色、量、味。颅内压增高患者呕吐呈喷射状;一般呕吐物为消化液和食物,呈酸味,量约为 300ml,如呕吐量超过胃容量,应考虑有无幽门梗阻或其他异常情况;急性消化道大出血患者呕吐物呈鲜红色,陈旧性出血呈咖啡色;胆汁反流呕吐物呈黄绿色。胃内出血可呈碱味;食物在胃内停留时间较长呈腐臭味;含有大量胆汁呈苦味;低位肠梗阻时呈粪臭味。

2. 排泄物 包括粪便、尿液（详见第十三章）及汗液、痰液等,注意观察其量、色、味、性状。

第二节 抢救工作的基本知识

危重患者指病情严重、随时可能发生生命危险的患者。对危重患者的抢救是医疗护理工作中一项重要、紧急的任务。医务人员必须从思想上、组织上、物质上、技术上做好全面、充分的准备,并且常备不懈,在遇有急危重患者时,应当机立断、全力以赴地积极进行抢救,以挽救患者的生命。抢救危重患者的两个主要环节是急救和重症监护。

一、抢救工作的组织管理

抢救工作是一项系统化的工作,建立严密的抢救组织和管理制度是高质量、高效率地抢救患者的重要措施之一。

（一）组成抢救小组

当接到抢救任务时,应立即成立抢救小组并指定负责人,一般分全院性和科室（病区）性抢救两种。全院性抢救一般用于大型灾难性的突发意外事故的抢救,由院长（医疗院长）组织实施,各科室均参与抢救。科室性抢救一般由科主任、护士长负责组织实施,医务人员听从指挥,严肃、认真、动作迅速,既要分工明确,又要密切配合。护士在医师未到之前,根据病情予以恰当、及时的紧急处理,如吸氧、吸痰、止血、胸外心脏按压、人工呼吸及开放静脉通道等。

（二）制定抢救方案

根据患者的病情,立即制定抢救方案,使患者能及时、迅速得到救治。护士根据患者情况制定抢救护理计划,以明确护理诊断与预期护理目标,解决患者现存的或潜在的护理问题。

（三）做好抢救记录和查对工作

抢救危重患者时,必须及时做好抢救记录和查对工作,抢救记录要求字迹清晰、及时准确、详细全面,注明执行时间和执行人。各种抢救药物使用前须经两人核对无误后方可执行。口头医嘱需向医生复述一遍,尤其注意药物的名称、浓度、剂量、时间、给药途径等的核对,抢救结束后请医生在 6 小时内补写医嘱和处方。抢救中使用的空安瓿、输液瓶（袋）、输血袋等均应集中放置,以便统计核对。

（四）安排护士参与医生组织的查房、会诊、病例讨论

参加医生的查房、会诊和病例讨论,有利于护士掌握危重患者的病情,熟知重点监测项目及抢救过程,做到心中有数,密切配合。

（五）抢救器械和药品管理

严格执行"五定"制度,即定数量品种、定点安置、定专人管理、定期消毒灭菌、定期检查维修,保证抢救物品完好率为 100%;值班护士班班交接,并做记录。护士还应掌握抢救器械的性能和使用方法,并能排除一般故障。抢救物品使用后,要及时清理、归放原处和补充,并保持清洁、整齐。如抢救传染病患者,应按传染病要求进行消毒处理,严格控制交叉感染。

二、抢救设备与抢救药物

（一）抢救设备

1. **抢救室** 急诊室和病区均应设立单独抢救室。抢救室宜设在靠近护士办公室的房间内,要求宽敞、整洁、安静、光线充足。抢救室应安装环形输液轨道并配备各种急救设备（五机:心电图机、洗胃机、呼吸机、吸引器、除颤仪）、急救包（八包:胸穿包、腰穿包、腹穿包、心穿包、静脉切开包、气管切开包、缝合包、导尿包）、各种抢救药品和抢救床。

2. **抢救床** 最好为多功能抢救床,必要时另备心脏按压板 1 块。

3. **抢救车** 按照要求配备各种常用急救药品（表 16-2）、无菌物品和其他急救用物,如各种急救无菌包、不同型号的注射器及针头、输液器及输液针头、输血器及输血针头、医用手套、不同型号及用途的橡胶或硅胶导管（如尿管、胃管、痰管等）、无菌治疗巾、无菌敷料、皮肤消毒用物、开口器、舌钳、牙垫、压舌板、治疗盘、血压计、听诊器、止血带、夹板、手电筒、玻璃接头、宽胶布、火柴、酒精灯、多头电源插头等。

4. **急救器械** 给氧装置（氧气筒或中心供氧系统）、电动吸引器或中心负压吸引装置、电除颤仪、心脏起搏器、心电监护仪、电动洗胃机、人工呼吸机、简易呼吸器等。

（二）抢救药物

见表 16-2。

表 16-2　常用抢救药品

类别	药物
呼吸中枢兴奋药	尼可刹米（可拉明）、山梗菜碱（洛贝林）等
升压药	盐酸肾上腺素、去甲肾上腺素、间羟胺、多巴胺等
降压药	利血平、肼屈嗪、硫酸镁注射液等
强心剂	毛花苷 C、毒毛旋花子苷 K 等

续表

类别	药物
抗心律失常药	利多卡因、维拉帕米、普鲁卡因胺等
血管扩张药	酚妥拉明、硝酸甘油、硝普钠等
止血药	安络血、酚磺乙胺(止血敏)、维生素 K、氨甲苯酸、垂体后叶素等
止痛镇静剂	吗啡、哌替定、地西泮(安定)、苯巴比妥(鲁米那)、氯丙嗪(冬眠灵)等
解毒药	阿托品、解磷定、氯磷定、亚甲蓝(美蓝)、二巯基丙醇等
抗过敏药	异丙嗪、苯海拉明
抗惊厥药	地西泮、苯巴比妥钠、硫喷妥钠、苯妥英钠等
脱水利尿药	20% 甘露醇、25% 山梨醇、呋塞米(速尿)、利尿酸钠等
碱性药	5% 碳酸氢钠、11.2% 乳酸钠
其他	氢化可的松、地塞米松、生理盐水、各种浓度的葡萄糖溶液、平衡液、10% 葡萄糖酸钙、氯化钾、氯化钙、代血浆等

三、危重患者的护理

危重患者病情危重、复杂且变化快,随时可能发生生命危险,加上长期卧床、机体极度衰弱、抵抗力低下,患者极易出现压疮、坠积性肺炎、失用性萎缩、深静脉血栓形成等问题,因此护理人员应全面、缜密地监测病情并加强各方面的护理,以及时发现病情变化、及时给予抢救和处理,预防并发症的发生,减轻患者的痛苦,必要时设专人护理。重症护理记录要求详细记录观察结果、治疗经过、护理措施、用药效果等,以供医护人员参考。

(一)严密观察病情变化,做好抢救准备

护士须密切观察患者的生命体征、意识、瞳孔及其他情况,必要时持续监测心、肺、脑、肝、肾等重要脏器的功能及治疗反应,以便及时、正确地采取有效的救治措施。

1. 中枢神经系统监测　包括意识水平监测、电生理监测(如脑电图)、影像学监测(如 CT 与 MRI)、颅内压测定等。

2. 循环系统监测　包括心率、心律、无创或有创动脉血压、心电图、血流动力学监测(如中心静脉压、肺动脉压、肺动脉楔压、心排量及心脏指数)等。

3. 呼吸系统监测　呼吸运动、频率、节律、呼吸音、潮气量、呼气压力测定、肺胸顺应性监测等;痰液的颜色、性质、量、痰培养结果;血气分析;胸片等。

4. 肾功能监测　包括尿量,血、尿钠浓度,血、尿尿素氮,血、尿肌酐,血肌酐清除率测定等。

5. 体温监测　正常人体温较恒定,当代谢旺盛、感染、创伤、手术后体温多升高,而极度衰竭或临终患者体温反而下降。

(二)保持呼吸道通畅

应鼓励清醒患者定时做深呼吸、有效咳嗽或给予轻拍背部,以助分泌物咳出;昏迷患者常因咳嗽和吞咽反射减弱或消失、呼吸道分泌物及唾液积聚在咽喉部,而引起呼吸困难甚至窒息,故应将患者头偏向一侧,及时吸出呼吸道分泌物,保持呼吸道通畅,预防肺部并发症的发生。

(三)加强基础护理

1. 注意眼部护理　眼睑不能闭合者,由于眨眼少,角膜干燥,易发生溃疡、结膜炎,可涂眼药膏或用凡士林纱布遮盖,以保护角膜。

2. 做好口腔护理 不能经口腔进食者,应做好口腔护理,保持口腔卫生,增进食欲,防止发生口腔炎、口腔溃疡、腮腺炎、中耳炎、口臭等。

3. 加强皮肤护理 由于长期卧床、大小便失禁、营养不良或大量出汗等因素,患者有发生皮肤完整性受损的危险,故应加强皮肤护理,工作中做到"六勤"并注意严格交接班。

4. 补充营养和水分 危重患者多食欲不振、消化功能减退,而机体分解代谢增强,对营养物质的需要量增加,所以必须保证患者摄入足够的营养和水分,维持体液平衡。对自理缺陷的患者应协助进食;对不能进食者,可采用鼻饲或完全肠外营养;对大量引流或额外体液丧失等水分丢失较多的患者,应注意补充足够的水分。

5. 维持排泄功能 协助患者大小便,必要时给予人工取便或在无菌操作下行导尿术,留置导尿管者执行尿管护理常规。

6. 做好各类导管的护理 危重患者身体上有时放置多根引流管,应注意妥善固定、安全放置、标识明显;注意保持管道通畅,防止扭曲、受压、堵塞、脱落等;在操作中应注意严格执行无菌操作技术,防止逆行感染。

7. 做好肢体被动锻炼 在病情许可时,每日为患者进行被动肢体活动 2~3 次,包括全范围关节活动及肌肉按摩,可以促进血液循环,增加肌张力,预防肌腱韧带退化、肌肉萎缩、关节僵直、静脉血栓形成和足下垂的发生。

(四) 确保患者安全

对意识丧失、躁动的患者,应合理使用床挡、约束带等保护具,防止坠床、摔伤等意外的发生。对牙关紧闭、抽搐的患者,可使用牙垫、开口器,防止舌咬伤,同时室内光线宜暗,工作人员动作要轻,避免因外界刺激而引起抽搐。准确执行医嘱,保证患者的医疗安全。

(五) 心理护理

危重患者常常会表现出各种各样的心理问题,如突发的意外事件或急性起病的患者,常表现为恐惧、焦虑、悲伤等;慢性病病情加重的患者,常表现为消极、多疑、绝望、依赖等。因此,在抢救危重患者生命的同时,护理人员还需做好患者的心理护理。

1. 建立良好的护患关系 态度要和蔼、亲切、诚恳,富有同情心;举止应沉着、稳重;操作应娴熟、认真,一丝不苟;治疗和护理过程注意保护患者的隐私,给患者充分的信赖感和安全感。

2. 注意沟通的技巧 在进行操作前应向患者做简单、清晰的解释,取得患者的配合;语言应精练、贴切、易于理解。对沟通障碍者,应注意患者的非语言行为,建立其他有效沟通方式;鼓励患者表达其感受,保证与患者的有效沟通。

3. 进行安慰和开导 护士应善于观察危重患者的行为和情绪反应,并根据具体情况有针对性地加以安慰和开导。

4. 减少环境因素的刺激 病室光线宜柔和,夜间降低灯光亮度,防止影响睡眠,保持病室安静,工作人员做到"四轻"等。

5. 鼓励家属及亲友探视 通过探望、沟通等表达对患者的关爱与支持。

📖 **知识链接**

重危患者交接班

1. 病情交班 包括患者的意识、生命体征、症状和体征、与疾病密切相关的检查结果,治疗、护理措施及效果(如输液的内容及滴速;各种引流管是否通畅,引流液的色、性状、量;注射部位有无红肿、渗漏;局部皮肤受压情况等);患者的心理变化及对疾病的态度,家庭、单位的态度和支持情况等。

2. 物品交班 包括抢救物品、药品、器械、仪器等数量及完好状态。

交班形式有书面、口头、床边三种。

第三节 常用抢救技术

在抢救急危重患者的过程中,需及时正确实施急救技术,护士对临床常用抢救技术掌握的程度可直接影响救治方案的实施及效果,因此要求护士必须掌握必要的抢救知识与技术。

一、吸痰术

吸痰术(sputum aspiration)是用吸痰导管经口、鼻、人工气道将呼吸道分泌物或误吸的呕吐物吸出,以保持呼吸道通畅,预防吸入性肺炎、肺不张、窒息等并发症发生的一种护理技术。常用于危重、年老体弱、昏迷或全身麻醉后因咳嗽无力或反射迟钝,不能将痰液咳出或呕吐物误吸入气管的患者。

吸痰装置有电动吸引器和中心负压装置,利用负压吸引原理,连接吸痰导管吸出痰液。电动吸引器由马达、偏心轮、气体滤过器、压力表、安全瓶、贮液瓶组成(图 16-1)。安全瓶和贮液瓶可贮液 1 000ml,瓶塞上有两个玻璃管,并通过橡胶管相互连接。接通电源后,马达带动偏心轮,从吸气孔吸出瓶内空气,并由排气孔排出,不断循环转动,使瓶内产生负压,将痰液吸出。中心负压装置是吸引器管道连接到各病房床单位,使用时只需接上吸痰导管,开启开关,即可吸痰,操作便利。

图 16-1 电动吸引器

【目的】

1. 清除呼吸道分泌物,保持呼吸道通畅。

2. 促进呼吸功能,改善肺通气。

3. 预防并发症发生。

【评估】

1. 患者痰液阻塞情况,肺部听诊的情况,如有无痰鸣音。

2. 患者的病情、意识、年龄,有无将呼吸道分泌物排出的能力。

3. 患者口腔、鼻腔、人工气道情况。

4. 患者和家属接受吸痰的心理反应和合作程度。

【计划】

1. 护士准备 衣帽整齐、清洁,洗手,戴口罩。

2. 用物准备

(1) 治疗盘内盛放物品:无菌生理盐水、有盖罐2个(试吸罐与冲洗罐)、一次性无菌吸痰管数根、弯盘、消毒纱布、无菌手套。

(2) 治疗盘外物品:溶液瓶(内盛消毒液,可消毒吸引器上连接管,置于床栏处),必要时备压舌板、张口器、舌钳等。

(3) 其他用物:电动吸引器或中心吸引器、电插板等。

3. 环境准备 环境清洁,温度适宜。

4. 患者准备

(1) 了解吸痰的目的、方法、注意事项及配合要点。

(2) 体位舒适,愿意合作。

【实施】

步骤	要点与说明
1. 核对解释:备齐用物携至患者床前,核对床号、姓名、腕带并解释	• 确认患者,取得合作
2. 调节负压:连接导管,接通电源,打开开关,检查吸引器性能并调节负压	• 一般成人吸痰负压为300~400mmHg(0.04~0.053MPa),小儿吸痰负压为250~300mmHg(0.033~0.04MPa)
(1) 口鼻吸痰法 1) 检查患者口、鼻腔,取下活动义齿 2) 患者头部转向一侧,面向操作者 3) 检查一次性吸痰管,暴露末端,左手戴无菌手套,右手持吸痰管,左手持吸引管并连接妥当,放入无菌生理盐水中试吸 4) 左手反折吸痰管末端,右手持吸痰管。经口吸痰,应插入口咽部10~15cm;经鼻腔吸痰,应插入鼻腔20~25cm,然后松开导管末端,将吸痰管左右旋转,从深部向上提拉,吸净痰液 5) 退出吸痰管后,用生理盐水抽吸冲洗,以防导管被痰液堵塞 (2) 气管切开吸痰法 1) 检查一次性吸痰管,暴露末端,左手戴无菌手套 2) 右手持吸痰管,左手持吸引管并连接妥当,放入无菌生理盐水中试吸 3) 左手反折吸痰管末端,右手持吸痰管经气管套管插入10~15cm,右手边吸边左右旋转向上提拉,吸净痰液,吸痰动作应轻柔,切忌上下多次抽动,每次吸痰时间<15秒,以避免缺氧	• 昏迷患者可用压舌板或开口器帮助张口,脑脊液漏的患者禁止吸痰 • 连接吸痰管时勿污染吸痰管前端,每次吸痰应更换吸痰管 • 如口腔吸痰有困难,可由鼻腔吸引 • 插管时不可有负压,以免引起呼吸道黏膜损伤 • 吸痰动作轻柔,每次吸痰时间<15秒,以免缺氧

续表

步骤	要点与说明
3. 吸痰完毕:分离吸痰管,拭净患者脸部分泌物,脱手套,关闭吸引器	
4. 安置患者:取舒适体位,整理床单位	
5. 整理用物:吸痰管及手套按医用垃圾处理,吸引导管插入盛有消毒液的瓶中浸泡	● 吸痰盘内的用物应分类浸泡消毒,每班更换
6. 记录:洗手后记录痰液性质、量及患者的呼吸情况等	

吸痰法操作流程:

评估准备→核对解释→连管调负压→取适宜体位→连接吸痰管试吸→进行吸痰→吸痰完毕冲管→分离吸痰管→吸引导管前端消毒→安置患者→整理→记录

【注意事项】

1. 吸痰前,检查吸痰设备是否完好,各导管连接是否正确。

2. 严格执行无菌操作,每吸痰一次更换一次吸痰管。

3. 吸痰动作轻柔,每次吸痰时间 <15 秒,以免造成缺氧。

4. 吸痰过程中注意观察患者的反应,如面色、呼吸、心率、血压等,吸出液的颜色、性质和量及黏膜有无损伤,吸痰后再次评估患者的呼吸情况。

5. 分泌物黏稠者可滴入湿化液,配合叩击、雾化吸入等,提高吸痰效果。

6. 贮液瓶内液体不可过满,达到 2/3 满时应及时倾倒。

7. 经气管切开吸痰,注意无菌原则,先吸气管切开处,再吸口鼻处。缺氧患者吸痰前后可加大氧流量。气管切开处敷料每日更换一次。使用人工呼吸机的患者吸痰后与呼吸机连接,并注意各参数情况。

【评价】

1. 患者气道通畅,呼吸功能改善,缺氧缓解,痛苦减轻。

2. 患者安全,呼吸道未发生机械性损伤。

知识链接

密闭式气管内吸痰术

密闭式气管内吸痰术临床应用于呼吸机机械通气的患者,此法在不中断呼吸机通气的同时有效完成吸痰操作,降低了呼吸道的感染率,减轻了患者的恐惧感,同时也减少了护士的职业暴露。

二、氧气吸入术

氧是生命活动所必需的物质,如果组织得不到足够的氧或不能充分利用氧,组织的代谢、功能甚至形态结构都可能发生异常改变。氧气疗法(oxygen therapy)是通过给氧,提高动脉血氧分压(PaO_2)和动脉血氧饱和度(SaO_2),增加动脉血氧含量(CaO_2),纠正各种原因造成的缺氧状态,促进组织新陈代谢,维持机体生命活动的一种治疗方法。

（一）缺氧的分类和氧疗的适应证

1. 低张性缺氧　由于吸入气体中氧分压过低,外呼吸功能障碍,静脉血分流入动脉引起。动脉血气分析为 PaO_2 降低及 CaO_2 减少。常见于高山病、慢性阻塞性肺疾病、先天性心脏病等。

2. 血液性缺氧　由于血红蛋白数量减少或性质改变,造成血氧含量降低或血红蛋白结合的氧不易释放所致。常见于贫血、一氧化碳中毒、高铁血红蛋白血症等。

3. 循环性缺氧　由于组织血流量减少,使组织供氧量减少所致。常见于休克、心力衰竭等。

4. 组织性缺氧　由于组织细胞利用氧异常所致。常见于氰化物中毒等。

在上述四种类型缺氧中,低张性缺氧(除静脉血分流入动脉外)由于患者 PaO_2 和 SaO_2 明显低于正常,吸氧能提高 PaO_2、SaO_2 和 CaO_2,使组织供氧增加,因而疗效最好。对于心功能不全、休克、严重贫血及一氧化碳中毒,氧疗也有一定的治疗作用。

（二）缺氧程度判断

对缺氧程度的判断,主要根据临床表现及 PaO_2、SaO_2,其中 PaO_2 是反映缺氧的敏感指标,PaO_2 的正常值为 $12.6\sim13.3kPa$($95\sim100mmHg$),SaO_2 的正常值为 $95\%\sim99\%$。缺氧程度是判断是否需要给氧及给氧浓度的重要依据。判断缺氧程度和监测用氧效果的客观指标是血气分析,当患者 $PaO_2<50mmHg$($6.6kPa$)时,均应给予吸氧。

1. 轻度低氧血症　$PaO_2>6.67kPa$($50mmHg$),$SaO_2>80\%$,无发绀,神志清楚,一般不需氧疗。如有呼吸困难,可给予低流量($1\sim2L/min$)低浓度氧气。

2. 中度低氧血症　PaO_2 $4\sim6.67kPa$($30\sim50mmHg$),SaO_2 $60\%\sim80\%$,有发绀、呼吸困难,神志正常或烦躁不安,需氧疗。

3. 重度低氧血症　$PaO_2<4kPa$($30mmHg$),$SaO_2<60\%$,显著发绀、呼吸极度困难、出现三凹症,浅昏迷或深昏迷,是氧疗的绝对适应证。

（三）供氧装置

供氧装置有氧气筒和管道氧气装置(中心供氧装置)两种。

1. 氧气筒及氧气表装置(图 16-2)

（1）氧气筒:是一圆柱形无缝钢筒,筒内可耐高压达 $14.7MPa$($150kg/cm^2$)的氧,容纳氧气 6 000L。氧气筒的顶部有一总开关,控制氧气的进出。氧气筒颈部的侧面有一气门与氧气表相连,是氧气自筒内输出的途径。

（2）氧气表:由以下几部分组成:

1）压力表:可测知氧气筒内的压力,以 MPa(kg/cm^2)表示。

2）减压器:是一种弹簧自动减压装置,将来自氧气筒内的压力减至 $0.2\sim0.3MPa$($2\sim3kg/cm^2$),使流量平稳,保证安全。

3）流量表:用来测量每分钟氧气的流出量,流量表内有浮标,从浮标上端平面所指的刻度可测知每分钟氧气的流出量。

4）湿化瓶:内装 1/3 或 1/2 灭菌蒸馏水,通气管浸入水中,湿化瓶出口和鼻导管相连。

5）安全阀:作用是当氧流量过大、压力过高时,安全阀内部活塞自行上推,过多的氧气由四周小孔流出,以确保安全。

（3）装表法:将氧气筒置于氧气架上,打开总开关,使小量气体从气门处流出,随即迅速关闭,达到清洁的目的,避免灰尘吹入氧气表。然后将氧气表稍向后倾置氧气筒气门上,用

图 16-2　氧气筒及氧气压力表装置

手初步旋紧,再用扳手拧紧,使氧气表直立于氧气筒旁。接湿化瓶。检查氧气流出是否通畅,氧气装置是否漏气,关紧流量开关,推至病房待用。

氧气筒内的氧气供应时间可按下列公式计算:

$$可供应时间 = \frac{[压力表压力 -5(kg/cm^2)] \times 氧气筒容积(L)}{1kg/cm^2 \times 氧流量(L/min) \times 60min}$$

氧气浓度与流量的关系:吸氧浓度(%)=21+4× 氧流量(L/min)

2. 管道氧气装置(中心供氧装置)　医院氧气集中由供应站负责供给,设管道至病房、门诊、急诊。供应站有总开关控制,各用氧单位配氧气表,打开流量表即可使用(图 16-3)。

（四）给氧方法

【目的】

纠正各种原因导致的缺氧状态,提高 PaO_2 和 SaO_2,增加 CaO_2,促进组织新陈代谢,维持机体生命活动。

【评估】

1. 患者的年龄、病情、意识及治疗情况。

2. 患者的缺氧程度、血气分析结果。

3. 患者的心理状况、配合程度及鼻腔状况。

图 16-3　中心供氧装置

【计划】

1. 护士准备　衣帽整齐、清洁,洗手,戴口罩。

2. 用物准备

(1) 管道氧气装置或氧气筒、氧气表装置,必要时备扳手。

(2) 治疗盘内备治疗碗(内盛冷开水)、湿化瓶、通气管、纱布、弯盘、鼻导管(或鼻塞、面罩等)、棉签、胶布、别针。

(3) 用氧记录单、笔。

3. 环境准备　室温适宜,光线充足,安静,远离火源。

4. 患者准备

(1) 了解吸氧的目的、方法、注意事项及配合要点。

（2）体位舒适,情绪稳定,愿意配合。

【实施】

以鼻导管给氧法中双侧鼻导管法(图16-4A)为例介绍给氧操作方法。双侧鼻导管给氧法是将双侧鼻导管前端插入鼻孔内,患者感觉舒适,易于接受。双侧鼻导管为一次性用物,目前临床应用广泛。单侧鼻导管给氧法(图16-4B)是将吸氧导管插入鼻咽部供应氧气的方法,此法节省氧气,但对鼻腔黏膜刺激较大,长时间使用患者感觉不适,且导管易被分泌物堵塞,故目前临床应用较少。

步骤	要点与说明
1. 核对解释:携用物至患者床旁,核对患者床号、姓名、腕带并做好解释	• 确认患者,取得合作
2. 清洁鼻腔:认真检查鼻腔情况,用湿棉签清洁鼻腔	• 检查鼻腔有无分泌物堵塞及异常情况
3. 连接吸氧管:将一次性双侧鼻导管与氧气表相连接	
4. 调节氧流量:根据缺氧的程度调节氧流量	• 使用氧气时应先调节流量后应用
5. 正确插管:湿润鼻导管并检查氧气流出是否通畅,将鼻导管插入鼻腔	• 动作轻柔,以免引起黏膜损伤
6. 固定:挂吸氧管于患者双耳后,在颌下固定	• 松紧度应适宜
7. 记录:记录开始用氧的时间、流量,整理用物。交待用氧注意事项	• 告知患者及家属在用氧期间勿随意调节流量,勿在室内吸烟,注意用氧安全
8. 观察:观察并评价用氧后患者缺氧症状有无改善,有无氧疗副作用	• 注意观察实验室指标及氧气装置有无漏气、是否通畅
9. 停止吸氧 （1）取下鼻导管 （2）关闭氧气筒总开关,放出余气后关流量表开关,取下流量表 （3）安置患者 （4）记录停止用氧的时间及患者的反应,卸表及用物处理	• 停用氧气时,应先拔出导管,再关闭氧气开关,避免一旦关错开关大量氧气突然冲入肺内而损伤肺组织

A. 双侧鼻导管给氧法　　　　B.单侧鼻导管给氧法

图 16-4　鼻导管给氧法

鼻导管给氧操作流程：

核对解释→清洁鼻腔→连接管道→调节流量→正确插管→固定记录→观察→拔管处理→关闭氧气→整理用物

【注意事项】

1. 用氧气前检查用氧装置是否完好。

2. 严格遵守操作规程,注意用氧安全,切实做好"四防",即防震、防火、防热、防油。使用氧气筒时,氧气筒搬运时避免倾倒撞击。氧气筒应放于阴凉处,周围严禁烟火及易燃品,距明火至少 5m,距暖气至少 1m,以防引起燃烧。

3. 根据患者病情需要调节氧流量。轻度缺氧氧流量为 1~2L/min,中度缺氧氧流量为 2~4L/min,重度缺氧氧流量为 4~6L/min,小儿氧流量为 1~2L/min。

4. 持续用氧者,氧气导管、鼻塞每日更换 1~2 次(防止鼻腔分泌物阻塞鼻塞),湿化瓶内的冷开水或蒸馏水每日更换。急性肺水肿患者用 20%~30% 乙醇湿化。

5. 氧气筒内的氧勿用尽,压力表上至少保留 0.5MPa(5kg/cm^2),以免灰尘进入筒内,再充气时引起爆炸。对未用完或已用尽的氧气筒,应分别悬挂"满"或"空"的标志,便于及时调换及避免急用时因搬错而影响对患者的抢救。

【其他吸氧方法】

1. 鼻塞法　此方法是将鼻塞(用塑料制成的球状物)(图 16-5)塞入鼻孔供给氧气的方法。此法使用方便,刺激性小,且两侧鼻孔可交替使用,患者较为舒适,长时间用氧的患者适用此法。

图 16-5　鼻塞

2. 面罩法

(1) 简易面罩给氧:将面罩置于患者口鼻部,面罩底部有一中空管,氧气由此入口鼻,呼出气体从面罩侧孔排出,要求氧流量 6~8L/min(图 16-6)。

(2) 有袋面罩给氧:用于高浓度短时间给氧,在贮气囊与患者之间有一单通阀,吸入氧气只能由贮气囊供给,呼出气体经面罩旁的单通阀排出(图 16-7)。此法吸入氧浓度较高,一般给氧浓度 60%~90%。注意袋内必须充盈 2/3 的氧气。

图 16-6　简易面罩给氧

3. 氧气头罩法　将患者头部置于头罩里,罩面上有多个孔,可以保持罩内一定的氧浓度、温度和湿度。头罩与颈部之间保持适当的空隙,防止二氧化碳潴留及重复吸入(图 16-8)。此法主要用于小儿。

4. 氧气枕法　氧气枕是一长方形橡胶枕,枕的一角有一橡胶管,上有调节器可调节氧流量,氧气枕充入氧气,接湿化瓶后即可使用。此法可用于家庭氧疗、危重患者的抢救或转运途中(图 16-9)。

5. 氧气帐法 氧气帐为透明、可折叠、主要由塑料制成的帐膜,应用时将患者的头部及胸部严密罩在帐膜里,用特制的仪器控制氧气流量,保持帐内氧浓度、温度和湿度。氧气帐法氧疗时一般氧流量为 6~10L/min,氧浓度可达 45%~60%。因其价格昂贵、耗氧量大,一般只适用于新生儿及大面积烧伤患者的抢救。

6. 高压氧疗法 利用高压氧舱进行。高压氧舱是一圆筒形耐压舱体,治疗时舱内充满高压氧气。高压氧疗过程分为加压、高压、减压三个阶段。在加压阶段,将压缩气体输入舱内,一般于 10~15 秒加至预定的压力 2~3kg/cm²。舱

图 16-7 有袋面罩给氧

内患者通过呼吸面罩间歇吸入高压氧,每次吸氧的时间不宜过长,一般控制在 60~90 分钟。要采取间歇吸氧的方式,避免氧中毒。另外,患者不得将火柴、打火机等易燃易爆物品带入舱内,不能穿化纤衣物进舱,以免发生火灾。进入减压阶段,应注意观察减压表及患者的情况,确保安全。高压氧疗法适应证较多,疗效较好的有一氧化碳中毒、溺水、冠心病等。

图 16-8 氧气头罩给氧法

图 16-9 氧气枕给氧法

【评价】

1. 患者缺氧症状改善。

2. 安全用氧,无呼吸道损伤及意外发生。

3. 患者了解氧疗的目的、方法、注意事项等。

(五) 氧疗监护

1. 缺氧症状改善情况 患者由烦躁不安变为安静、心率变慢、血压上升、呼吸平稳、皮肤红润湿暖、发绀消失,说明缺氧症状改善。

2. 实验室检查 是氧疗监护的客观指标。主要观察氧疗后 PaO_2(正常值 12.6~13.3kPa 或 95~100mmHg)、$PaCO_2$(正常值 4.7~5.0kPa 或 35~45mmHg)、SaO_2(正常值 95%)等。

3. 氧气装置 有无漏气、管道是否通畅。

4. 氧疗的副作用 吸氧浓度超过 60%,持续时间超过 24 小时,可出现氧疗副作用。

(1) 氧中毒:若给予患者持续超过 24 小时吸入浓度高于 60% 的氧气,肺泡内 PaO_2 升高,使血液与组织细胞之间的氧分压差升高,氧的弥散加快,组织细胞获取氧过多而引起氧中毒。其特点是肺实质改变,主要症状是胸骨下不适、疼痛、灼热感,继而出现呼吸增快、恶心、

呕吐、烦躁、干咳,进行性呼吸困难。预防氧中毒的主要措施是避免长时间、高浓度氧疗,经常监测血气分析,动态观察氧疗的效果。

(2) 肺不张:吸入高浓度氧气后,肺泡内氮气被大量置换,一旦支气管有阻塞时,其所属肺泡内的氧气被肺循环血液迅速吸收,引起吸入性肺不张。主要症状是烦躁,呼吸、心率增快,血压上升,继而出现呼吸困难、发绀、昏迷。预防措施有鼓励患者做深呼吸,有效咳嗽和经常改变卧位、姿势,防止分泌物阻塞。

(3) 呼吸道分泌物干燥:应加强呼吸道湿化和雾化吸入。氧气是一种干燥气体,吸入后可导致呼吸道黏膜干燥,分泌物黏稠,不易咳出,且有损纤毛运动。因此,氧气吸入前一定要先湿化再吸入,以减轻刺激。

(4) 晶状体后纤维组织增生:仅见于新生儿,以早产儿多见。由于视网膜血管收缩、视网膜纤维化,导致不可逆转的失明。这主要与 PaO_2 高及视网膜血管发育不成熟有关,因此,新生儿吸氧浓度应控制在 40% 以下,且吸氧时间不可过长。

(5) 呼吸抑制:见于Ⅱ型呼吸衰竭者(PaO_2 降低、$PaCO_2$ 增高)。呼吸的调节主要依靠缺氧对周围化学感受器的刺激来维持,由于 $PaCO_2$ 长期处于高水平,呼吸中枢失去了对二氧化碳的敏感性,吸入高浓度氧,解除了缺氧对呼吸的刺激作用,使呼吸中枢抑制加重,甚至呼吸停止。因此,对Ⅱ型呼吸衰竭患者应给予低浓度、低流量(1~2L/min)给氧,维持 PaO_2 在 8kPa 或 60mmHg 即可。

三、基础生命支持技术

基础生命支持(basic life support,BLS)是心搏骤停后挽救生命的基本措施。成人 BLS 的基本内容包括立即识别心搏骤停并启动急救系统、尽早心肺复苏、快速电除颤,即成人生命链的前三环。有效的 BLS 能够产生 25%~33% 的心输出量和 60~80mmHg 的收缩压,对于心脏和大脑的供血和供氧非常重要。心肺复苏(cardiopulmonary resuscitation,CPR)是对由于外伤、疾病、中毒、意外、低温、淹溺和电击等各种原因导致的呼吸、心搏骤停,必须紧急采取的重建和促进心脏、呼吸有效功能恢复的一系列措施。尽早识别和开始 CPR 是提供有效心肺复苏的前提,即刻的 CPR 能够使室颤所致的心搏骤停患者的生存率提高 2~3 倍;相反,开始 CPR 的时间越晚,心脏的顺应性越差,复苏成功的可能性就越小,预后也就越差。

【目的】

1. 建立患者的循环、呼吸功能。

2. 保证重要脏器的血液供应,尽快恢复心跳、呼吸。

【评估】

1. 心搏、呼吸骤停的临床表现

(1) 突然面色死灰、意识丧失:轻摇或轻拍并大声呼唤,观察有无反应,如确无反应,说明患者意识丧失。

(2) 大动脉搏动消失:颈动脉因位置表浅、颈部易于暴露,一般作为判断的首选部位。颈动脉位于气管与胸锁乳突肌之间,可用示指、中指指端先触及气管正中,男性患者可先触及喉结,然后滑向颈外侧气管与肌群之间的沟内,触摸有无搏动。其次选股动脉,股动脉位于股三角区,可于腹股沟韧带稍下方触摸有无搏动。由于动脉搏动可能缓慢、不规律或微弱不易触及,因此触摸脉搏一般不少于 5 秒,但不超过 10 秒。

(3) 呼吸停止:应在保持气道开放的情况下判断。可通过听、视、感觉三种方式判断:①耳朵靠近口鼻部听有无呼气声;②用面颊部靠近患者的口鼻部感觉有无气体逸出;③脸转向患者观察胸腹部有无起伏。

（4）瞳孔散大：循环完全停止超过 1 分钟才会出现瞳孔散大，且有些患者可始终无瞳孔散大现象，同时药物对瞳孔的大小也有一定影响。

（5）皮肤苍白或发绀：一般以口唇和指甲等末梢处最明显。

（6）心尖搏动及心音消失：听诊无心音；心电图表现为心室颤动或心室停顿，偶尔呈缓慢而无效的心室自主节律（心电 - 机械分离）。

（7）伤口不出血。

心搏骤停时虽可出现上述多种临床表现，但其中以意识突然丧失和大动脉搏动消失这两项最为重要。由于 BLS 的实施要求分秒必争，因此，不应等心搏骤停的各种表现均出现后再行诊断，也不能反复听心音、测血压、做心电图而延误宝贵的抢救时间。

2. 心搏、呼吸骤停的原因

（1）意外事件：如雷击、电击、溺水、自缢、窒息等。

（2）器质性心脏病：如急性广泛性心肌梗死、急性心肌炎等，均可导致室速、室颤、三度房室传导阻滞而致心脏停搏。

（3）神经系统病变：如脑血管意外、脑部外伤等，可因脑水肿、颅内压增高引起脑疝，导致生命中枢受损而致心搏骤停。

（4）手术或麻醉意外：如因麻醉药剂量过大、给药途径有误、术中插管不当、术中出血过多而致严重休克引发心搏、呼吸停止。

（5）电解质紊乱及酸碱平衡失调：如严重的高钾血症或低钾血症均可引起心搏骤停；严重的酸碱中毒，可通过血钾的改变最终导致心搏停止。

【计划】

1. 护士准备 衣帽整洁、洗手。

2. 用物准备 有条件时备治疗盘，内放血压计、听诊器、手电筒、纱布数块，必要时备心脏按压板、脚踏凳等。

3. 患者准备 意识不清，无需特殊准备。

4. 环境准备 安静、宽敞、光线充足，必要时用屏风遮挡，以免影响其他患者；户外环境必须安全、无危险，适于现场急救；就地抢救，不易搬运。

【实施】

步骤	要点与说明
1. 确认环境安全	
2. 判断意识：双手轻拍患者面颊或肩部，并在患者耳边大声呼唤	• 无反应，可判断其为意识丧失 • 避免剧烈晃动患者
3. 启动应急反应系统	• 如在医院，第一时间启动院内应急系统，取 AED 及急救设备；如在室外，应求助他人帮忙或拨打急救电话
4. 检查有无呼吸及颈动脉搏动（同时进行，仅限专业人员）	• 10 秒内同时检查呼吸及脉搏，如果无呼吸或仅有喘息，无动脉搏动，立即开始心肺复苏
5. 摆放体位：患者仰卧于硬板床或平地上，卧于软床的患者在其肩背下垫一心脏按压板；去枕、头后仰；头、颈、躯干无扭曲，双上肢放置于身体两侧；松开患者衣领和腰带	

续表

步骤	要点与说明
6. 胸外心脏按压(circulation,C)	• 可间接压迫左右心室,以代替心脏的自主收缩
(1) 抢救者站或跪于患者一侧	
(2) 心脏按压部位:按压部位在胸骨中、下 1/3 交界处或两乳头连线中点(图 16-10),可用靠近患者足侧的手的示指和中指触及肋弓下缘,向上滑动到剑突处(胸骨下切迹),再向上移动两横指	• 按压部位过高可伤及大血管;过低可伤及腹腔脏器或引起胃内容物反流;偏离胸骨可引起肋骨骨折 • 应迅速、准确地确定胸外心脏按压的部位。儿童或男性患者可取两乳头连线中点处;成年女性取剑突上两横指处;婴儿取两乳头连线与胸骨交叉点下一横指处
(3) 按压姿势与手法:左手掌根置于按压部位,右手掌叠压在左手背上,掌根重叠,手指交叉扣紧抬起不接触胸壁,双肘关节伸直,利用身体重量垂直向下用力按压(图 16-11),而后迅速放松,使胸廓充分回弹,反复进行。幼儿可用单手掌根按压;婴儿可用双手拇指或 2~3 个手指按压	• 两肘关节固定不动,双肩位于手臂正上方。按压应平稳、规律,避免突然用力。放松时,抢救者手掌根不能离开按压部位,以免移位,但应避免倚靠于胸壁影响胸廓充分回弹
(4) 按压深度:成人胸骨下陷至少 5cm,但不超过 6cm。为达到有效按压,胸外按压的深度至少应为胸廓前后径的 1/3;儿童约为 5cm,婴儿约为 4cm	
(5) 按压频率:100~120 次 /min,按压与放松时间基本均等	• 一般连续按压 30 次,避免按压中断
7. 开放气道(airway,A)	• 开放气道并保持通畅是心肺复苏成功与否的关键
(1) 将患者头部偏向一侧	
(2) 清除口腔、气道内分泌物或异物,有活动义齿应取下。清理方法:一手固定舌前端使其勿向后坠,另一手的示指或中指缠纱布或手帕从一侧伸入,从另一侧将分泌物或异物带出或抠出	• 以免影响人工呼吸效果或将分泌物吹入肺内 • 若异物梗在喉咙无法取出,可在腹部剑突下、脐上用手向膈肌方向推挤数次,再用手取出
(3) 开放气道的方法	
1) 抬头举颏法:抢救者一手置于患者前额,小鱼际用力向后压,使头部后仰,另一手示指、中指放在下颌骨下方,将颏部向前上抬起(图 16-12)	• 解除舌后坠效果最佳。注意手指不要压向颏下软组织深处,以免阻塞气道
2) 仰头抬颈法:抢救者一手抬起患者的颈部,另一手小鱼际下压患者前额,使头后仰,颈部抬起(图 16-13)	• 头、颈部损伤者禁用
3) 托下颌法:抢救者双肘部放在患者头部两侧,双手示、中、环指放于下颌角后方,向上、向后将左右下颌角托起(图 16-14)	• 头保持正中位,不可左右扭动头部,适用于疑有颈部损伤的患者
8. 人工呼吸(breathing,B)	
(1) 口对口人工呼吸	• 为首选方法
1) 患者口鼻部盖一层纱布或隔离膜	• 防止交叉感染
2) 抢救者按压额头的手的拇指和示指捏住患者鼻孔	• 防止吹气时气体从鼻逸出 • 保持患者头后仰

续表

步骤	要点与说明
3) 正常吸气,屏气,双唇包绕患者口部不留空隙,持续吹气,持续 1 秒以上,使胸廓扩张 4) 吹气毕松开口鼻,抢救者头稍抬起,迅速侧转换气,同时观察患者胸部复原情况 5) 呼吸频率:成人 10~12 次 /min,儿童及婴儿 12~20 次 /min	• 连吹两口,维持肺泡通气和氧合,保证足够气量进入,使胸廓明显隆起(吹气同时观察) • 避免吸入患者呼出的高浓度二氧化碳。有效反应:患者胸部起伏,呼气时听到或感到有气体逸出 • 有条件时,可使用简易呼吸器(图 16-15)进行人工呼吸(有条件连接氧气时,氧流量为 8~10L/min)。开放气道后,一手以"EC"手法固定面罩紧扣口鼻(图 16-16),另一手有节律地挤压呼吸囊,每次送气 500~600ml,频率 10~12 次 /min
(2) 口对鼻人工呼吸 1) 用抬头举颏法开放气道,同时用抬颏的手将患者口唇闭合 2) 深吸气后,双唇包住患者鼻部吹气,吹气方法同上 (3) 口对口鼻人工呼吸:抢救者双唇包住患者口鼻吹气	• 用于口部严重损伤或牙关紧闭者 • 鼻腔阻力较大,吹气时间要长,用力要大 • 适用于婴幼儿 • 吹气时间要短,用力要小
9. 观察心肺复苏是否有效:连续做 5 个复苏周期后,应对复苏效果进行判断。复苏有效性判断:①能扪及大动脉搏动,血压维持在 60mmHg 以上;②口唇、面色、甲床等颜色由发绀转为红润;③心电图波形有改变;④瞳孔缩小,可有对光反射;⑤呼吸逐渐恢复;⑥昏迷变浅,出现反射或挣扎;⑦有尿。如果复苏无效则继续进行 BLS 直至后续救援到来;如果复苏有效,患者清醒,则安慰患者,头下垫枕,头偏向一侧,撤去按压板,保暖,急救人员未到之前不宜搬动患者	• 胸外心脏按压与人工呼吸连续进行,按压与呼吸之比为 30:2(单、双人),进行人工呼吸时胸外心脏按压须停止 • 操作中途换人时,尽量在 5 秒内完成,应在按压、吹气间隙进行;如两人操作,每 2 分钟或 5 个周期后轮换。检查有效指征时间控制在 10 秒内 • 若能触及颈动脉搏动,说明心跳已经恢复,停止心脏按压;如呼吸未恢复或自主呼吸微弱,则继续人工呼吸或辅助呼吸

图 16-10 胸外心脏按压部位

图 16-12 抬头举颏法

按压部位

图 16-11 胸外心脏按压姿势和手法

图 16-13 仰头抬颈法

图 16-14 托下颌法　　　　　图 16-15 简易人工呼吸器

图 16-16 "EC"手法

基础生命支持操作流程：

确认环境安全→判断意识→呼救→检查呼吸和颈动脉→摆放体位→胸外心脏按压→开放气道→人工呼吸→连续 5 个周期后判断效果

【注意事项】

1. 确定现场抢救环境安全方可进行施救,避免搬动患者。单人抢救时,应先快速拨打电话启动应急反应系统,然后进行高质量的 CPR。两人以上抢救时,一人立即开始胸外按压,另一个人启动应急反应系统。

2. 按压部位要准确,用力要适度,过轻达不到效果,过重易造成肋骨骨折、血气胸、肝脾破裂等。严禁按压胸骨角、剑突下及左右胸部。按压深度成人 5~6cm,儿童约 5cm,婴儿约 4cm,儿童和婴儿至少为胸廓厚度的 1/3,按压频率为每分钟 100~120 次。每次按压后使胸廓充分回弹,不可倚靠在患者胸壁上。为避免心脏按压时呕吐物反流至气管,患者头部应适当放低并略偏向一侧。

3. 清除口咽分泌物、异物,保证气道通畅。呼吸道阻塞和口对口接触不严密是呼吸复苏失败的常见原因。单人施救按压与呼吸比为 30:2,双人施救时按压与呼吸比成人为 30:2,儿童和婴儿为 15:2,新生儿为 3:1。每次吹气量为 500~600ml,避免快速、大量、多次吹气。气量过大或吹气过快可使气体进入胃内引起胃胀气,抬高膈肌,不利于通气或引起胃内容物反流。

4. 两人以上 CPR 时,应每隔 2 分钟换人操作,以免按压者疲劳,降低按压质量和频率,轮换要迅速,尽量减少中断。

5. 心肺复苏的禁忌证有肋骨骨折、胸骨骨折等。

【评价】

1. 复苏有效指征出现。

2. 复苏过程中无并发症发生。主要并发症为:

(1) 颈或脊柱损伤:见于疑有颈或脊柱损伤的患者,在开放气道时造成或加重脊柱损伤。

(2) 胃胀气:因人工呼吸通气量过大和通气流速过快引起。胃过度膨胀可导致胃液反流,并使膈肌抬高。如发生反流时应使患者头偏向一侧,清除口腔内污物后再继续心肺复苏。

(3) 胸骨骨折、肋骨骨折、血气胸、脂肪栓塞及心、肺或气管损伤等,偶有肝、脾破裂,多因按压过猛或位置不当所致。

🔍 **知识链接**

2010 年、2015 年、2020 年心肺复苏指南的主要区别

项目	2010 年	2015 年	2020 年
主要流程	C-A-B	同 2010 年	同 2010 年
生存链	延长至 5 个:立即识别心搏骤停,激活急救系统;尽早实施 CPR,突出胸外按压;快速除颤;有效的高级生命支持;综合的心搏骤停后治疗,强调复苏后的积极救治	同 2010 年,区分院内和院外	在 2015 年的基础上添加第六个环节"康复"

续表

项目	2010 年	2015 年	2020 年
施救者	非专业人员未经培训者可以提供仅做胸外按压的 CPR,弱化人工呼吸的作用;可提供人工呼吸者,按压与呼吸之比为 30∶2	同 2010 年	建议非专业人员对可能的心搏骤停患者实施 CPR
判断识别	删除"一听二看三感觉",未经培训者只要是无反应、无呼吸或仅有喘息,立即启动急救反应系统;只有专业人员需要 10 秒内检查脉搏	同 2010 年。专业人员在 10 秒内需同时检查呼吸和脉搏	同 2010 年
按压深度	至少 5cm	至少 5cm,但不超过 6cm	至少 5cm
按压频率	至少 100 次 /min 同 2005 年	100~120 次 /min 同 2005 年,强调为保证胸廓充分回弹,施救者手不能倚靠于患者胸壁上	同 2010 年 强调胸廓充分回弹,尽量减少胸外按压过程中断
人工呼吸	正常吸气,持续吹气,持续 1 秒以上,使胸廓抬起,避免过度通气	同 2010 年	避免过度通气
按压与呼吸先后及比例	胸外按压先于通气,按压与呼吸之比为 30∶2,儿童及婴儿双人操作为 15∶2	同 2010 年	同 2010 年
团队合作	强调团队分工合作,尽早除颤	同 2010 年	同 2010 年

知识链接

机 械 按 压

　　实际 CPR 操作中,由于人工操作易疲劳,需要 2 名以上操作者合作,其间不可避免地要换人,中断按压降低了复苏效果,而且容易受操作者熟练程度等人为因素的影响。目前的心肺复苏指南非常注重按压的质量,强调用力按压、快速按压、使胸廓充分回弹和尽量减少中断按压的时间。机械按压(心肺复苏器)是胸外按压的一种有效的办法,可采用机械按压的方法替代人工按压。机械按压的优点:①按压频率、幅度均等,按压幅度可调,可达到有效按压;②按压与放松时间相等;③按压方向与胸骨垂直,位置固定;④通气与按压协调,每按压 5 次后有 1 秒多的换气延迟;⑤进行心电监测、电除颤等操作时不用停止按压;⑥不易疲劳,可连续不间断地进行 CPR,节省人力。

四、洗胃术

　　洗胃术(gastric lavage)是将洗胃管插入患者胃内,反复注入和吸出一定量的溶液,以冲

笔记栏

洗并排出胃内容物,达到清洁、减轻胃黏膜的刺激或避免毒物吸收的胃灌洗方法。

【目的】

1. 解毒 清除胃内毒物或刺激物,减少毒物吸收,还可利用不同灌洗液进行中和解毒。用于急性食物或药物中毒,服毒后 4~6 小时内洗胃最有效。

2. 减轻胃黏膜水肿 幽门梗阻患者,通过洗出滞留的胃内容物,减轻潴留物对胃黏膜的刺激,从而减轻胃黏膜水肿和炎症。

3. 手术或某些检查前的准备 如胃、食管下段、十二指肠术前准备。

【评估】

1. 患者中毒情况,包括摄入毒物的种类、剂型、浓度、量、中毒时间、途径等,以及来院前的处理措施、有无呕吐、有无洗胃禁忌证等。

适应证:非腐蚀性毒物中毒,如有机磷农药、安眠药、重金属类、生物碱类及食物中毒等。

禁忌证:强腐蚀性毒物中毒(如强酸、强碱等)、肝硬化伴食管胃底静脉曲张、胸主动脉瘤、近期内有上消化道出血及胃穿孔病史、上消化道溃疡、癌症。

强酸、强碱等腐蚀性物质中毒时禁忌洗胃,以免造成穿孔。可按医嘱给予药物或迅速给予物理性对抗剂,如牛奶、豆浆、蛋清水、米汤等,以保护胃黏膜。

2. 患者生命体征、意识状态、瞳孔变化、口鼻腔黏膜情况、口中异味、有无义齿等。如遇患者病情危重,应首先进行维持呼吸循环的抢救,然后再洗胃。

3. 患者的心理状态及合作程度。

【计划】

1. 护士准备 衣帽整洁,修剪指甲,洗手,戴口罩。

2. 用物准备

(1) 口服催吐法:①治疗盘内置量杯、压舌板、水温计、弯盘、塑料围裙或橡胶单(防水布);②按医嘱根据毒物性质准备洗胃液(表 16-3),毒物性质不明时,可备温开水或等渗盐水,一般用量 10 000~20 000ml,温度 25~38℃;③水桶 2 个(一个盛洗胃液,另一个盛污水);④必要时备洗漱用物。

表 16-3 常见洗胃溶液

毒物种类	常用溶液	禁忌药物
酸性物	镁乳、蛋清水①、牛奶	强碱药物
碱性物	5% 醋酸、白醋、蛋清水、牛奶	强酸药物
氰化物	3% 过氧化氢溶液②引吐后,1∶15 000~1∶20 000 高锰酸钾溶液洗胃	—
敌敌畏	2%~4% 碳酸氢钠、1% 盐水、1∶15 000~1∶20 000 高锰酸钾溶液	—
1605、1059、乐果(4049)	2%~4% 碳酸氢钠溶液	高锰酸钾③
敌百虫	1% 盐水或清水、1∶15 000~1∶20 000 高锰酸钾溶液	碱性药物④
DDT(灭害灵)、666	温开水或生理盐水洗胃,50% 硫酸镁导泻	油性泻药
除虫菊酯类	催吐,2% 碳酸氢钠溶液洗胃、活性炭 60~90g 用水调成糊状注入胃内,硫酸钠或硫酸镁导泻	—
苯酚(石炭酸)、煤酚皂溶液	用温开水、植物油洗胃至没有酚味,并在洗胃后多次服用牛奶、蛋清,保护胃黏膜	液体石蜡

续表

毒物种类	常用溶液	禁忌药物
巴比妥类(安眠药)	1:15 000~1:20 000 高锰酸钾溶液洗胃,硫酸钠⑤导泻	硫酸镁
异烟肼(雷米封)	1:15 000~1:20 000 高锰酸钾溶液洗胃,硫酸钠导泻	—
发芽马铃薯、毒蕈、河豚、生物碱	1%~3% 鞣酸 1% 活性炭悬浮液	—
灭鼠药		—
1. 磷化锌	1:15 000~1:20 000 高锰酸钾溶液、0.5% 硫酸铜⑥洗胃	牛奶、鸡蛋、脂肪及其他油类食物⑦
2. 抗凝血类(敌鼠钠等)	催吐,温水洗胃,硫酸钠导泻	碳酸氢钠溶液
3. 有机氟类(氟乙酰胺等)	0.2%~0.5% 氯化钙或淡石灰水洗胃,硫酸钠导泻,饮用豆浆、蛋白水、牛奶等	—

注:①蛋清水、牛奶等可黏附于黏膜或创面上而起到保护作用,并可减轻疼痛;②氧化剂能氧化化学性毒品,改变其性能,从而减轻或去除其毒性;③1605、1059、乐果(4049)等中毒禁用高锰酸钾洗胃,否则可氧化成毒性更强的物质;④敌百虫遇碱性药物可分解出毒性更强的敌敌畏,其分解过程随碱性的增强和温度的升高而加速;⑤巴比妥类药物采用硫酸钠导泻,是利用其在肠道内形成的高渗透压,阻止肠道水分和残存的巴比妥类药物的吸收,促其尽早排出体外;硫酸钠对心血管和神经系统没有抑制作用,不会加重巴比妥类药物的毒性;⑥磷化锌中毒时,口服硫酸铜可使其成为无毒性的磷化铜沉淀,阻止吸收,并促使其排出体外;⑦磷化锌易溶于油类物质,故忌用脂肪性食物,以免促使磷的溶解吸收。

(2)胃管洗胃法:①治疗盘内置洗胃管、镊子、纱布、棉签、塑料围裙或橡胶单、治疗巾、弯盘、胶布、水温计、液体石蜡、量杯,必要时备无菌压舌板、张口器、牙垫、舌钳、检验标本容器或试管;②洗胃溶液(盛装在水桶中);③水桶2个(分别盛装洗胃液和污水);④洗胃设备:电动吸引器洗胃法备电动吸引器(包括安全瓶及5 000ml 容量的贮液瓶)、Y 形三通管、调节夹或止血钳、输液架、输液瓶、输液导管;全自动洗胃机洗胃法备全自动洗胃机。

3. 环境准备 安静、整洁、宽敞、明亮、温度适宜。

4. 患者准备

(1)了解操作目的、方法、注意事项和配合要点。

(2)取出活动义齿,取舒适卧位。

【实施】

步骤	要点与说明
1. 核对解释:携用物至床旁,核对床号、姓名、腕带并做好解释	● 确认患者,取得合作
2. 洗胃 (1)口服催吐法 1)协助患者取坐位	● 用于服毒量少的清醒合作者
2)围好围裙、取下义齿,污物桶置于患者座位前或床旁	● 防止污染衣物
3)自饮灌洗溶液,一次饮液量 300~500ml	
4)催吐:自呕或/和用压舌板刺激舌根催吐	
5)反复进行,直至吐出液澄清无味为止	● 表示毒物基本洗净
(2)电动吸引器洗胃法	● 利用负压吸引的作用,吸出胃内容物;能迅速有效地清除毒物,节省人力,并能准确计算洗胃的液体量

续表

步骤	要点与说明
1）协助患者取适当体位	● 取坐位或半坐卧位；中毒较重者取左侧卧位；昏迷者取平卧位，头偏向一侧，置牙垫于上下磨牙之间，如有舌后坠用舌钳将舌拉出
2）接通电源，检查吸引器功能	● 调节负压在 13.3kPa 左右
3）安装灌洗装置：输液管与 Y 形管主管相连，洗胃管末端及吸引器贮液瓶的引流管分别与 Y 形管两分支相连，夹紧输液管，检查各连接处有无漏气。将灌洗液倒入输液瓶内，挂于输液架上（图 16-17）	
4）插洗胃管	
① 测量插入长度，用石蜡油润滑胃管插入长度的前 1/3 段	● 测量插管长度的方法同鼻饲法
② 由口腔插入 55~60cm	● 插管方法同鼻饲法
③ 确认胃管在胃内后用胶布固定	● 确认方法、固定方法同鼻饲法
5）吸出胃内容物：开动吸引器，将胃内容物吸出	
6）灌注洗胃液：灌入量以每次 300~500ml 为宜，关闭吸引器，夹紧引流管，开放输液管，使溶液流入胃内	
7）吸出灌入的液体：夹紧输液管，开放引流管，开动吸引器	● 每次灌入量和洗出量应基本相等
8）反复灌洗，直至洗出液澄清无味为止	
（3）全自动洗胃机洗胃（图 16-18）	● 能自动、迅速、彻底清除胃内毒物，通过自控电路的控制使电磁阀自动转换动作，分别完成向胃内冲洗药液和吸出胃内容物的灌洗过程
1）协助患者取合适体位	● 卧位同电动吸引器洗胃法
2）操作前检查	
① 接通电源、检查仪器性能完好	
② 连接各管道	● 3 根塑料管分别与机器的药管、胃管、污水管相连，将药管的另一端放入洗胃液桶中，并始终保持浸没在液面下
③ 调节药量流速	
3）插洗胃管	● 同电动吸引器洗胃法
4）连接洗胃管：洗胃管末端与机器胃管的另一端相连	
5）按"手吸"键，吸出胃内容物，再按"自动"键，机器即开始对胃进行自动冲洗，直至洗出液澄清无味为止。必要时将吸出物送检	● 若发现有食物堵塞管道，水流速慢、不流或发生故障时，可交替按"手冲"和"手吸"键重复冲洗数次，直到管路通畅，再按"手吸"键，将胃内残留液体吸出后，按"自动"键，恢复自动洗胃
6）洗胃完毕，反折胃管拔出	
7）协助患者漱口、洗脸，整理床单位，取舒适卧位	
8）将药管、胃管和污水管同时放入清水中，按"清洗"键清洗各管腔，清洗毕，将各管同时取出，待机器内水完全排尽后，按"停机"键	● 清洗管道，以免被污物堵塞或腐蚀
9）洗手，记录：记录灌洗液名称、量，吸出液的颜色、气味、性质、量，患者的反应情况	● 胃内潴留量 = 洗出量 - 灌入量

图 16-17　电动吸引器洗胃法

图 16-18　全自动洗胃机洗胃法

操作流程(胃管洗胃术):

核对解释→选择体位→检查并连接洗胃设备→测量洗胃管→润滑洗胃管→插洗胃管→验证洗胃管在胃内→固定洗胃管→先吸后冲→观察→拔管→整理→记录→整理用物→洗手记录

【注意事项】

1. 插管时动作轻柔,切勿损伤食管黏膜或误入气管。

2. 当毒物不明时,应留取首次吸出液送检,可先用生理盐水或温开水洗胃,待毒物性质明确后再采用合适的对抗剂洗胃。

3. 吞服强酸或强碱等腐蚀性药物者禁忌洗胃,以免造成穿孔,可按医嘱给予药物或迅速给予物理性对抗剂,如牛奶、豆浆、蛋清、米汤等,以保护胃黏膜;胃癌、食管阻塞、胃底静脉曲张及消化性溃疡患者慎洗胃。

4. 幽门梗阻患者洗胃宜在餐后 4~6 小时或空腹时进行,要记录胃内潴留量(胃内潴留量 = 洗出量 − 灌入量),以了解梗阻情况,供补液参考。

5. 洗胃前应检查生命体征,如有呼吸道分泌物增多或缺氧,应先吸痰再插胃管洗胃。心搏骤停患者,应先复苏再洗胃。急性中毒清醒患者,应紧急采用口服催吐法,必要时洗胃,以减少毒物的吸收。

6. 洗胃灌入量每次以 300~500ml 为宜,洗胃液过少无法与胃内容物充分混合,不利于彻底洗胃,延长了洗胃时间;过多则容易导致:①胃内压增高,促使胃内容物进入十二指肠,加速毒物的吸收;②液体反流,导致呛咳、误吸甚至窒息;③突然的胃扩张可刺激迷走神经兴奋致反射性心搏骤停。

7. 洗胃过程中,应随时观察患者的面色、生命体征、意识、瞳孔变化、口鼻腔黏膜情况、口中气味及洗出液的颜色、性质、量等。如患者感到腹痛、洗出血性液体或出现休克,应立即停止洗胃,通知医生并采取相应的急救措施。

8. 洗胃的并发症包括急性胃扩张、胃穿孔及大量低渗洗胃液导致的水中毒、电解质紊乱、酸碱平衡失调等。

【评价】

1. 胃内毒物得到最大程度清除,中毒症状得以缓解和控制。

2. 患者能配合操作,无误吸、损伤及并发症发生。

知识链接

临床危急值及其意义(表 16-4)

危急值是某一临床检验结果与正常参考范围偏离较大,表明患者可能处于生命危急状态而必须立即给予治疗的临床预警值。

表 16-4　临床部分危急值及其意义

常见指标	参考值	危急值	危险性
白细胞计数 (WBC)	$(4~10)×10^9/L$	$<1.0×10^9/L$ $>30.0×10^9/L$	引发致命性感染的可能 提示可能为白血病
血红蛋白 (HGB)	男:120~160g/L 女:110~150g/L	$<50g/L$ $>230g/L$	重度贫血,应予输血 真性或继发性血红蛋白增多症,应放血治疗
血小板计数 (PLT)	$(100~300)×10^9/L$	$<20×10^9/L$ $>600×10^9/L$	有严重出血倾向 病理状态,应检查有无骨髓增生性疾病
血钾(K)	3.5~5.5mmol/L	$<2.8mmol/L$ $>6.5mmol/L$	严重低钾血症,可导致呼吸肌麻痹 严重高钾血症,可能有心律失常
血钠(Na)	135~145mmol/L	$<115.0mmol/L$ $>160.0mmol/L$	低钠血症,应采取治疗措施 高钠血症,应检查其他实验室项目
血钙(Ca)	2.25~2.65mmol/L	$<1.75mmol/L$ $>3.37mmol/L$	可能出现全身痉挛、抽搐 可能出现高血钙性昏迷
血糖(Glu)	3.9~6.2mmol/L	$<2.6mmol/L$ $>22.2mmol/L$	低血糖症状甚至昏迷、血压下降 糖尿病酮症酸中毒、高渗性昏迷

续表

常见指标	参考值	危急值	危险性
凝血酶原时间(PT)	12~15s	<5s >40s,INR>4	高凝状态 有严重出血倾向
活化部分凝血活酶时间(APTT)	35~45s	≥70s	有严重出血倾向
动脉血pH值	7.35~7.45	<7.20 >7.55	失代偿性酸中毒 失代偿性碱中毒
PaCO$_2$	35~45mmHg	<20mmHg >70mmHg	极限值 危险水平,呼吸抑制甚至昏迷
PaO$_2$	80~100mmHg	<30mmHg	严重缺氧,可致死亡
心肌肌钙蛋白T	0.02~0.13μg/L	>0.5μg/L	提示急性心肌梗死
Rh(D)抗原		阴性	罕见血型,涉及输血治疗
超声		大量心包积液 内脏、宫外孕破裂致盆腹腔大出血	猝死 失血性休克的可能
心电图		急性心肌缺血 急性心肌梗死 致命性心律失常	心肌坏死 猝死 猝死
影像学		严重颅内血肿 张力性气胸	脑疝可能 严重呼吸、循环功能障碍
病理科		恶性肿瘤	涉及疾病预后

思政元素

惊心动魄的24小时

2016年12月17日,山西省某医院急诊科收治一位患者。该患者是位独居老人,3天前出现头晕、恶心、呕吐,1天前出现视物模糊,2小时前意识不清紧急送往医院。生命体征:血压78/49mmHg,呼吸38次/min,脉搏130次/min,体温37℃。医生口头医嘱:吸氧、心电监护、开放静脉通道、准备输液泵快速给予升压药维持血压、留取血标本。护士经过二次确认后迅速执行医嘱。化验结果显示患者存在严重的酸中毒,其他多个器官功能也有不同程度损伤。护士迅速开放3条静脉通道,遵医嘱给予碳酸氢钠、多巴胺等药物静滴。11:45老人心率逐渐下降,护士轮流胸外按压,继续遵医嘱用药,5分钟后,患者恢复窦性心律。12:50老人突然出现室颤,护士遵医嘱予以电除颤。后根据家属描述及实验室检查结果诊断老人为甲醇中毒,医生果断安排血液净化、持续扩容。17日11:00,老人酸中毒得到纠正,生命体征平稳。

医护人员用扎实的理论功底、精湛的护理技术,以及团队的紧密协作精神、对生命的敬畏和良好的职业素养,成功缔造了一个个生命的奇迹。

笔记栏

请思考：

1. 患者发生心搏骤停，作为护士应如何判断病情？采取哪些急救措施？进行心肺复苏过程中，护士应重点注意哪些问题？

2. 患者确诊为酸中毒，应选择何种方式吸氧？吸氧时注意哪些问题？

3. 通过此案例，你得到了哪些启发？遇到急救患者，作为护士应具备哪些职业素质和能力？

（王 洋 苏春香）

复习思考题

1. 患者，男性，20岁，因溺水由他人送至急诊。

请回答：

(1) 对该患者应如何组织抢救？

(2) 在医生未到达前，接诊护士应做些什么？

(3) 医生到达后，护士应如何配合抢救？

(4) 护士观察病情时的重点有哪些？

2. 患者，女性，84岁，因慢性支气管炎急性发作至急诊治疗。患者呼吸困难，痰液不能自行咳出，口唇、指甲等处发绀明显。

请回答：

(1) 护士接诊后应采取的主要护理措施有哪些？

(2) 患者应取何种体位？为什么？

(3) 为避免患者坠床，护士应使用何种保护具？

3. 患者，女性，24岁。因与大学同学恋爱失败，回家后服敌敌畏自杀。

请回答：

(1) 给该患者洗胃宜采用何种溶液？洗胃后用何种溶液导泻？

(2) 洗胃的禁忌证和注意事项有哪些？

扫一扫
测一测

第十七章

标 本 采 集

📝 **学习目标**

识记:

1. 能正确陈述标本采集的基本原则。

2. 能正确陈述痰液标本、咽拭子标本、血液标本、尿液标本、粪便标本采集的目的及注意事项。

3. 能正确陈述留取 12 小时或 24 小时尿标本常用防腐剂的种类、作用和用法。

理解:

1. 能正确理解标本采集的意义。

2. 能比较不同类型的静脉血标本采集的目的、采集血量、方法及标本容器选择的不同点。

运用:

能熟练进行各种标本的采集,方法正确、操作规范。

案例导入

汪某,男性,35 岁。因车祸致颅脑损伤 10 天。患者近 2 天体温升高,气管切开处吸出黄脓痰,量多。

查体:体温 39.2℃,脉搏 96 次/min,呼吸 22 次/min,血压 120/75mmHg,昏迷,双肺可闻及痰鸣音。

医嘱:留取痰标本培养,查血常规和血培养。

请思考:

1. 护士在采集标本时应遵循哪些原则?

2. 如何正确留取痰培养和血培养标本?

在疾病诊断和治疗过程中,需要采集患者的血液、体液、分泌物、排泄物及组织细胞等标本检验,结合临床症状、体征进行综合分析,以判断病情发展。标本采集属于护士的工作内容,必须掌握标本采集的方法及注意事项等内容,以保证检验结果的准确性。

第一节 标本采集的意义和原则

一、标本采集的意义

采集患者少许的血液、排泄物(尿、粪)、分泌物(痰、鼻腔分泌物)、呕吐物、体液(胸水、腹水)和脱落细胞(食管、阴道)等标本送验,采用物理、化学和生物学实验室技术和方法进行检验,判断患者有无异常,在一定程度上能反映机体正常的生理现象和病理改变。

正确的检验结果对了解疾病性质及病情的进展情况、协助疾病诊断、制定治疗措施和判断预后具有重要的意义,而检验结果与标本采集的质量关系密切,因此,护士必须了解各种标本采集的基本知识,掌握正确的采集方法。

二、标本采集的原则

标本采集应严格遵照医嘱,在充分准备和严格查对后,做到正确采集和及时送检。在采集各种检验标本时,应遵循以下基本原则:

(一) 遵照医嘱

各种标本的采集均应按照医嘱执行。医生填写检验申请单时,字迹要清楚,目的要明确,并签全名。护士应认真查对,如对申请单有疑问,应及时核实清楚后方可执行。

(二) 充分准备

1. 采集标本前应明确检验目的、标本采集量、采集方法及注意事项。

2. 采集标本前应认真评估病情,耐心向患者解释检验目的和要求,取得患者的信任和合作。

3. 根据检验目的选择合适的容器,在容器外贴带有条形码的标签。

4. 护士操作前做好自身准备,如修剪指甲,洗手,戴口罩、手套等。

(三) 严格查对

严格执行查对制度以保证标本采集正确无误。采集前应认真查对医嘱,仔细逐项核对患者姓名、床号、住院号、申请项目、申请时间等。采集中、采集完毕及送检前应分别重复查对。

(四) 正确采集

护士在标本采集时需掌握正确的采集方法,选择合适的容器,及时采集,采集标本量准确,保证检验标本的质量。如采集细菌培养标本时,应选择无菌容器,检查容器无裂缝,培养基无浑浊、变质;采集时严格执行无菌操作技术,不可混入消毒剂和其他药物,需在使用抗生素等药物治疗前采集;如已用药,应在血药浓度最低时采集标本,并在检验单上注明。

(五) 及时送检

标本采集后及时送检,以免标本污染或变质而影响检验结果。某些特殊的标本还需标明采集时间。

第二节 常用检验标本采集的方法

标本采集包括血、尿、粪、痰、呕吐物、咽拭子等标本。

一、痰标本采集

痰(sputum)是气管、支气管和肺泡的分泌物,主要由黏液和炎性渗出物组成。采集痰标本的目的是检查痰液内细胞、细菌、寄生虫等,观察其性质、颜色、气味、量,以协助诊断支气管哮喘、肺部感染、肺结核等呼吸系统疾病。临床送检的痰标本包括常规痰标本、痰培养标本和24小时痰标本三种。

【目的】

1. 常规痰标本　检查痰液的细菌、虫卵、癌细胞等。

2. 痰培养标本　检查痰液中的致病菌,确定病菌的类型并做药物敏感试验,以指导临床用药。

3. 24小时痰标本　检查24小时痰液的量,并观察痰液的性状,协助诊断或做浓集结核杆菌检查。

【评估】

1. 患者的病情、意识及治疗用药情况。

2. 患者的心理状态和合作程度。

【计划】

1. 护士准备　衣帽整洁,洗手、戴口罩,熟悉痰标本采集方法。

2. 用物准备　检验单、标本容器(常规痰标本备集痰盒,24小时痰标本备广口集痰器,痰培养标本备无菌容器及漱口溶液200ml)。无法咳痰或不合作者需备集痰器、电动吸引器、吸痰用物、生理盐水、手套等。

3. 环境准备　环境整洁、安静,室温、光线适宜。

4. 患者准备　了解采集痰液的目的、方法和注意事项,愿意配合。

【实施】

步骤	要点与说明
1. 准备容器:核对医嘱,将检验单标签或条形码贴在痰标本容器或集痰器上。24小时痰标本容器内应先加少量水,注明留取痰液的起止时间	● 防止发生差错
2. 核对解释:携用物至床旁,核对患者,向患者解释留取痰液的目的、方法	● 取得患者合作,消除患者的紧张情绪
3. 采集痰标本 (1)常规痰标本 1)能自行留取痰液的患者:嘱患者晨起未进食前先漱口,以去除口腔中的杂质,经深呼吸数次后用力咳出气管深处的痰液,盛于集痰盒内,盖好痰盒	● 去除口腔中的杂质 ● 如痰液黏稠不易咳出,可配合雾化吸入等方法
2)无法咳痰或不合作的患者:协助患者取适当的体位,操作者将手背隆起,手指弯曲,手掌成中空状,由下向上、由外向内轻轻叩击患者背部;戴手套,将集痰器(图17-1)开口高的一端连接吸引器,开口低的一端连接吸痰管,按吸痰法将痰液吸入集痰器内,加盖	
(2)痰培养标本 1)能自行留取痰液的患者:嘱患者晨起未进食前先用漱口液漱口,再用清水漱口,深呼吸数次后用力咳出气管深处的痰液于无菌容器内	● 应严格无菌操作,避免污染标本而影响检验结果

续表

步骤	要点与说明
2）无法咳痰或不合作的患者：协助患者取适当卧位，操作者将手背隆起，手指弯曲，手掌成中空状，由下向上、由外向内轻轻叩击患者背部协助排痰；戴无菌手套，将无菌集痰器开口高的一端连接吸引器，开口低的一端连接吸痰管，按吸痰法将痰吸入无菌集痰器内，及时加盖	
（3）24 小时痰标本：从晨起未进食前漱口后第一口痰液开始留取，至次日晨未进食前漱口后第一口痰液作为结束，将 24 小时痰液全部吐入广口集痰器内	
4. 漱口：根据需要协助患者漱口或给予口腔护理	● 留取各种标本时均不可将唾液、漱口水、鼻涕等混入痰液内
5. 再次核对	
6. 整理用物	
7. 观察记录：观察并记录痰的外观和性状，记录 24 小时痰标本总量	
8. 标本送检：按要求及时送检标本	● 标本不能及时送检者，可暂存 4℃冰箱内 4~6 小时

图 17-1 集痰器

接吸引管

接吸痰管

痰标本采集操作流程：

准备容器→核对解释→采集痰标本→漱口→再次核对→整理用物→观察记录→送检标本

【注意事项】

1. 收集痰液的时间应选择在清晨，因此时痰量和痰内细菌较多，可提高检测的阳性率。

2. 勿将漱口水、口腔或鼻咽分泌物（如唾液、鼻涕）等混入痰液中。

3. 留取痰培养标本时，应用漱口液或冷开水漱口数次，尽量排除口腔内的大量杂菌。

4. 如查癌细胞，应用 10% 甲醛溶液或 95% 乙醇溶液固定痰液后立即送检。

5. 记录 24 小时痰标本总量时，应扣除预先加入容器中的水量。

【评价】

1. 患者及家属了解留取痰标本的相关知识，并愿意配合。

2. 留取痰标本方法正确，送检及时。

二、咽拭子标本采集

【目的】

从咽部或扁桃体采取分泌物做细菌培养或病毒分离,以协助诊断。

【评估】

1. 患者的一般情况,如年龄、性别、文化程度、意识、疾病类型、心理状态、合作程度等。

2. 患者的病情和目前治疗情况。

3. 患者口咽部情况、有无分泌物及进食时间,宜在进食 2 小时后取标本,避免呕吐。

【计划】

1. 护士准备　洗手、戴口罩,熟悉咽拭子标本采集方法。

2. 用物准备　检验申请单、标签或条形码、无菌咽拭子培养管、压舌板、手电筒、无菌生理盐水、酒精灯、火柴或打火机。

3. 环境准备　病室安静、整洁、光线明亮、通风。

4. 患者准备　了解咽拭子标本采集的目的、方法和配合要点。

【实施】

步骤	要点与说明
1. 容器准备:核对医嘱、检验申请单、标签及无菌咽拭子培养试管,无误后贴标签于无菌咽拭子培养管外壁上	● 防止发生差错
2. 核对解释:携用物至床旁,核对患者(床号、姓名、住院号、检验申请单、标签等信息是否一致)。解释留取咽拭子培养标本的目的、方法和配合要点,以取得合作	● 取得患者合作,消除患者的紧张情绪
3. 采集咽拭子标本:点燃酒精灯,打开手电筒,嘱患者张口发"啊"音(必要时用压舌板压舌),暴露咽喉,用培养管内的长棉签蘸取适量无菌生理盐水,以敏捷而轻柔的动作擦拭两侧腭弓、咽、扁桃体上的分泌物	
4. 消毒加盖:在酒精灯上消毒管口及棉塞,将棉签插入试管,立即塞紧瓶塞	● 防止污染标本
5. 再次核对	
6. 整理记录:按消毒隔离要求处理用物,洗手、记录	
7. 标本送检:按要求及时送检标本	

咽拭子标本采集操作流程:

准备容器→核对解释→采集标本→消毒加盖→再次核对→整理记录→送检标本

【注意事项】

1. 最好在应用抗生素之前采集标本。

2. 避免在进食后 2 小时内留取标本,以防呕吐。

3. 注意无菌长棉签不要触及其他部位,防止污染标本,影响检验结果。

4. 做真菌培养时,需在口腔溃疡面上采集分泌物,避免接触正常组织。先用一个拭子擦去溃疡或创面浅表分泌物,再用第二个拭子采集溃疡边缘或底部分泌物。

【评价】

1. 患者及家属了解留取咽拭子标本的相关知识,并愿意配合。

笔记栏

2. 留取标本方法正确,送检及时。

三、呕吐物标本采集

在患者呕吐时或中毒患者洗胃时,用弯盘或痰杯接取呕吐物,观察呕吐物的性质、颜色、气味及量,在容器外贴好标签,立即送检。呕吐物标本留取后,通过观察其性质、颜色、气味及量,达到协助诊断的目的;中毒患者的呕吐物送检可明确毒物的性质和种类,为后续采取针对性的治疗措施提供依据。

四、血液标本采集

血液检查是临床最常用的检验项目,是判断机体各种功能状态及异常变化的最重要指标之一。血液检查不仅可以协助诊断疾病,也可为病程的判断和疾病治疗提供参考依据。

血液标本采集的方法包括静脉血标本采集法、动脉血标本采集法和毛细血管采集法。

(一)静脉血标本采集法

静脉血标本根据检查目的分为三类:全血标本、血清标本和血培养标本。

【目的】

1. 全血标本 加抗凝剂的血标本,用于测定血沉、血常规和血液中某些物质的含量,如血糖、肌酐、尿素氮、尿酸、血氨等。

2. 血浆标本 抗凝血经离心所得的上清液为血浆,主要用于凝血因子的相关检查,也可用于部分临床化学的快速检查。

3. 血清标本 不加抗凝剂的血标本经离心所得的上清液为血清,用于测定血清酶、脂类、电解质、肝功能等。

4. 血培养标本 用于查找血液中的病原菌,如伤寒杆菌等。

【评估】

1. 患者的一般情况,如年龄、性别、文化程度、意识、疾病类型、心理状态、合作程度等。

2. 患者的病情和目前治疗情况。

3. 需做的检查项目、采血量及是否需特殊准备。

4. 患者静脉血管情况及局部皮肤状况。

【计划】

1. 护士准备 衣帽整洁,洗手,戴口罩及手套。

2. 用物准备 检验申请单、标签或条形码、治疗盘内备安尔碘、无菌棉签、止血带、一次性垫巾、弯盘、无菌手套、一次性注射器及标本容器(抗凝管、干燥试管或血培养瓶)或备采血针及真空采血试管(图 17-2)。采集血培养标本时需另备酒精灯和火柴(或打火机)。

3. 环境准备 病室安静整洁、明亮、通风。

4. 患者准备 了解静脉采血的目的和配合要点,并做好采血的准备,如做生化检验时患者需空腹。

【实施】

步骤	要点与说明
1. 准备容器:根据申请项目选择合适的标本容器或真空采血管,将化验单标签或条形码贴于试管上	● 防止发生差错,根据不同的检验目的,选择合适的标本容器,并计算所需的采血量,一般血培养采血 5ml,亚急性细菌性心内膜炎患者,为提高细菌培养阳性率,采血 10~15ml

续表

步骤	要点与说明
2. 核对解释:携用物至床旁,核对患者,解释目的、方法和配合要点以取得合作	
3. 选择静脉:选择合适的静脉,将一次性垫巾置于穿刺部位下	• 成人一般选择肘部静脉,肥胖者可选腕部及手背静脉,婴儿常选颈部静脉、股静脉或前囟静脉窦 • 输液患者应避免在同侧肢体采血
4. 扎止血带:在穿刺部位上方 6cm 以上扎止血带	• 止血带压迫静脉时间不宜过长,以不超过 40 秒为宜,否则容易引起淤血、静脉扩张,并且影响某些指标的检查结果
5. 消毒:常规消毒皮肤,直径不小于 5cm,嘱患者握拳	
6. 二次核对	
7. 采用不同方法采血 (1) 一次性注射器采血法 1)穿刺采血:戴手套,手持一次性注射器,按静脉穿刺法穿刺静脉,见回血后抽动活塞,抽取所需血量,注意抽血速度不宜过快,以免产生大量泡沫或导致溶血	• 采血时应严格执行无菌技术操作,严禁从输液、输血的针头内抽取血标本
2)松开止血带 3)嘱患者松拳,用棉签轻压穿刺点,迅速拔出针头,嘱患者按压穿刺点 1~2 分钟 4)将血液注入已选择好的标本容器 ① 血培养标本:注入密封瓶时,先将铝盖中心部除去,严格消毒,更换针头将血液注入瓶内,摇匀送检 ② 全血标本:取下针头,将血液沿管壁缓慢注入盛有抗凝剂的试管内,立即轻轻旋转试管,使血液和抗凝剂充分混匀,防止血液凝固	• 凝血功能障碍者拔针后按压时间延长至 10 分钟 • 需同时抽取几个项目的血标本时,应先注入血培养瓶,再注入抗凝管,最后注入干燥试管,动作要准确迅速 • 采全血标本时,需注意抗凝
③ 血清标本:取下针头,将血液沿管壁缓慢注入干燥试管内,勿注入泡沫,不可摇动,避免红细胞破裂溶血 (2) 真空试管采血法 1)穿刺采血:戴手套,手持真空采血针,按静脉穿刺法穿刺静脉,见回血后将真空采血针另一端刺入真空采血试管,利用真空试管内的负压将血液吸入试管内 2)如需采集多管血标本,待真空采血管中压力与静脉压一致时取下试管,再插入另一真空试管 3)拔针按压:当最后一只真空试管血流变慢时,松开止血带,嘱患者松拳,用干棉签轻压穿刺点,迅速拔出针头,嘱患者按压 1~2 分钟,拔出与试管连接的采血针尾端	• 抽血清标本需用干燥注射器、针头和干燥试管 • 不可先将真空试管与采血针相连接,以免试管内负压消失影响采血
8. 整理用物:再次核对,检视患者穿刺部位,协助患者取舒适卧位,整理床单位,消毒处理用物	
9. 标本送检:洗手记录,及时送检血标本	• 记录采血、送检时间

静脉血标本采集操作流程(以一次性注射器采血为例):

准备容器→核对解释→选择静脉→扎止血带→消毒→二次核对→穿刺采血→松止血带→拔针按压→再次核对→整理→及时送检

A. 采血针   B. 各种真空试管

图 17-2 采血针及真空采血试管

【注意事项】

1. 严格执行查对制度及无菌技术操作原则。

2. 血液生化检验一般要求早晨空腹采血。空腹至少禁食 8 小时，以 12~14 小时为宜，但不宜超过 16 小时，过度空腹会导致某些检查结果异常。采血时间宜安排在上午 7:00~9:00 之间。

3. 部分血液标本需在规定时间内采集，如口服葡萄糖耐量试验、血药浓度监测等。

4. 采集血培养标本时，寒战或发热初起、抗生素应用之前采集最佳。

5. 采血前 24 小时，患者不宜剧烈运动。采血当天患者宜避免情绪激动，采血前宜静息至少 5 分钟。

6. 静脉输液患者宜在输液结束 3 小时后采血；对于输注成分代谢缓慢且严重影响检测结果（如脂肪乳）的，宜在下次输注前采血。紧急情况必须在输液时采血时，宜在输液的对侧肢体或同侧肢体输液点的远端采血，并告知检验人员；如两只手同时输液，可以于下肢静脉采血。

7. 全身严重水肿、大面积烧伤等特殊患者无法在肢体找到合适的穿刺静脉时，可选择颈部浅表静脉、股静脉采血。不宜选用手腕内侧的静脉，因穿刺疼痛感明显且容易损伤神经和肌腱。不宜选用足踝处的静脉，可能导致静脉炎、局部坏死等并发症。

8. 如需采集多管血标本，需遵循以下顺序：血培养管（厌氧）→血培养管（需氧）→枸橼酸钠管→血清管（含有或不含添加剂无要求）→肝素管→乙二胺四乙酸盐（EDTA）管→草酸盐 - 氟化钠管。凡需抗凝的血标本，采血后立即颠倒混匀 5~8 次。

9. 标本采集后应及时送检，以免影响检查结果。

【评价】

1. 患者及家属了解采集静脉血标本的相关知识，并愿意配合。

2. 血标本采集方法正确，送检及时。

知识链接

真空采血管

目前临床上常用真空采血管进行血标本采集，通过采血针，利用负压原理，将静脉血液转移至真空采血管内。根据不同检查目的，真空采血管内加入不同种类的添加剂，如抗凝剂、促凝剂等，详见表 17-1。

表 17-1 常用真空采血管种类

试管类型 (管盖颜色)	标本 类型	添加剂	主要用途
无添加剂的试管 (白色)	血清	无	临床生化、临床免疫学检测
促凝管 (红色)	血清	促凝剂	临床生化、临床免疫学检测,交叉配血
血清分离管 (黄色)	血清	促凝剂/分离胶	临床生化、临床免疫学检测
乙二胺四乙酸二钾或乙二胺四乙酸三钾抗凝管 (紫色)	全血	乙二胺四乙酸二钾(EDTA-K2)或乙二胺四乙酸三钾(EDTA-K3)	血常规、糖化血红蛋白等检测,交叉配血
红细胞沉降率管(黑色)	全血	枸橼酸钠:血液=1:4	红细胞沉降率检测
凝血管 (浅蓝色)	全血	枸橼酸钠:血液=1:9	凝血功能、血小板功能检测
肝素锂抗凝管 (深绿色)	血浆	肝素锂	生化实验,如血氨检测、血液流变学检测等
草酸盐或乙二胺四乙酸或肝素/氟化物 (浅灰色)	血浆	氟化物和抗凝剂	葡萄糖、乳酸检测

(二)动脉血标本采集法

【目的】

常用于血气分析。

【评估】

1. 患者的一般情况,如年龄、性别、文化程度、意识、疾病类型、心理状态、合作程度等。

2. 患者的病情和目前治疗情况。

3. 患者的动脉血管情况及局部皮肤状况。

【计划】

1. 护士准备 衣帽整洁,洗手、戴口罩,必要时戴手套。

2. 用物准备 检验申请单、标签或条形码、治疗盘内备安尔碘、无菌棉签、一次性垫巾、弯盘、小沙袋、2ml 注射器、肝素、无菌纱布、橡胶塞、无菌手套。

3. 环境准备 病室安静、整洁、光线明亮、通风。

4. 患者准备 了解采血的目的和配合要点,并做好采动脉血的准备。

【实施】

步骤	要点与说明
1. 准备容器:核对检验单,将检验单附联或条形码贴于注射器外。穿刺前先抽吸肝素 0.5ml,润滑或湿润注射器管腔后弃去余液,以防血液凝固,或用专用血气分析针筒	• 防止发生差错 • 有出血倾向的患者谨慎采动脉血做血气分析
2. 核对解释:携用物至床旁,核对患者,向患者及家属解释采动脉血标本的目的、方法和配合要点,以取得合作	

笔记栏

续表

步骤	要点与说明
3. 选择动脉:可选择桡动脉或股动脉,协助患者取适当体位,暴露穿刺部位,将一次性垫巾置于穿刺部位下。如选股动脉,需协助患者仰卧,下肢稍屈膝外展,将沙袋垫于腹股沟下	
4. 消毒:常规消毒皮肤,范围大于 8cm	
5. 二次核对	
6. 穿刺采血:戴无菌手套或消毒操作者的左手示指、中指,用左手示指与中指摸到动脉,在搏动最明显处固定动脉于两指间,右手持注射器,在两指间与动脉走向呈 45° 或 90° 角进针,见鲜红色血液自动涌入注射器,固定不动,抽取所需血液约 1ml	
7. 拔针按压:采血完毕迅速拔出针头,用无菌纱布按压穿刺点 5~10 分钟,必要时用沙袋压迫止血	• 凝血功能障碍者拔针后需延长按压时间
8. 封闭针头:立即将针头斜面刺入橡胶塞(针头斜面刺入橡胶中即可),以隔绝空气	• 避免血标本与空气接触,采血的注射器使用前应检查有无漏气,注射器内不可有空气,针头需连接紧密
9. 搓匀:轻轻搓动注射器,使血液与肝素混匀,避免血液凝固	
10. 整理用物:再次核对,协助患者取舒适卧位,整理床单位,清理用物	
11. 标本送检:洗手、记录,将标本及检验单立即送验	• $PaCO_2$、PaO_2、乳酸等检测必须在 15 分钟内进行

　　动脉血标本采集操作流程:
　　准备容器→核对解释→选择动脉→消毒→二次核对→穿刺采血→拔针按压→封闭针头→搓匀→再次核对→整理→标本送检

【注意事项】
　　1. 严格执行查对制度和无菌技术操作原则。
　　2. 桡动脉的穿刺点为前臂掌侧腕关节上 2cm、动脉搏动最明显处。股动脉穿刺点在腹股沟股动脉搏动最明显处。新生儿宜选择桡动脉穿刺,因股动脉穿刺垂直进针时易伤及髋关节。
　　3. 患者饮热水、洗澡及运动后需休息 30 分钟再采血,避免影响检查结果。
【评价】
　　1. 患者及家属了解采集动脉血标本的相关知识,并愿意配合。
　　2. 血标本采集方法正确,送检及时。

知识链接

动脉采血器
　　随着科技的发展,目前有了专用动脉采血器(图 17-3),如 BD 动脉采血器。动脉采血器具有不良反应少,结果准确,可减少患者的痛苦,并可保护护士的安全等优点,也是临床上动脉采血的一个新的方式。
　　动脉采血器由贮样器、采血针、密封件组成,主要用于采集、初级保存动脉血样以进行体外诊断试验。采血器的 EclipseTM 针头带有锁扣式防护罩,按压可使 EclipseTM

针头的针管被固定在凹槽内,防止针尖意外刺伤。

图 17-3 动脉采血器

(三)毛细血管采集法

毛细血管采集法是自外周血或末梢血采集标本的方法,常用于血型、血常规、末梢血糖的检测。一般选取左手环指内侧采血,该部位应无冻疮、炎症、水肿、破损等;如该部位不符合要求,则以其他手指同部位代替。烧伤患者可选择皮肤完整处采血,婴幼儿可从拇指或足跟部采血。

五、尿液标本采集

尿液是机体代谢的终末产物,尿液的组成与性状受泌尿系统疾病及机体各系统功能状态的影响,因此尿液检验结果可反映机体的代谢状况。为全面了解病情、协助诊断和治疗,临床上常收集尿标本做物理、化学、细菌学和显微镜等检查。

尿液标本包括尿常规标本、尿培养标本及 12 小时或 24 小时尿标本三种。

【目的】

1. 尿常规标本　用于检查尿液的色泽、透明度、有无细胞和管型、测定尿比重、做尿蛋白及尿糖定性等。

2. 尿培养标本　用于细菌培养或药物敏感试验。

3. 12 小时或 24 小时尿标本　用于各种尿生化检验及尿的定量检查,如尿钠、钾、氯,尿 17-羟类固醇、17-酮类固醇,尿肌酐、肌酸或尿浓缩查结核杆菌等。

【评估】

1. 患者的一般情况,如年龄、性别、文化程度、意识、疾病类型、心理状态、合作程度等。

2. 患者的病情和目前治疗情况。

3. 患者泌尿系统功能、排尿的状态及会阴部的情况。

【计划】

1. 护士准备　衣帽整洁,洗手、戴口罩,必要时戴手套。明确检查项目的名称、目的和注意事项。

2. 用物准备　检验申请单、标签或条形码,必要时备便盆或尿壶、屏风等。尿常规标本备集尿器;尿培养标本备消毒外阴用物、无菌手套、无菌试管及长柄试管夹,必要时备导尿用物;12 小时或 24 小时尿标本备清洁广口集尿瓶(容量 3 000~5 000ml)及防腐剂(表 17-2)。

3. 环境准备　病室安静、整洁、隐蔽安全(酌情关闭门窗或遮挡患者)。

4. 患者准备　了解留取尿标本的目的和配合要点。

笔记栏

表 17-2 常用防腐剂的作用及用法

名称	作用	用法
甲醛	能防止细菌生长和固定尿中的有机成分。用于尿爱迪计数（12 小时尿细胞计数）等	每 100ml 尿中加入 400g/L 的甲醛 0.5ml
甲苯	能防止细菌污染和延缓尿液中化学成分的分解。常用于尿蛋白、尿糖的定量检查	第一次排尿后，每 100ml 尿液中加甲苯 0.5ml，在尿液表面形成薄膜
浓盐酸	保持尿液在酸性环境中，防止尿中激素被氧化。用于内分泌系统的检验，如 17- 羟类固醇、17- 酮类固醇	每 1 000ml 尿中加入 10ml 浓盐酸

【实施】

步骤	要点与说明
1. 准备容器：核对化验单，选择合适的容器，将化验单附联或条形码贴于标本容器外，12 小时或 24 小时标本容器内放入适当防腐剂	● 防止发生差错
2. 核对解释：携用物至床旁，核对患者，向患者及家属解释留取尿标本的目的、方法及配合要点	● 取得患者合作
3. 留取标本 （1）尿常规标本：可下床活动者，给予集尿器，嘱其将晨起第一次尿液留取 30ml 左右于容器内，测尿比重者需留取 100ml；行动不便者，协助其在床上使用便盆或尿壶，再倒取足量尿液于集尿器中；留置导尿患者，可打开集尿袋下方橡胶塞收集尿液	● 做尿妊娠试验者应留取晨尿
（2）尿培养标本：可用导尿术或留取中段尿法采集未被污染的尿标本 1）留取中段尿法：①屏风遮挡，协助患者取适宜的体位，放好便盆。②打开导尿包，戴清洁手套，按导尿术清洁、消毒外阴和尿道口。③嘱患者持续（不停）排尿，将前段尿液排在便盆内，以试管夹夹住无菌试管，接取 5~10ml 中段尿液在无菌标本容器内，盖好容器，余尿继续排在便盆内 2）导尿术留取法：按导尿术操作插入尿管引流出尿液，见尿后弃去前段尿液，留取中段尿 5~10ml 至无菌标本容器内	● 留取尿培养标本时，应注意无菌，防止标本污染
（3）12 小时或 24 小时尿标本 1）将容器置于阴凉处，注明留取尿液的起止时间 2）留取 12 小时尿标本时，指导患者于傍晚 7 时排空膀胱后开始留尿至次日晨 7 时最后一次尿液。留取 24 小时尿标本时，于晨起 7 时排空膀胱后留取尿液，至次日晨 7 时最后一次尿液 3）留取最后一次尿液后，测量总尿量	● 留取 12 小时或 24 小时尿标本时，必须在规定的时间内正确留取，集尿瓶应置于阴凉处，按要求加入防腐剂。留取最后一次尿液后充分混匀，从中取适量置于清洁干燥有盖容器内立刻送检，余尿弃去
4. 整理核对：再次核对，清洁外阴，协助患者穿好裤子，整理床单位	● 常规检查在尿标本采集后尽快送检，最好不超过 2 小时
5. 及时送检：用物消毒处理，洗手、记录，及时送检标本	● 记录尿液总量、颜色、气味等

> 尿液标本采集操作流程：
> 准备容器→核对解释→留取标本→核对整理→及时送检

【注意事项】

1. 尿液标本必须新鲜，并按照要求留取。
2. 尿液标本应避免经血、阴道分泌物、精液、前列腺液、粪便等混入。女患者月经期不宜留取尿标本,会阴部分泌物过多时,应先进行会阴部清洁或冲洗后再收集尿液。

3. 标本留取后应立刻送检,以免因光照、细菌生长等造成化学物质或有形成分的改变和破坏;若不能及时检查,可将尿液置于 4℃冷藏保存 6~8 小时或加入适当的防腐剂。

【评价】

1. 患者了解留取尿标本的相关知识,并愿意配合。

2. 标本留取方法正确、量准确,送检及时。

六、粪便标本采集

临床上常根据粪便标本的检验结果了解消化系统功能,以协助诊断和治疗疾病。粪便标本分为常规标本、培养标本、隐血标本、寄生虫标本四种。

【目的】

1. 常规标本 用于检查粪便的性状、颜色、细胞等。

2. 培养标本 用于检查粪便中的致病菌。

3. 隐血标本 用于检查粪便内肉眼不易观察到的微量血液。

4. 寄生虫标本 用于检查粪便中的寄生虫、幼虫及虫卵计数检查。

【评估】

1. 患者的一般情况,如年龄、性别、文化程度、意识、疾病类型、心理状态、合作程度等。

2. 患者的病情和目前治疗情况。

3. 患者的消化系统功能、排便的状态及肛门局部的情况。

【计划】

1. 护士准备 衣帽整洁,洗手、戴口罩,必要时戴手套。

2. 用物准备 检验申请单、标签或条形码、手套。根据检验目的另备:

(1)常规标本:检便盒(内附无菌棉签或检便匙)、清洁便盆。

(2)培养标本:无菌培养瓶、无菌棉签、消毒便盆。

(3)隐血标本:检便盒(内附无菌棉签或检便匙)、清洁便盆。

(4)寄生虫标本:检便盒(内附无菌棉签或检便匙)、透明胶带及载玻片(查找蛲虫)、清洁便盆。

3. 环境准备 病室安静、整洁,酌情关闭门窗或遮挡患者。

4. 患者准备 了解采集标本的目的、方法及配合要点,并按照要求在采集标本前排空膀胱。

【实施】

步骤	要点与说明
1. 准备容器:将化验单附联或条形码贴于标本容器外	● 防止发生差错
2. 核对解释:携用物至床旁,核对患者并解释留取粪便的目的、方法及配合要点,以取得合作	
3. 留取粪便标本 (1)常规标本:嘱患者排便于清洁便器内,用检便匙取粪便中央部分或黏液脓血部分约 5g(蚕豆大小),置于检便盒内	
(2)培养标本:嘱患者排便于消毒便器内,用无菌棉签取中央部分粪便或脓血黏液部分 2~5g,置于无菌培养瓶内,塞紧瓶塞。如患者无便意,可用无菌棉签蘸适量生	● 尽量多处取标本,以提高检验阳性率

笔记栏

步骤	要点与说明
理盐水,由肛门插入 6~7cm,沿同一方向轻轻旋转后退出,将棉签置于无菌培养瓶内,塞紧送检 (3) 隐血标本:按隐血试验饮食要求患者,留取方法同常规标本 (4) 寄生虫标本	• 采集隐血标本时,嘱患者在检查前 3 天禁食肉类、动物血、肝脏及含铁丰富的药物、食物、绿叶蔬菜等
1) 检查寄生虫卵:在粪便不同部位取带血或黏液部分 5~10g 2) 检查阿米巴原虫:将便盆用热水加温至接近患者体温,便后连同便盆立即送检	• 采集寄生虫标本时,如服用驱虫药后或做血吸虫孵化检查时,应留取全部粪便,查取寄生虫的数目 • 及时送检,防止阿米巴原虫死亡 • 腹泻患者应取黏液部分,如为水样便应留取 15~20ml 盛于容器中送检
3) 检查蛲虫:嘱患者在睡前或清晨起床前,将透明胶带贴于肛门周围,取下粘有虫卵的透明胶带,粘贴在玻璃上或将透明带对合,立即送验	
4. 处理用物:清洁、消毒便盆,放回原处	
5. 及时送检:洗手、记录,及时送检	• 粪便常规检查标本不应超过 1 小时送检

粪便标本采集操作流程:
准备容器→核对解释→留取粪标本→处理用物→及时送检

【注意事项】

1. 粪便标本不得混有尿液、消毒液及污水等,不应从卫生纸、衣裤或纸尿裤等物品上留取标本,不能用棉签有棉絮端挑取标本。

2. 检查痢疾阿米巴滋养体时,在标本采集前几天,禁止给患者服用钡剂、油质或含金属的泻剂,以免金属制剂影响阿米巴虫卵或胞囊的显露。同时应立刻送检,送检中需保温,保持滋养体活力以利检出。

【评价】

1. 患者了解留取粪便标本的相关知识,并愿意配合。

2. 标本留取方法正确、量准确,送检及时。

(严 璐 张璐璐)

复习思考题

1. 患者,男性,26 岁。近 2 个月来出现阵发性左下腹疼痛,解大便后缓解,伴低热,怀疑为直肠癌。

请回答:

(1) 需采集何种粪便标本?

(2) 护士应如何正确采集?

2. 患者,女性,52 岁。近 1 周出现原因不明的发热,持续高热 2 天,医嘱查血常规及血培养。

请回答:

(1) 护士应如何正确留取上述标本?

(2) 采集血标本的注意事项有哪些?

扫一扫
测一测

PPT 课件

◇◇◇ 第十八章 ◇◇◇

临终患者的护理

学习目标

识记:

1. 能正确陈述脑死亡的诊断标准。

2. 能正确描述死亡教育的目的和内容。

3. 能正确陈述临终患者各阶段的生理评估内容及临终患者的护理原则。

4. 能正确叙述濒死患者的临床表现及死亡诊断依据。

5. 能正确描述临终关怀的组织机构类别及基本服务项目。

理解:

1. 能正确描述和解释下列概念:临终关怀、死亡教育、濒死、脑死亡。

2. 能正确解释临终关怀的理念。

3. 能正确比较死亡过程各期的表现和特点。

4. 能正确说明临终患者的护理原则。

5. 能准确识别临终患者的各个心理反应期。

运用:

1. 能独立应用护理程序为临终患者提供身心支持,让临终患者在安宁和拥有自我尊严中度过生命的最后阶段。

2. 能独立完成尸体护理,操作规范,富有人文关怀。

3. 能独立应用护理程序对处于居丧期的家属进行护理,妥善完成临终患者亲属的安慰与照顾。

案例导入

张某,男性,52 岁。入院诊断为结肠癌。近几年来病情日趋恶化,治疗效果不明显,患者腹部疼痛明显,夜里不能入眠,近几日心情抑郁、哀伤,常暗自哭泣,情绪极度消沉。

请思考:

1. 此患者的心理状态处于临终过程的哪一期?

2. 应采取哪些支持性护理措施?

完整的生命过程包括死亡过程,生与死是人类生命历程的组成部分,死亡和出生是自然规律,是无法改变的。同时,死亡的不可避免也是人类延续的必要条件。因此,如何协助患者安静、有尊严地死去,让逝者善终,使生者善留成为了临终关怀事业的主要研究内容。在开展临终护理中,护理人员需要树立正确的死亡观,学习并掌握临终关怀的相关知识与技能,以帮助临终患者正确面对死亡,在充满温馨的环境中,保持尊严、无痛苦、无遗憾、安宁地告别人世;同时,对临终患者的家属给予精神安慰和支持,以保持其身心健康。

第一节 临终护理的基本知识

一、濒死及死亡的定义

(一) 濒死

濒死又称临终。一般由于疾病末期或意外事故造成人体主要器官的生理功能趋于衰竭,生命活动走向完结,死亡将不可避免地发生的时候,称为临终,是生命活动的最后阶段。

目前世界上不同的国家对临终的时期尚未有统一的标准。日本对预计只能存活 2~6 个月的患者称为临终患者;美国对估计只能存活 6 个月以内的患者称为临终患者;而英国对预计能存活 1 年以内的患者称为临终患者。我国不少学者认为:当患者处于疾病末期、死亡在短时间内(估计存活时间为 2~3 个月)不可避免地要发生时即属于临终阶段,并指出对晚期癌症患者,只要出现生命体征和代谢方面的紊乱即可开始实施临终护理。

(二) 死亡

1. 死亡的定义 传统的死亡概念指心肺功能的停止。美国布拉克法律辞典将死亡定义为"生命的永息,生存的灭失,血液循环停止,同时呼吸及脉搏等身体重要作用的终止"。而死亡的社会本质是个体人与社会关系不可逆转地脱离和中断。因此,死亡是生命活动不可逆的终止,是人的本质特征的永久消失,是机体完整性的破坏和新陈代谢的停止。

2. 死亡的判断标准

(1) 传统的死亡标准:长期以来,医学上一直把心肺活动不可逆的停止作为判断死亡的依据。20 世纪 60 年代后,由于医学科学的进步,现代复苏技术、器官移植等的兴起,可以使脑功能完全丧失的患者的心肺功能用人工的方法维持一段时间,有心跳、呼吸,作为生物学意义上的人,可以认为他还"活着"。但由于全脑功能已经丧失,作为社会学上的人,人的本质特性(如应有的意识及通过大脑来实现人的使命等)已不复存在,可以认为他已经死去。现代医学表明:人体是一个多层次的生命物质系统,心跳停止时,人的大脑、肾脏、肝脏并没有死亡,而死亡是分层次进行的。只要大脑功能保持完整性,一切生命活动都有可能完全恢复。所以,医学科学的不断发展使传统的死亡标准受到了冲击。

(2) 脑死亡的标准:研究者用脑电图作指标观察了 1 000 多例脑死亡而仍有心跳、呼吸的患者,无一例能逃脱很快死亡的命运。这种心肺功能短暂维持是因为脑细胞死亡波及内脏器官有一段过程,并不能代表真正的生命存在。大脑出现不可逆的破坏则提示人的生命已经结束,"脑死等于人死"的概念从此不断扩散。所以,医学界人士提出了关于死亡的新的比较客观的标准,即脑死亡标准。

脑死亡(brain death)即全脑死亡,包括大脑、中脑、小脑和脑干的不可逆死亡。不可逆的脑死亡是生命活动结束的象征。1968 年,在世界第 22 次医学会上,美国哈佛大学医学院特设委员会发表报告,提出了新的死亡概念,即死亡是不可逆转的脑死亡,其诊断标准有四点:

1) 无感受性和反应性:对各种内外刺激完全无反应,即使剧痛刺激也不能引出反应。

2) 无运动、无呼吸:观察 1 小时撤去人工呼吸机 3 分钟仍无自主呼吸。

3）无反射：瞳孔散大、固定，对光反射消失；无吞咽反射；无角膜反射；无咽反射和无跟腱反射。

4）脑电图平直。

以上四条标准在24小时内反复多次检查后结果无明显变化，并应当排除两个例外，即体温过低（<32.2℃）和使用过巴比妥类药物等中枢神经抑制剂的影响，以上结果才有意义。

（3）我国脑死亡标准：我国《成人脑死亡判定标准（2009版）》具体内容如下：

1）先决条件：昏迷原因明确，排除各种原因的可逆性昏迷。

2）临床诊断：深昏迷，脑干反射全部消失（包括瞳孔对光反射、角膜反射、头眼反射、前庭眼反射、咳嗽反射全部消失），无自主呼吸（靠呼吸机维持，呼吸暂停试验阳性），以上必须全部具备。

3）确认试验：脑电图平直，颅脑多普勒超声检查示脑死亡图形，体感诱发电位N13存在，P14、N18和N20消失，此三项中必须有2项阳性。

4）观察时间：首次确诊后，观察12小时无变化，方可确认为脑死亡。

死亡观念的转变，倡导脑死亡作为死亡判断是社会进步和文明的重要标志。从传统的心死亡标准到脑死亡标准的采用，是医学科技日益发展的必然结果。但脑死亡是一个生死攸关的课题，所以其诊断是个严肃而复杂的问题，必须有明确的能导致脑死亡的病因，达到一定的临床诊断标准，经过一系列确认试验方可确诊。由于世界各国思想、文化等方面的差异，脑死亡的诊断标准及其接受程度也不尽相同。受各国或地区在医学、伦理、道德、宗教、法律等方面的影响，迄今为止尚没有一个能被各国认可的脑死亡诊断的共同标准，即便在同一个国家，不同区域也存在认识上的差异。

二、死亡的分期

死亡并不是生命的骤然结束，而是一个连续进展的过程，是一个从量变到质变的过程。医学上将死亡分为濒死期、临床死亡期和生物学死亡期三个时期。

（一）濒死期

濒死期又称临终状态，是死亡过程的开始阶段。此期机体各系统的功能发生严重障碍，中枢神经系统脑干以上部位的功能处于深度抑制状态，表现为意识模糊或丧失，各种反射减弱或迟钝，肌张力减退或消失，心跳减弱，血压下降，呼吸微弱或出现潮式呼吸及间断呼吸。濒死期的持续时间可随患者机体状况及死亡原因而异，年轻强壮者、慢性病患者较年老体弱者、急性病患者濒死期长；猝死、严重的颅脑损伤等患者可直接进入临床死亡期。此期生命处于可逆阶段，若得到及时有效的抢救治疗，生命可复苏；反之，则进入临床死亡期。

（二）临床死亡期

临床死亡期中枢神经系统的抑制过程已由大脑皮质扩散到皮层下部位，延髓处于极度抑制状态，表现为心跳、呼吸完全停止，瞳孔散大及各种反射消失，但各种组织细胞仍有微弱而短暂的代谢活动。此期一般持续5~6分钟，超过这个时间，大脑将发生不可逆的变化。但在低温条件下，尤其是头部降温脑耗氧降低时，临床死亡期可延长达1小时或更久。临床上对触电、溺水、大出血等致死患者，因此期重要器官的代谢过程尚未停止，及时采取积极有效的急救措施仍有复苏的可能。该期是临床上判断死亡的标准。

（三）生物学死亡期

生物学死亡又称全脑死亡、细胞死亡或分子死亡，生物学死亡期是死亡过程的最后阶段。人体组织细胞的新陈代谢完全停止，机体出现不可逆的变化，无任何复苏希望。随着生物学死亡期的发展，会相继出现尸冷、尸斑、尸僵及尸体腐败等尸体现象。

1. 尸冷（algor mortis）　最先发生的尸体现象。死亡后因体内产热停止，散热继续，体温逐渐降低称尸冷。死亡后体温的下降有一定的规律，一般死后 10 小时内尸温下降速度约为 1℃ /h，10 小时后为 0.5℃ /h，大约 24 小时，尸温与环境温度相同。测量尸温常以直肠温度为标准。

2. 尸斑（livor mortis）　死亡后血液循环停止，由于地心引力的缘故，血液向身体最低的部位坠积，该处皮肤呈现暗红色斑块或条纹，称尸斑。尸斑的出现时间是死亡后 2~4 小时，12 小时后便发生永久性变色。故尸体护理时，应注意仰卧，头下置枕，以防面部变色。

3. 尸僵（rigor mortis）　尸体肌肉僵硬并使关节固定称为尸僵。形成机制主要是三磷酸腺苷（ATP）学说，即死后肌肉中 ATP 不断分解而不能再合成，致使肌肉收缩，尸体变硬。尸僵多从小块肌肉开始，表现为先由咬肌、颈肌开始，向下至躯干、上肢和下肢。尸僵一般在死后 1~3 小时开始出现，4~6 小时扩展到全身，12~16 小时发展至高峰，24 小时后尸僵开始减弱，肌肉逐渐变软，称为尸僵缓解。

4. 尸体腐败（postmortem decomposition）　死亡后机体组织的蛋白质、脂肪和碳水化合物因腐败细菌的作用而分解的过程，称为尸体腐败。一般在死亡 24 小时后出现。患者生前存在于口腔、呼吸道、消化道的各种细菌，可在死亡后侵入血管和淋巴管，并在尸体内大量生长繁殖，体外细菌也可侵入繁殖，尸体成为腐败细菌生长繁殖的场所。尸体腐败常见的表现有尸臭、尸绿等。尸臭是肠道内有机物分解，从口、鼻、肛门逸出的腐败气体。尸绿是尸体腐败时出现的色斑，一般在死后 24 小时先在右下腹出现，逐渐扩展至全腹，最后波及全身。

第二节　临终关怀

临终关怀（hospice care）源于 20 世纪 60 年代发展起来的一种新兴的医疗保健服务项目，又称安宁照顾、善终服务、终末护理等。

一、临终关怀的概念

临终关怀是由医生、护士、社会工作者、心理学工作者和志愿者等社会各层次人员组成的团队向临终患者及家属提供的包括生理、心理、社会等方面在内的一种全面性支持和照料。目的是使临终患者的生活质量得以提高，使其安宁、平静、舒适地走完生命的最后旅程，并使家属的身心健康得到维护和增强。

知识链接

临终关怀的兴起与发展

西方临终关怀机构起源于中世纪的西欧修道院和济贫院，为去耶路撒冷的朝圣者、疲倦旅游者、生病流浪者提供临时歇息的场所，给予生活照料或为濒死无助者提供精心护理，使其得到最后的安宁。

现代的临终关怀创始于 20 世纪 60 年代，创始人桑得斯博士于 1967 年创建了世界上第一个现代临终关怀机构——英国圣克里斯多弗安宁院（Christopher's Hospice），旨在为临终患者提供生理、心理等全面照顾，被誉为"点燃了世界临终关怀运动的灯塔"。从此，英国、美国、日本、法国、加拿大等国家也相继开展了临终关怀服务。

临终关怀服务在中国台湾和中国香港地区首先得到了发展。1988 年 7 月，天津医学院在美籍华人黄天中博士的资助下成立了中国内地第一个临终关怀研究中心;1988年10月,上海市南汇护理院成立。至今已经有100多家临终关怀医院,并成立了"中国心理卫生协会临终关怀专业委员会",黄天中博士为名誉主任委员,创立了临终关怀的网站,心系临终关怀。随着老龄化社会的形成,国内的一些临终关怀医院和临终关怀的医疗机构将进一步扩大实践范围,加强与世界各国的交流和合作。

二、临终关怀的理念

(一) 以照料为中心

临终关怀从治愈为主的治疗转变为对症为主的照料。临终患者生命即将结束,采取治疗性措施不再有效,应通过全面的身心照料,提供姑息治疗(又称舒缓治疗),控制疼痛、缓解躯体上的其他不适症状,消除患者的恐惧、焦虑心理,获得心理和社会支持,使其得到最后的安宁。

(二) 尊重患者的尊严和权利

临终关怀应维护和保持临终患者的价值和尊严,保留其原有的生活方式,保护患者的隐私,尽量满足患者的合理要求,让其在生命弥留之际带着尊严离去。患者有知情同意权,即患者有权知道自己的病情程度、治疗方案,并参与医疗方案的制订。当患者在意识清醒、能够行使自己的权利时,医护人员要尊重患者的选择;当患者意识障碍时,可按照患者预立的医疗指示执行。

(三) 提高临终患者的生命质量

临终关怀不以延长患者的生存时间为目的,而应丰富患者有限的生命,提高患者的生存质量,控制病痛,给予家庭的温暖和社会的支持,为临终患者创立一个安适、有意义、有尊严、有希望的生活。

(四) 加强死亡教育

不知死,焉知生之可贵?临终关怀将死亡视为生命成长的最后阶段,尊重生命,提高其有效的价值,使患者直面死亡和接纳死亡。

(五) 强化家属的心理支持

注重为患者家属提供心理、社会支持,使其获得接受死亡事实的力量,坦然地面对死亡。

三、临终关怀的对象和内容

(一) 临终关怀的服务对象

1. 临终患者 癌症、心脑血管疾病、尿毒症、阿尔茨海默病、运动神经元病、艾滋病等疾病终末期患者。

2. 临终患者的家属 由于亲情的密切关系,家属也受到沉重打击,直接影响其情绪和健康。因此,对临终患者家属的护理也十分重要。

(二) 临终关怀的工作内容

1. 临终患者的症状控制 临终关怀的核心是控制疼痛和其他不适症状,如便秘、腹泻、肠胀气、尿潴留、恶心呕吐、呃逆、惊厥、睡眠障碍、呼吸困难、吞咽困难、食欲下降等,尤其注意临终患者的疼痛控制。

2. 临终患者的全面照护 包括患者日常生活护理和心理护理,消除临终患者的忧郁和恐惧心理,鼓励患者宣泄内心的郁闷,满足临终患者的心愿,无憾而去。

3. 临终患者家属的照护　从临终患者进入濒死期开始,鼓励家属参与患者护理计划的实施,发挥其对患者的积极支持作用,协助家属做好后事准备,并重点做好家属的居丧期忧伤辅导工作,为临终患者家属提供情感支持,使家属尽早从失去亲人的痛苦中解脱出来。

4. 死亡教育　死亡教育可以帮助人们正确地面对死亡,理解生与死是人类自然生命历程的必然组成部分,从而消除对死亡的恐惧、焦虑等心理,减少不必要的轻生和盲目的死亡。死亡教育的对象包括临终患者及其家属。

四、临终关怀的组织形式

临终关怀的机构和服务形式多样化,有独立的临终关怀院,有在医院、养老院等机构中设立的临终关怀病房,也有居家式临终关怀和癌症俱乐部等。

目前国内临终关怀病房形式较多,例如建立特色家庭化病房、宽敞明亮的活动室、家庭式的厨房、特殊的设施,以及建立危重病室等。

> **知识链接**
>
> 预立医疗指示
>
> 预立医疗指示(advance directive,AD)指个人意识清楚且具有决策能力时,为自己病情恶化无法做出判断的情况(呼吸、心搏停止)所预先设立的医疗照护选择。
>
> 美国是发展 AD 最早最完善的国家,早在 1976 年,加利福尼亚州就通过了自然死亡的法案。中国台湾是亚洲第 1 个立法赞成自然死亡的地区,2000 年颁布《安宁缓和医疗条例》;中国内地对 AD 的认识和研究处于初步发展阶段,2006 年"选择与尊严"网站成立,该网站拟写了生前预嘱的样本,即我的五个愿望。

第三节　临终患者和家属的护理

临终患者的护理不同于一般患者的护理,一般患者的护理侧重于治疗,而临终患者的护理则体现对人生命的尊重。患者感受到的不是治疗而是人道和同情,同时由于临终患者处于生命的最后阶段,其行为、心理、思想发生巨大的变化,要求护理人员在掌握必要的临床护理技能的同时,对生命伦理问题有正确的认识和理解,能用合乎人道的理念影响患者,从而引导患者正确科学地理解生与死,理解生命的价值和意义。另一方面,由于亲情的密切关系,家属也受到沉重打击,直接影响其情绪和健康。因此,对临终患者家属的护理也十分重要。

一、临终患者的生理反应及护理

(一) 临终患者的生理反应

1. 肌张力丧失　表现为大小便失禁,吞咽困难,无法维持良好舒适的功能体位,肢体软弱无力,不能进行自主躯体活动,面部外观改变呈希氏面容,即面肌消瘦、面部呈铅灰色、眼眶凹陷、双眼半睁呆滞、下颌下垂、嘴微张。

2. 胃肠道蠕动逐渐减弱　由于气体积聚在胃肠,常表现为呃逆、恶心、呕吐、便秘、食欲减退、腹胀、脱水、口干等。

3. 循环功能减退　由于循环系统功能减退,心肌收缩无力,常出现循环衰竭的表现,如皮肤苍白、湿冷、大量出汗,四肢发绀、出现向中央发展的瘀斑,脉搏由快到弱而不规则或测不出,血压降低或测不出,心尖搏动常为最后消失。

4. 呼吸功能减退　由于呼吸中枢麻痹,呼吸肌收缩作用减弱,常出现鼻翼呼吸、潮式呼吸、张口呼吸等,呼吸频率由快变慢,呼吸深度由深变浅,可见潮式呼吸、点头样呼吸,而最终呼吸停止。由于分泌物在支气管内潴留,出现痰鸣音及鼾声呼吸。

5. 感知觉、意识改变　表现为视觉逐渐减退,由视觉模糊发展到只有光感,最后视力消失;眼睑干燥,分泌物增多。听觉常是人体最后消失的感觉。意识改变可表现为嗜睡、意识模糊、昏睡、昏迷等。

6. 疼痛　大部分临终患者主诉全身不适或疼痛,表现为烦躁不安,血压及心率改变,呼吸变快或减慢,瞳孔放大,大声呻吟,并出现疼痛面容,即五官扭曲、眉头紧锁、眼睛睁大或紧闭、双眼无神、咬牙等。

7. 临近死亡的体征　各种反射逐渐消失,肌张力减退或丧失,脉搏快而弱,血压降低,呼吸急促、困难,出现间断呼吸,皮肤湿冷。通常呼吸先停止,随后心跳停止。

(二) 护理措施

1. 促进患者舒适

(1) 维持良好、舒适的体位:定时翻身,更换体位,避免某一部位长期受压;同时,经常按摩受压部位和骨突处,促进血液循环,防止压疮发生。对压疮高危人群,应尽量避免采用易产生剪切压力的体位。

(2) 加强皮肤护理,以防止压疮:大小便失禁者,应使用保护垫,并及时处理污物,保持会阴、肛门附近皮肤的清洁、干燥,必要时留置导尿;大量出汗时,应及时用温水擦洗干净,勤换衣裤;床单位保持清洁、干燥、平整、无碎屑。

(3) 重视口腔护理:晨起、餐后、睡前协助患者漱口,保持口腔清洁卫生;观察口腔局部情况,对口唇干裂者可涂石蜡油,有溃疡或真菌感染者可遵医嘱局部用药;口唇干燥者可适量喂水,也可用湿棉签湿润口唇或用湿纱布覆盖。

2. 营养支持,改善消化系统症状

(1) 由于病痛折磨或因大小便不能自理怕麻烦别人,临终患者多有食欲缺乏,甚至拒绝进食,所以护理人员应耐心、主动地向患者和家属做好解释工作,以减少焦虑,取得心理支持。

(2) 根据患者口味喜好,提供易消化、富有营养、富含维生素的食物,同时注意食物的色、香、味以增进食欲,少量多餐。

(3) 需要时给予流质或半流质饮食。根据具体病情或患者情况选择喂养或营养支持方式,如采用鼻饲或完全肠外营养(TPN),补充足够热量的均衡营养物质及水分。

(4) 恶心、呕吐患者注意有无脱水、电解质紊乱、酸碱平衡失调。呕吐剧烈患者暂禁食,遵医嘱补充水分与电解质。

(5) 患者由于镇痛药物的使用,活动、进食的减少,胃肠蠕动减慢,常出现腹胀、便秘等症状,可以适当选择大便软化剂或轻泻剂,以及耳穴贴压、穴位敷贴、摩腹、手指点穴等中医特色护理技术缓解症状。

3. 促进血液循环

(1) 严密观察体温、脉搏、呼吸、血压、皮肤色泽及温度变化,并做好记录。

(2) 患者四肢冰冷不适时,应加强保暖,必要时给予热水袋,水温应调至50℃。

(3) 注意保持皮肤清洁、干燥。

4. 改善呼吸功能

(1) 保持室内空气新鲜,定时通风换气,调节适宜的温度和湿度。

(2) 神志清醒者,采用半卧位,扩大胸腔容量,减少回心血量,改善呼吸困难。昏迷者,采用仰卧位头偏向一侧或侧卧位,防止呼吸道分泌物误入气管引起窒息或肺部并发症。

(3) 保持呼吸道通畅,必要时使用吸引器吸出痰液及口腔分泌物。

(4) 根据呼吸困难的程度及时给予吸氧,纠正缺氧状态,改善呼吸功能。

5. 减轻感知觉改变的影响

(1) 提供舒适的环境,病房环境布置尽可能家庭化,环境幽雅,空气新鲜,温度适宜,光线充足。对患者物品的放置,不要硬性规定和限制,可依患者的喜好适当装饰房间,排除患者对医院的恐惧,增加安全及舒适感。

(2) 加强眼部护理。对神志清醒的临终患者,可以用清洁的温湿毛巾将眼部分泌物和皮屑从内眦向外眦轻轻擦拭,但要注意防止双眼的交叉感染。对分泌物黏稠且结痂者,可用湿纱布湿敷,至其变软再轻轻洗去。如患者眼睑不能闭合,可涂金霉素、红霉素眼膏,也可用盐水纱布覆盖患者双眼或覆盖凡士林纱布,以保护角膜,防止角膜干燥而引起溃疡或结膜炎。当患者处于昏迷状态时,眨眼动作与角膜反射均减弱或消失,若长时间眼睑不闭合,会导致眼球干燥,或因尘埃等落入眼睑而造成结膜溃疡或感染,故要加强护理。

(3) 护理过程中应避免在患者周围窃窃私语,以免增加患者的焦虑。由于听觉功能最后消失,因此与临终患者沟通时,必须注意语言亲切、清晰,不要耳语,避免在患者面前议论不利于患者心情的内容。可采用触摸患者的非语言交流方式,配合柔软温和的语调、清晰的语言交谈,使临终患者感到即使在生命的最后时刻也并不孤独。

6. 减轻疼痛 疼痛的护理不以延缓患者的生存时间为主,而应以提高患者的生存质量为主。观察疼痛发作的时间、部位、程度、性质变化及持续时间,帮助患者选择减轻疼痛的最有效方法。若选择药物止痛,可采用世界卫生组织推荐的三阶梯疗法控制疼痛。某些非药物控制方法也能取得一定的镇痛效果,如松弛术、音乐疗法、催眠意象疗法、外周神经阻断术、针灸疗法、生物反馈法等,详见第八章疼痛患者的护理。

二、临终患者的心理反应及护理

死亡是生命活动的最后阶段,是构成完整生命历程不可回避的重要组成部分,帮助临终患者坦然、宁静地面对死亡,并尽可能地减轻临终前的心理反应,使之有尊严而无憾、安详地度过人生旅途的最后一站,为生命即将结束的患者提供全面的身心照顾与支持是护理人员应尽的职责。

(一)临终患者的心理反应

当一个个体接近死亡时,其心理反应是十分复杂的。精神病学家伊丽莎白·库伯勒·罗斯博士观察了 400 位临终患者后,在其著作 *On Death and Dying* 中提出临终患者通常经历五个心理反应阶段,即否认期、愤怒期、协议期、忧郁期、接受期。

1. 否认期 患者得知自己病重将面临死亡,其心理反应是"不,这不会是我,那不是真的!"以此极力否认、拒绝接受事实,患者常表现为焦虑急躁、心神不定,要求复查,少数患者有自杀行为。他们怀着侥幸的心情四处求医,希望是误诊,且无法听进对病情的任何说明与解释,否认自己患了绝症或病情恶化,同时也对后果缺乏心理准备,无法处理有关的问题或做出任何决定。这些反应是患者对突然降临的不幸的一种正常心理防御机制,它可减少不良信息对患者的刺激,以使患者躲避现实的压迫感,有较多的时间来调整自己,面对死亡。这段时间的长短因人而异,大部分患者能很快停止否认,而有些人甚至会持续地否认直至死亡。

2. 愤怒期　当否认无法再持续下去时,患者常表现为生气与激怒,他们已知病情,但不能理解,气愤命运捉弄自己和将失去健康与生命。患者常常痛苦、怨恨,或以谩骂或破坏性行为向家属或医护人员发泄内心的不满,或对医院的制度、治疗等方面表示不满,以弥补内心的不平。

3. 协议期　患者愤怒的心理消失,接受既成事实,不再怨天尤人,而是不断提出要求、期待好的治疗效果。他们常对过去错误的行为表示悔恨,请求宽恕。为了尽量延长生命,有些患者许愿或做善事,希望能扭转死亡的命运,有些则做出许多承诺以换取生命的延续。此期患者变得和善,对自己的病情抱有希望,能积极配合治疗。

4. 忧郁期　当患者发现自己的疾病治疗无望,身体状况日益恶化,痛苦日渐增长,便产生很强烈的失落感,表现出悲伤、退缩、情绪低落、沉默、哭泣等。此时,患者会要求与亲朋好友见面,希望有其喜爱的人陪伴照顾,并向家人交代后事。部分患者在此期存在强烈的孤独感,沉闷压抑,甚至对周围的一切采取冷漠的态度,不愿与人交流。

5. 接受期　这是临终的最后阶段。在经历强烈的痛苦和挣扎后,患者此时已对病情不再抱有任何侥幸心理,对死亡不再恐惧和悲伤,情绪变得平静和安详,接受即将面临死亡的事实,喜欢独处,睡眠时间增加,情感减退,静待死亡的到来。

临终患者心理活动的这五个发展阶段,并非前后相随,而是时而重合、时而提前或推后,也有的可以始终停留在否认期。因此,护理人员应掌握各期的特点实施护理,帮助临终患者从对死亡的恐惧与不安中解脱出来,建立相对良好的心态,比较平静地度过临终的各个时期。

(二) 临终患者心理护理的基本要求

1. 表情亲切　温柔自然的表情能使患者无戒备心理、获得安全感。

2. 眼神安详　大脑的思维过程最易从眼神的变化中表现出来,因此护理人员镇定自若或忧郁惊恐的情绪都会通过眼神给予患者不同的刺激。眼神惊恐会使患者慌乱,眼神凝注会使患者感受到被重视、被关怀,眼神镇定会使患者放松对死亡的关注,增加面对死亡的勇气。

3. 语言恳切　语言是一门艺术,在临终患者的护理中对语言有更高的要求。对不同心理状态、不同年龄、不同职业的患者要使用不同的语言。语言恳切真挚,语速平稳和缓并配合非语言交流的方式(如抚摸等),使患者在生命最后一刻处于被关怀体贴的慰藉之中。护理人员尽量避免在患者床边窃窃私语,以免增加患者的猜疑和焦虑,不能毫无顾忌地讨论病情,防止患者受到意外刺激。

4. 动作轻柔　对临终患者实施护理措施时,强调动作轻巧敏捷、稳妥、柔和、有序,同时操作要准确,尽量控制人工呼吸机等各种抢救设备的噪声,增加舒适度。

(三) 护理措施

1. 否认期

(1) 护理人员应具有真诚、忠实的态度,不要将病情全部揭穿,以保持患者心中的一点"希望",以逐步适应现存事实;也不要欺骗患者,坦诚温和地回答患者对病情的询问,且注意医护人员对患者病情的言语一致性。

(2) 经常陪伴在患者身旁,注意非语言交流,协助患者满足心理方面的需要。

(3) 在与患者沟通中,护理人员要注意自己的言行,耐心倾听患者的诉说,可主动表示愿意和患者一起讨论死亡,在交谈中因势利导,循循善诱,使患者逐步面对现实。

2. 愤怒期

(1) 护理人员应认真倾听患者的心理感受,理解患者的痛苦,并将患者的愤怒看作一种有益健康的行为,允许患者以发怒、抱怨、不合作行为来宣泄内心的不快,但应注意预防意外事件的发生。同时对患者进行安抚和疏导,注意保护其自尊心。

(2) 做好患者家属的工作,给予患者宽容、关爱和理解。

(3) 必要时适当应用镇静剂,制止和防卫患者的破坏性行为。

3. 协议期

(1) 处于这一时期的患者对治疗是积极的,因为其抱有希望,试图通过自己的合作、友善的态度改变命运,延长生命。因此,护理人员应该认真观察病情,加强护理,如做好基础护理、防止压疮与感染等并发症的发生。

(2) 护理人员应当主动关心患者并给予正确的指导,尽量满足患者的要求,使者更好地配合治疗,以控制症状,减轻痛苦。

(3) 患者的协议行为可能是私下进行的,护理人员不一定能观察到,在交谈中,应鼓励患者说出内心的感受,尊重患者的信仰,积极引导,减轻压力。

4. 忧郁期

(1) 护理人员应多给予患者同情和照顾,经常陪伴患者,允许其用不同方式宣泄情感,如忧伤、哭泣等。

(2) 给予精神支持,尽量满足患者的合理要求,安排亲朋好友见面,并尽量让家属陪伴身旁。

(3) 注意患者安全,预防患者的自杀倾向。

(4) 若患者因心情忧郁忽视个人清洁卫生,护理人员应协助和鼓励患者保持身体的清洁与舒适。

5. 接受期

(1) 尊重患者,不要强迫其交谈,提供安静、整洁、舒适的环境和气氛,尽量减少外界干扰,帮助患者了却未竟的心愿和事情,让家属多陪伴患者和参与护理,使患者心灵得到慰藉。

(2) 继续保持对患者的关心、支持,加强生活护理,让其安详、平静地离开人间。

知识链接

"五全照顾"与"四道人生"

全球死亡质量报告中位居排行榜第六位的中国台湾地区是亚太地区中死亡质量最高的,其临终关怀服务经过学习西方国家的发展模式、因地制宜的当地化等阶段,发展出了有本土特色的安宁疗护服务模式。

赵可式博士提出通过全人、全家、全程、全队和全社区照顾的"五全照顾"服务,让患者及其家属在道歉、道谢、道别和道爱的"四道人生"中回应临终阶段多样的人性需求,以达成身心灵"三平安"(身体平安、心理平安、灵性平安)的最终目标,真正落实人道主义,以人为本,减少家庭精神压力和经济负担,减少社会医疗资源浪费,帮助临终患者安静又有尊严地实现"优逝"。

三、临终患者家属的护理

临终护理既包括对临终患者的关怀,又包括对其家属、亲友的抚慰。患者家属不仅承担着照顾患者的角色,而且是医护人员的服务对象,所以护理人员应从医学、社会、家庭角度做好亲属的抚慰工作,给予临终患者家属心理支持,以促进其身心健康,并使他们尽快地从悲伤中解脱出来。

（一）临终患者家属的压力

患者的临终过程也是其家属心理应激的过程,也会经历否认期、愤怒期、协议期、忧郁期、接受期的心理反应阶段。临终患者常给家庭带来生理、心理、社会压力。他们在感情上难以接受即将失去亲人的现实,在行动上四处求医以求得奇迹出现,延长亲人的生命。当看到亲人的死亡不可避免时,他们的心情十分沉重、苦恼、烦躁不安。临终患者家庭可出现以下改变:

1. 个人需求的推迟或放弃　一人生病,牵动全家,尤其是面对临终患者,更会造成经济条件的改变、平静生活的失衡、精神支柱的倒塌。家庭成员在考虑整个家庭的状况后,会对自我角色与职责的扮演进行调整,如升学、就业、婚姻。

2. 家庭中角色与职务的调整与再适应　家庭重新调整有关成员的角色,如慈母兼严父、长姐如母、长兄如父等,以保持家庭的稳定。

3. 压力增加,社会性互动减少　照料临终患者期间,家属因哀伤,体力、财力的消耗,而感到心力交瘁,可能对患者产生欲其生、有时又欲其死的矛盾心理,这也常引起家属的内疚与罪恶感。长期照料患者减少了与亲友、同学间的社会互动,加之中西文化的差异,我们倾向于对患者隐瞒病情,避免其知晓后产生不良后果而加速病情的发展,更加重了家属的身心压力。

（二）临终患者家属的护理

对临终患者家属的护理原则是满足家属的需要,加强沟通,传递各种信息,在生活上给予帮助,在精神上给予安慰。

1. 满足家属照顾患者的需要　1986 年,费尔斯特和霍克提出临终患者家属的七大需要:

（1）了解患者病情、照顾等相关问题的发展。

（2）了解临终关怀医疗小组中,哪些人会照顾患者。

（3）参与患者的日常照顾。

（4）知道患者受到临终关怀医疗小组良好照顾。

（5）被关怀与支持。

（6）了解患者死亡后相关事宜（处理后事）。

（7）了解有关资源,如经济补助、社会资源、义工团体等。

由于大多数家属对医学知识了解较少,面对处于临终状态的亲人,感到束手无策。护理人员应积极解释临终患者生理、心理变化的原因,减少家属疑虑。

2. 鼓励家属表达感情　护理人员要与家属积极沟通,建立良好的关系,取得家属的信任。与家属会谈时,提供安静、隐私的环境,耐心倾听,鼓励家属说出内心的感受、遇到的困难,对其耐心开导,给予理解和安慰。指导其在患者面前控制悲伤的情绪,更不要流露刺激性言语和动作,以免影响患者的情绪。

3. 指导家属对患者的生活照料　护理人员应让家属了解简单的护理知识,使其在照料患者的过程中获得心理慰藉。

4. 协助维持家庭的完整性　提供家属与患者共度时光的机会,协助安排日常的家庭活动,以增进患者的心理调适,保持家庭完整性,如共进晚餐、看电视、下棋等,让患者感受到亲情的温暖,从而减轻对死亡的恐惧感,使其能坦然走完人生旅途的最后一站。

5. 满足家属本身的生理需求　关心体贴家属,帮助其安排陪伴期间的生活,尽量解决实际困难。

总之,对临终患者家属的照顾是临终关怀工作的重要组成部分,给予家属安抚、鼓励、关怀,并协助其解决一些实际困难,是护理人员应尽的责任。照顾好家属,并有效防止其发生

笔记栏

身心疾病是临终关怀工作的重要内容,具有较强的现实意义。

第四节 死亡后护理

死亡后护理包括死亡者的尸体护理和死者家属的护理。尸体护理是对临终患者实施整体护理的最后步骤,也是临终关怀的重要内容之一。做好尸体护理不仅是对死者人格的尊重,而且是对死者家属心灵上的安慰,体现了人道主义精神和崇高的护理职业道德。尸体护理应在确认患者死亡,医生开具死亡诊断书后尽快进行,既可防止尸体僵硬,也可避免对其他患者产生不良影响。护理人员应以唯物主义死亡观和严肃认真的态度尽心尽职做好尸体护理工作,尊重患者的遗愿,满足家属的合理要求。死者家属的护理要求护理人员对丧亲者给予情绪上的支持和心理疏导,缓解其身心痛苦,使死者家属早日从悲痛中解脱出来。

一、尸体护理

虽然死亡具有不可逆性,但是护士必须把死亡看成人的死亡,对死者的护理仍然是对人的护理,是对人整体护理的继续和最后完成,要求护士以严肃认真的态度,及时进行死者的尸体护理。

【目的】

1. 使尸体保持整洁无渗液,维护死者的尊严。

2. 保持尸体位置良好,易于鉴别。

3. 安慰家属,减轻哀痛。

【评估】

1. 患者的诊断、治疗、抢救过程、死亡原因及时间。

2. 死者的民族及宗教信仰。

3. 尸体清洁程度,有无伤口及引流导管。

4. 死者家属的心理状态及合作程度。

5. 环境是否安静、肃穆,是单人房间还是多人病房。

【计划】

1. 护士准备 着装整齐,洗手、戴口罩、戴手套,态度严肃、认真。

2. 用物准备

(1) 治疗盘内备衣裤、尸袋或尸单、弯血管钳、剪刀、尸体识别卡(3张)、别针3枚、不脱脂棉球适量、梳子、绷带、毛巾等。有伤口者准备敷料,必要时备隔离衣。

(2) 擦洗用具:脸盆、毛巾、手消毒液等。

3. 环境准备安静、肃穆,必要时用屏风遮挡。

【实施】

步骤	要点与说明
1. 准备用物:护理人员填写3张尸体识别卡,备齐用物携至床旁,用屏风遮挡	• 患者经抢救无效,由医生开具死亡医嘱,方可进行尸体护理 • 家属不在时应尽快通知
2. 安抚家属:劝慰家属,请家属暂离病房,或共同进行尸体护理	• 便于尸体护理
3. 撤去治疗:撤去一切治疗用物,如输液管、氧气管、导尿管等	

续表

步骤	要点与说明
4. 体位:将床放平,尸体仰卧,头下垫一枕头,留一大单遮盖尸体	● 防止面部淤血变色
5. 更换敷料:有伤口者更换敷料,如有引流管,拔除后缝合伤口,再用敷料盖好包扎	
6. 填塞孔道:用弯血管钳夹取棉球填塞口腔、鼻腔、外耳道、肛门和阴道等孔道	● 防止体液外溢 ● 注意棉花不要外露
7. 整理遗容:洗脸,有义齿者代为装上,用手轻轻闭合死者的眼睑,不易闭合时用热毛巾湿敷、按摩,促使眼睑闭合。闭合嘴巴,必要时用绷带托起下颌	● 维持良好的尸体外观
8. 擦洗、更衣、梳发:脱去衣裤,擦净全身,更衣梳发。用松节油擦净胶布痕迹	● 保持尸体清洁
9. 系识别卡:将第一张尸体识别卡系在死者手腕部,撤去大单	● 尸体识别卡要填写清楚,便于辨认
10. 包裹尸体:将尸单(或死体套)斜放在床上,先将尸单右侧包上,并包脚,再包左侧,头端遮盖头部,在胸、腰及踝部用绷带固定,将第二张尸体识别卡系在尸体腰前尸单上,移尸体于平车上	
11. 运送尸体:盖大单,将尸体送至太平间,置于停尸屉内,系第三张尸体识别卡于停尸屉外面	● 如为传染病患者,应按传染病终末消毒方法处理
12. 处理床单位:床单位终末消毒处理	
13. 整理病历:填写死亡通知单,在当日体温单 40~42℃ 之间用红笔纵写死亡时间。完成各项记录,并整理病历	
14. 办出院手续:通知住院处,按死亡手续办理。	
15. 清点遗物:整理、清点遗物交予家属	● 如家属不在应由两人清点后,列出清单交护士长保管

尸体护理操作流程:
准备用物→安抚家属→撤去治疗→体位→更换敷料→填塞孔道→整理遗容→更衣梳发→系识别卡→包裹尸体→运送尸体→处理床单位→整理病历→办出院手续→清点遗物

【注意事项】

1. 尊重死者生前的宗教信仰和遗愿。在向死者家属解释的过程中,应注意沟通的语言,体现对死者家属的关心和体贴。

2. 患者死亡后,应立即护理其尸体,以防僵硬

3. 传染病患者尸体应使用消毒液擦洗,并用消毒液浸泡的棉球填塞各个孔道,尸体用尸单包裹后装入不透水的袋中,并做传染标识。

【评价】

1. 尸体是否整洁,死者是否表情安详、位置良好、易于辨认。

2. 尸体护理效果是否让死者亲属略感安慰,是否对死者家属进行真诚、恰当、有效的劝慰。

二、丧亲者的护理

丧亲者即死者家属,主要指失去父母、配偶、子女者(直系亲属)。失去最亲近的亲人,是

笔记栏

一个重大的生活事件,更是一次非常痛苦、深刻的经历,人的感情、心理变化极其显著,以致可直接影响身心健康,因此对丧亲者做好护理是一项十分重要的护理工作。

（一）丧亲者的心理反应

悲伤是丧亲者必然的心理反应,丧亲者因社会背景、宗教信仰、对丧亲事件的承受和适应能力等的不同而产生不同的悲伤反应,很多学者对悲伤心理进行了研究,认为悲伤是一个进行性的适应过程,并提出了相应的悲伤学说。了解悲伤的过程,识别悲伤常见的行为表现,有助于护理人员帮助丧亲者达到心理适应。丧亲者的心理反应通常分为以下阶段:

1. 震惊与否认 这是一种心理防卫机制,面对亲人的去世,丧亲者对亲人的死亡感到震惊,可能出现一些反常的行为,举止和谈吐发生怪异的迹象,如失眠、食欲缺乏、心不在焉的行为、避免提及死者、叹息、坐立不安、过度活动、哭泣等,甚至采取否认的态度将死亡事件暂时拒之门外,让自己有充分的时间加以调整。此期在急性死亡事件中最明显。

2. 怀念与不满 在丧亲后相当长的时期,丧亲者都会经常怀念逝去的亲人。在这段时期内,他们会对医护人员不能挽留亲人的生命而感到愤怒,也可能会对依然可以与亲人在一起的人们产生嫉恨。这时,让丧亲者与别人分享感情和思想是非常困难的。

3. 苦闷、混乱和绝望 当否认持续一段时间后,丧亲者开始承认现实,他们会因亲人的离去而感到烦闷和痛苦,感到孤独、压抑和失去生活的意义,暂时出现记忆力下降和注意力不集中,可能出现不知所措的心态,无法做出理性选择。在此阶段,哭泣将有助于丧亲者承认失落和接受别人的支持,所以与他人分享感情和回忆往事是有帮助的。

4. 识别 丧亲者会效仿已故亲人的一些行为、受赞赏的品质和某些特殊习惯,有些人会出现其逝去亲人最后一次生病的某些症状。护理人员必须能够区分和识别这些症状是与生理疾病相关,还是与丧亲反应有关,与丧亲相关的症状可以随着悲伤的缓解而减轻。

5. 重组和恢复 一般在丧亲后6个月至几年内,丧亲者开始从悲哀中得以解脱,认清逝者已逝,重新寻找生活的方向,开始新的生活。但尽管生活稳定了,失去亲人的痛楚仍可能伴随终生。在与已故者相关的、可强烈唤起回忆的情景下,如已故者的生日、祭日或节日,悲伤反应可重新发生。

（二）影响丧亲者调适的因素

1. 对死者的依赖程度 家人对死者在经济上、生活上、情感上依赖性越强,面对患者死亡后的调适越困难。常见于配偶关系。

2. 病程的长短 急性死亡病例,由于家人对突发事件毫无思想准备,使之较难调适,而易产生自责、内疚心理;慢性病患者家属由于早有心理准备,并且有时认为饱受疾病折磨的亲人离去是一种解脱,是痛苦的结束,因而较易调适。

3. 死者的年龄与家人的年龄 在中国社会中"白发人送黑发人"历来是最悲哀的感觉,死者年龄越小,家属越难调适。另一方面,老年人无疾而终通常被看作喜事,此时丧亲者的心理变化与前者是截然不同的,较易调适。反观家属年龄,成年丧亲者无论在思想上、情感上受到的打击及感受到的悲痛要大于儿童,因而也较儿童难于调适。

4. 其他支持系统 丧亲者若存在其他支持系统,如亲朋好友、社会活动、宗教信仰、宠物等,可以使精神上的压力得到缓解,较易调整哀伤。

5. 失去亲人后的生活改变 失去亲人后生活改变越大越难调适,如中年丧夫、老年丧子。

6. 丧亲者的文化层次 文化层次高的家属对疾病、死亡易于理解,能面对死亡现实,特别是医务人员家属,几乎没有否认期。

7. 丧亲者的性格 性格外向的人能及时宣泄悲伤,哀伤时间会缩短;而性格内向的人悲痛时间较长。

8. 丧亲者的宗教信仰 如家属信奉天主教,则认为"生寄也,死归也",生是旅行,死是回家,死是永生的开始,故其悲哀程度稍低。

(三)丧亲者的护理

死亡对患者来讲是痛苦的结束,对亲属来说是悲哀的延续,护士应给予理解和同情,并帮助其正视现实,做好心理安慰,使之情绪安定。

1. 做好尸体护理 体现对死者的尊重、对生者的抚慰。患者的死亡,对家属是一次沉重的打击,在尸体护理方面,护理人员不能机械地按照护理工作程序进行,要征求家属的意见,尽量按照家属的合理意愿进行护理。

2. 鼓励家属宣泄感情 死亡是患者痛苦的结束,对于丧亲者则是悲哀的高峰,必将影响其身心健康和生存质量。护理人员应认真倾听其诉说,进行全面评估,针对不同心理反应阶段制定护理措施,必要时提供适当的场所让其发泄悲痛。心理学家认为,长久压抑悲痛的感情,会导致心身疾病。大声哭泣,使悲痛发泄出来,能减少对健康的影响。

3. 陪伴与聆听 死别的伤痛比任何一种身体疾病都难以治愈。药物不能医治痛苦,这时,医护人员应为丧亲者做好善别辅导与生死教育,给予其情绪上的支持和心理疏导,使其明白安排好未来的工作和生活是对亲人最好的悼念。

4. 解决实际困难 尽力提供生活指导,并协助解决实际困难,如经济问题、子女问题、家庭组合、社会支持系统等,使丧亲者感受到温暖。

5. 丧亲者随访 护士可通过随访卡、信件、电话、访视等对死者家属进行追踪随访。

6. 协助培养新的兴趣爱好 鼓励丧亲者积极参加各种社会活动,建立新的人际关系,使其在新的人际关系中得到慰藉,从而尽快从悲伤中解脱出来,但要注意把握好时间和尺度。

(刘红华 刘月仙)

复习思考题

1. 简述死亡过程的分期及各期的主要特点。

2. 传统的死亡标准与脑死亡的标准有何根本区别?

3. 如何帮助丧亲者度过心理反应的不同阶段?

4. 患者,男性,66岁,肺癌晚期。患者入院了解到病情后情绪异常,抱怨家人不关心,指责医护人员不尽力,在治疗护理中配合差。

请回答:

(1)患者的心理反应属于哪个阶段?

(2)针对此患者的心理反应,护士应如何护理?

扫一扫
测一测

笔记栏

PPT 课件

◇◇◇ **第十九章** ◇◇◇

护理文件书写

学习目标

识记:

1. 能简述护理文件书写、管理的基本要求。

2. 能正确陈述医嘱的种类、执行注意事项。

3. 能正确陈述出入液量记录的内容。

理解:

1. 能正确描述下列概念:护理文件、临时医嘱、临时备用医嘱、长期医嘱、长期备用医嘱。

2. 能理解护理文件书写的意义。

运用:

1. 能规范绘制体温单。

2. 能正确处理医嘱。

3. 能规范书写各种护理记录单、病区交班报告。

案例导入

李某,女性,32 岁,以"再生障碍性贫血"入院。现患者体温 39.5℃,脉搏 96 次/min,呼吸 21 次/min,血压 120/80mmHg,头晕头痛,心慌乏力,面色淡白,咽部不适,咳嗽、咳痰,四肢皮肤散在瘀斑,口腔多处溃疡,牙龈渗血。

查体:咽部充血,浅表淋巴结肿大,胸骨无压痛,肝脾未触及。

医嘱:血液病科护理常规,二级护理,普食,急查血细胞分析,血型鉴定;0.9% 氯化钠注射液 200ml 加青霉素 800 万 U ivgtt bid。血细胞分析回报后,医嘱予去白细胞红细胞悬液 2U ivgtt st。

请思考:

1. 医生所开具的医嘱各属于何种医嘱? 应如何处理?

2. 在体温单上如何绘制体温、脉搏曲线? 如何记录呼吸和血压值?

3. 患者首次护理记录需记录哪些内容?

4. 输血时应如何记录?

护理文件是医院和患者重要的档案资料,也是教学、科研、管理及法律层面的重要资料。护理文件书写是护理工作的重要组成部分,体现了医疗机构的护理质量乃至管理水平。因此,医疗和护理文件必须书写规范并妥善保管,以保证其准确性、完整性和原始性。

第一节 概 述

护理文件是护理人员对患者的临床观察和实施护理措施的原始文字记载。《医疗事故处理条例》及《病历书写基本规范》中明确指出医疗与护理文件的法律作用。因此,护理人员必须明确护理文件书写的基本要求和书写的意义,以保证临床护理质量,更好地维护护患双方的合法权益。

一、护理文件书写的基本概念

护理文件是护理人员在护理活动中形成的文字、符号、图表等资料的总称,是护理人员科学的思维方式和业务水平的具体体现,是医疗病历的重要组成部分。护士应在护理实践中运用护理程序,全面评估患者的生理、心理、社会文化等状况,针对患者存在的健康问题采取各种护理措施,实施治疗,以达到改善患者健康状况、提高患者生命质量的目的,并在此过程中归纳、整理、记录有关资料,完成护理文件书写。

二、护理文件书写的基本要求

（一）纸质护理文件书写要求

1. 护理文件书写的内容 主要包括体温单、医嘱单、手术护理记录、病情护理记录单等。

2. 质量要求 客观、真实、准确、及时、完整、规范。

3. 书写人员要求

（1）正式注册护士。

（2）实习期或试用期护士应在注册护士的指导下书写,经审阅、修改后双签名。

（3）有执业资格并注册的进修护士应经接收进修的医疗机构认定后方能单独签名。

4. 文字、语言及版面要求 护理文件书写应当使用中文、医学术语和通用的外文缩写。无正式中文译名的症状、体征、疾病名称等可以使用外文或通用的外文缩写。文字工整,字迹清晰,表述准确,语句通顺,标点正确。采用中华人民共和国法定计量单位,表格内已注明单位的,记录时只填数值。一律使用阿拉伯数字书写页码、日期和时间,日期采取"0"占位,时间采用24小时制,精确到分钟。护理文件纸张规格与医疗记录纸张规格一致。

5. 用笔要求 护理文件中的文字部分按规定分别使用红、蓝黑（黑）色水笔书写,绘图部分用专用绘图笔。

6. 修改方法 上级护理人员有审查、修改下级护理人员书写护理记录的责任。需修改或补充时用红色水笔,在原记录上划双横线,保持原记录清楚、可辨,并在上方注明修改日期、时间,修改人员签全名。书写过程中出现错字,应用原色笔在错字字体上划双横线或做出修改并签名,不得采用刮、粘、涂等方法掩盖或去除原来的字迹。

7. 记录时间 护理记录原则上需实时记录,因抢救急危重症患者,未能及时书写护理文件,须在抢救结束后6小时内据实补记,并加以注明。

（二）护理电子病历记录要求

电子病历系统是医疗机构内部支持电子病历信息的采集、存储、访问和在线帮助,并围绕提高医疗质量、保障医疗安全、提高医疗效率而提供信息处理和智能化服务功能的计算机信息系统。使用电子病历记录时应符合以下基本要求:

1. 电子病历录入应当遵循客观、真实、准确、及时、完整、规范的原则。

2. 电子病历录入应当使用中文和医学术语,要求表述准确,语句通顺,标点正确。通用的外文缩写和无正式中文译名的症状、体征、疾病名称等可以使用外文。记录日期应当使用阿拉伯数字,记录时间应当采用 24 小时制。

3. 电子病历包括门(急)诊病历和住院病历。电子病历内容应当按照《病历书写基本规范》和《中医病历书写规范》执行,使用统一制定的项目名称、格式和内容,不得擅自变更。

4. 电子病历系统应当为操作人员提供专有的身份标识和识别手段,并设置相应权限;操作人员对本人身份标识的使用负责。

5. 医护人员采用身份标识登录电子病历系统完成书写、审阅、修改等操作并予以确认,系统应当显示医务人员姓名及完成时间。

6. 实习、试用期医护人员记录的病历,应当由医疗机构具有执业资格的上级医护人员审阅、修改并予以确认。电子病历系统应当进行身份识别、保存历次操作痕迹、标记准确操作时间及操作人信息。

7. 医疗机构应当为患者电子病历赋予唯一身份标识,以确保患者基本信息及其医疗记录的真实性、一致性、连续性、完整性。

三、护理文件书写的意义

(一)提供患者信息资料

医疗与护理文件客观记录了患者疾病发生、发展、诊断、治疗、护理及转归的全过程,是医护人员全面、系统了解患者的病情进展、明确诊断和调整治疗护理方案的科学依据。

(二)提供评价依据

医疗与护理文件记录一定程度上反映了医院的医疗与护理质量、技术水平和医护人员的业务素质,它既是衡量医院管理水平的重要参考指标,又是医院等级评定及医护人员考核评定的参考资料。

(三)提供教学与科研资料

完整的医疗与护理文件是医疗、护理教学、科研工作的重要资料,体现了理论在实践中的应用,也是开展科研工作的原始资料。同时,也为疾病调查、传染病管理和流行病学调查等研究提供了统计学资料。

(四)提供法律依据

医疗与护理文件记录是具有法律效应的文件,是法律认可的证据,可作为判断医疗纠纷、保险索赔、犯罪刑事案件和遗嘱查验的证明。凡涉及医疗诉讼案件时,在调查处理过程中都要依据病历记录加以判断,以明确法律责任。因此,医疗与护理文件是维护医患双方各自合法权益不可缺少的重要法律凭证。

第二节　护理文件的书写

护理文件书写包括绘制体温单、处理医嘱单、书写出入液量记录单、书写护理记录单、书写手术护理记录单、书写病室报告等。

一、体温单

体温单是用于记录患者的生命体征和入院、转科、手术、分娩、出院或死亡时间,以及出入液量、大便次数、体重、身高等情况的表格式记录单(格式参见附录一)。

（一）眉栏

1. 用蓝黑色或黑色水笔填写患者姓名、性别、年龄、科别、床号、入院日期及住院病历号（或病案号）、药物过敏试验结果等项目。

2. 入院日期为"年-月-日"，要求"0"占位，如 2020-08-04。

3. 若转科，在"科别"原科室名称上方填写新科室名称，并用"↑"连接，箭头指向新科室名称。转床时，在原床号上方填写新床号，并用"↑"连接，箭头指向新床号。

（二）一般项目栏

1. 体温单应一页设计为 7 天，用蓝黑(黑)色水笔填写日期、住院日数，用红笔填写手术（分娩）后日数。

2. 填写日期时，入院第一天、每页第一天为"月-日"，其余六天只写"日"。遇到新的年度填写"年-月-日"，新月份填写"月-日"。

3. 住院日数自入院当日开始计数，直至出院前一日。

4. 手术（分娩）当日红笔填写"手术"或"分娩"字样，以手术（分娩）次日为第一天，连续记录 14 天。若在手术后 14 天内行第二次手术或第三次手术，则以分数形式表示，将前一次手术后天数作为分母，后一次手术后天数作为分子，连续记录至末次手术后第 14 天。

（三）体温、脉搏描记栏

1. 描记栏设置　横向代表时间，每小格为 4 小时。时间为"2-6-10-14-18-22"，日间时间用黑色表示，夜间时间用红色表示。每日以红线纵向隔开。表格纵向代表温度、脉率，每 1℃以横向粗线隔开。

2. 40~42℃之间

（1）用红色水笔在 40~42℃之间纵向顶格填写患者入院、转入、手术、分娩、出院、死亡时间，除手术、请假不写具体时间外，其余均按 24 小时制，精确到分钟。急诊手术住院患者入院时间从患者进入手术室算起，其他患者入院时间从到达病房办理住院程序算起，转入时间由转入科室填写。按发生时间填写在最接近的整点时间栏内，一字占一小格，破折号占两小格（如入院——十时二十五分），字数过多时，书写范围可超出 40℃区域。

（2）若患者请假未能测量体温时，则在体温单 40~42℃横线之间用红色水笔在相应时间纵格内填写"请假"，前后所测的体温不连线。若未请假外出或拒测体温时，则在体温单 35~34℃之间相应时间格内用蓝笔纵向写"外出"或"拒测"，前后所测的体温不连线。外出回病房及时补测绘制在实际时间栏内，当日测温护士应在护理记录单上记录情况。

3. 体温曲线的绘制

（1）用蓝色笔绘制：口温以蓝"●"表示，腋温以蓝"×"表示，肛温以蓝"⊙"表示。每一纵小格为 0.2℃，在 37℃处用红横线明显标识。用蓝线连接相邻两次体温符号。

（2）物理或药物降温 30 分钟后所测温度，用红"○"表示，划在降温前温度的同纵格内，以红虚线与降温前温度相连，下次所测温度符号与降温前的温度符号以蓝线相连。

（3）体温低于 35℃时，在 35℃线下用蓝笔写"不升"两字，不与下次测试的体温相连。

（4）一般住院患者每日测量体温、脉搏、呼吸 1 次，发热、手术、危重等患者按医嘱或专科护理常规处理。

4. 脉搏、心率曲线的绘制

（1）用红笔绘制：每一纵小格为 4 次 /min，在 80 次 /min 处用红横线明显标识。脉搏用红"●"表示，心率用红"○"表示，以红线连接相邻两符号。测量记录频次与体温一致。

(2) 脉搏与体温重叠时,先画体温符号,再用红色笔在体温符号外画"〇"。

(3) 脉搏短绌患者应同时测量心率和脉率,两者之间用红直线填满。

5. 呼吸记录要求 呼吸次数应以阿拉伯数字填写在相应时间栏内,用蓝黑(黑)色水笔书写。如每日记录呼吸 2 次以上,在相应栏目内上下交错记录,第 1 次呼吸记录在上方。使用呼吸机患者的呼吸以"R"表示。

(四) 底栏

1. 蓝黑(黑)色水笔书写,包括血压、入量、出量、大小便次数、体重、身高等需观察和记录的内容。

2. 血压以毫米汞柱(mmHg)为单位,收缩压 / 舒张压(如 130/80)。新入院患者及时测量血压并记录,其余根据患者病情及医嘱测量并记录,如为下肢血压需标注。栏目内每日可记录 2 次,若测量 2 次以上可记录在空格栏或护理记录单上。

3. 出入液量以毫升(ml)为单位,将 24 小时总出、入液量分别记录在相应日期栏内,每隔 24 小时记录 1 次。不足 24 小时按实际时间记录:量 / 时间(h),如 2 500/22。

4. 尿量 / 小便次数以毫升(ml)为单位或以次 / 日记录,将前一日 24 小时尿液总量或小便次数记录在相应日期栏内,每隔 24 小时记录 1 次。尿失禁以"※"表示,导尿以"C"表示,例如"1 500/C"表示导尿后患者排尿 1 500ml。

5. 便以次 / 日记录,将前一日 24 小时大便次数记录在相应日期栏内,每隔 24 小时记录 1 次。患者无大便,以"0"表示。大便失禁或人工肛门以"※"表示。灌肠后排便以"E"作为分母,大便次数作为分子表示。1/E 表示灌肠后大便 1 次;1 1/E 表示自行排便 1 次,灌肠后又排便 1 次;3/2E 表示灌肠 2 次后排便 3 次。

6. 体重以千克(kg)为单位,新入院患者当日应测量体重并记录,其余根据病情及医嘱测量并记录。如因病情重或特殊原因不能测量者,在体重栏内可填写"卧床"。

7. 身高以厘米(cm)为单位,新入院患者当日应测量身高并记录。如体重填写"卧床",可不填写身高。

8. 空格栏作为机动栏,可填写需要增加的观察内容和项目,如记录管路情况、特殊药物、腹围、药物过敏试验等。使用 HIS 系统的医院,可在系统中建立可供选择项,相应空格栏中予以体现。

二、医嘱单

医嘱单是医师直接开写医嘱所用,也是护士执行医嘱的依据。医嘱单包括长期医嘱单和临时医嘱单(格式参见附录二、附录三)。

(一) 医嘱种类

1. 临时医嘱 指有效时间在 24 小时内、要求护士在短时间内或即刻执行的医嘱,也包括仅在 12 小时内有效的临时备用医嘱(sos)。临时备用医嘱一般只执行 1 次。

2. 长期医嘱 指有效时间在 24 小时以上、要求护士定期执行的医嘱,也包括需要时执行的长期备用医嘱(prn)。

(二) 医嘱单记录内容

1. 医嘱单眉栏项目应有患者姓名、科别、床号、住院病历号(或病案号)等。

2. 长期医嘱单应由起始日期及时间、医嘱内容、停止日期及时间、医师签名和护士签名组成。

3. 临时医嘱单应有医嘱开具的日期及时间、医嘱内容、医师签名、执行时间和执行护士签名。

（三）医嘱的执行

1. 长期医嘱的执行

（1）开立医嘱执行：医生将长期医嘱开立在长期医嘱单上并注明时间，签名后，护士将长期医嘱分别转抄至各种执行单上（如服药单、注射单、治疗单等），并注明执行时间、签全名。定期执行的长期医嘱应在执行单上注明具体的执行时间，如医嘱为 20% 甘露醇 250ml tid ivgtt，则在治疗单上写明"20% 甘露醇 250ml ivgtt 6:00、14:00、22:00"。

（2）停止医嘱执行：医生下达停止医嘱，护士根据医嘱内容注销相应的执行单或卡片上的有关项目，并在停止日期栏内注明停止时间、签全名。

（3）重整医嘱：长期医嘱单超过 3 页，或医嘱调整项目较多时要重整医嘱。重整医嘱时，在最后一行医嘱下面用红色水笔画一横线，在红线下用红色水笔写"重整医嘱"，再将红线以上有效的长期医嘱按原日期的排列顺序抄录在红线下。重整医嘱由医师转抄并签名，当班护士两人核对无误签全名。手术、分娩或转科后也需要重新整理医嘱，即在原医嘱最后一行下面用红色水笔画一横线，以示红线以上医嘱自行停止，在红线下用红色水笔写"术后医嘱""分娩医嘱""转入医嘱"，然后再开立新医嘱，核对后签名。

2. 临时医嘱的执行

（1）医生将临时医嘱开列在临时医嘱单上。需要立即执行的医嘱，护士执行后必须写明执行时间并签全名。有限定执行时间的临时医嘱，护士应先将临时医嘱转抄至临时治疗单上。会诊、手术、检查等各种申请单应及时转送到相应科室。

（2）药物过敏试验结果记录在临时医嘱单上。阳性用红色水笔写"+"表示，阴性用蓝黑水笔写"−"表示。填写皮试时间以看结果时间为准并签全名。

3. 备用医嘱的执行

（1）长期备用医嘱：医生将长期备用医嘱开立在长期医嘱单上，按长期医嘱处理。如哌替啶 50mg im q6h prn，每次执行后，在临时医嘱单上记录执行时间并签全名，并做好交接班。

（2）临时备用医嘱：医生将临时备用医嘱开立在临时医嘱单上，需一日内连续用药数次者，待患者需要时执行，执行后按临时医嘱处理。如地西泮 5mg po sos，12 小时内有效，过时未执行，护士应用红色水笔在该医嘱栏内写"未用"。

（四）医嘱执行的注意事项

1. 处理医嘱的原则是先急后缓、先临时后长期。

2. 医嘱必须经医生签名后方为有效，一般情况下不执行口头医嘱。因抢救急危重患者需要执行口头医嘱时，护士应先复诵一遍，双方确认无误后方可执行。抢救结束后 6 小时内，执行护士应在医师据实补记的医嘱后注明执行时间并签名。

3. 发现有疑问的医嘱，必须核对清楚后方可执行。

4. 严格执行查对制度，医嘱必须每班、每日核对，每周总查对，查对后签全名。

5. 凡需下一班执行的临时医嘱单要交班，并在护士交班记录上注明。

6. 凡已写在医嘱单上而又不需执行的医嘱，由医生在该项医嘱栏内第二个字上重叠用红色水笔写"取消"，并在医嘱后签全名。

目前各医院处理医嘱的方法不尽相同，有的医院已经使用计算机系统（HIS）处理医嘱。

三、出入液量记录单

正常人体摄入量与排出量应保持动态平衡，心脏病、肾病、大面积烧伤、出血及大手术后可发生体液调节失衡。记录 24 小时液体摄入和排出量可了解患者病情的动态变化，为重建平衡治疗方案提供依据。因此，护士要掌握出入液量记录内容与方法。

（一）记录内容

1. 每日摄入量 包括患者每日的饮水量、食物含水量（表 19-1）、输入液体量及注射的药量等。记录固体食物的含水量，除必须记录固体食物的单位量外，还需要记录固体食物的含水量，如馒头 100g，44ml。

表 19-1 常用食物含水量

食品名称	重量（g）	含水量（ml）	食品名称	重量（g）	含水量（ml）
米饭	100	70	肥瘦猪肉	100	29
厚稀饭	50（约 1 碗）	200	猪肝	100	71
稀饭	50（约 1 碗）	300	猪心	100	79
面包	100	33	猪舌	100	70
油条	100	23	猪腰	100	78
馒头	100	44	猪肚	100	82
花卷	100	44	瘦牛肉	100	57
蒸饺	100（约 12 个）	70	肥牛肉	100	43
水饺	100 约 12 个）	300	肥瘦牛肉	100	51
包子	100	70	西红柿	100	90
烙饼	100	30	小黄鱼	100	79
馄饨	100（约 12 个）	300	鲳鱼	100	75
汤面条	100	300	青鱼	100	78
捞面条	100	70	草鱼	100	77
面片	100	300	白鲢鱼	100	81
甜大饼	100	21	鲫鱼	100	79
咸大饼	100	22	海蜇	100	71
豆腐	100	90	海蜇皮	100	88
鸡蛋	40（1 个）	30	河虾	100	81
咸鸭蛋	50（1 个）	35	牛奶	100	87
松花蛋	100	35	淡牛奶罐头	100	74
油饼	100	31	奶粉	100	5
麻花	100	5	带鱼	100	77
豆汁	100	96	鲤鱼	100	76
豆腐脑	100	91	甜炼乳	100	28
豆腐干	100	70	蜂蜜	100	20
炒花生	100	2	红糖	100	4
油炸花生	100	6	西瓜	100	94
酱油	100	72	荔枝	100	85
醋	100	74	白葡萄	100	89
绵白糖	100	3	紫葡萄	100	88
砂糖	100	0	柚	100	85
鸭肉	100	80	蜜橘	100	89
鸡肉	100	74	橘汁	100	71
瘦猪肉	100	53	鸭梨	100	88
肥猪肉	100	6	木梨	100	89

续表

食品名称	重量(g)	含水量(ml)	食品名称	重量(g)	含水量(ml)
桃	100	82	白枇杷	100	83
杏	100	90	香蕉	100	82
青梅	100	91	菠萝	100	89
草莓	100	91	甘蔗	100	84
樱桃	100	91	广柑	100	86
柿	100	82	苹果	100	87
石榴	100	79	甜瓜	100	66
鲜桂圆	100	81	李子	100	68
干桂圆	100	26	黄瓜	100	86
红枇杷	100	90	萝卜	100	73

注:①可食部指净重部分(去茎、皮等);②含水量是为了计算方便以四舍五入而取整数的;③肉、蛋等均为食物中的含水量,熟食后加水未算在内,需视当时加水多少确定含水量;④本表参照中国科学院食物成分表和上海食物成分表编制,仅供参考。

2. 每日排出量　分为显性失水及非显性失水,每日排出量只计入显性失水。显性失水主要为尿量,其次包括大便量、呕吐量、咯血量、痰量、胃肠减压抽出液量、腹腔抽出液量、各种引流液量及伤口渗出液量等。非显性失水指皮肤不显汗或出汗及呼吸道呼出水分。除大便记录次数外,液体均以毫升(ml)为单位记录。为准确记录尿量,对昏迷患者或需要密切观察尿量的患者,最好留置导尿管。婴幼儿记录尿量时,先称干尿布的重量,再称湿尿布的重量,两者的差值为尿量。对难以收集的排出量,可根据规定量液体浸湿棉织物的情况进行估计。

（二）记录方法

1. 用蓝黑(黑)色水笔填写表格眉栏各项内容及页码。

2. 液体量单位为毫升(ml),但表格内免记计量单位。

3. 记录同一时间的摄入量和排出量,应自同一行开始;记录不同时间的摄入量和排出量,应另起一行。

4. 日间从7时到19时,用蓝黑或黑色水笔记录;夜间从19时到次晨7时,用红色水笔记录(有些医疗机构日间和夜间均用蓝黑或黑色水笔记录)。

5. 出入液量分别于12小时、24小时总结一次。12小时小结用蓝黑或黑色水笔书写;24小时总结用红色水笔书写,并用蓝黑或黑色水笔将24小时总出入液量填写在体温单前一日相应栏内。

四、护理记录单

护理记录单是用于客观记录患者病情变化及已实施护理措施的护理文件,记录的内容是提供患者病情动态的资料依据,也是评价护理工作质量的凭据。护理记录单包括入院护理评估单、住院护理记录单和出院指导单。住院护理记录单又分为一般患者(专科)护理记录单和危重患者护理记录单。

（一）各项护理记录单记录要点

1. 入院护理评估单

（1）入院护理评估单是用于收集、评估新入院患者相关情况的护理文件,主要反映患者的健康状况、生活习惯、情绪反应、家庭情况、文化背景、宗教信仰、过敏史等内容,中医医院入院护理评估单内容要体现中医辨证(格式参见附录四、附录五)。要求评估正确,符合患者病情,记录无缺项。

(2) 一般患者的记录需在入院 8 小时(当班)内完成;重症患者应即刻完成评估,记录在危重症护理记录单中,不必书写入院护理评估单。

(3) 对预计住院时间小于 24 小时的患者,可不书写入院护理评估单,但应将入院时评估的主要内容反映在首次护理记录中。

2. 住院护理记录单

(1) 应有患者姓名、性别、年龄、科别、床号、住院病历号(或病案号)、页码、记录日期和时间、护士签名等一般项目(格式参见附录六、附录七)。

(2) 护理记录内容包括:①患者主诉、生命体征及身心变化和其他重要检测数据等主客观资料,危重患者尤其应记录患者的意识、瞳孔、血氧饱和度和出入液量等;②根据患者病情变化及医嘱对患者实施的护理措施;③采取护理措施和执行医嘱后的护理效果。

(3) 首次护理记录主要记录入院护理评估单中未涵盖的反映患者身心情况的内容、入院后的主要治疗和护理措施。若为转入记录,参照入院患者的首次护理记录执行。对一般患者,记录需在入院 8 小时(当班)内完成,记录于一般患者(专科)护理记录单。对重症患者,应即刻完成,记录于危重患者护理记录单。

(4) 住院期间应根据患者病情变化、护理级别和医嘱决定护理记录频次和内容,体现实时动态记录。如因抢救而未及时记录,应在抢救结束 6 小时内据实补记。如患者手术、输血治疗时,应记录如下:

1) 手术前后护理记录:①手术前护理记录应重点记录患者拟行手术名称、手术时间、麻醉方式及术式,患者病情和心理状态、给予的护理措施等。术前如有特殊准备、特殊用药和特殊病情变化(如发热、月经来潮)等应予以记录。②手术后护理记录应重点记录患者返回病室时间、麻醉方式及术式、麻醉清醒状态、生命体征、术后体位、伤口敷料、引流、输液用药、镇痛药使用和饮食等情况,以及给予的护理措施及患者自诉的感觉等。

2) 输血护理记录:在输血前、开始输血后 15 分钟、输血过程中每隔 1 小时、输血结束、输血结束 4 小时及根据患者病情需要监测病情变化并做好记录。记录内容包括输注血制品名称、血型、血制品剂量、输血时间、输血速度,患者体温、脉搏、呼吸、血压、穿刺部位有无异常,患者有无不适、皮疹、寒战、发热等输血不良反应发生。如发生输血不良反应,需记录发生的时间、不良反应的症状体征、处理及结果。

(5) 根据患者情况进行疼痛、压疮风险、跌倒风险、日常生活活动能力评估并记录。记录于住院护理记录单或相应专项评估记录单上。

1) 疼痛评估记录:①对新入院患者,在入院后 8 小时内进行首次疼痛筛查。若疼痛评分 ≥ 4 分,护士应及时报告医生并记录疼痛的部位、性质、持续时间及伴随症状。在医生给予相应止痛治疗后,护士应每小时评估记录 1 次,直至疼痛评分 <3 分。②所有有创操作后(不包括注射)必须有疼痛的再次评估并记录。③镇痛治疗方案更改后、非消化道途径给予镇痛药物后 30 分钟、口服镇痛药物后 1 小时,应再次评估患者对疼痛治疗的反应及是否有疼痛治疗相关并发症并记录结果。④镇痛泵使用期间,至少每 4 小时评估 1 次患者疼痛程度、是否出现副作用、是否需要调整和补充方案等,并记录。镇痛泵用完后,记录停用时间。

2) 跌倒风险评估记录:对新入院患者住院当日进行首次评估。评分 ≥ 4 分,属于高危跌倒风险患者,ICU、SICU、EICU 和抢救室患者均视为高危跌倒患者,须向患者及家属宣教相关预防措施,并落实及记录。患者或被授权者签署告知书。

3) 压疮风险评估记录:对于因病情采取强迫体位、严格限制翻身的患者需进行评估。每日评估记录至少 1 次,高危者每班评估记录。

4）日常生活活动能力评估记录：对新患者住院当日进行首次评估。评分≤60分、生活需要帮助者，必要时在护理记录上体现。

3. 出院（转科或转院）指导单　主要记录患者当前的身心健康状况及要交代的主要事项。

（二）护理记录的基本要求

1. 眉栏各项及页码用蓝黑（黑）色水笔填写。临床观察及措施栏日间用蓝黑（黑）色水笔记录，夜间用红色水笔记录。

2. 所有项目的填写都应有相应的日期时间和记录者签名。记录日期时，首次及遇新年份应记录"年-月-日"，其余记录"月-日"。时间采用24小时制，具体到分钟。

3. 护理记录应及时、准确、完整、简要、规范，具有动态性和连续性。涉及中医方面的内容时，应使用中医术语。文字记录顶格书写。

4. 对危重患者，各班交班前应将患者的病情动态、出入液量、治疗情况、护理措施和效果做小结或总结并签名。夜班次日交班前进行出入液量24小时总结，同时记录于前一日体温单相应栏内。

5. 危重患者护理记录结束后，如需再次记录，可在上次记录后画一红线，继续下次记录。对死亡患者，在危重症护理记录单上记录对患者进行护理、配合抢救过程及死亡时间等。

6. 急诊、门诊留观患者的护理记录分别参照危重患者护理记录、一般患者护理记录执行。

7. 各医院可根据实际情况或专科特点，将危重患者护理记录的数据部分和临床观察文字记录部分同页或分页设计；将一般患者护理记录设计成专科护理记录单。

五、手术护理记录单

手术护理记录是巡回护士对手术患者术中护理情况及所用器械、敷料的记录，应当在手术结束后即时完成。手术护理记录内容和要求包括：

1. 在麻醉诱导前、切皮前、手术结束前，手术医师、麻醉医师和巡回护士要进行手术安全核查，签名并写明核查日期、开始时间（具体到分钟）（格式参见附录八）。

2. 手术护理记录单内容应包括患者姓名、性别、年龄、科别、住院病历号（或病案号）等一般项目和手术日期、术前诊断、手术名称、入手术室时间、手术护理情况、所用各种器械和敷料的清点核对、巡回护士和器械（洗手）护士签名等。手术护理情况应包括手术体位、皮肤情况、术毕意识情况、引流管数量及部位等内容（格式参见附录九）。

3. 巡回护士和器械（洗手）护士应检查手术中所用无菌包的灭菌时间、有效期、灭菌效果和责任人，确认符合要求后，在无菌包检测栏内"合格"处打"√"。同时将无菌包灭菌指示卡及植入体内医疗器具的标识，经检验后贴于术中护理单粘贴处。

4. 手术所用各种器械、敷料的清点记录要求

（1）巡回护士和器械（洗手）护士在术前、手术结束缝合前及缝合后对所有的器械、敷料数量认真进行清点、核对，由巡回护士及时对核对的情况进行记录，要求填写具体核对数目。核对无误后巡回护士和器械护士共同签字。如手术不需器械（洗手）护士，应由巡回护士和手术医生共同清点、核对并记录（格式参见附录十）。

（2）清点时，如发现器械、敷料数量与术前不符，护士应当及时要求手术医师共同查找。如医护双方未找到丢失物品，需采用X线辅助确认物品不在患者体内，手术医生、巡回护士和器械（洗手）护士签字、存档，按清点意外处理流程，填写清点意外报告，并向上级领导汇报。

（3）手术中追加的器械、敷料应及时记录，数字之间以"+"号相连；手术中确有必要需交接班时，巡回、器械（洗手）护士要共同交接手术进展情况及该台手术所用器械、敷料，并记录。

（4）需器械供应部门人员与医生共同清点、核对其提供的手术专用器械时,器械供应部门人员应相对固定,并遵照医院规定,在医政医管部门备案,经过相关部门培训并考核合格后方可进入手术室。清点、核对无误后,巡回护士在手术护理记录单上予以注明。严禁器械供应部门人员洗手上台参与各项无菌技术操作。

（5）清点记录应用阿拉伯数字顶格填写。

5. 术毕,巡回护士将手术护理记录单放于患者病历夹中,送回病房。

6. 手术结束后与复苏室护士核对患者相关信息(患者身份、未用完的血制品及药物、带回物品、静脉通道、皮肤情况、术中用药有无过敏、术中输血有无过敏等)并记录,时间具体到分钟(手术患者接送交接单格式参见附录十一)。

7. 各医院可根据实际情况,将手术器械、敷料清点记录与手术护理记录采用分页或同页设计。

六、病区交班报告

病区交班报告是由值班护士将值班期间病区内患者的动态变化书写成书面交班报告。通过阅读病区交班报告,接班护士能够全面了解病区的患者情况,明确需要观察的问题和实施的护理措施(格式参见附录十二)。

（一）病区交班报告的内容

1. 出院、转出、死亡患者　出院患者需写明离开时间;转出患者需写明转往的医院、科别和转出时间;死亡患者还需交待抢救过程及死亡时间。

2. 新入院或转入患者　应报告入科的原因、时间、方式(步行、平车、轮椅)、主要症状及体征、既往史、过敏史、存在的护理问题、实施的治疗护理措施及效果。

3. 危重患者　应报告患者的生命体征、瞳孔、神志、病情动态、特殊抢救及治疗、护理措施及效果等。

4. 拟手术、拟行特殊检查或治疗的患者　应报告即将进行的手术、检查项目和治疗、术前准备和用药情况等。

5. 手术患者　应报告实施麻醉种类、手术名称、麻醉清醒时间、回病室后的生命体征、切口渗血、引流、输液、输血、镇痛药使用、排尿等情况。

6. 产妇　产前应报告胎次、胎心、宫缩及破水情况;产后应报告产式、产程、分娩时间、会阴切口、恶露、有无排尿、新生儿性别及评分情况等。

7. 老年、儿童和生活不能自理的患者　应报告饮食、生活护理情况、心理状态、有无并发症的出现、需要重点观察及继续完成的事项。

另外,还需要提醒值班者重点观察的项目及完成的事项,包括思想情绪波动的患者。夜间记录应注明患者睡眠情况。

（二）病区交班报告书写要求

1. 在经常巡视患者和了解病情的基础上书写。

2. 书写内容应全面、客观、真实、简明扼要、重点突出。

3. 字迹清楚、端正,不随意涂改。

4. 填写时,先写床号、姓名、诊断,后报告体温、脉搏、呼吸、血压,并注明测量时间;再简要记录病情、治疗和护理等情况。

5. 对新入院、转入、手术、分娩患者,在诊断的下方分别用红色水笔注明"新""转入""手术""分娩"。危重患者做红色"※"标记或用红色水笔注明"危重"。

6. 写完后,注明页数并签全名。

7. 白班用蓝黑色水笔记录,夜班用红色水笔记录。

（三）病区交班报告书写顺序

1. 填写眉栏项目,如病室、日期、时间、患者总数,以及入院、出院、转入、手术、分娩、病危、死亡患者数。

2. 按顺序依次书写病区交班报告,先写离开病区的患者(出院、转出、死亡),再写进入病区的患者(入院、转入),最后写本班重点观察和护理的患者(手术、分娩、危重及有异常情况的患者)。

第三节　护理文件的管理

医疗与护理文件是医院重要的档案资料,因为医疗与护理文件是医护人员临床实践的原始文件记录,对医疗、护理、教学、科研、执法等方面都至关重要,所以无论是患者住院期间还是出院后,均应妥善管理。

一、管理要求

1. 各种护理文件应按规定放置,记录和使用后必须及时放回病历柜里,患者和家属未经医务人员同意不得翻阅,也不能擅自携带出病区。

2. 必须保持各种医疗护理文件的清洁、完整,防止污染、破损、拆散、丢失。任何人不得随意涂改病历,严禁伪造、隐匿、销毁、抢夺、窃取病历。

3. 因科研、教学需要查阅、借阅病历的,需经相关部门同意,查阅后应当立即归还,且不得泄露患者隐私。查阅的病历资料不得带离患者就诊的医疗机构。

4. 患者出院后,及时填写护理文件有关内容,护士排序、整理后交病案室保管,住院病历由病案管理部门或专职人员统一保存、管理。

5. 患者、家属及保险机构需要复印或复制病案资料的,应提出申请,医疗机构盖章证明;患者有权复印或复制门(急)诊病历、住院志、体温单、医嘱单、化验单、医学影像检查资料、特殊检查同意书、手术同意书、手术及麻醉记录单、病理报告、护理记录、出院记录及国务院卫生行政部门规定的其他病历资料。

二、病历排列顺序

患者的病历通常按规定的顺序排列,独立存放,妥善保存,以便管理和查阅。

（一）住院病案排列顺序

1. 体温单(按日期先后倒排)
2. 医嘱单(按日期先后倒排)
3. 入院记录
4. 病程记录
5. 术前讨论记录
6. 手术同意书
7. 麻醉同意书
8. 麻醉术前访视记录
9. 手术安全核查记录
10. 手术清点记录

笔记栏

11. 麻醉记录

12. 手术记录

13. 麻醉术后访视记录

14. 术后病程记录

15. 病重(病危)患者护理记录

16. 出院记录

17. 死亡记录

18. 输血治疗知情同意书

19. 特殊检查(特殊治疗)同意书

20. 会诊记录

21. 病危(病重)通知书

22. 各种检验和检查报告

23. 住院病案首页

(二) 出院病案排列顺序

1. 住院病案首页

2. 入院记录

3. 术前讨论记录

4. 手术同意书

5. 麻醉同意书

6. 麻醉术前访视记录

7. 手术安全核查记录

8. 手术清点记录

9. 麻醉记录

10. 手术记录

11. 麻醉术后访视记录

12. 术后病程记录

13. 出院记录

14. 死亡记录

15. 死亡病例讨论记录

16. 输血治疗知情同意书

17. 特殊检查(特殊治疗)同意书

18. 会诊记录

19. 病危(病重)通知书

20. 各种检验和检查报告

21. 体温单

22. 医嘱单

23. 病重(病危)护理记录单

(王东梅)

复习思考题

1. 患者,男性,16 岁,大叶性肺炎。查体:体温 39.5℃,脉搏 94 次 /min,呼吸 22 次 /min,血压 115/80mmHg,两肺底可闻及干湿啰音。医嘱:急查血常规、肺 CT;哌拉西林钠他唑巴坦钠药敏试验,0.9% NaCl 250ml+ 哌拉西林钠他唑巴坦钠 2.5g ivgtt bid;止咳糖浆 5ml po tid。

请回答：

(1) ivgtt、po、bid、tid 分别是什么意思？

(2) 医生开具的医嘱属于何种医嘱？

(3) 各类医嘱有何特点？

(4) 如何处理各类医嘱？

2. 慢性肾衰竭的患者需要严格记录 24 小时出入液量。

请回答：

(1) 记录出入液量的内容包括哪些？

(2) 如何正确记录？

附录一

体 温 单

体 温 记 录 单

住院号 ▓▓▓▓▓

姓名 宋▓▓ 年龄 46岁 性别 女 科别 风湿病科 床号 ▓▓▓▓ 入院日期 2021-01-11

日 期	2021-01-11	12	13	14	15	16	17
住院日数	1	2	3	4	5	6	7
手术后日数					手术	1	2
时 间	2 6 10 14 18 22	2 6 10 14 18 22	2 6 10 14 18 22	2 6 10 14 18 22	2 6 10 14 18 22	2 6 10 14 18 22	2 6 10 14 18 22

脉搏（次/分）	体温℃							
180	42	入院 十二时二十五分				手术离病室 七时十分	术毕回病室 十三时	转出 七时二十分	转入 七时四十分
160	41							
140	40							
120	39							
100	38							
80	37							
60	36							
40	35							

疼痛	10 8 6 4 2

呼吸（次/分）	18 18	18 18	18 18	18	18 20	20 20	22 20
						20 20	28 18
血压（mmHg）	117/70				130/90	130/90	
体重（kg）	62.5				卧床	卧床	
液体入量（ml）					1 500		
液体出量（ml）					2 010		
大便（次）	1	1	1	1	0	1/E	1 1/E
尿量（ml/次）	5	5	5	5	1 800/C	※	※
其他排出量（ml）					引流液210		
皮试							
其他							

第1页/共1页

462

附录二

长期医嘱单

长期医嘱单

姓名:李××   性别:女   年龄:58 岁   科别:心血管病科   床号:605-××   病案号:0056××××

起始					医嘱	终止					备注
日期	时间	医师签名	护士签名	核对		日期	时间	医师签名	护士签名	核对	
2020.12.03	09:00	王××	李××	吴××	内科入院常规						
..	..	..	..	..	二级护理						
..	..	..	..	..	低盐低脂饮食						
..	..	..	..	..	住院诊查						
..	..	..	..	..	中药汤剂 150ml 日一剂						
..	..	..	..	..	早晚分服						
..	..	..	..	..	0.9% 氯化钠注射液 150ml						
..	..	..	..	..	注射用鹿瓜多肽 8mg						
..	..	..	..	..	静点 日一次						
..	..	..	..	..	0.9% 氯化钠注射液 150ml						
..	..	..	..	..	冲管 日一次						
..	..	..	..	..	0.9% 氯化钠注射液 250ml						
..	..	..	..	..	注射用阿莫西林钠舒巴坦 1.5g						
..	..	..	..	..	R(-) 静点 日一次	2020.12.06	10:00	王××	李××	张××	
..	..	..	..	..	维生素 K_1 10mg						
..	..	..	..	..	肌注 日一次	2020.12.06	10:00	王××	李××	张××	
..	..	..	..	..	螺内酯 20mg						
2020.12.03	09:00	王××	李××	吴××	口服 日三次						
2020.12.06	10:00	王××	李××	孙××	5% 葡萄糖 250ml						
..	..	..	..	..	注射用还原型谷胱甘肽 1.2g						
2020.12.06	10:00	王××	李××	孙××	静点 日一次						

长期医嘱单

姓名:李××　　性别:女　　年龄:58岁　　科别:心血管病科　　床号:605-××　　病案号:0056××××

起始					医嘱	终止					备注
日期	时间	医师签名	护士签名	核对		日期	时间	医师签名	护士签名	核对	
2020.12.09	8:30	王××	李××	孙××	整理医嘱						
2020.12.03	09:00	王××	李××	孙××	内科入院常规						
..	..	..	..	..	二级护理						
..	..	..	..	..	低盐低脂饮食						
..	..	..	..	..	住院诊查						
..	..	..	..	..	中药汤剂 150ml　日一剂						
..	..	..	..	..	早晚分服						
..	..	..	..	..	0.9% 氯化钠注射液　150ml						
..	..	..	..	..	注射用鹿瓜多肽　8mg						
..	..	..	..	..	静点　日一次						
..	..	..	..	..	0.9% 氯化钠注射液　150ml						
..	..	..	..	..	冲管　日一次						
..	..	..	..	..	螺内酯　20mg						
2020.12.03	09:00	王××	李××	孙××	口服　日三次						
2020.12.06	10:00	王××	李××	孙××	5% 葡萄糖　250ml						
..	..			..	注射用还原型谷胱甘肽　1.2g						
2020.12.06	10:00	王××	李××	孙××	静点　日一次						
2020.12.09	8:30	王××	李××	孙××	单硝酸异山梨酯　20mg						
2020.12.09	8:30	王××	李××	孙××	口服　日三次						
2020.12.12	08:00	王××	李××	孙××	今日出院						

附录三

临时医嘱单

临时医嘱单

姓名:赵 ×× 性别:男 年龄:58 岁 科别:普外科 床号:501-×× 病案号:0041××××

日期	时间	临时医嘱	医师签名	执行		
				日期	时间	签名
2020.12.03	08:30	血细胞分析	吴××	2020.12.03	08:40	王××
··	··	尿液常规分析检验	··	··	··	··
··	··	肝功能测定	··	··	··	··
··	··	肾功能测定	··	··	··	··
··	··	葡萄糖测定	··	··	··	··
··	··	乙型肝炎测定	··	··	··	··
··	··	HIV 测定	··	··	··	··
··	··	常规心电图检查	··	··	··	··
2020.12.03	08:30	64 排 CT 胸部平扫	吴××	2020.12.03	08:40	王××
2020.12.04	08:10	拟于明日上午 8:30 全麻下行髋臼骨折术后内固定物取出	吴××	2020.12.04	08:20	王××
2020.12.04	08:10	术前 8 小时禁食水	吴××	2020.12.04	08:20	王××

××省_____医院

入院护理评估单

姓名：　　　　性别：　　　　年龄：　　　　床号：　　　　住院病历号：　　电话：

民族：　　　　籍贯：　　　　文化程度：　　职业：　　　　婚否：　　　宗教信仰：

入院方式：步行□　扶行□　轮椅□　平车□

入院时间：　　　　　　　入院医疗诊断：　　　　　　　　主管医生：

简要病情

T：　℃　　　　P：　次/min　　　R：　次/min　　　　BP：　mmHg

意识：清醒□　模糊□　嗜睡□　谵妄□　昏迷□　　　　表情：正常□　淡漠□　痛苦面容□

面色：正常□　潮红□　苍白□　黄染□　其他

营养：身高　cm　　　体重　kg　　　过去三个月体重有无减轻：无□　有□（减轻公斤）

体形：一般□　消瘦□　肥胖□　其他

皮肤：正常□　潮红□　黄疸□　苍白□　发绀□　瘀斑□　皮疹□　瘙痒□　完整□　破损□　压疮□（部位
　　　大小　　　）

皮肤饱满度：正常□　脱水□　皮肤干燥□　水肿□（部位　　　程度　　　）

口腔黏膜：完整□　破损□　其他　义齿：无□　有□（上牙/下牙、活动/固定）

食欲：正常□　不振□　增加□　　　　　　　　　恶心□　呕吐□　咀嚼困难□　吞咽困难□

饮食：流质□　半流□　普食□　低盐□　低脂□　　　　鼻饲□　造瘘管□　静脉营养□

排尿：正常□　失禁□　潴留□　尿频□　尿急□　尿痛□　排尿困难□　滴尿□　少尿□　无尿□　尿崩□　尿管□

尿色：正常□　茶色□　混浊□　血尿□

排便：正常□　便秘□　腹泻□（　　次/日）失禁□　大便颜色：正常□　血便□　黑便□　黏土色□

活动：正常□　容易疲倦□　室内活动□　能坐□　轮椅活动□　床上活动□　卧床不起□　偏瘫□　截瘫□（高位/低位）

自理能力：自理□　需帮助□　（喂饭/个人卫生/上厕所/穿衣)完全依赖□

睡眠：正常□　失眠□　易惊醒□　梦魇□　梦游□　日夜颠倒□　服镇静剂□（药名　　剂量　　　）

感觉：视力正常□　视力低下□（左/右）失明□（左/右)其他

听力：正常□　下降□（左/右)失聪□（左/右)其他

疼痛：无□　有□（部位　　　性质　　　持续时间　　　间隔时间　　　）

饮食习惯：禁忌　　　偏好

吸烟:不吸□ 吸□(每日支,已吸年) 已戒□(年)

饮酒:不饮□ 偶饮□ 大量□(每日 两酒) 已戒□(年)

过敏史:无□ 有□(过敏药物/物品名称 过敏反应表现)

曾患疾病 曾做过手术 家族史

沟通方式:语言□ 文字□ 手势□ 表达与理解能力:良好□ 差□ 与人交流:良好□ 差□

对疾病认识:完全明白□ 一知半解□ 不知□

情绪(患者自诉、外在表现):

住院顾虑:无□ 有□(经济方面/照顾方面/家庭方面/其他)

近期个人重大事件:无□ 有□(结婚/离婚/丧偶/其他)

家属态度:关心□ 不关心□ 过于关心□ 无人照顾□ 医疗费用:医保□ 自费□(能支付/有困难)

家庭成员 家庭住址

联络人:姓名 与患者关系 电话

入院介绍:已介绍□( ) 未介绍□

资料来源:患者□ 家属□ 其他

护士签名: 记录日期/时间:

◇◇◇ 附录五 ◇◇◇

中医医院入院护理评估单

××省_____中医医院

入院护理评估单

入院时间：		科室：		床号：		病案号：	
姓名：		性别：		年龄：		发病节气：	
入院诊断	中医：		辨证分型：		西医：		
入院方式	□步入　□扶入　□轮椅　□平车　□其他						
首测	T：　℃　　　P：　次/min　　　R：　次/min　　　BP：　mmHg　　体重：　kg						
神志	□清楚　□烦躁　□昏迷　□倦怠　□嗜睡　□谵妄　□其他						
语言	□清楚　□不利　□失语　□言语低微　□謇涩　□其他						
面色	□如常　□苍白　□潮红　□晦暗　□红润　□萎黄　□其他						
睡眠	□正常　□多梦易醒　□辅助用药　□难入眠　□失眠　□其他						
大便	□正常　□便秘　□便溏　□失禁　□泄泻　□造瘘口　□其他						
小便	□正常　□浑浊　□癃闭　□尿少　□频数　□失禁　□血尿　□其他						
皮肤	□正常　□苍白　□潮红　□黄染　□破损　□水肿　□紫绀　□其他						
情志	□平和　□焦虑　□恐惧　□内向　□易怒　□忧郁　□其他						
饮食	□正常　□多饮易饥　□恶心呕吐　□禁食　□食少纳呆　□其他						
过敏史	□无　□有						
自理能力	□自理　□不能自理　□需协助						
家庭关系	□和睦　□紧张　□其他						
经济状况	□公费　□医保　□自费　□其他						
入院宣教	□科主任、护士长、主治医生及责任护士						
	□医院、科室环境及住院通知						
	□饮食类型、就餐环境及时间						
	□病房设施的使用						
	□各项检查的注意事项						
	□疾病相关知识宣教						
	□一般护理指导						
	□其他						

护士签名：　　　　　　　　　　　　　　　记录日期/时间：

××省_____医院

一般护理记录单

姓名：　　　性别：　　　年龄：　　　科别：　　　床号：　　　病案号：

日期	时间	内容	护士签名

第　　页

◇◇ 附录七 ◇◇

◇◇ 危重护理记录单 ◇◇

×× 省 ___ 医院

危重护理记录单

入院日期:2020-09-01　　科别:重症医学科　　姓名:李××　　性别:女

年龄:73　　岁床号:706-××　　住院病案号:0045××××　　诊断:多发性脑梗塞合并肺部感染

日期	时间	体温(℃)	脉搏/心率(次/min)	呼吸(次/min)	血压(mmHg)	意识	瞳孔大小(mm) 左	右	血氧饱和度(%)	吸氧(L/min)	入量 名称	ml	出量 名称	ml	颜色性状	管路名称	临床观察(护理观察、护理措施及效果)	护士签名
2020-09-01	9:00	38.8	112	18	156/89	2	2.5	2.5	90	2	输液	200				1	患者平车推入病室,面色晦暗,形体消瘦。主证:发热,呕吐。	刘×
																	予一级护理。心电、血压、血氧监护,中心供氧,监测指尖血糖示	∷
																	13.5mmol/L;静点泰能组,康容组顺利进行;采血,留浆送检;	∷
																	患者寒战,体温持续升高,予以冰毯,冰帽持续物理降温,加	∷
																	盖衣被;加床挡,启动波动式气垫床;患者口唇覆盖湿纱布,	∷
																	密切观察生命体征变化。	刘×
09-01	10:00	38.5	108	20	140/82	2	2.5	2.5	92	2	输液	800	尿液	200	深黄		续点斯沃组、舒血宁组、静推沐舒坦组。予中药雾化,患者喉	刘×

续表

日期	时间	体温(℃)	脉搏/心率(次/min)	呼吸(次/min)	血压(mmHg)	意识	瞳孔大小(mm) 左	右	血氧饱和度(%)	吸氧(L/min)	入量 名称	ml	出量 名称	ml	颜色性状	管路名称	临床观察 护理观察、护理措施及效果	护士签名
											静推	20					中渎鸣，予吸痰护理，吸出大量黄痰。遵医嘱留置胃管，持续	∴
																	胃肠减压，禁食水。予以留置导尿，做好操作前评估及宣教。	∴
																	按时翻身叩背，按摩肢体受压部位。	刘×

注:意识的填写代码为:1. 清醒;2. 嗜睡;3. 模糊;4. 昏睡;5. 轻度昏迷;6. 中度昏迷;7. 深度昏迷;8. 谵妄。

管路名称的填写代码为:1. 胃管;2. 吸氧管;3. 导尿管;4. 胃肠减压管;5. 腹腔引流管;6. 胸腔引流管;7. 留置针;8. 深静脉;9. 呼吸机管路;10. 膀胱造瘘;11. 结肠造瘘; 12. 负压引流管;13. 颈部引流管;14. 切口引流管;15. PICC。

附录八

手术安全核查单

×× 省_____医院

手术安全核查单

麻醉诱导前评估、核查（由手术医师、麻醉医师、巡回护士共同完成）	
患者姓名、性别、年龄正确：□是　□否	指氧饱和度监测：□是
手术部位与标记正确：□是　□否	患者是否有过敏史：□否　□是
麻醉设备与药物检查完成：□是　□否	困难气道：□无　□是，已准备设备
血压：＿＿＿／＿＿＿mmHg　脉搏：＿＿＿次/min	误吸风险：□无　□是，已准备设备
呼吸：＿＿＿次/min	静脉通道建立：□有　□无
病情是否变化：□是　□否	其他：
参加人员： 手术医生：　　　　　麻醉医生：　　　　　巡回护士： 时间：　年　月　日　时　分	
切皮前Time Out（由手术医师、麻醉医师、巡回护士三方共同核对）	
患者姓名、性别、年龄正确：□是　□否	手术、麻醉风险预警：
手术方式确认：□是	①手术医师陈述：
手术部位与标示确认：□是　□否	□手术关键步骤
抗生素在切皮前1小时内给：□是　□否　□不适用	□手术预期时间
是否需要相关影像资料：□是　□否	估计失血量：＿＿＿ml
其他：	②麻醉医师陈述：□麻醉关注点
	③手术护士陈述：□物品灭菌合格
	□仪器设备、片子准备
参加人员： 手术医生：　　　　　麻醉医生：　　　　　巡回护士： 时间：　年　月　日　时　分	
手术结束前（由手术医师、麻醉医师、巡回护士三方共同核对）	
巡回护士口头确认：	手术医生、麻醉医师及护士：
手术器械、纱布、缝针清点正确：□是　□否	手术方式有无更改：□无　□有
手术标本标签确认正确：□是　□否	患者术后管理注意事项□
其他：	术中出血量：＿＿＿ml
参加人员： 手术医生：　　　　　麻醉医生：　　　　　巡回护士： 时间：　年　月　日　时　分	

附录九

手术护理记录单

×× 省_____医院

手术护理记录单

手术日期:_____年_____月_____日

姓名:_____ 性别:_____ 年龄:_____

病案号:_____ 手术间:_____

科别:_____ 床号:_____

术前诊断:1. _____
　　　　　2. _____

手术名称:1. _____
　　　　　2. _____

手术时间:开始:_____结束:_____

麻醉方式:□局麻 □硬膜外麻醉 □腰麻 □颈丛 □骶管麻醉
　　　　　□全麻 □臂丛 □其他_____

手术类别:□择期 □急诊 □抢救

手术体位:□仰卧位 □左侧卧位 □截石位 □俯卧位
　　　　　□右侧卧位 □半坐位 □其他_____

静脉穿刺部位:□有 □无
　　　　□左上肢 □左下肢 □右上肢 □右下肢 □其他_____

加温装置:□有 □无 □温毯 □液体加温器

高频电刀:□单极 □双极

负极板位置:□有 □无
　　　　□左 □右 □臀部 □大腿 □小腿 □肩部 □上臂

术前极板部位皮肤:□完好 □损伤_____

术后极板部位皮肤:□完好 □损伤_____

术前全身皮肤情况:□完好 □损伤_____

术后全身皮肤情况:□完好 □损伤_____

皮肤消毒液:□碘伏 □乙醇 □碘酒 □其他_____

血型:□A 型 □B 型 □O 型 □AB 型 □未做
□未见化验单

输血情况:开始时间:_____ 结束时间:_____

前 15 分钟滴数:_____

15 分钟后滴数:_____

输血反应:□无 □有_____

标本:□有 □无
　　　　□冰冻 □组织 □培养

标本数_____袋 送检护士:_____

伤口冲洗:□生理盐水 □抗生素液 □灭菌注射用水
　　　　□抗肿瘤药物 □碘伏 □过氧化氢
　　　　□林格氏液 □甘露醇注射液 □其他

止血带:□驱血带 □气压止血仪 □无

单、双肢体	□左　　□右	□左　　□右
	□前臂　□大腿	□前臂　□大腿
充气时间		
放气时间		
总时(分)		
压力		

术中 X 线:□有 □无

置管:导尿管□有 □无

导管:□有 □无　　　数量_____个

胃管:□有 □无

引流管:□有 □无　　　数量_____个

引流条:□有 □无　　　数量_____个

液体入量:输液_____ml 冰冻血浆_____ml

红细胞_____U 自体血回收_____ml

浓缩血小板_____治疗量　其他:_____

液体出量:出血量约_____ml 尿量约_____ml

其他_____

患者出室:血压_____mmHg

脉搏 / 心率_____次 /min

输入液体:1. _____
　　　　　2. _____

术后意识状况:□清醒 □未清醒

特殊情况记录:_____

植入物:□有 □无 □部位_____

粘贴处

附录十

手术室器械物品清点单

××省＿＿＿＿＿＿医院

手术室器械物品清点单

粘贴处

姓名：　　　　　科室：　　　　　病案号：　　　　　无菌包监测：□合格　□不合格

器械名称	术前清点	关前	关后	器械名称	术前清点	关前	关后	器械名称	术前清点	关前	关后
消毒钳				镊子				锤子			
巾钳				刮匙				凿子			
艾利斯				头皮夹钳				间盘特器			
蚊式钳				线锯导板				脑科特器			
血管钳				后颅凹拉钩				开腹特器			
直钳				脑压板				妇科特器			
开力				脑针				胆囊特器			
阑尾钳				钻、钻头				骨科特器			
牙钳				乳突牵开器				厂家特器			
持针器				探针							
拉钩				直角钳							
压肠板				骨膜剥离器							
吸引器头				神经剥离器							
刀柄				咬骨剪							
剪刀				咬骨钳							

品名	单位	开始台上数	增加数		交班清点情况		清点台上数	清点台下数	备注
			交班前	交班后	台上数	台下数			
大纱布	块								
小纱布	块								
棉球	个								
脑棉	片								
缝合针	根								
特殊缝合针	根								

续表

品名	单位	开始台上数	增加数		交班清点情况		清点台上数	清点台下数	备注
			交班前	交班后	台上数	台下数			
花生米	个								
纱条	根								
阻断管	个								
阻断带	根								

洗手护士： 巡回护士：

接班洗手护士： 接班巡回护士：

主刀医生：

◇◇◇ 附录十一 ◇◇◇

手术患者接送交接单

×× 省_____医院

手术患者接送交接单

姓名_____   性别_____   病区 / 床号_____   病历号_____   诊断_____

病房护士 / 手术室护士核对内容	
患者核对内容	带入物品
□姓名　□性别　　□年龄　　□床号　　□病历号 □诊断　□手术时间　□手术名称　□手术部位	□病历
□检查患者皮肤准备情况 □术前半小时用清洁剂和温水彻底进行皮肤清洁(包括脐部) □皮肤完整　□破损部位 / 面积_____ 手术标记:□有　□无　□不需要	□术中用药 □术前用药
□更衣　□戴手术帽 下列物品是否除去:□内衣裤　□义齿　□眼镜　□金属物品　□首饰	X 线片(　)张 CT 片(　)张　　　　MRT 片(　)张
□术前医嘱执行情况　□禁食 12 小时 □药物过敏试验　□备血　□术前四项化验单	T:___℃　　　　　　　P:___次 /min BP:___mmHg　　　　FBS:___mmol/L
静脉通道部位:□无　□上肢　□下肢　□颈内外　□股静脉	病员服:□无　□衣服　□裤子
是否采取隔离措施:□无　□接触　□飞沫　□空气　□其他	
□病史与体格检查　□手术知情同意书　□麻醉知情同意书　□输血知情同意书　□心电图　□生化全套	
手术室护士签名 / 日期 时间　　___年___月___日___时___分	病房护士签名 / 日期 时间　　___年___月___日___时___分
手术室 / 复苏室护士核对内容	复苏室(麻醉科医生)/ 病房护士(ICU 护士)核对内容
□核对患者身份正确	□核对患者身份正确
未用完的血制品:□有　□无 剩余量:红细胞(　　)U　血浆(　　)ml 输注速度_____滴 /min	未用完的血制品:□有　□无 剩余量:红细胞(　　)U　血浆(　　)ml 输注速度_____滴 /min
静脉通道部位:□上肢　□下肢　□颈内外　□股静脉 未用完的药:□有　□无 药名:输液速度_____滴 /min	静脉通道部位:□上肢　□下肢　□颈内外　□股静脉 未用完的药:□有　□无 药名:输液速度_____滴 /min
引流管:□固定　□通畅	引流管:□固定　□通畅

续表

□皮肤完整 □破损＿＿＿＿	□皮肤完整 □破损＿＿＿＿
手术带回： CT（ ）张、MRT（ ）张、X 线片（ ）张	复苏室带回： CT（ ）张、MRT（ ）张、X 线片（ ）张
止痛泵：□硬膜外 □静脉	止痛泵：□硬膜外 □静脉
术中用药有无过敏：□有 □无 术中输血有无过敏：□有 □无	复苏室用药有无过敏：□有 □无 复苏室输血有无过敏：□有 □无
其他：	其他：
手术室护士签名 / 日期时间 ＿＿＿年＿＿＿月＿＿＿日＿＿＿时＿＿＿分	复苏室护士（麻醉科医生）签名 / 日期时间 ＿＿＿年＿＿＿月＿＿＿日＿＿＿时＿＿＿分
复苏室护士签名 / 日期时间 ＿＿＿年＿＿＿月＿＿＿日＿＿＿时＿＿＿分	病房室护士（ICU 护士）签名 / 日期时间 ＿＿＿年＿＿＿月＿＿＿日＿＿＿时＿＿＿分

附录十二

病区交班报告

年　　月　　日

特殊记事			原有	入院	转入	出院	转出	死亡	现有数	其中重症	空床			
											日班		夜班	
		日班									男	女	男	女
		夜班												

病室号	姓名	诊断	日班	夜班

护士长签名：　　　　　　　　护士签名　　　　　　　日班：　　　　　　　夜班：

主要参考文献

［1］马小琴.护理学基础［M］.北京:人民卫生出版社,2016.

［2］李小寒,尚少梅.基础护理学［M］.6版.北京:人民卫生出版社,2017.

［3］姜安丽,钱晓路.新编护理学基础［M］.3版.北京:人民卫生出版社,2018.

［4］马小琴,冯志仙.护理学基础［M］.北京:高等教育出版社,2012.

［5］李晓松.基础护理技术［M］.2版,北京:人民卫生出版社,2011.

［6］周春美,张连辉.基础护理学［M］.3版.北京:人民卫生出版社,2014.

［7］杨巧菊.护理学基础［M］.10版.北京:中国中医药出版社,2016.

［8］赵慧华,徐筱萍.临床护士职业防护［M］.2版.上海:上海科学技术出版社,2018.

［9］周芸.临床营养学［M］.4版.北京:人民卫生出版社,2017.

［10］李乐之.静脉治疗护士临床工作手册［M］.北京:人民卫生出版社,2018.

［11］蒋琪霞,李晓华,彭青,等.负压伤口治疗技术用于53例慢性伤口的效果评价［J］.中华护理杂志,2012,4(47):293-296.

［12］俞汀,姜柳琴,林琳.功能性便秘的新认识——罗马Ⅳ标准更新点解读［J］.中华胃肠外科杂志,2017,20(12):1334-1338.

［13］王莎莎,孙璇,万永慧,等.心理授权研究现状［J］.护理研究,2019,33(18):3185-3187.

［14］张鸿雁,郝春艳,冷馨,等.不同角度颈外静脉置管对PICC并发症发生率的影响［J］.中华现代护理杂志,2017,23(20):2662-2664.

［15］胡哲豪.安宁疗护政策在欧美及亚洲国家(地区)的实践和研究综述［J］.人口与发展,2019,25(6):117-124.

［16］谢琼,叶钧齐.台湾地区临终关怀服务体系及其借鉴［J］.社会政策研究,2020(1):37-46.

［17］袁乐欣,周英,唐秋碧,等.香港哀伤辅导的发展及对中国大陆的启示［J］.医学与哲学(A),2016,37(2):31-33.

复习思考题
答案要点

模拟试卷